高等职业学校"十四五"规划药学类及中医药类专业新形态一体化特色教材

（供药学、药物制剂技术、药品经营与管理等专业使用）

药 物 化 学

主　编　周振华　方应权　孟彦波
副主编　冯　伟　顾宏霞　胡　伟　钟　霞
编　者　（以姓氏笔画为序）

方应权（重庆三峡医药高等专科学校）

冯　伟（广东岭南职业技术学院）

周　谧（乐山职业技术学院）

周振华（永州职业技术学院）

孟彦波（邢台医学高等专科学校）

赵　坤（贵州护理职业技术学院）

胡　伟（益阳医学高等专科学校）

钟　霞（海南医学院）

姜　敏（重庆三峡医药高等专科学校）

顾宏霞（皖西卫生职业学院）

郭晓敏（广东岭南职业技术学院）

黄仕芳（永州职业技术学院）

U0278694

华中科技大学出版社

中国·武汉

内 容 简 介

本教材是高等职业学校"十四五"规划药学类及中医药类专业新形态一体化特色教材。

本教材分为理论和实训两部分内容。理论部分共分为十三章,内容包括绪论、外周神经系统药、中枢神经系统药、解热镇痛药和非甾体抗炎、循环系统药、消化系统药、化学治疗药、抗生素、抗肿瘤药、内分泌系统药、维生素、药物的变质反应与药物的代谢、新药研究与开发等。实训部分包括药物化学实训基本知识、各类药物的性质实训、药物的化学稳定性实训、药物的制备及鉴别实训,重点巩固理论知识和提高学生的实训操作技能。

本教材可供药学、药物制剂技术、药品经营与管理等专业使用。

图书在版编目(CIP)数据

药物化学/周振华,方应权,孟彦波主编.—武汉:华中科技大学出版社,2022.7(2024.7重印)
ISBN 978-7-5680-8455-0

Ⅰ.①药…　Ⅱ.①周…　②方…　③孟…　Ⅲ.①药物化学　Ⅳ.①R914

中国版本图书馆 CIP 数据核字(2022)第 121317 号

药物化学
Yaowu Huaxue

周振华　方应权　孟彦波　主编

策划编辑:史燕丽
责任编辑:李　佩
封面设计:原色设计
责任校对:李　琴
责任监印:周治超
出版发行:华中科技大学出版社(中国·武汉)　　电话:(027)81321913
　　　　　武汉市东湖新技术开发区华工科技园　　邮编:430223
录　　排:华中科技大学惠友文印中心
印　　刷:武汉开心印印刷有限公司
开　　本:889mm×1194mm　1/16
印　　张:18.25
字　　数:562千字
版　　次:2024 年 7 月第 1 版第 2 次印刷
定　　价:59.90 元

高等职业学校"十四五"规划药学类及中医药类专业新形态一体化特色教材编委会

网络增值服务

使 用 说 明

欢迎使用华中科技大学出版社医学资源网 yixue.hustp.com

1 教师使用流程

（1）登录网址：http://yixue.hustp.com （注册时请选择教师用户）

注册 ＞ 登录 ＞ 完善个人信息 ＞ 等待审核

（2）审核通过后，您可以在网站使用以下功能：

下载教学资源　　建立课程　　管理学生　　布置作业　　查询学生学习记录等

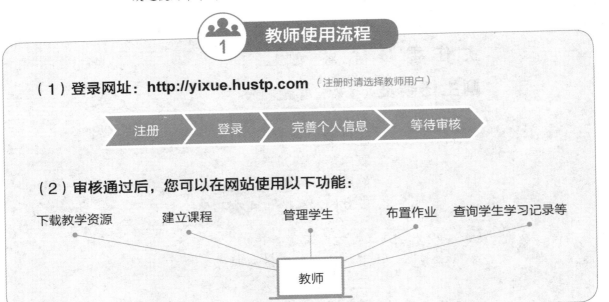

教师

2 学员使用流程

（建议学员在PC端完成注册、登录、完善个人信息的操作。）

（1）PC端操作步骤

① 登录网址：http://yixue.hustp.com （注册时请选择普通用户）

注册 ＞ 登录 ＞ 完善个人信息

② **查看课程资源：** （如有学习码，请在个人中心－学习码验证中先验证，再进行操作）

选择课程

首页课程 ＞ 课程详情页 ＞ 查看课程资源

（2）手机端扫码操作步骤

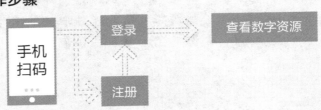

手机扫码 → 登录 → 查看数字资源

注册

前言

本教材是高等职业学校"十四五"规划药学类及中医药类专业新形态一体化特色教材,可供药学、药物制剂技术、药品经营与管理等专业使用。

本教材以就业为导向、以能力为本位、以素质为中心,着重突出以下编写特点:①紧扣新教学计划和教学大纲,科学、规范,具有鲜明的高等卫生职业教育特色;②突出体现"工学结合"的人才培养模式和"基于工作过程"的课程模式;③突出针对性、适用性和实用性;④以"必需、够用"为原则,简化基础理论,侧重实践与应用;⑤紧扣精品课程建设目标,体现教学改革方向;⑥紧密围绕后续课程、执业资格标准和工作岗位需求。

药物化学是药学类专业的主要专业课程之一,是化学与药物分析、药剂学、药理学等应用学科之间的桥梁。学习药物化学对全面掌握和了解药学类专业有承前启后的重要作用。本教材分理论和实训两部分。理论部分包括十三章,以药物的化学结构为主线,重点阐述典型药物的名称、化学结构及特点、理化性质、临床用途等内容,简要介绍各类药物的发展、结构类型、构效关系、体内代谢等,通过增加知识链接、知识拓展,调动学生对本课程的学习兴趣,以掌握药物化学共性规律;能力检测主要参照2021年版国家执业药师考试大纲进行编写。实训部分包括药物化学实训基本知识、各类药物的性质实训、药物的化学稳定性实训、药物的制备及鉴别实训,重点巩固理论知识和提高学生的实训操作技能,各学校在教学中可根据不同专业要求进行选择。

本教材按照药物作用部位和药理作用划分章节,具体药物根据化学结构进行分类。在内容安排上,本教材涵盖药学类资格考试的要求,适应高职教育的双证融通的需要。在形式体例上,本教材设置了学习目标、知识链接、本章小结、能力检测,使教材的形式活泼,内容充实,启发性强,为学生以后的学习和工作奠定基础。

本教材在编写过程中,得到了各编者所在院校的大力支持与帮助,在此表示衷心的感谢! 本教材虽经过反复核对,但难免有不当及疏漏之处,诚请广大读者指正,以便进一步修订。

编　者

目录

绪 论

案 例 导 入

积极探索,勇于创新

1969年,屠呦呦接受了中草药抗疟研究的任务。她先从本草植物研究入手,收集整理了含640首方药的《疟疾单秘验方集》等资料,并先后进行300余次筛选实验,确定了以中药青蒿为主的研究方向。可在最初的动物实验中,青蒿的效果并不理想,屠呦呦的寻找陷入僵局。她重新在经典医籍中翻找,在中医古籍《肘后备急方》中"青蒿一握,以水两升渍,绞取汁,尽服之"的启迪下,她意识到问题可能出在常用的"水煎"法上,因为高温会破坏青蒿中的有效成分。于是她转变思路,采用低沸点溶剂提取的方法进行实验,经过191次低沸点实验后,终于获得了对疟原虫抑制率达100%的青蒿乙醚提取物。

一、药物化学的研究内容

药物是指能影响机体生理、生化和病理过程,用于预防、治疗和诊断疾病及有目的地调节机体生理功能的一类物质。根据药物来源不同,药物可分为天然药物、化学药物和生物药物。化学药物是从天然矿物、动植物中提取的有效成分以及经化学合成或半合成制得的药物,是一类既有明确药物疗效,又具有确切化学结构的化合物。药物化学的研究对象是化学药物,化学药物是目前临床应用最广泛的药物。

药物化学是研究化学药物的结构组成、制备方法、理化性质、构效关系、生物效应、体内代谢以及新药的开发和合成的一门综合性学科。药物就其化学本质而言,是由化学元素组成的化学品,药物化学建立在化学学科基础上,涉及生理学、生物学、药理学、毒理学和药动学等学科内容,是以化学学科与生命学科互相渗透为主要特征的一门综合性学科,是药学领域中的应用基础学科之一,为药物分析和药剂学等后续药学专业课程学习奠定基础。随着耐药性的细菌等病原体比例的增加,一些严重的人类传染性疾病如新冠肺炎、艾滋病、SARS、禽流感等的威胁以及老年病和退行性疾病的产生,科学家们希望能不断研究出治疗相应疾病的新药,以满足需要和解决燃眉之急。随着现代科学技术的快速发展,特别是近年来信息、计算机及分子生物学的发展也促进了药物化学的发展,使得它成为药学研究领域一门极其重要的学科。

二、药物化学的任务及学习药物化学的目的

1. 药物化学的任务

药物化学既要研究化学药物的结构、性质及其变化规律,又要研究药物作用于人体所引起的生物效应及构效关系。其主要任务有如下三个方面。

(1)为有效、合理利用现有化学药物提供理论基础 通过研究化学药物的结构与理化性质的关系、稳定性以及构效关系,为药物剂型的选择与制备、药物质量标准的确立,药物贮存和保管方法、临床合理用药及配伍禁忌、药物化学结构修饰等提供必要的理论基础。

(2)为化学药物的生产提供经济合理的方法和工艺 通过研究化学药物的合成路线及生产工艺条件,从而提高合成设计水平,研发新原料、新试剂、新技术和新工艺,以提高产品质量和产量,降低化学药物生产成本,获取更大的经济效益,满足人们的用药需求。

(3)不断探索开发新药的途径与方法,创制新的化学药物 综合运用化学学科与生命学科等多学科的理论知识和实践技能,通过多种途径和方法来寻找、创制出"三效"(高效、速效、长效)、"三小"(剂量小、毒性小、副作用小)的新药是当今药物化学的主要任务。

2. 学习药物化学的目的

药物化学的任务是多方面的,供高职高专药学专业学生学习的内容应有更强的针对性,着重为有效、合理利用现有化学药物提供理论基础,给予同学以应用现有药物的基础理论、基础知识和基本技能,对于药物合成和新药开发方面的内容则做简要叙述。因此高职高专学生学习药物化学的主要目的如下。

(1)掌握药物制剂的化学原理 药物化学为药物制剂的处方设计、剂型选择和制备工艺等提供了可靠的化学理论根据。在制剂生产中,要联系药物的理化性质,了解各种药物可能发生的变化,以及这些变化是否会影响制剂产品的质量、疗效和是否会产生毒性等,进而选择适宜的制剂条件和工艺,加入适宜的辅料等。例如青霉素 G 分子中含有 β-内酰胺环,由于环的张力很大,使其酰胺键极易水解而开环失活,在酸的催化下水解速率更快,因此青霉素 G 的水溶液不稳定,不能做成水针,也不能做成片剂口服,只能制成粉针剂。

(2)为药物分析奠定化学理论基础 通过药物化学的学习,了解杂质来源,并严防杂质引入是保证质量的重要环节。此外,掌握药物的化学结构和官能团,可以选用合适的方法对药物进行鉴别、杂质检查和含量测定。如含有酚羟基的药物均可用其与 $FeCl_3$ 的显色反应来进行鉴别。

(3)熟悉药物贮存、保管的化学原理 许多药物在贮存过程中受外界条件影响而发生各种变化,致使疗效降低、消失或毒性增加,因此,对每一种药物都应采用适宜的方法进行贮存,以确保药物质量。如全身麻醉药乙醚在日光和空气中氧的作用下,会产生有毒的过氧化物,因此须在冷暗处避光密封保存。

(4)掌握药物结构修饰的基本方法 为了提高或延长药物疗效,应增加药物的稳定性或水溶性,以便于制剂。通常采用成盐、成酯和酰胺化等化学方法对药物进行结构修饰。如将难溶于水的苯巴比妥和磺胺等药物制成钠盐,使其水溶性大大增强,便于制成注射剂。

三、药物化学的研究与发展概况

药物化学的研究与发展以近代化学及化学工业的研究与发展为基础,最早应用的化学药物是从植物、动物、矿物等天然物中提取和分离的有效成分,19 世纪初至中期,人们就已从植物中寻找到了具有药用价值的小分子有机化合物,从金鸡纳树皮中提取具有抗疟疾作用的奎宁,从罂粟果实中提取具有镇痛作用的吗啡,这些活性成分的确定证实了天然药物中所含的化学物质是天然药物产生治疗作用的物质基础,为药物化学的研究与发展创立了良好的开端。

19 世纪中期以后,随着化学工业的快速发展,尤其是有机合成技术的发展,为人们提供了更多的化学物质,人们对众多的化学物质进行了药理活性研究,乙醚作为全身麻醉药,苯酚作为消毒防腐药,水杨酸和阿司匹林作为解热镇痛药等的成功应用,又促进了制药工业的发展,药物化学的研究开始由

天然产物转向人工合成品。随着化学药物数量的增加和广泛应用,人们开始思考药物结构与生物活性的联系,提出了化学治疗的概念,即制备对人体无害而能杀死病原微生物的化学药物,为 20 世纪初化学药物的合成和进展奠定了基础,药物化学也逐渐成为一门独立的学科。

20 世纪 30—60 年代,合成药物大量涌现,内源性活性物质的分离、测定、活性确定以及酶抑制剂的联合应用等推动了化学药物的快速发展。20 世纪 30 年代中期,磺胺类药物的发现、合成以及作用机制的确立,开创了现代化学治疗的新纪元,为寻找新药开辟了新的途径和方法。20 世纪 40 年代,伴随着青霉素的发现及应用,人们开始从微生物代谢物中分离和寻找新的抗生素,并开展半合成抗生素的研究,制药工业迅猛发展,使得化学治疗的范围日益扩大。

20 世纪 50 年代后,随着生物和医学学科的发展,药物在体内的作用机制和代谢过程逐步得到阐明,通过研究体内生理和生化等分子过程寻找新药。例如以具有药理作用的母体作为先导化合物进行结构改造,利用潜效和前药等概念,设计能降低毒副作用和提高选择性的新药。

20 世纪 70—90 年代,与药物化学相关的分子生物学、分子遗传学、生物技术等生命科学的发展,为研究和开发新药提供了新的技术和手段。科学家们对蛋白质、受体、酶、离子通道的性能和作用有了更深入的研究,以受体、酶、离子通道和核酸作为药物的作用靶点进行新药设计,在此基础上开发了受体激动剂和拮抗剂、酶抑制剂、离子通道调控剂等药物。例如治疗支气管哮喘的 β_2 受体激动剂和治疗胃及十二指肠溃疡的组胺 H_2 受体拮抗剂就是以受体作为药物的作用靶点;治疗高血压的血管紧张素转化酶抑制剂是以酶作为药物的作用靶点;治疗高血压的钙通道阻滞剂是以离子通道作为药物的作用靶点;某些抗肿瘤及抗病毒的药物是以核酸作为药物的作用靶点。此阶段药物化学完成了由单纯化学模式过渡到化学与生物学相结合的模式,是药物化学发展史上的重要阶段。

随着人类基因组、蛋白质组和生物芯片等研究的深入,大量与疾病相关的基因被发现,为新药设计提供了更多的靶点,为创制新药带来了更多的机会。以基因工程、细胞工程为主体的现代生物技术为新药研究提供了重要手段,一大批生物技术药物应用于临床。生物学和医学的全面介入彻底改变了药物化学的发展模式,药物化学开始了与生命过程逐步相融的发展历程。事实上,药物化学研究和发展的不同阶段,与当时的科学技术、生产水平、经济建设以及相关学科的发展有着密切的联系。

四、药物的质量与质量标准

1. 药物的质量

药物是用于预防、治疗和诊断疾病的物质,是特殊的商品。药物质量优劣直接关系到用药者的健康和生命安全。在新药的研究开发,药物的生产、贮存、销售、使用等环节,要牢固树立药物质量第一的观念,严格执行科学管理规范,实现对药物质量的全面控制。我国现已颁布了《药品非临床研究质量管理规范》(GLP)、《药品临床试验管理规范》(GCP)、《药品生产质量管理规范》(GMP)、《药品经营质量管理规范》(GSP)等一系列管理法规,对药物质量控制的全过程起到指导作用,确保药物的安全、有效、均一、稳定,以确保质量可控。

药物质量评定主要从以下两方面考虑。

(1) 药物的疗效和毒副作用,即药物的有效性和安全性 质量好的药物应该疗效确切,效力强,在治疗剂量范围内不产生严重的毒性反应,不产生或较少产生副作用。

(2) 药物的纯度 药物的纯杂程度,又称为药用纯度或药用规格,是药物中杂质限度的一种体现,药物必须达到一定的纯度标准,才能保证药物质量和确保用药安全、有效。

药物的杂质是指药物在生产和贮存过程中,引进或产生的药物以外的其他物质。药物的杂质种类按性质分为一般杂质和特殊杂质。药物中存在的杂质,有的危害人体健康;有的杂质虽无害,但影响药物质量或反映出生产中存在的问题,控制药物中存在的杂质可保证用药安全、有效,也可用于考查生产工艺和企业管理水平,以保证和提高药物质量。单纯从杂质产生的影响来看,其含量越少越好,但要把药物中的杂质完全除去,则会增加生产成本,另外,从杂质对人体健康的影响方面来看,在不影响药物疗效和人体健康的情况下,允许一定量的某些杂质存在,故药物不必是百分之百的纯度。

药物纯度不同于一般化学试剂的纯度,它首先是考虑到杂质对人体健康、疗效以及对药物稳定性的影响,而化学试剂的纯度,只考虑杂质对试剂的稳定性和使用目的的影响,并不考虑杂质的生理作用,故只有符合药用纯度的药物才能药用,不能以化学试剂代替药物使用,否则可能造成严重人身事故。

知识链接

"齐二药"假药事件

2006年,某医院的重症肝炎患者中发生多起疑因使用了齐齐哈尔第二制药厂生产的"亮菌甲素注射液"导致患者肾功能衰竭的事件,共有64例患者注射过"亮菌甲素注射液",最后导致13人死亡,多人重伤。

国家药监部门的调查结果表明:该公司生产和质量管理混乱,检验环节失控,使用工业用二甘醇代替药用辅料丙二醇作为溶剂,生产亮菌甲素注射液,造成了该药害事件的发生。

2. 药物的质量标准

药物作为一种特殊商品,药物纯度必须要有严格统一的质量控制标准,即药品标准。药品标准是国家对药品的质量规格和检验方法等所做的技术规定,是药品生产、经营、使用和行政、技术监督管理部门共同遵循的法定依据,具有法律约束力。药品质量标准具有法定性、科学性和时代性,对加强药品质量的控制及行政管理,保障人民群众用药安全有效起着重要的作用。我国现行的药品标准为《中华人民共和国药典》(简称《中国药典》)和国家市场监督管理总局颁布的药品标准(简称局颁标准)。药品只有合格品与不合格品两种,只有符合国家药品标准的药品才是合格药品,才能销售、使用。生产药品所需的原料、辅料必须符合药用要求。

由国家药典委员会编纂的《中国药典》,自中华人民共和国成立以来共出版了11版,即1953年版、1963年版、1977年版、1985年版、1990年版、1995年版、2000年版、2005年版、2010年版、2015年版和2020年版。2020年版《中国药典》分为四部,其中第一部收载中药材及饮片、植物提取物、成方制剂和单味制剂等,共收载2711种;第二部收载化学药品、抗生素、生化药品及放射性药品等,共收载2712种;第三部收载生物制品,共收载153种;第四部收载通用技术要求361个(包括制剂通则、通用方法/检测方法与指导原则),药用辅料335种。《中国药典》标准体系构成包括凡例、正文及索引等。其中正文记载了药品及其制剂的质量标准,主要包括药品名称、结构式、分子式与分子量、性状、鉴别、检查、含量测定、类别、贮藏方法、制剂及规格等项目,是药典内容的主要部分。

五、药物名称

每一种药物都有它的特定名称,化学药物的名称包括通用名、化学名和商品名三种类型。

1. 通用名

通用名又称为国际非专利药品名称(INN),是世界卫生组织(WHO)推荐使用的名称。药物通用名是新药开发者在新药申请时向政府主管部门提出的名称,不能取得专利和行政保护,任何该产品的生产者都可以使用的名称,也是文献、教材及资料中以及在药品说明书中标明的有效成分的名称。在复方制剂中只能用通用名作为复方组分的使用名称。

我国药典委员会编写的《中国药品通用名称》(CADN)是中国药品命名的依据,在国际非专利药品名称(INN)的基础上,中文名尽量与英文名对应,可采用音译、意译或音译合意,一般以音译为主,如aspirin阿司匹林,cimetidine西咪替丁。药物通用名还采用相同词干(词头或词尾)来表示同一类药物,如青霉素类抗生素采用-cillin(西林)为词尾;头孢菌素类抗生素采用cef-(头孢)为词头。通用名应尽量避免采用给患者以暗示有关药理学、生理学、病理学或治疗学的药品名称,并不得用代号命名。

药物通用名是国家药品标准中使用的名称,凡上市流通的药品包装、标签、说明书上必须要用通用名,医生开具处方必须书写药物通用名。

2. 化学名

药物的化学名是根据药物的化学结构采用系统命名法（IUPAC命名原则）进行命名的，药物的化学名以其化学结构为基础，反映药物的本质，具有规律性、系统性和准确性的特点，不会发生混淆和误解，药物的化学结构与其化学名是一一对应的关系。在新药报批和药品说明书中都要使用化学名。

药物的系统命名方法是以母体名称作为主体名，加上取代基或官能团的名称，并按规定顺序注明取代基或官能团的位号，如有立体构型的药物须注明构型。药物化学名的基本形式：立体构型＋取代基＋母体＋官能团。

3. 商品名

药品也是商品，商品名通常是针对剂量和剂型已确定的含有一种或多种药物活性成分的药物，生产企业为保护自己开发产品的生产权或市场占领权，在通用名不能得到保护的情况下，利用商品名来保护自己并提高产品的声誉。药物商品名经过注册批准后成为特定企业使用的该药品专用的名称，受行政和法律的保护，别的企业不得再使用。同一化学药物，由于生产企业的不同，可有不同的商品名。商品名应高雅、规范、不庸俗，不能暗示药物的作用、用途，简易顺口。

→ **本章小结**

通过本章的学习掌握药物、化学药物等基本概念，熟悉药物化学的研究内容及主要任务，明确学习药物化学课程的目的，树立药品质量第一的观念，熟悉我国现行药品标准及药物的名称，了解药物化学的发展概况，为后续章节的学习奠定基础。

→ **能力检测**

能力检测答案

一、最佳选择题

1. 药物化学的研究对象是（　　）。

A. 生物制品　　B. 中成药　　C. 化学药物　　D. 中药材　　E. 中药饮片

2. 《中国药典》内容的主要部分是（　　）。

A. 凡例　　B. 正文　　C. 附录　　D. 索引　　E. 前言

3. 我国现行的药品标准是（　　）。

A. 企业标准　　　　　　　B. 《中华人民共和国药品管理法》

C. 《中国药典》和局颁标准　　D. GMP　　　　　　　E. GSP

4. 下列有关药物质量的叙述中，正确的是（　　）。

A. 药厂可以自拟药品的生产工艺

B. 根据药物的含量即能完全判断药物的纯度

C. 药物质量是根据药物的疗效和毒副作用及药物的纯度来评定的

D. 法定药物与化学试剂的质量标准相同

E. 地方性药品标准可以在全国范围内使用

5. 下列哪一项不是药物化学的主要任务？（　　）

A. 为有效地利用现有药物提供理论基础

B. 分析检验药物

C. 指导合理用药

D. 为生产化学药物提供更好的方法和工艺

E. 探索寻找新药的途径，寻找和开发新药

6. 新药开发者在新药申请时向政府主管部门提出的名称，不能取得专利和行政保护，任何该产品的生产者都可以使用的名称，也是文献、教材及资料中以及在药品说明书中标明的有效成分的名称，

该名称为（　　）。

    A. 通用名　　　　B. 化学名　　　　　C. 商品名　　　　D. 别名　　　　　E. 英文名

二、配伍选择题

[1～3]

    A. 通用名　　　　B. 化学名　　　　　C. 商品名

1. 泰诺为（　　）。

2. 对乙酰氨基酚为（　　）。

3. 4′-羟基乙酰苯胺为（　　）。

[4～6]

    A. 杂质　　　　　B.《中国药典》和局颁标准　　　　　C. 药物的纯度

4. 药物的纯杂程度为（　　）。

5. 药物在生产和贮存过程中，引进或产生的药物以外的其他物质为（　　）。

6. 我国现行的药品标准为（　　）。

三、多项选择题

1. 药物化学的研究内容有（　　）。

    A. 理化性质　　　　　　　　B. 含量测定

    C. 寻找新药途径与方法　　　　D. 构效关系　　　　　　　　E. 药物合成

2. 化学药物的名称包括（　　）。

    A. 通用名　　　　B. 英文名　　　　C. 别名　　　　D. 商品名　　　　E. 化学名

（周振华）

外周神经系统药

扫码
看 PPT

案 例 导 入

鲜花虽美，谨防过敏

20 岁的小秦与同事到植物园踏春游玩，植物园的花朵开得很漂亮，小秦忍不住去闻花香。刚闻不久，她就感到鼻子不适，并不停地打喷嚏、流清涕。游园后，其他同事都没事，而她却全身皮肤发痒、肿胀。小秦为什么会出现全身皮肤发痒、肿胀的不适感？这是因为小秦对花粉过敏，花粉作为过敏原诱导小秦体内的组胺释放，引起局部红肿、痒感等过敏反应的发生。

外周神经系统（peripheral nervous system）也称周围神经系统，是神经系统的外周部分，它一端与中枢神经系统的脑或脊髓相连，另一端通过各种末梢装置与机体其他器官、系统相联系。外周神经系统可分为传出神经纤维和传入神经纤维两大类，因此，外周神经系统药（peripheral nervous system drugs）则相应包括传出神经药和传入神经药两大部分。根据传出神经分泌的化学递质不同，传出神经分为胆碱能神经和肾上腺素能神经。影响传出神经系统功能的药物，依其药理作用不同，传统上分为四大类，即拟胆碱药、抗胆碱药、拟肾上腺素药和抗肾上腺素药。

组胺作为一种重要的神经化学递质，广泛存在于哺乳动物的组织中，发挥一系列复杂的生理功能。目前人们主要发现两类组胺受体，分别为 H_1 受体和 H_2 受体。H_1 受体拮抗剂临床用于防治变态反应性疾病及晕动症等过敏性疾病，H_2 受体拮抗剂则用于抑制胃酸分泌过多而治疗消化性溃疡，将在第六章消化系统药中介绍。

局部麻醉药是指能够在用药局部可逆地阻断感觉神经冲动的发生和传导，在意识清醒的条件下使感觉暂时消失的药物，是一类重要的传入神经系统用药，广泛用于外科小手术。

第一节　拟 胆 碱 药

一、拟胆碱药

拟胆碱药（cholinergic drugs）是一类与乙酰胆碱（acetylcholine）具有相似作用的药物。乙酰胆碱是机体中的胆碱能神经兴奋时,其神经末梢释放的一种神经递质。其在胆碱能神经末梢内,由胆碱和乙酰辅酶 A 在胆碱乙酰基转移酶的催化下合成,大部分进入囊泡与 ATP、蛋白多糖结合并贮存,小部分以游离形式存在于细胞质中。当神经冲动到达时,乙酰胆碱以胞裂外排方式释放到突触间隙,与突触后膜或突触前膜上的受体结合,使受体兴奋,产生一系列的生理反应。

乙酰胆碱

胆碱受体可分为毒蕈碱(muscarine)型受体(简称 M 受体)和烟碱(nicotine)型受体(简称 N 受体)两大类。M 受体是指能选择性地与毒蕈碱结合的胆碱受体,兴奋时呈现 M 样作用,表现为心脏抑制,血管扩张,胃肠道、支气管平滑肌收缩,瞳孔缩小和汗腺分泌增加,抑制乙酰胆碱或去甲肾上腺素释放等症状;N 受体是指能选择性地与烟碱结合的胆碱受体,兴奋时自主神经节兴奋,肾上腺释放肾上腺素,骨骼肌收缩等。当中枢神经系统的 M 受体和 N 受体与乙酰胆碱结合而兴奋时,则出现兴奋、不安、震颤,甚至惊厥。

临床上使用的拟胆碱药按作用机制分为两大类,一类为胆碱受体激动剂,另一类为乙酰胆碱酯酶抑制剂。

(一)胆碱受体激动剂

胆碱受体激动剂又称为作用于胆碱受体的拟胆碱药。乙酰胆碱分子内有酯键,性质不稳定,在体内极易水解,且其作用专属性不强,无临床实用价值。通过对乙酰胆碱进行必要的结构改造,获得了卡巴胆碱等药物。卡巴胆碱(carbachol)既作用于 M 胆碱受体,也作用于 N 胆碱受体,兴奋平滑肌的作用显著,结构中的氨甲酰基使其不易被胆碱酯酶破坏,作用强而持久,因毒副作用较大,仅用于青光眼的治疗。

从植物中提取分离得到一些生物碱,如毛果芸香碱(pilocarpine)和槟榔碱(arecoline)等,它们的结构虽与乙酰胆碱有较大差别,但都具有拟胆碱作用,均为 M 受体激动剂。

卡巴胆碱　　　　　　　　毛果芸香碱　　　　　　　　槟榔碱

> 典型药物

硝酸毛果芸香碱　　pilocarpine nitrate

化学名为 4-[(1-甲基-1H-咪唑-5-基)甲基]-3-乙基二氢-2(3H)-呋喃酮硝酸盐;又名硝酸匹鲁卡品。

本品是从芸香科植物毛果芸香及其他同属植物的叶子中提取得到的一种咪唑类生物碱,现已能人工合成,其水溶液性质稳定。

本品为无色结晶或白色结晶性粉末;无臭;易溶于水,微溶于乙醇,不溶于三氯甲烷或乙醚;熔点为 174～178 ℃,熔融的同时分解。

本品为叔胺类生物碱,具碱性,可与一元酸生成稳定的盐,药用其硝酸盐。

本品含有 2 个手性碳原子,具有光学异构体,药用其右旋体,比旋光度为＋80°～＋83°(10％水溶液)。

本品为顺式结构,受热可异构化,生成较稳定的反式异构体——异毛果芸香碱。后者的活性大大降低,仅为毛果芸香碱的 1/20～1/6。

毛果芸香碱　　　　　　　　　　　异毛果芸香碱

本品在碱性溶液中,分子中的 γ-丁内酯环破裂,水解生成毛果芸香酸而失去活性。当溶液 pH 为 4～5 时,其最稳定。

毛果芸香酸

本品水溶液显硝酸盐的鉴别反应。

本品直接激动 M 受体,促进腺体分泌,缩小瞳孔,降低眼内压,调节痉挛。临床主要用于青光眼的治疗和缩瞳,与阿托品交替使用,可防止炎症时虹膜与晶状体粘连。滴眼时应避免药液流入鼻腔,吸收后的不良反应主要表现为 M 样作用,可用阿托品拮抗。

（二）乙酰胆碱酯酶抑制剂

乙酰胆碱酯酶抑制剂又称抗胆碱酯酶药(anticholinesterase drugs),与乙酰胆碱一样,也能与胆碱酯酶的酶解部位或负离子结合,从而阻碍乙酰胆碱酯酶对乙酰胆碱的水解。由于形成的结合物分解慢或不易分解,酶解部位不能游离,胆碱酯酶受到竞争性抑制,神经末梢所释放的乙酰胆碱在受体部位浓度增高,从而增强并延长了乙酰胆碱的生理作用。因此乙酰胆碱酯酶抑制剂是间接的拟胆碱药,临床上主要用于治疗重症肌无力、青光眼、术后腹气胀、麻痹性肠梗阻及膀胱收缩无力的尿潴留等。

根据药物与胆碱酯酶的结合程度不同,分为可逆性乙酰碱酯酶抑制剂和不可逆性乙酰胆碱酯酶抑制剂。

1. 可逆性乙酰胆碱酯酶抑制剂

可逆性乙酰胆碱酯酶抑制剂能与乙酰胆碱竞争胆碱酯酶的活性中心,使胆碱酯酶暂时失活,但因其结合得并不牢固,经过一段时间后,胆碱酯酶又可恢复活性。最早用于临床的抗胆碱酯酶药为毒扁豆碱(physostigmine),但因其来源有限,又不易合成,而且毒性较大,药理作用缺乏特异性,并有成瘾性等缺点,现已少用。

从寻找毒扁豆碱合成代用品的构效关系研究中,引入季铵离子,得到了疗效较好的溴新斯的明(neostigmine bromide)、溴吡斯的明(pyridostigmine bromide)等。新品毒副作用降低,作用时间延长。

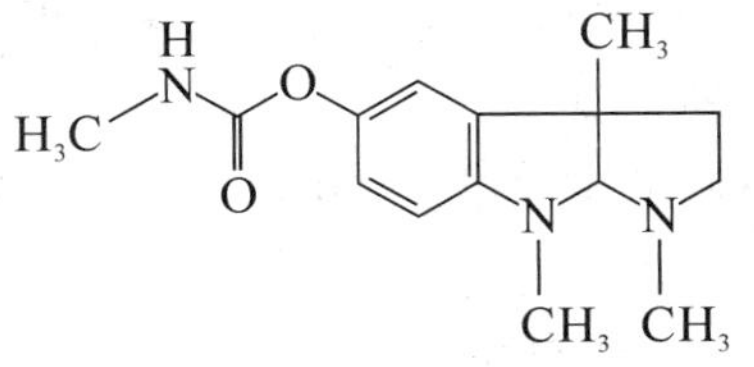

毒扁豆碱 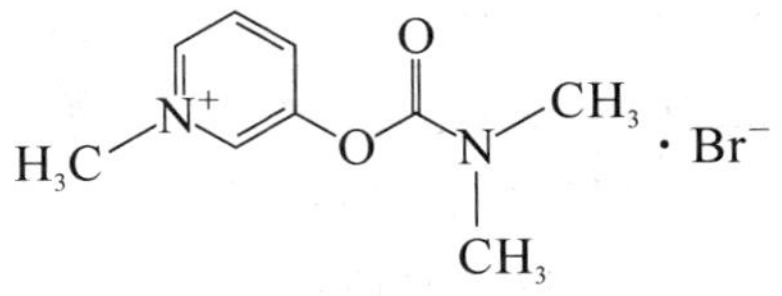　　　　　　　　　溴吡斯的明

→ 典型药物

溴新斯的明　neostigmine bromide

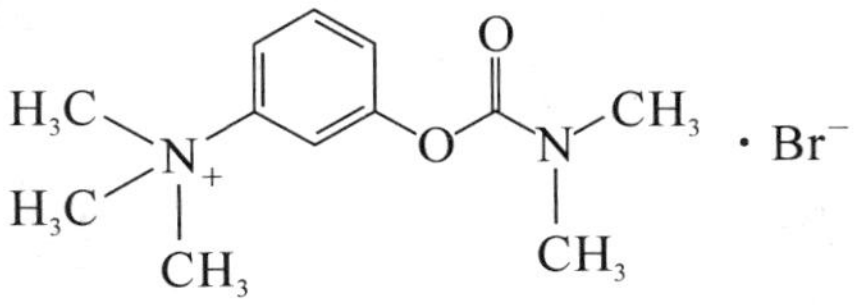

化学名为 3-二甲氨基(甲酰氧苯基)三甲基铵溴化物。

本品为白色结晶性粉末,无臭、味苦,极易溶于水,易溶于乙醇或三氯甲烷,几乎不溶于乙醚。熔点为 171～176 ℃,熔融的同时分解。

本品具有季铵盐结构,碱性较强,可与一元酸形成稳定的盐。

本品分子中具有氨基甲酸酯键,故具有水解性。与氢氧化钠溶液共热时,酯键水解生成 3-二甲氨基苯酚钠及二甲氨基甲酸钠,前者与重氮苯磺酸试剂发生偶联反应,生成红色偶氮化合物。同时,水解生成的二甲氨基甲酸钠结构中的酰胺键可进一步水解,生成具有氨臭气味的二甲胺,其蒸气能使湿润的红色石蕊试纸变蓝色。

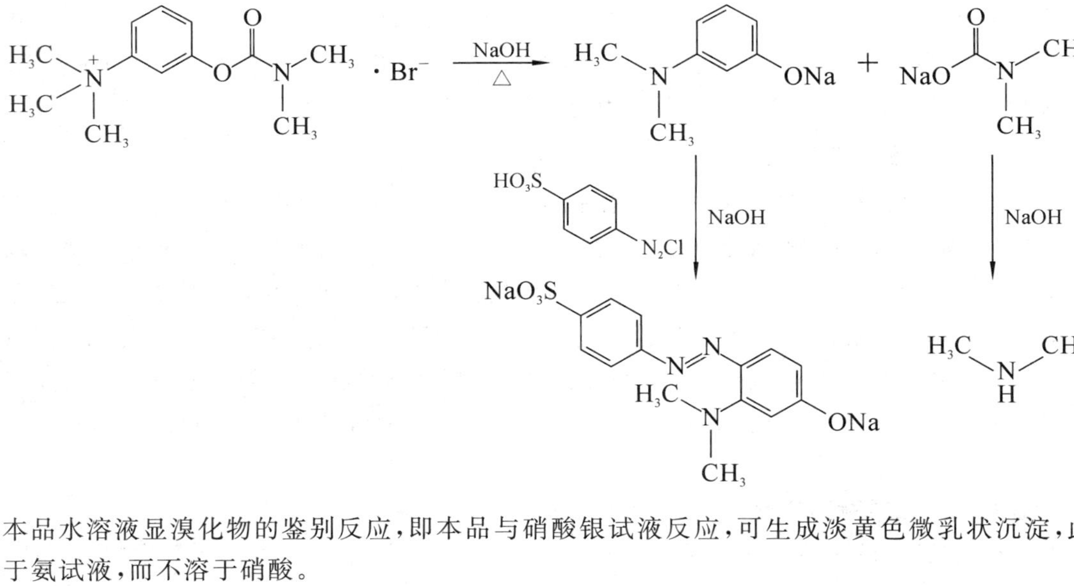

本品水溶液显溴化物的鉴别反应,即本品与硝酸银试液反应,可生成淡黄色微乳状沉淀,此沉淀微溶于氨试液,而不溶于硝酸。

本品毒性较毒扁豆碱弱,对骨骼肌作用强,缩瞳作用较弱,临床用于治疗重症肌无力、手术或药物引起的腹气胀及尿潴留、阵发性室上性心动过速等,亦可作为肌肉松弛药中毒时的解毒剂。本品大剂量使用时,可引起恶心、呕吐、腹泻、流泪、流涎等,可用阿托品对抗。

2. 不可逆性乙酰胆碱酯酶抑制剂

不可逆性乙酰胆碱酯酶抑制剂通过共价键与胆碱酯酶(羟基酶)活性中心结合,形成不可逆的难以水解的复合物,导致体内的胆碱酯酶失去活性,表现为酶失活的中毒症状,故无临床使用价值,但可作为杀虫药或神经性毒剂。

有机磷酸酯类农药如敌敌畏、敌百虫、乐果、沙林等,进入人体后,与胆碱酯酶的作用原理与不可逆性乙酰胆碱酯酶抑制剂相似,与胆碱酯酶的结合更为牢固。结果使胆碱酯酶失去水解乙酰胆碱的能力,造成乙酰胆碱在体内大量积聚,引起一系列中毒症状。若不及时抢救,酶在几分钟或几小时内就会失活,此时即使用胆碱酯酶复活药,也不能恢复酶的活性,必须等待新生的胆碱酯酶出现,才有水解乙酰胆碱的能力,恢复过程需 15~30 天。因此一旦有机磷酸酯类农药中毒,必须迅速抢救,要及时应用胆碱酯酶复活药,而且要持续进行,从而使胆碱酯酶在失活之前就被活化,恢复酶的功能。

沙林　　　　　　　　敌敌畏　　　　　　　　乐果

有机磷酸酯类农药中毒后,可同时从两方面进行解救。一方面利用抗胆碱药,解除乙酰胆碱所引起的中毒症状;另一方面应用胆碱酯酶复活药,使已经失活的胆碱酯酶重新复活。碘解磷定(pralidoxime iodide)在体内能与磷酰化胆碱酯酶中的磷酰基结合,将胆碱酯酶游离出来而恢复其水解乙酰胆碱的活性,碘解磷定与有机磷酸酯类结合,生成无毒物质由尿液排出体外。碘解磷定为季铵盐,不易透过血脑屏障,对中枢神经系统的解毒作用不明显。4-吡啶甲醛肟与二氯甲醚形成的季铵盐双复磷(obidoxime chloride),能通过血脑屏障,对中枢神经系统的症状的消除作用较强。

碘解磷定　　　　　　　　　　　双复磷

典型药物

碘解磷定　pralidoxime iodide

化学名为 1-甲基-2-吡啶甲醛肟碘化物,又名解磷定,派姆碘化物(PAM-1)。

本品为黄色颗粒状结晶性粉末;无臭,味苦;溶于水或热乙醇,微溶于乙醇,不溶于乙醚;熔点为 220~227 ℃,熔融的同时分解。

本品水溶液不稳定,遇光缓慢氧化而析出碘,致使溶液呈黄色,所以应遮光、密封保存。其注射剂常加 5% 葡萄糖作为稳定剂,以防止碘析出。

本品分子中所含有的肟基在不同 pH 条件下,水解的产物不同。当 pH 小于 4 时,主要是酸催化水解生成的醛类化合物;当 pH 大于 4 时,主要是碱催化水解生成的氰化物,并进一步分解生成毒性较大的氰离子,因此,《中国药典》规定本品注射液 pH 为 3.5~5.0,并须检查氰化物,故本品禁止与碱性药物配伍。

本品为季铵盐的无机碘化物,水溶液加三氯化铁试液,即显黄色;再加三氯化铁试液,即生成红棕色沉淀。

本品与生物碱沉淀试剂碘化铋钾试液反应,产生红棕色沉淀。

本品主要用于中度、重度有机磷酸酯类农药中毒的治疗。用药后,骨骼肌的反应最明显,肌束震颤迅速缓解,而 M 样中毒症状难以消除,故本品常与阿托品(控制 M 样症状)合用,对抗体内过度堆积的乙酰胆碱。由于本品含碘,有时会引起咽痛及腮腺肿大,用药时应注意。

第二节 抗胆碱药

抗胆碱药(anticholinergic drugs)又叫胆碱受体阻断药,能抑制乙酰胆碱的生物合成或释放,对胆碱受体亲和力强,能阻止乙酰胆碱同受体的结合而产生抗胆碱作用,临床用于治疗胆碱能神经过度兴奋所引起的疾病。按照其作用部位的不同,抗胆碱药分为平滑肌解痉药、中枢性抗胆碱药、骨骼肌松弛药和神经节阻断药四类。根据药物对胆碱受体选择性的不同,抗胆碱药通常可分为 M 胆碱受体拮抗剂和 N 胆碱受体拮抗剂。

(一)M 胆碱受体拮抗剂

M 胆碱受体拮抗剂能够选择性阻断乙酰胆碱与 M 受体的结合,从而竞争性拮抗乙酰胆碱及各种拟胆碱药的 M 样作用,具有松弛内脏平滑肌,解除痉挛,抑制腺体分泌,扩大瞳孔及加快心率等作用。本品适用于胃肠道痉挛,如胃痛、肠绞痛和肾绞痛等。

M 胆碱受体拮抗剂按结构可分为合成解痉药和莨菪生物碱类两类,合成解痉药临床主要用于治疗胃肠道疼痛或痉挛,本节主要介绍莨菪生物碱类。

莨菪生物碱类(即托烷类生物碱)是最早应用于临床的抗胆碱药,它们是从茄科植物颠茄、曼陀罗、莨菪、东莨菪及唐古特莨菪等植物中提取分离得到的一类生物碱。从化学结构上看,它们均为二环氨基醇(也称莨菪醇)和有机酸(莨菪酸)组成的酯。其中供药用的主要有阿托品(atropine)、山莨菪碱(anisodamine)、东莨菪碱(scopolamine)、樟柳碱(anisodine)等。

山莨菪碱　　　　　东莨菪碱　　　　　樟柳碱

莨菪生物碱类构效关系的研究表明,分子结构中莨菪醇的 6,7-位氧桥和 6-位羟基以及莨菪酸 α-位羟基的存在对中枢作用有重要影响。当 6,7-位有氧桥存在时,可增加分子的亲脂性,使中枢作用增强。而当 6-位有羟基存在时,分子的亲水性增强,使中枢作用减弱。

阿托品作用范围广,选择性差,副作用多。针对阿托品的缺点,通过改变化学结构,合成了不少阿托品的代用品,如后马托品(homatropine),扩瞳时间短,不抑制腺体分泌;胃疡平(mebropine)对中枢作用较弱,胃肠道作用较强。

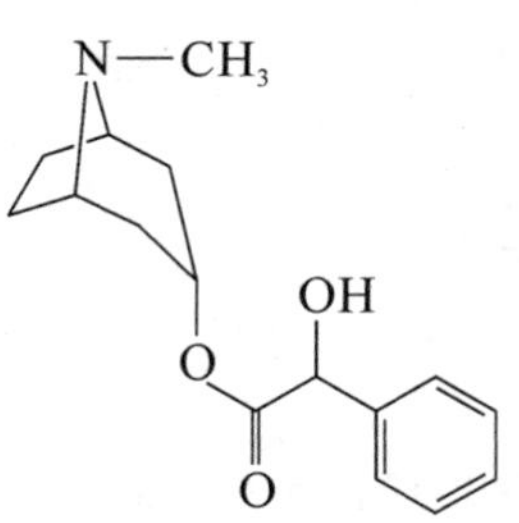

后马托品 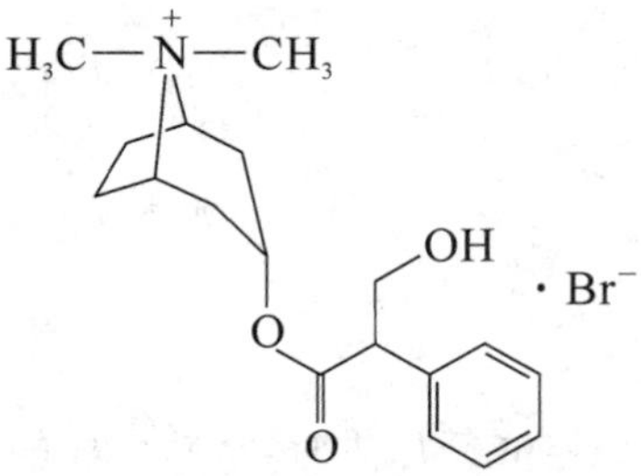　　　　　　　　　胃疡平(溴甲阿托品)

典型药物

硫酸阿托品　atropine sulfate

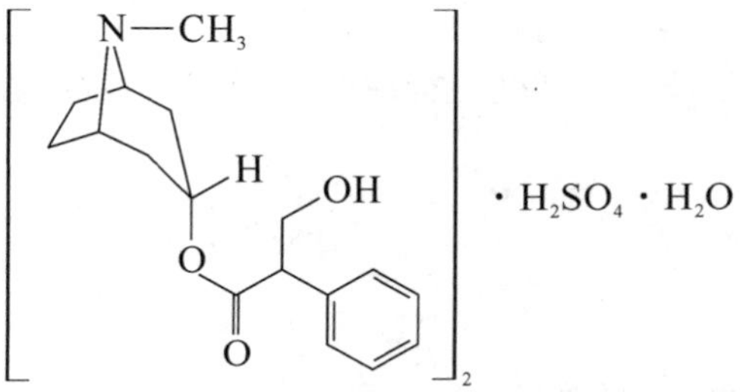

化学名为(±)-α-(羟甲基)苯乙酸-8-甲基-8-氮杂双环[3.2.1]-3-辛酯硫酸盐一水合物。

本品为无色结晶或白色结晶性粉末;无臭、味苦;极易溶于水,易溶于乙醇,难溶于三氯甲烷、丙酮和乙醚;熔点不低于 189 ℃,熔融的同时分解。

本品可由提取法或全合成制得。目前我国是从茄科植物颠茄、曼陀罗或莨菪中提取分离得到左旋莨菪碱粗品,再用三氯甲烷回流或冷稀碱处理经消旋化反应得到阿托品,即阿托品为莨菪碱的外消旋体。

本品含一分子结晶水,在干燥的空气中能失去结晶水而风化。

本品具有脂肪叔胺结构,显较强碱性,可与酸形成稳定的盐,药用其硫酸盐。

本品分子内虽有 4 个手性碳原子,但其莨菪醇部分 3 个手性碳原子因有对称因素,而无光学活性,莨菪酸部分 1 个手性碳原子也易消旋化。这种变旋作用,不仅使其效价稳定,而且也使其毒性降低,故阿托品为外消旋体。

本品分子中具有酯键,易水解,碱性条件下更易水解。水解后生成莨菪醇和消旋莨菪酸,故本品水溶液 pH 为 3.5～4.0 时较稳定。因此,在制备本品注射液时,应调整溶液的 pH,加入适量氯化钠作为稳定剂,采用中性硬质玻璃安瓿,控制灭菌温度和时间。

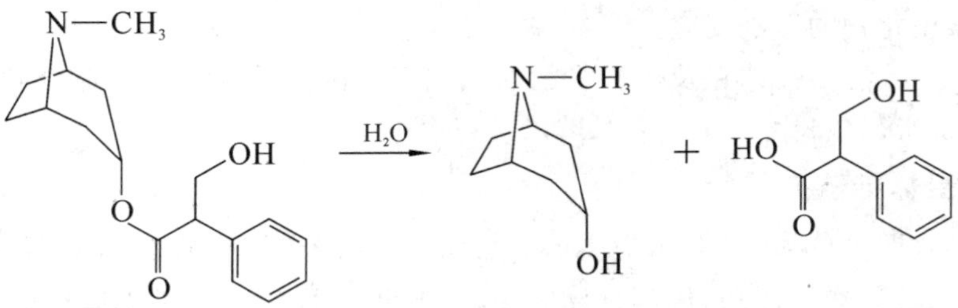

阿托品　　　　　　　　莨菪醇　　　　　消旋莨菪酸

本品与发烟硝酸共热,可生成黄色三硝基衍生物,放冷,再加入醇制氢氧化钾试液,即生成紫色的醌型化合物,此反应称维他立(Vitali)反应,为莨菪酸的专属反应。

本品与硫酸及重铬酸钾加热时,水解生成的莨菪酸被氧化生成苯甲醛,有苦杏仁的特异臭味。

本品可与生物碱显色试剂如矾酸铵浓硫酸溶液(Mandelin 试剂)作用显红色。

本品水溶液显硫酸盐的鉴别反应。

本品临床上用于平滑肌痉挛导致的胃肠道绞痛,也用于有机磷酸酯类农药中毒、感染性休克治疗,眼科诊疗及抗心律失常等。

→ 典型药物

氢溴酸山莨菪碱　anisodamine hydrobromide

化学名为(±)-α-(羟甲基)苯乙酸-6-羟基-8-甲基-8-氮杂双环[3.2.1]-3-辛酯氢溴酸盐。

山莨菪碱为我国科学家于 1966 年从茄科植物唐古特莨菪根中分离提取获得的一种生物碱。天然品为左旋体,称"654-1",人工合成品为消旋体,称"654-2"。

本品为白色结晶或结晶性粉末,无臭,极易溶于水,易溶于乙醇,微溶于丙酮;熔点为 176～181 ℃。

本品含有酯键,易水解为山莨菪醇和莨菪酸,亦可发生维他立(Vitali)反应。

本品水溶液显溴化物的鉴别反应。

本品主要用于治疗感染性休克及内脏平滑肌绞痛等。因本品能抑制腺体分泌,故服用后患者往往感到口干,应多饮水。

(二) N 胆碱受体拮抗剂

N 胆碱受体拮抗剂可分为 N_1 胆碱受体拮抗剂和 N_2 胆碱受体拮抗剂。N_1 胆碱受体拮抗剂又称为神经节阻断剂,早期用作降压药,但不良反应多,故现已少用。N_2 胆碱受体拮抗剂又称神经肌肉阻断剂,可使骨骼肌松弛,临床用于辅助麻醉。按照作用机制的不同,N_2 胆碱受体拮抗剂分为非去极化类肌松药和去极化类肌松药。

1. 非去极化类肌松药

最早应用于临床的非去极化类肌松药是右旋氯化筒箭毒碱（D-tubocurarine chloride），是从南美洲产防己科植物中提取分离出的有效成分，用于骨骼肌松弛及辅助麻醉，因其有麻醉呼吸肌的危险，现已少用。

由于植物资源有限，而且天然药物具有一定的毒副作用，因此寻找其合成代用品具有重要意义。泮库溴铵（pancuronium bromide）为雄甾烷衍生物，但无雄激素样作用，是长效合成肌松药，药效为筒箭毒碱的 5～6 倍，起效时间及持续时间与氯化筒箭毒碱相似，现已作为外科手术麻醉辅助用药的首选药物。

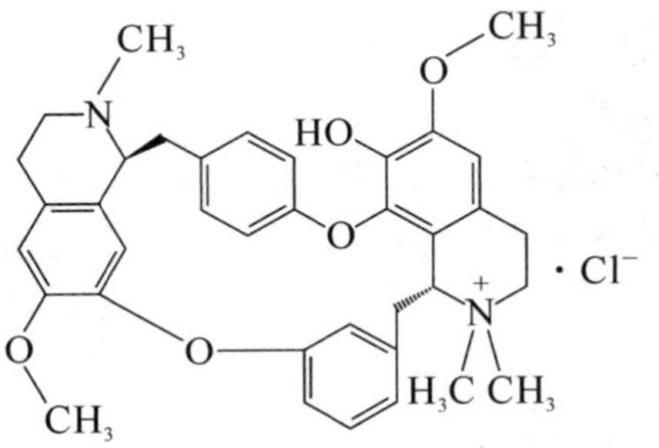

氯化筒箭毒碱 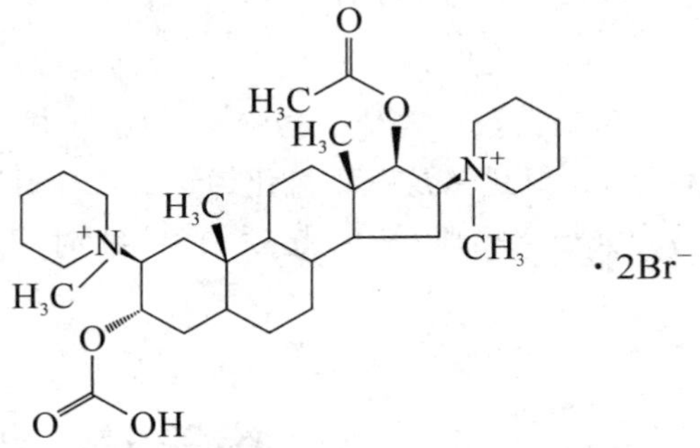　　　　　　　　　　泮库溴铵

2. 去极化类肌松药

去极化类肌松药是通过对氯化筒箭毒碱的构效关系研究而设计得到的双季铵盐化合物，通式如下：

$$X^- (CH_3)_3\overset{+}{N}-(CH_2)_n-\overset{+}{N}(CH_3)_3 X^- \quad X=Br\ 或\ I$$

2 个季铵氮原子间的距离对肌松作用有重要影响，当 n 为 5～6 时，呈现乙酰胆碱样作用，为拟胆碱药；当 n 大于 12 时，箭毒样作用很弱；只有当 n 为 9～12 时，呈现箭毒样作用。如十烃溴铵（decamethonine bromide）曾用于临床，因不良反应较多，现已停用。后又发现可用氧原子或硫原子代替双季铵盐碳链中的亚甲基，又获得了一些有效的合成肌肉松弛剂，如氯化琥珀胆碱（suxamethonium chloride）。

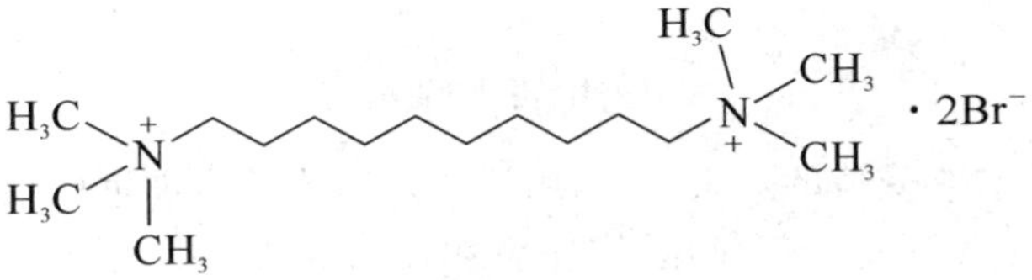

十烃溴铵

典型药物

氯化琥珀胆碱 suxamethonium chloride

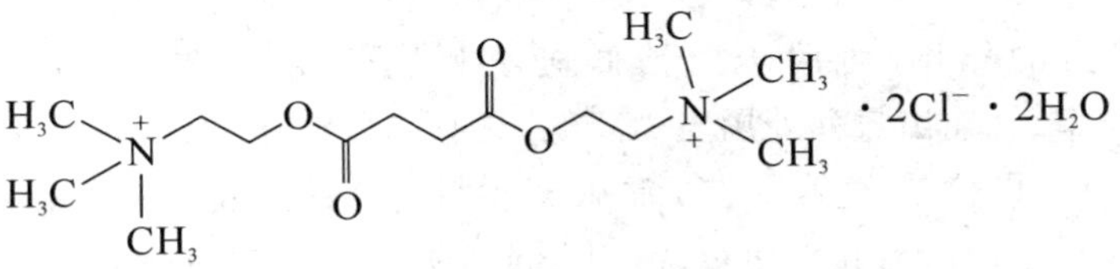

化学名为二氯化 2,2′-[(1,4-二氯化-二氧代-1,4-亚丁基)双(氧)]双[N,N,N-三甲基乙铵]二水

15

合物,又名司可林。

本品为白色或类白色的结晶性粉末,无臭,味咸;极易溶于水,微溶于乙醇或三氯甲烷,不溶于乙醚;熔点为157~163 ℃。

本品分子中含有两个酯键,易发生水解反应,生成琥珀酸和氯化胆碱。水溶液pH为3.5~5.0时较为稳定,pH为7.4时开始缓慢水解,碱性条件下更易水解,温度升高,水解速率加快。

本品在硫酸溶液中与硫氰酸铬铵反应,生成淡红色的复盐沉淀。

本品与1%氯化钴及亚铁氰化钾试液反应,即显持久的翠绿色,该反应可用于本品的鉴别。

本品为去极化类肌松药,起效快,持续时间短,易于控制,故常作为外科手术中全身麻醉的辅助药。

第三节　拟肾上腺素药

拟肾上腺素药(adrenergic agents)又称肾上腺素受体激动剂,是一类能与肾上腺素受体结合,使肾上腺素受体兴奋,产生肾上腺素样作用的药物。

肾上腺素(adrenaline)是由肾上腺髓质分泌的主要神经递质。20世纪初,首次合成了肾上腺素的消旋体,随后消旋体拆分成功,并证明人工合成的左旋体与天然物完全相同。此后又发现人体内还广泛存在去甲肾上腺素(norepinephrine)和多巴胺(dopamine),三者存在于中枢、外周以及其他组织中,对传出神经系统的功能起着重要作用。

肾上腺素　　　　　　　去甲肾上腺素　　　　　　多巴胺

肾上腺素具有兴奋α和β受体的双重作用,用于意外心搏骤停和过敏性休克的急救;去甲肾上腺素主要兴奋α受体,用于治疗休克时低血压;多巴胺在体内为肾上腺素和去甲肾上腺素的前体,具有兴奋β受体作用,亦有一定的兴奋α受体作用,适用于治疗各种类型的休克。三者在体内易受多种酶的催化代谢而失去活性,也容易被消化道破坏,故仅供注射使用。

按化学结构不同,拟肾上腺素药可分为儿茶酚胺类和非儿茶酚胺类。

一、儿茶酚胺类

儿茶酚胺(catecholamine)是具有儿茶酚核的(苯乙)胺类化合物的统称。临床上常用的具有兴奋α和β受体的药物有肾上腺素、多巴胺;兴奋α_1受体的药物有去氧肾上腺素(phenylephrine),具有收缩血管,增高外周阻力的作用,可用于防治低血压和抗休克;兴奋α_2受体的药物有甲基多巴(methyldopa),能使心率、心输出量和外周阻力降低,具有降低血压的作用;兴奋β受体的药物有异丙肾上腺素(isoprenaline),可使支气管舒张,常用于治疗哮喘;兴奋β_1受体的药物有多巴酚丁胺(dobutamine),能够增加正性肌力和心搏量,可用于治疗心力衰竭和抗休克;兴奋β_2受体的药物有沙丁胺醇(salbutamol)、克伦特罗(clenbuterol),能使支气管平滑肌舒张,用于治疗哮喘和支气管痉挛。

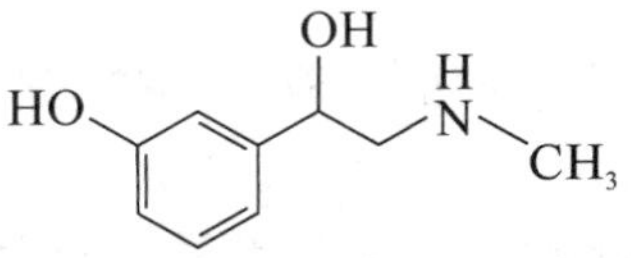

去氧肾上腺素 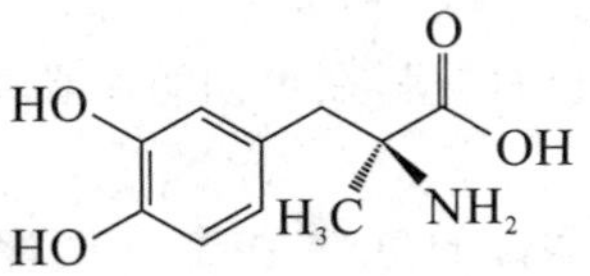　　　　　　　　甲基多巴 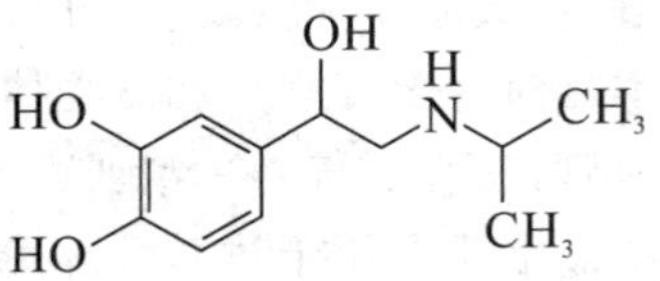　　　　　　　　异丙肾上腺素

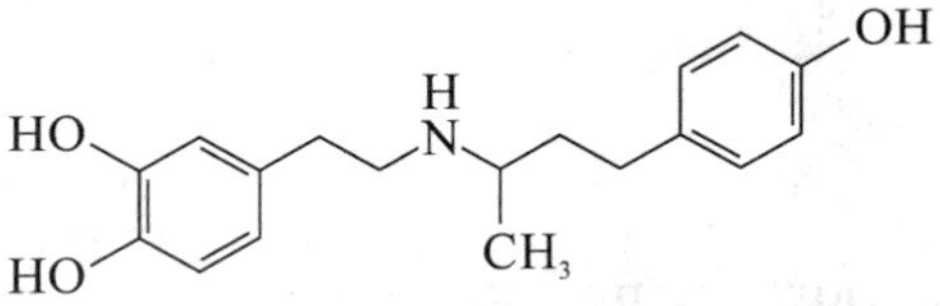

多巴酚丁胺 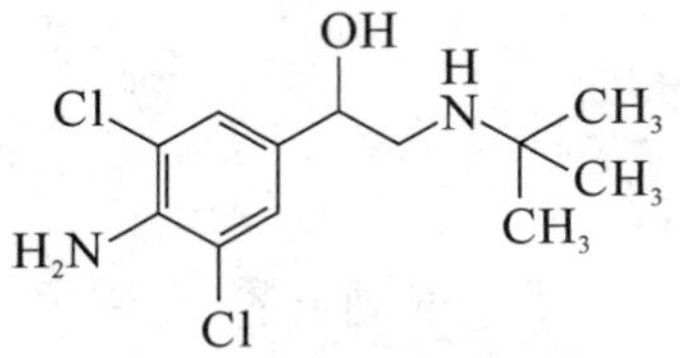　　　　　　　　　　　克伦特罗

典型药物

肾上腺素　adrenaline

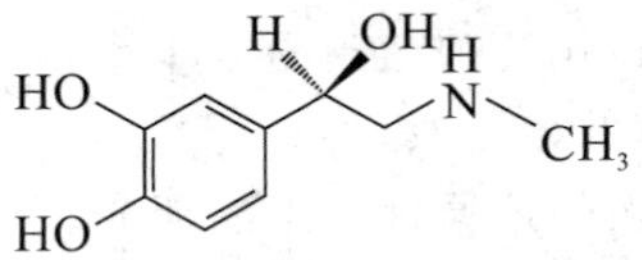

化学名为(R)-4-[2-(甲氨基)-1-羟基乙基]-1,2-苯二酚,又名副肾碱。

本品是内源性物质,主要由肾上腺髓质分泌,可从牛、羊等家畜的肾上腺中提取,内源性的肾上腺素的β-碳构型为R构型,比旋光度呈左旋;合成的肾上腺素为外消旋体,活性仅为左旋体的1/12,药用的左旋体是从合成的外消旋体中拆分制得的。

本品为白色或类白色结晶性粉末;无臭,味苦;极微溶于水,不溶于乙醇、乙醚、氯仿、脂肪油和挥发油;熔点为206～212 ℃,熔融的同时分解。

本品水溶液在室温放置或加热时可发生消旋化而降低活性;尤其在pH 4以下时,消旋化速率较快。

本品结构中酚羟基呈弱酸性,侧链脂肪族仲胺结构呈碱性,故本品显酸碱两性。在无机酸或氢氧化钠溶液中易溶,在氨溶液或碳酸钠溶液中不溶。本品饱和水溶液显弱碱性,临床上多用其盐酸盐供注射使用。

本品含有邻苯二酚结构,具有较强的还原性。在酸性介质中相对稳定,在中性或碱性溶液中不稳定。本品与空气接触或受日光照射时,易氧化变质;遇某些弱氧化剂(二氧化锰、过氧化氢、碘等)或空气中的氧,均能使其氧化变质,生成醌型化合物(肾上腺素红)呈红色,并可进一步聚合成棕色多聚物。

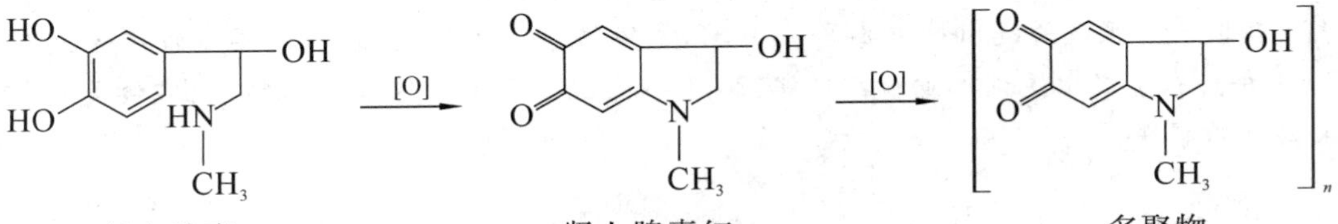

肾上腺素　　　　　　　　　　肾上腺素红　　　　　　　　　多聚物

日光、加热及微量金属离子均可加速上述反应。为了延缓本品的氧化变质,《中国药典》规定本品注射液pH 2.5～5.0;加金属离子螯合剂乙二胺四乙酸二钠(EDTA-Na$_2$);加抗氧剂焦亚硫酸钠;注射用水经二氧化碳或氮气饱和,安瓿内同时充入上述气体;用100 ℃流通蒸汽灭菌15 min;遮光,密封,置阴凉处保存。

本品的稀盐酸溶液加过氧化氢试液,煮沸,即显血红色;遇三氯化铁试液即显翠绿色,加氨试液,即变紫色,最后变为紫红色,此反应可用于本品的鉴别。

本品对肾上腺素α和β受体具有激动作用,在不同组织器官表现出不同的效应,具有兴奋心脏,收缩血管,松弛支气管平滑肌的作用。

本品临床上用于过敏性休克,心搏骤停的急救,控制支气管哮喘的急性发作,局部鼻黏膜充血和齿龈出血等;与局部麻醉药合用可以延长麻醉作用时间,减少中毒危险,还可减少手术部位的出血。但剂量过大或静注过快可使血压急剧升高而诱发脑出血,故应严格控制剂量及使用时间。

→ **典型药物**

<h2 style="text-align:center">重酒石酸去甲肾上腺素 norepinephrine bitartrate</h2>

化学名为 (R)-($-$)-4-(2-氨基-1-羟基乙基)-1,2-苯二酚重酒石酸盐一水合物,又名酒石酸正肾上腺素。

本品为白色或类白色结晶性粉末,无臭,味苦;易溶于水,微溶于乙醇,在乙醚、三氯甲烷中不溶;熔点为 $100\sim106\ ℃$,熔融的同时分解并显浑浊。

本品含有邻苯二酚结构,具有较强的还原性。本品遇光、空气或弱氧化剂易氧化变质,生成红色醌型化合物(去甲肾上腺素红),故注射液加抗氧剂焦亚硫酸钠,避免与空气接触,遮光,充惰性气体,密封保存。

本品在 pH $3.5\sim3.6$ 的酒石酸氢钾饱和溶液中,几乎不被碘氧化,遇碘液后(用硫代硫酸钠溶液除去过量的碘),溶液变为无色或显微红色。

本品含有酒石酸,可与 10%氯化钾反应生成酒石酸氢钾结晶性沉淀;遇三氯化铁试液显翠绿色;再缓缓加入碳酸氢钠或氨试液后,即显蓝色,最后转变为红色。

知识链接

<h3 style="text-align:center">"瘦肉精"——盐酸克伦特罗</h3>

能够抑制动物脂肪生成,促进瘦肉生长的物质称为"瘦肉精",能够实现这种功能的物质就是 β_2 受体兴奋剂。盐酸克伦特罗曾被用作猪、牛、羊及家禽等的饲料添加剂,俗称"瘦肉精",除盐酸克伦特罗外,莱克多巴胺、沙丁胺醇及氯丙那林(clorprenaline)等都属于广义上的瘦肉精。其中莱克多巴胺毒性极低、代谢快(无累积性),因此被美国等国家允许添加入猪饲料。中国禁止使用包括莱克多巴胺在内的任何"瘦肉精"。

我国最早报道的瘦肉精中毒事件由 1998 年供港活猪引起,此后此类事件经常发生,如2001 年广东曾经出现过批量中毒事件,2011 年央视 315 晚会惊爆瘦肉精喂出"健美猪"制成火腿肠的事件。

莱克多巴胺   氯丙那林

本品代谢主要在单胺氧化酶（monoamine oxidase，MAO）、儿茶酚-O-甲基转移酶（catechol-O-methyltransferase，COMT）、醛还原酶（aldehyde reductase，AR）、醛脱氢酶（aldehyde dehydrogenase，AD）等酶系催化下进行。MAO催化氧化脱胺成醛，COMT催化3位酚羟基甲基化生成酚甲醚，AR催化醛还原成醇，AD则催化醇氧化成羧酸。体内代谢转化顺序可因具体底物及其分布部位而不尽相同，然最终的代谢物相同。在外周的代谢物为3-甲氧基-4-羟基扁桃酸，在脑内的代谢物则为3-甲氧基-4-羟基苯乙二醇。

本品主要用于抗休克，如因麻醉引起的休克、中毒性休克和心源性休克等，与肾上腺素比较，其收缩血管与升高血压的作用更为明显。

二、非儿茶酚胺类

非儿茶酚胺类药物的结构主要是苯异丙胺。麻黄碱（ephedrine）是在中药麻黄等植物中提取得到的生物碱，能够兴奋 α 和 β 受体，其按化学结构属于苯异丙胺衍生物，主要治疗支气管哮喘、鼻塞及低血压。麻黄碱性质比较稳定，肾上腺素受体激动作用较弱，但药效维持时间较长，可以口服。服用麻黄碱后可以明显增加运动员的兴奋程度，使运动员亢奋，能超水平发挥，属于国际奥委会严格禁止的兴奋剂。非儿茶酚胺类药物还有甲氧明（methoxamine）和间羟胺（metaraminol），均是 α_1 受体激动剂。

麻黄碱　　　　甲氧明　　　　间羟胺

典型药物

盐酸麻黄碱　ephedrine hydrochloride

化学名为 [R-(R^*,S^*)]-α-[1-(甲氨基)乙基]-苯甲醇盐酸盐，又名盐酸麻黄素。

本品为白色针状结晶或结晶性粉末；无臭，味苦；易溶于水，溶解于乙醇，不溶于乙醚或三氯甲烷。熔点为 217～220 ℃；比旋光度为 －33°～－35.5°（5％水溶液）。

本品主要从麻黄中提取。麻黄是我国传统的中药，我国盛产麻黄，麻黄中麻黄碱的含量最高，占总碱的 80％～85％。麻黄碱分子中有 2 个手性碳原子，故有 4 个光学异物构体，临床药用为（1R,2S）（－）-麻黄碱；而（1S,2S）（＋）-伪麻黄碱常用于减轻鼻充血，是很多复方感冒药的主要成分。

(1R,2S)-(－)-麻黄碱　　　(1S,2R)-(＋)-麻黄碱　　　(1R,2R)-(－)-伪麻黄碱　　　(1S,2S)-(＋)-伪麻黄碱

本品水溶液与碱性硫酸铜试液作用，仲氨基与铜离子形成紫色配合物。加乙醚振摇，静置分层，该配合物的二水合物溶于乙醚层呈紫红色，四水合物溶于水层呈蓝色。

$$\left[\begin{array}{c} \text{Ph-CH(OH)-CH(NHCH}_3\text{)-CH}_3 \end{array} \right]_2 \cdot CuO \cdot nH_2O$$

本品具有氨基醇结构,β碳原子上的羟基易被氧化,与碱性高锰酸钾或铁氰化钾反应时,生成甲胺与苯甲醛,前者可使红色石蕊试纸变蓝,后者具有苦杏仁的特殊气味。

$$\text{Ph-CH(OH)-CH(NHCH}_3\text{)-CH}_3 \xrightarrow{K_3[Fe(CN)_6],NaOH} CH_3NH_2 + \text{Ph-CHO}$$

本品在甲醇中与二硫化碳作用,生成氨荒酸衍生物,再与硫酸铜反应,则生成黄色的氨荒酸铜盐,加碱后变成黑棕色。

$$\text{Ph-CH(OH)-CH(NHCH}_3\text{)-CH}_3 \xrightarrow{CS_2} \text{氨荒酸衍生物} \xrightarrow{CuSO_4} \text{氨荒酸铜盐}$$

氨荒酸衍生物   氨荒酸铜盐

本品主要用于治疗支气管哮喘、过敏性反应、鼻黏膜肿胀及低血压等,具有性质稳定、口服有效、作用缓慢而温和及持续时间较长等优点。缺点是对中枢神经系统和心血管系统的副作用,大剂量或长期使用可引起精神兴奋、焦虑、失眠、心痛、心悸、心动过速等。

知识链接

麻黄碱类药品的管理

麻黄碱与伪麻黄碱均为制造冰毒的原料,同时被列为第一类易制毒化学品。冰毒又称去氧麻黄素或甲基安非他明,具有典型的精神兴奋作用和成瘾性,是毒品的一种。正是由于麻黄碱类可被用来制毒,国家市场监督管理总局对麻黄碱类药品实行特殊管理。自 2008 年 11 月 16 日起国家市场监督管理总局和公安部门对含麻黄碱成分的复方制剂实行限量销售。市民在药店购买时需凭医师处方,并持本人身份证方可购买,且一次销售不得超过两个最小包装。对于麻黄碱含量较低的感冒药,在购买时不仅要登记身份证,而且一次购买量不能超过两盒。国家市场监督管理总局另规定,麻黄碱类药品在零售时不得陈列原品,只能陈列其代用品;要设立专用库房进行贮存,实行双人双锁,并指派专人管理;同时要做好购买、使用的登记工作。

去氧麻黄素(冰毒)

三、构效关系

（1）拟肾上腺素药都具有苯乙胺的基本结构,苯环与侧链氨基之间隔两个碳原子时作用最强。

（2）X多为一个或两个酚羟基,尤以3,4位羟基增加其作用强度,但羟基易受体内酶的影响而使作用时间缩短。如具有两个酚羟基的肾上腺素作用强度为无酚羟基取代的麻黄碱的$100\sim300$倍,但作用时间是麻黄碱的$1/10\sim1/7$;去氧肾上腺素含有一个酚羟基,其作用强度和作用时间介于肾上腺素和麻黄碱之间。如去掉X,药物的极性减弱,中枢作用增强,外周作用减弱,如麻黄碱。

（3）Y多为仲醇基,不同光学异构体的活性有显著差异。通常左旋体的活性远大于右旋体。如肾上腺素、去甲肾上腺素和异丙肾上腺素的左旋体活性分别比右旋体的活性强约12倍、70倍和800倍。

（4）R_1为甲基则为苯异丙胺类,甲基的空间位阻使该类药物不易受酶的破坏而稳定性增强,时效延长,但作用强度减弱,毒性增加,如麻黄碱。

（5）R_2的大小可显著影响α和β受体效应。随着烃基的增大,其α受体作用逐渐减弱,β受体作用逐渐增强。如无烃基取代的去甲肾上腺素,主要表现为α受体作用,N-甲基取代的肾上腺素,同时兼有α和β受体效应,N-异丙基取代的异丙肾上腺素,则主要表现为β受体作用。

第四节　抗肾上腺素药

抗肾上腺素药是能阻断肾上腺素能神经递质与受体作用的药物。此类药物根据对α受体和β受体的选择性不同,可分为α受体阻断剂和β受体阻断剂。

一、α受体阻断剂

α受体阻断剂可以选择性地与α受体结合,并不激动或减弱激动肾上腺素受体,却能阻滞相应的神经递质及药物与α受体结合,从而产生抗肾上腺素作用。根据其作用特性与分布不同,α受体阻断剂分为两个亚型:α_1受体阻断剂和α_2受体阻断剂。α_1受体阻断剂通过选择性阻断血管平滑肌上的α_1受体,扩张血管而降低血压,哌唑嗪(prazosin)是第一个被发现的选择性α_1受体阻断剂,其口服有效,降压时不会反射性引起心动过速,副作用小。α_2受体主要分布在去甲肾上腺素能神经的突触前膜上,受体激动时可使去甲肾上腺素释放减少,对其产生负反馈调节作用,间接影响效应器官的反应,调节神经和组织的反应。

▶ 典型药物

哌唑嗪　prazosin

化学名为1-(4-氨基-6,7-二甲氧基-2-喹唑啉基-4-(2-呋喃基羰基))哌嗪。

常用其盐酸盐,为白色或类白色结晶性粉末;无臭、无味。在乙醇中微溶,在水中几乎不溶解,熔点为$278\sim280$ ℃。

本品为选择性突触后α受体阻断剂,使外周血管阻力降低,产生降压作用。对冠状动脉有扩张作用,对肾血流影响较小。

二、β受体阻断剂

β受体的全称是β肾上腺素受体,β受体阻断剂能竞争性地与β受体结合,抑制心脏,并降低外周血管阻力,使心率减慢,心肌收缩力减弱,心输出量减少,心肌耗氧量下降,临床上主要用于治疗心绞痛、心律失常和高血压。

按照对 β₁ 和 β₂ 两种受体亚型的亲和力差异,β 受体阻断剂可分为非选择性 β 受体阻断剂,如普萘洛尔(propranolol);选择性 β₁ 受体阻断剂,如阿替洛尔(atenolol);兼有 α₁ 和 β 受体阻断作用的非典型 β 受体阻断剂,如拉贝洛尔(labetalol)。按化学结构不同,β 受体阻断剂又可分为苯乙醇胺类和芳氧丙醇胺类。

阿替洛尔

拉贝洛尔

→ 典型药物

盐酸普萘洛尔 propranolol hydrochloride

化学名为 1-异丙氨基-3-(1-萘氧基)-2-丙醇盐酸盐,又名心得安、萘心安。

本品为白色或类白色的结晶性粉末;无臭,味微甜后苦;溶于水或乙醇,微溶于三氯甲烷,熔点为162~165 ℃。

本品结构中含有氨基丙醇侧链,属于芳氧丙醇胺类化合物,分子中有一个手性碳原子,S 构型左旋体活性强,R 构型右旋体的活性仅为左旋体的 1/100~1/50,药用品为其外消旋体。

本品在碱性条件下较稳定,在稀酸中易分解,遇光易变质。

本品水溶液与硅钨酸试液作用生成淡红色沉淀。

本品水溶液显氯化物的特殊鉴别反应。

本品主要用于心绞痛、窦性心动过速、心房扑动及颤动等室上性心动过速,也可用于期前收缩和高血压的治疗等。盐酸普萘洛尔与硝酸酯类合用治疗心绞痛,可取长补短,获得较好的协同疗效,但因两种药物都有降压作用,合用时应减少各药用量。

知识链接

普萘洛尔与诺贝尔奖

1948 年,Ahlquist 首次提出肾上腺素受体有 α 和 β 两种亚型,但并未引起注意,20 世纪 50 年代中期,Black 受到两种亚型理论启发,设想从阻断交感神经、减少心肌耗氧量入手来治疗冠心病,为此 Black 开始了 β 受体阻断剂的研究,以异丙肾上腺素衍生物为起点,经过构效关系的研究,发现芳基丙醇胺类结构的 β 受体阻断作用比芳基乙醇胺类强,并在 1964 年开发出第一个几乎无内在拟交感活性、无致癌倾向、至今仍广泛使用的非选择性 β 受体阻断剂普萘洛尔,该药也成为后来研究 β 受体阻断剂的标准模板。1988 年,Black 因此而获得诺贝尔奖。

第五节 组胺 H_1 受体拮抗剂

组胺(histamine)广泛存在于动植物体内,是由组氨酸(histidine)在脱羧酶的催化下形成的产物。在体内,组胺是一种重要的化学递质,参与一系列复杂的生理过程,当机体受到某种刺激引发抗原-抗体反应时,释放出组胺,与组胺受体作用产生一系列反应。

组氨酸   脱羧酶 $-CO_2$ 组胺

组胺作用于 H_1 受体,引起肠道、支气管等器官的平滑肌收缩,还可引起毛细血管扩张,导致血管通透性增加,产生局部红肿、痒感,参与过敏反应的发生;组胺作用于 H_2 受体,引起胃酸增加,而胃酸分泌过多与消化性溃疡的形成密切相关。

抗组胺药物(antihistaminics)即拮抗组胺。本节介绍能阻断 H_1 受体在体内的作用的 H_1 受体拮抗剂,临床主要用于抗过敏、呕吐和眩晕等。

一、经典的 H_1 受体拮抗剂

经典的 H_1 受体拮抗剂都具有较大的脂溶性,容易通过血脑屏障而进入中枢,产生嗜睡、镇静等副作用。经典的 H_1 受体拮抗剂按化学结构可分为氨基醚类、乙二胺类、丙胺类和三环类等。

1. 氨基醚类

苯海拉明(diphenhydramine)是应用较早的氨基醚类抗组胺药物,但有嗜睡、神经过敏和镇静等副作用。将苯海拉明与具有中枢兴奋作用的 8-氯茶碱结合成盐,得到茶苯海明(dimenhydrinate,晕海宁),其副作用减轻,为常用的抗晕动病药,用于防治晕车、晕船,亦可用于治疗梅尼埃病(内耳眩晕症)。

茶苯海明

对苯海拉明的结构进行改造得到的司他斯汀(setastine)和氯马斯汀(clemastine),均为侧链上含有杂环结构的非镇静 H_1 受体拮抗剂,它们具有强效、速效及长效特点,且中枢抑制作用微弱,嗜睡副作用轻微且少见,适用于过敏性鼻炎、荨麻疹、湿疹及其他过敏性皮肤病,也可用于支气管哮喘。

司他斯汀   氯马斯汀

▶ **典型药物**

盐酸苯海拉明　diphenhydramine hydrochloride

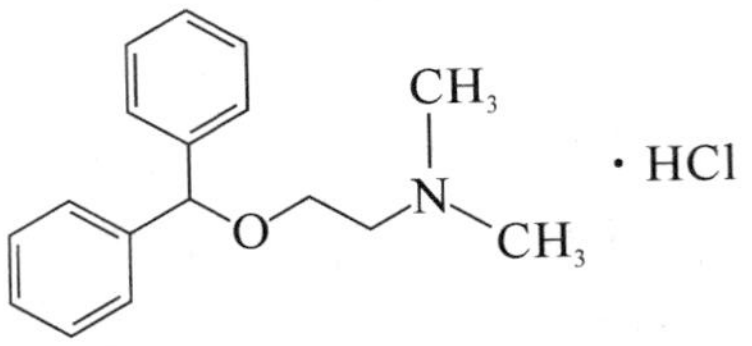

化学名为 N,N-二甲基-2-(二苯基甲氧基)乙胺盐酸盐。

本品为白色结晶性粉末;无臭,味苦,随后有麻痹感;极易溶于水,易溶于乙醇或三氯甲烷,略溶于丙酮,极微溶于乙醚;熔点为 167～171 ℃。

本品为醚类化合物,化学性质不活泼。纯品对光稳定,当含有二苯甲醇等杂质时,光照条件下会渐渐变色,在碱性溶液中稳定。

本品能被过氧化氢、酸性重铬酸钾或碱性高锰酸钾溶液氧化,均生成二苯甲酮。

本品遇硫酸初显黄色,继而变为橙红色,加水稀释后,呈白色乳浊液,该显色特征可用于本品的鉴别。

本品的水溶液,滴加硝酸银试液,即生成白色凝乳状沉淀。

本品分子中有两个苯环与同一个 α-碳原子存在共轭效应,比一般的醚类化合物更易受酸的催化而分解,生成二苯甲醇和二甲氨基乙醇。

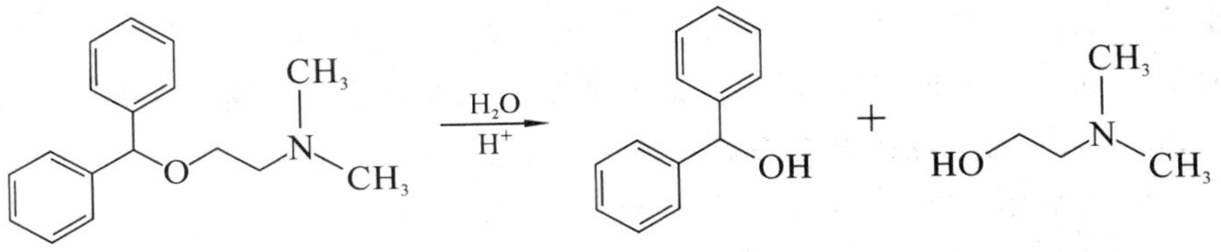

二苯甲醇　　　　二甲氨基乙醇

本品具有镇静、止呕、防晕等作用,主要用于治疗过敏性疾病,也常用于乘车、乘船引起的恶心、呕吐、头晕等。因本品具有嗜睡、共济失调及注意力不集中等较强的中枢神经系统抑制的副作用,故应用本品后避免驾驶车辆、高空作业或操作机器等。

2. 乙二胺类

运用生物电子等排原理,将氨基醚类结构中的—O—用 —N— 替代,得到乙二胺类的抗组胺药物,首先用于临床的是安体根(antergen),其活性高,毒性较低,对其进行结构改造,得到曲吡那敏(tripelennamine),其抗组胺作用比苯海拉明略强而持久,嗜睡等副作用较少,用于过敏性皮炎、湿疹、过敏性鼻炎和哮喘等。

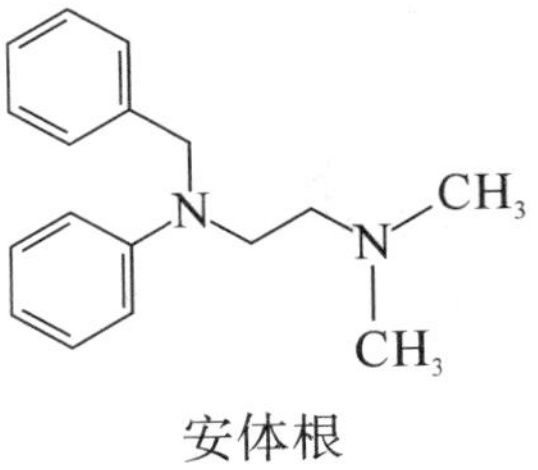

安体根 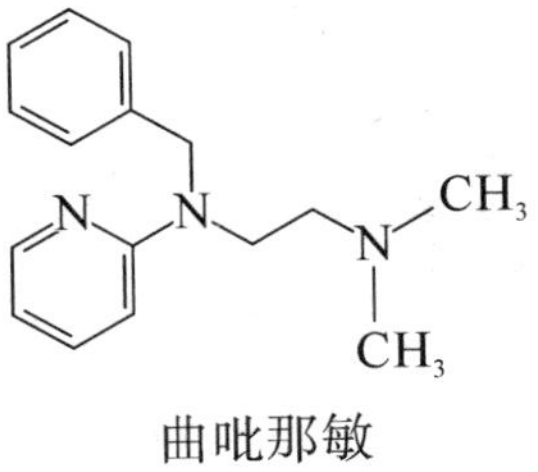　　　　　　　　　曲吡那敏

3. 丙胺类

运用生物电子等排原理,将氨基醚类结构中的—O—用—CH₂—替代,得到丙胺类的抗组胺药物,首先用于临床的是非尼拉敏(pheniramine),药效增强、毒性降低;在非尼拉敏苯环上分别引入氯原子

和溴原子,分别得到氯苯那敏(chlorphenamine maleate)和溴苯那敏(brompheniramine),两者皆以马来酸盐供药用,抗组胺作用强而持久。

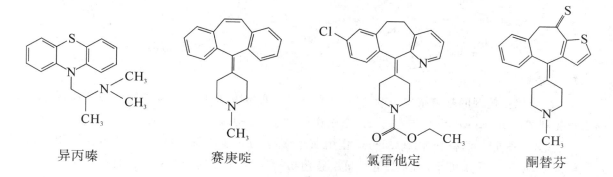

非尼拉敏　　　　　　　　　氯苯那敏　　　　　　　　　溴苯那敏

典型药物

马来酸氯苯那敏　chlorphenamine maleate

化学名为 2-[对-氯-α-[2-(二甲氨基)乙基]苯基]吡啶马来酸盐,又名扑尔敏。

本品为白色结晶性粉末;无臭,味苦;易溶于水、乙醇、三氯甲烷,微溶于乙醚;熔点为 131.5～135 ℃。

本品结构中有一个手性碳原子,存在一对旋光异构体,右旋体活性比左旋体高,药用为外消旋体。

本品具有升华性,升华物为特殊晶形,可与其他 H_1 受体拮抗剂区别。

本品分子中的马来酸是较强的酸,故其水溶液呈酸性。

本品具有叔胺结构,与枸橼酸醋酐试液在水浴中加热,呈红紫色,《中国药典》中记载该反应可用于本品的鉴别。

本品与三硝基苯酚试液反应,生成黄色三硝基苯酚盐的沉淀,熔点为 196～204 ℃(熔融的同时分解)。

本品分子中马来酸具有碳碳不饱和双键,能使溴水的红棕色褪色或酸性高锰酸钾试液紫色消失。

本品用量小,副作用少,适合小儿使用。本品主要用于过敏性鼻炎、荨麻疹、各种过敏性皮肤病等,对中枢神经系统抑制作用较轻,嗜睡副作用较小,与解热镇痛药等配伍制成治疗感冒的复方制剂,可用于日间服用。

4.三环类

将氨基醚类和丙胺类抗组胺药物的两个芳环部分通过不同基团以邻位相连,形成三环结构,得到三环类抗组胺药物。首先用于临床的是异丙嗪(promethazine,非那根),现多种剂型至今仍在临床应用,诸多止咳糖浆中亦含有本品。对异丙嗪结构中的吩噻嗪环氧原子、硫原子进行置换,得到赛庚啶(cyproheptadine)、氯雷他定(loratadine)、酮替芬(ketotifen)等。

异丙嗪　　　　　　　赛庚啶　　　　　　　氯雷他定　　　　　　　酮替芬

→ 典型药物

盐酸赛庚啶　cyproheptadine hydrochloride

·HCl·1.5H$_2$O

化学名为 1-甲基-4-(5H-二苯并[a,d]环庚三烯-5-亚基)哌啶盐酸盐倍半水合物。

本品为白色至微黄色的结晶性粉末;几乎无臭,味微苦;易溶于甲醇,溶于三氯甲烷,略溶于乙醇,微溶于水,几乎不溶于乙醚;熔点为 165 ℃。

本品含有 1.5 分子结晶水,在溶解过程中溶液会产生乳化现象。

本品结构中含有不饱和双键,对光敏感,应遮光、密封保存。

本品分子中含有叔胺结构,可与多种生物碱显色试剂反应。如与甲醛-硫酸试液显灰绿色;与钼酸铵试液显蓝绿色或绿色;与钒酸铵试液显紫棕色。

本品水溶液显氯化物的鉴别反应。

本品临床上主要用于荨麻疹、血管性水肿、过敏性结膜炎、过敏性鼻炎及其他过敏性瘙痒性皮肤病。

二、非经典的 H$_1$ 受体拮抗剂

非经典的 H$_1$ 受体拮抗剂在化学结构上与经典的 H$_1$ 受体拮抗剂有很大的不同,是一类对中枢神经系统影响小,嗜睡副作用明显减轻的抗过敏药。主要结构类型:哌啶类和哌嗪类。

1. 哌啶类

特非那定(terfenadine)是非镇静性抗组胺药物,是几乎没有中枢镇静作用的 H$_1$ 受体拮抗剂。其抗组胺作用强,仅具有微弱的抗胆碱、抗 5-羟色胺或抗肾上腺素作用,临床上主要用于季节性和非季节性过敏性鼻炎、荨麻疹及枯草热的治疗。非索非那定(fexofenadine)为特非那定的羧基化代谢物,能选择性地阻断 H$_1$ 受体,具有良好的抗组胺作用,无镇静作用及其他中枢神经系统作用。

特非那定

非索非那定

2. 哌嗪类

将 H$_1$ 受体拮抗剂的基本结构中两个 N 原子环化成哌嗪环,即构成哌嗪类抗组胺药物,临床应用的有布克利嗪(buclizine),其镇吐、镇静、抗组胺作用较苯海拉明强而持久,主要用于晕动病及其他原因引起的恶心、呕吐。西替利嗪(cetirizine)作用强而持久,分子呈酸碱两性,易电离成离子型,不易通过血脑屏障,中枢副作用极小,为非镇静性抗组胺药物,临床上主要用于过敏性鼻炎及荨麻疹。

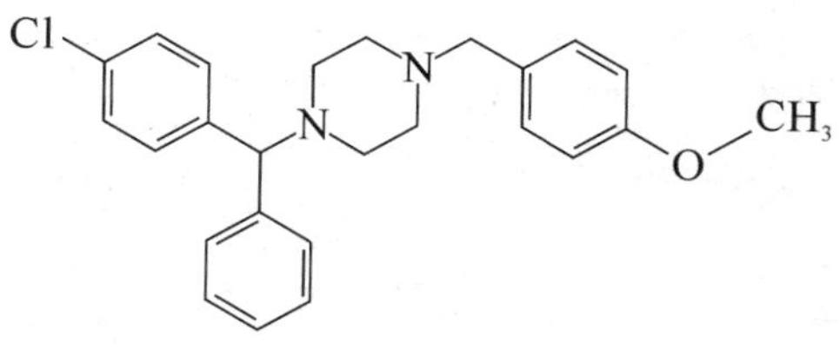

布克利嗪

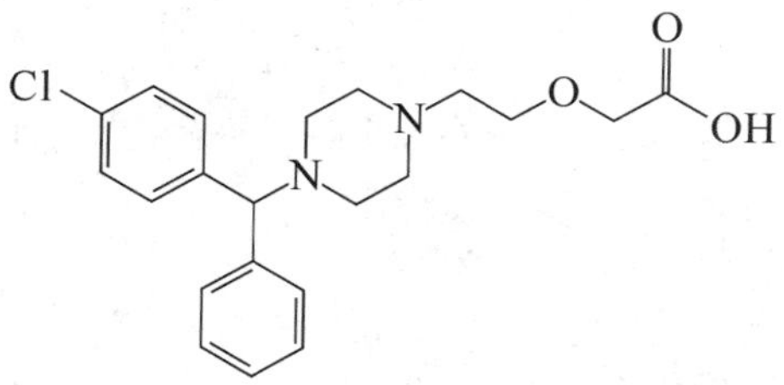

西替利嗪

第六节　局部麻醉药

局部麻醉药(local anesthetics)是指以适当的浓度作用于外周神经末梢或神经干,可逆性地阻断感觉神经冲动的发生和传导,不影响人的意识,而使局部痛觉暂时消失的药物。局部麻醉药可使患者在意识完全清醒而局部无痛觉的情况下进行外科小手术,主要应用于表面麻醉、浸润麻醉、传导麻醉(阻滞麻醉)、蛛网膜下腔麻醉(脊椎麻醉、腰麻)、硬膜外麻醉等。

根据化学结构类型,局部麻醉药可分为苯甲酸酯类、酰胺类、氨基醚类及氨基酮类等。

一、苯甲酸酯类

最早应用的局部麻醉药是可卡因(cocaine),1860年就从南美洲古柯树叶中提取得到,1884年正式用于临床。但可卡因具有成瘾性、毒副作用较大、组织刺激性及水溶液不稳定等缺点,因而对其进行结构改造,以寻找更好的局部麻醉药。

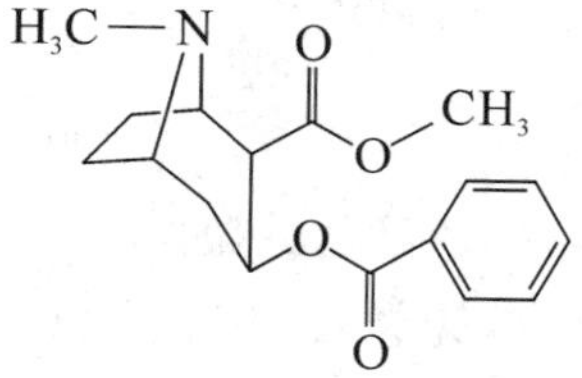

可卡因

对可卡因结构的剖析和简化发现,去除 N-甲基、甲氧羰基以及打开四氢吡咯环,仍保留局部麻醉作用,由此说明苯甲酸酯的结构在可卡因的局部麻醉作用中占重要地位,于是开始集中研究苯甲酸酯类衍生物。1890年合成了局部麻醉药苯佐卡因(benzocaine),进而又合成得到奥索卡因(orthocaine),1904年合成了盐酸普鲁卡因(procaine hydrochloride)。

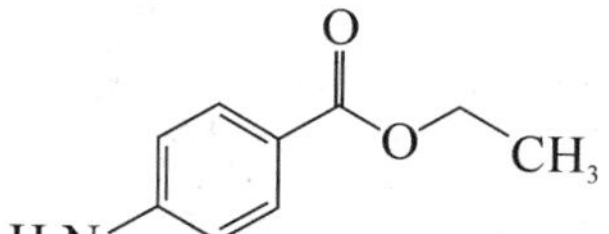

苯佐卡因 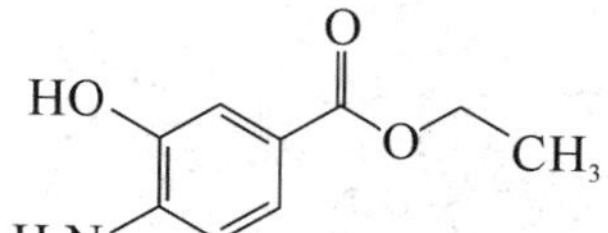　　　　奥索卡因 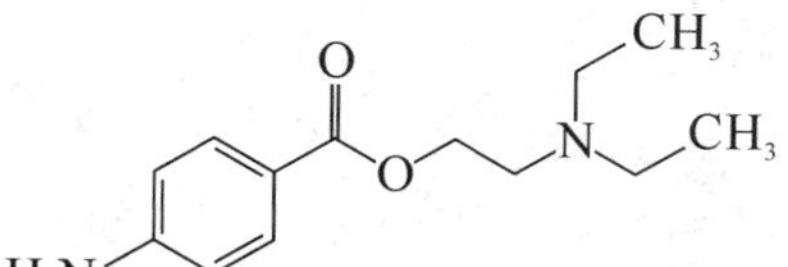　　　　普鲁卡因

盐酸普鲁卡因至今仍为国内外临床广泛应用的基本药物之一,其毒性低,但麻醉作用强度和作用时间不够理想,且易水解失效。因此,人们又对其苯环和侧链分别进行了结构改造,合成了一系列对氨基苯甲酸酯类局部麻醉药。

在苯环上引入取代基,空间位阻增加,酯键水解速率减缓,稳定性增加,作用时间延长,如氯普鲁卡因(chloroprocaine);或在苯环氨基上引入烃基,可以增加麻醉作用,如丁卡因(tetracaine)。

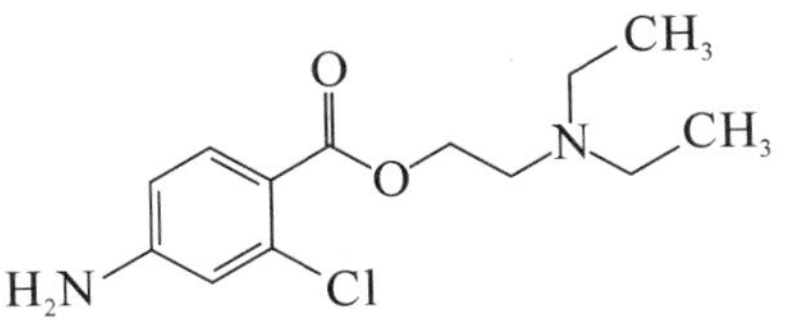

氯普鲁卡因

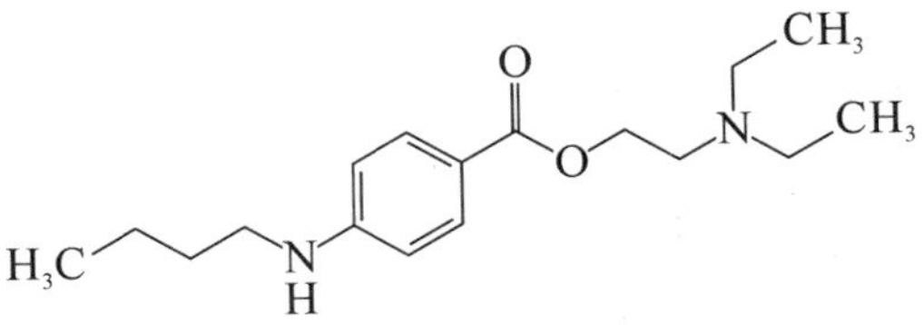

丁卡因

在组成羧酸酯的醇氨基结构中引入甲基，使得酯键不易水解，麻醉作用时间延长，如海克卡因（hexylcaine）；将侧链脂肪叔胺结构以哌啶环替代，活性保持不变，如布他卡因（butacaine）和哌啶卡因（piridocaine）。

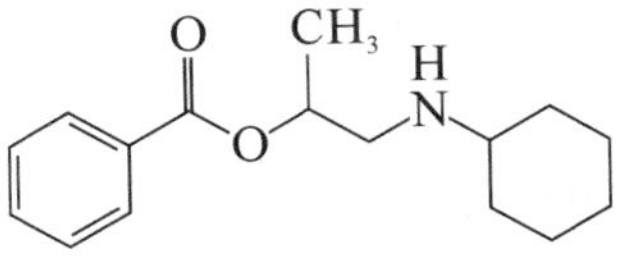

海克卡因

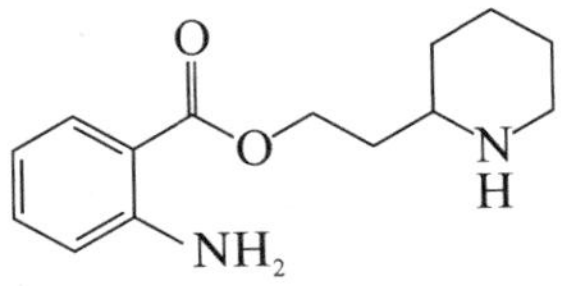

哌啶卡因

→ 典型药物

盐酸普鲁卡因　procaine hydrochloride

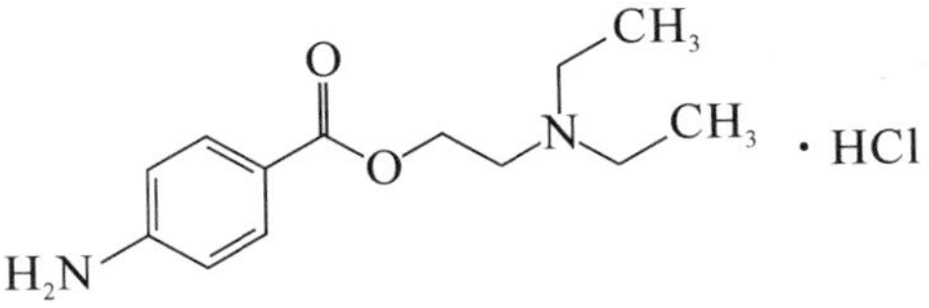

化学名为 4-氨基苯甲酸-2-（二乙氨基）乙酯盐酸盐。

本品为白色结晶或结晶性粉末；无臭，味微苦，随后有麻痹感；易溶于水，略溶于乙醇，微溶于氯仿，几乎不溶于乙醚；熔点为 154～157 ℃。

本品分子中含有酯键，干燥品性质稳定，在潮湿空气中或水溶液中，酯键可发生缓慢水解，溶液 pH 对本品水解影响明显，水解速率和程度随碱的浓度的增大而加速，生成对氨基苯甲酸和二乙氨基乙醇后失效。其中，对氨基苯甲酸不仅对人体产生刺激性，而且久贮或高温条件下，可进一步脱羧生成有毒的苯胺，故《中国药典》规定检查对氨基苯甲酸含量。

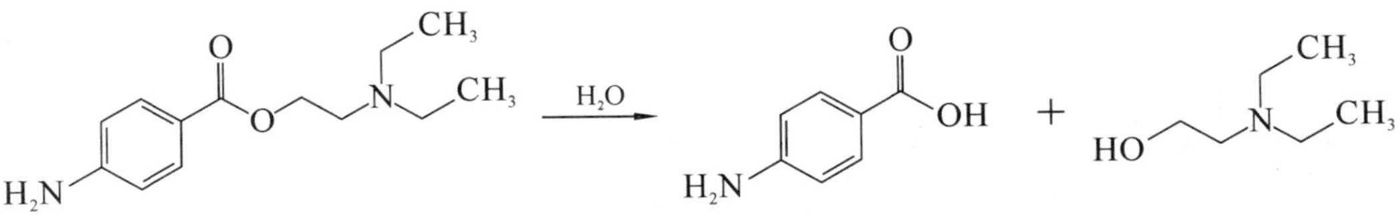

本品水溶液加氢氧化钠溶液后，即生成普鲁卡因白色沉淀；加热酯键水解，生成的二乙氨基乙醇为油状物；继续加热二乙氨基乙醇生成的蒸气能使湿润的红色石蕊试纸变蓝；加热至油状物消失后，放冷，加盐酸酸化，即析出对氨基苯甲酸白色沉淀。

本品的结构具有芳伯氨基，容易氧化变色。在碱性溶液中易氧化，当 pH 大于 6.5 时，温度升高，加热时间越长，氧化变色显著，紫外线、氧和金属离子均可加速本品的氧化变色，故配制盐酸普鲁卡因注射液时，一般需要调 pH 为 3.5～5.5，并严格控制灭菌温度和时间，以 100 ℃ 流通蒸汽灭菌 30 min 为宜。

本品结构中含芳伯氨基，在稀盐酸中，与亚硝酸钠反应生成重氮盐，加碱性 β-苯酚发生偶联反应，生成红色的偶氮化合物。

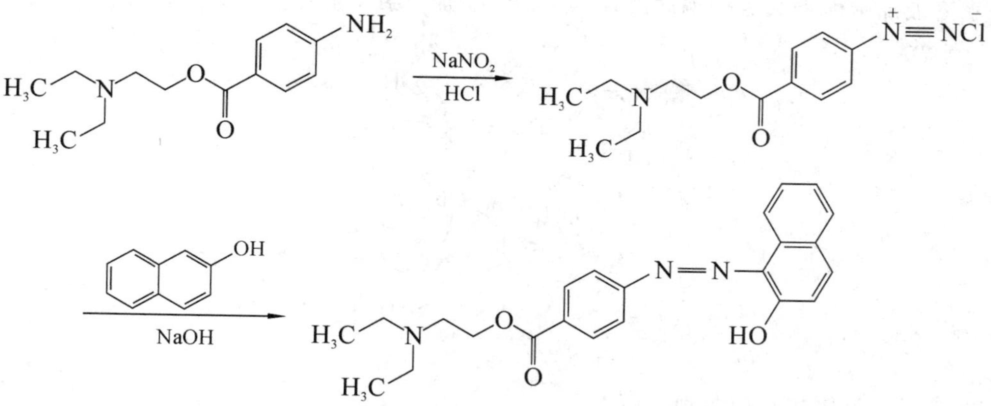

本品分子中的叔胺结构，具有生物碱样性质，其水溶液遇碘试液、碘化铋钾试液、氯化金试液、碘化汞钾试液和三硝基苯酚试液等生物碱沉淀试剂均能反应生成沉淀。

本品显氯化物的鉴别反应。

本品局部麻醉作用较强，毒性低，时效较短，如加入少量肾上腺素可延长麻醉作用时间，临床主要用于浸润麻醉、传导麻醉和封闭疗法等。

二、酰胺类

1943 年合成的利多卡因(lidocaine)是第一个用于临床的酰胺类局部麻醉药，其局部麻醉作用比普鲁卡因强，作用时间持久，毒性也相应增强，且穿透性、扩散性强。利多卡因具有抗心律失常作用，临床也应用于心律失常。此后又有多种酰胺类局部麻醉药在临床使用，如甲哌卡因(mepivacaine)，局部麻醉作用强、迅速而持久，毒性、副作用都较小；布比卡因(bupivacaine)，局部麻醉作用比利多卡因强，在血液内浓度低，但作用时间长，为强效局部麻醉药。

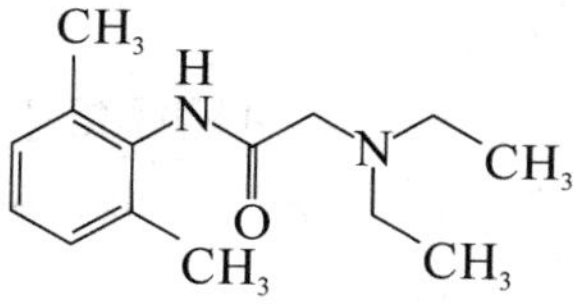

利多卡因 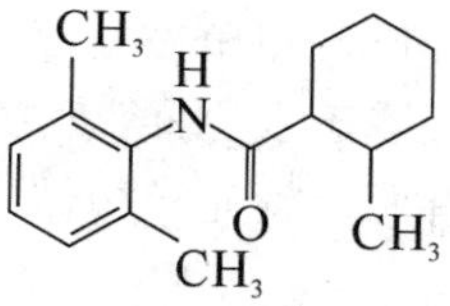　　　　　　　　甲哌卡因 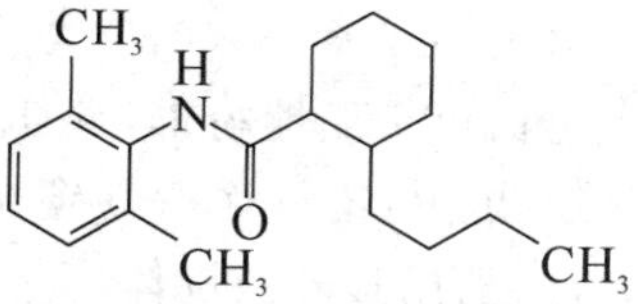　　　　　　　　布比卡因

→ **典型药物**

盐酸利多卡因　　lidocaine hydrochloride

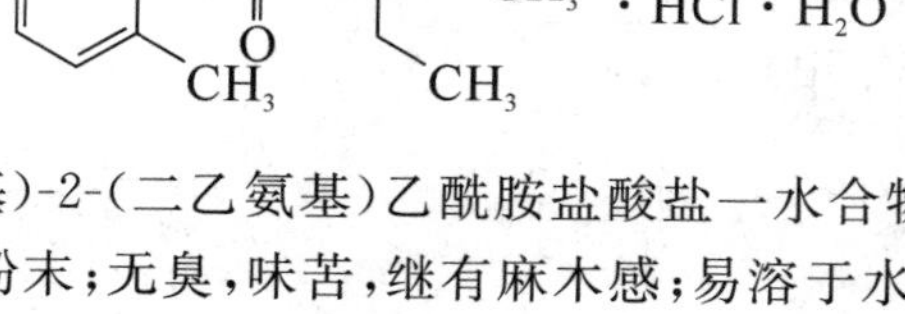

化学名为 N-(2,6-二甲苯基)-2-(二乙氨基)乙酰胺盐酸盐一水合物，又名盐酸赛洛卡因。

本品为白色结晶或结晶性粉末；无臭，味苦，继有麻木感；易溶于水或乙醇，溶于三氯甲烷，不溶于乙醚；熔点为 75～79 ℃。

本品分子结构中酰胺基的邻位有两个甲基，产生空间位阻，因此不易水解，对酸、碱均较稳定。其水溶液用 50％硫酸加热 5 h，只有 3％水解；用 20％乙醇制氢氧化钾试液加热 5 h，也只有 0.5％水解。

本品具叔胺结构，其水溶液加三硝基苯酚试液，即产生黄色复盐沉淀，该复盐熔点为 288～232

℃,熔融的同时分解。

本品水溶液加硫酸铜和碳酸钠试液,即显蓝紫色,加三氯甲烷振摇后放置,三氯甲烷层显黄色。

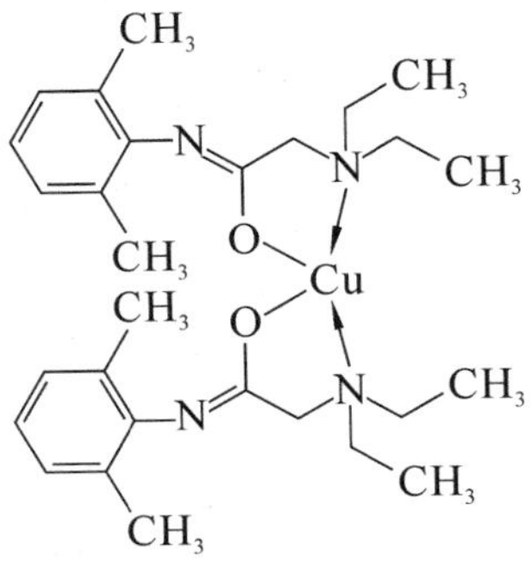

本品的水溶液显氯化物的鉴别反应。

本品局部麻醉作用为普鲁卡因的 2 倍,因其性质稳定,起效快,维持时间较长,刺激性小,用于各种局部麻醉;临床也用于治疗心律失常。但毒性反应发生率比普鲁卡因高,临床上用量应控制严格。有严重房室传导阻滞、癫痫患者及心肾功能不全者禁用。

→ 典型药物

盐酸布比卡因 bupivacaine hydrochloride

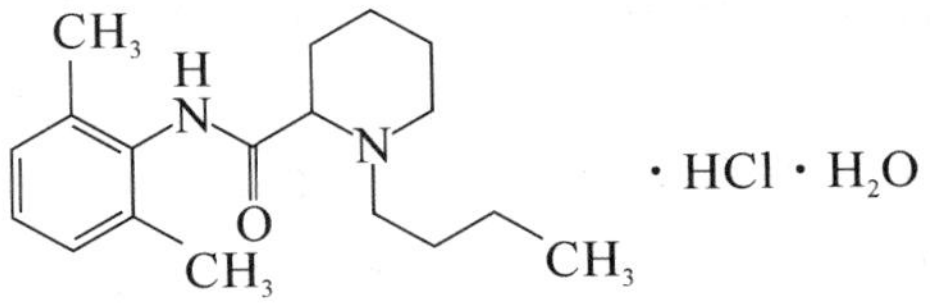

·HCl·H₂O

化学名为 1-丁基-N-(2,6-二甲苯基)-2-哌啶甲酰胺盐酸盐一水合物。

本品为白色结晶性粉末,无臭,味苦;可溶于水,易溶于乙醇,微溶于三氯甲烷,几乎不溶于乙醚。

本品结构中含有一个手性碳原子,具有两个旋光异构体,左旋体与右旋体的麻醉作用强弱和毒性几乎无差别,药用其外消旋体。

本品结构中由于酰胺键邻位的两个甲基产生的空间位阻,使其性质较稳定,酸、碱条件下均不易被分解。

本品水溶液遇三硝基苯酚试液,即析出黄色沉淀。

本品的水溶液显氯化物的鉴别反应。

本品为强效和长效局部麻醉药,用于浸润麻醉。

三、氨基醚类及氨基酮类

氨基醚类是用醚键代替酯键,使其稳定性增加,麻醉作用强而持久。如普莫卡因(pramocaine)。

氨基酮类是用—CH₂—代替酯键中的—O—,使其作用时间延长。如达克罗宁(dyclonine)对黏膜穿透力强,具有很强的表面麻醉作用。

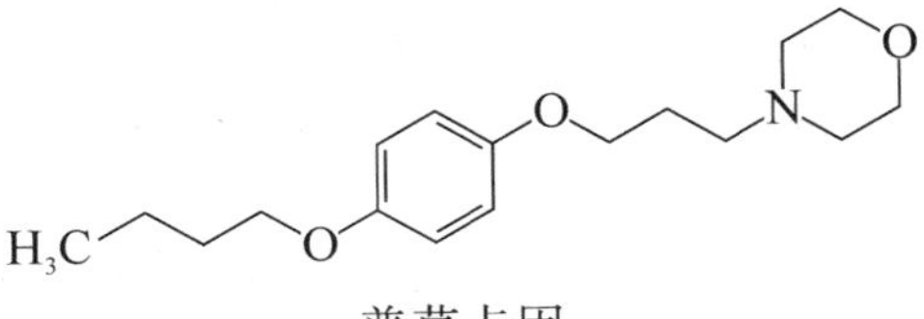

普莫卡因 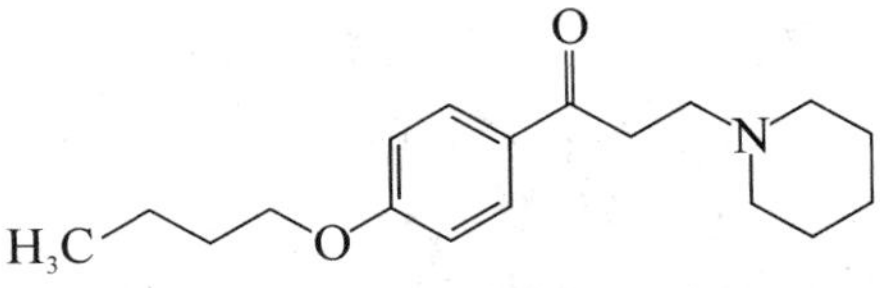   达克罗宁

四、构效关系

局部麻醉药的化学结构类型较多,根据临床应用的局部麻醉药,将其化学结构分为三部分,即亲脂部分、中间链部分和亲水部分。

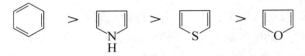

亲脂部分　中间链部分　亲水部分

1. 亲脂部分

亲脂部分可为芳烃及芳杂环,其中苯环的作用较强。作用强度顺序如下。

当苯环上有烃基、烷氧基、氨基等给电子基团时,麻醉作用增强,尤以对氨基取代的局部麻醉作用最强;苯环上若有其他取代基如氯、羟基时,由于位阻作用使活性增强、作用时间延长。

2. 中间链部分

中间链部分与局部麻醉药的作用持续时间有关,并决定了药物的稳定性。当 X 分别为 O、S、NH 和 CH_2 时,根据水解的难易程度,其麻醉持续时间长短排序:—$COCH_2$—>—CONH—>—COS—>—COO—;麻醉作用强度排序:—COS—>—COO—>—$COCH_2$—>—CONH—。将酰胺键倒置形成酰苯胺类化合物作用强、持续时间长、毒性较小。

中间链中的 n 以 2~3 为好,碳链增长,可延长作用时间,但毒性也随之增大。

3. 亲水部分

亲水部分为仲胺、叔胺或含氮杂环(吡咯、哌啶等),以叔胺为宜(刺激性较轻)。叔胺上的两个烷基一般相同,烷基以 3~4 个碳原子时作用较强。

4. 脂水分配系数

局部麻醉药结构中的亲水部分和亲脂部分必须有适当的比例,以便于药物的吸收,保证药物在局部有较高浓度,并维持一定的作用时间。

> **本章小结**

通过对本章知识的学习,要求掌握毛果芸香碱、阿托品、肾上腺素、麻黄碱、普鲁卡因、利多卡因的化学结构、理化性质、作用特点和用途;熟悉溴新斯的明、碘解磷定、氢溴酸山莨菪碱、氯化琥珀胆碱、异丙肾上腺素、去甲肾上腺素、沙丁胺醇、克伦特罗、苯海拉明、氯苯那敏等常用药物的化学结构和性质,并说出各自的作用特点和用途;了解各类药物的结构类型及发展概况,了解拟肾上腺素药、局部麻醉药的构效关系。能够应用所学知识解决该类药物的制剂生产、分析检验、贮存保管及合理使用等问题。

> **能力检测**

能力检测答案

一、最佳选择题

1. 药用顺式结构,受热后易转化成活性较小的反式结构的药物是(　　　)。

A. 硫酸阿托品　　　　　　B. 肾上腺素　　　　　　C. 硝酸毛果芸香碱

D. 溴新斯的明　　　　　　E. 氯化琥珀胆碱

2. 具有季铵盐结构的药物是（　　　）。

A. 硫酸阿托品　　　　　　　　　B. 肾上腺素　　　　　　　　　C. 硝酸毛果芸香碱

D. 沙丁胺醇　　　　　　　　　　E. 氯化琥珀胆碱

3. 氯化琥珀胆碱临床上主要用作（　　　）。

A. 骨骼肌松弛药　　　　　　　　B. 拟肾上腺素药　　　　　　　C. 平喘药

D. 麻醉药　　　　　　　　　　　E. 益智药

4. 具有莨菪烷结构的药物专属鉴别反应是（　　　）。

A. 紫脲酸铵反应　　　　　　　　B. 维他立反应　　　　　　　　C. 异羟肟酸铁反应

D. 麦芽酚反应　　　　　　　　　E. 茚三酮反应

5. 下列各项叙述中哪一项符合盐酸利多卡因的性质？（　　　）

A. 水溶液在酸或碱催化下易于水解

B. 在稀盐酸中，与亚硝酸钠反应后再遇碱性 β-萘酚试液反应立即生成猩红色沉淀

C. 在稀盐酸中，与亚硝酸钠反应后立即生成橙黄色芳香亚硝基化合物

D. 水溶液加硫酸铜试液及碳酸钠试液呈蓝紫色

E. 与吡啶硫酸铜试液作用产生蓝紫色配合物

6. 马来酸氯苯那敏的性质与下列哪一项不符？（　　　）

A. 白色结晶性粉末，有升华性

B. 结构中的马来酸为顺式丁烯二酸，呈较强的酸性

C. 具有一个手性碳原子，药用品为左旋体

D. 主要用于过敏性疾病，中枢神经抑制副作用相对较小

E. 可与解热镇痛药等配伍制成治疗感冒的复方制剂

7. 下列哪一项性质与碘解磷定不符？（　　　）

A. 化学结构为季铵盐碘化物

B. 其水溶液不稳定，遇光易缓慢氧化析出碘

C. 用于轻、中及重度有机磷酸酯类农药中毒时的解救

D. 宜与碱性药物联合使用

E. 其水溶液在 pH 4～5 时最稳定

8. 化学结构为 （结构式）的药物与下列哪一种药物作用相同？（　　　）

A. 盐酸苯海拉明　　　　　　　　B. 盐酸吗啡　　　　　　　　　C. 盐酸雷尼替丁

D. 盐酸肾上腺素　　　　　　　　E. 盐酸普鲁卡因

9. 具有抗过敏作用的药物是（　　　）。

A. 氯雷他定　　　B. 氯贝丁酯　　　C. 氯丙嗪　　　D. 氯霉素　　　E. 氯胺酮

10. 与枸橼酸醋酐试液共热显红紫色的药物是（　　　）。

A. 盐酸赛庚啶　　　　　　　　　B. 盐酸异丙嗪　　　　　　　　C. 马来酸氯苯那敏

D. 盐酸曲吡那敏　　　　　　　　E. 盐酸苯海拉明

11. 具有酰胺结构但通常情况下不易水解的药物是（　　　）。

A. 盐酸普鲁卡因　　　　　　　　B. 盐酸氯胺酮　　　　　　　　C. 盐酸苯海拉明

D. 盐酸哌替啶   E. 盐酸利多卡因

12. 盐酸布比卡因不易水解是因为结构中存在（   ）。

A. 诱导效应   B. 共轭效应   C. 分子间氢键   D. 分子内氢键   E. 空间位阻

13. H_1 受体拮抗剂最为常见的副作用是（   ）。

A. 恶心   B. 呕吐   C. 面部潮红   D. 荨麻疹   E. 嗜睡

14. 分子中含有结晶水，易风化的药物是（   ）。

A. 溴丙胺太林   B. 溴新斯的明   C. 氢溴酸山莨菪碱

D. 硝酸毛果芸香碱   E. 硫酸阿托品

15. 强效、长效肌松药是（   ）。

A. 多库氯铵   B. 盐酸哌替啶   C. 硝酸毛果芸香碱

D. 溴新斯的明   E. 氯化琥珀胆碱

16. 适用于大型手术的首选肌松药是（   ）。

A. 泮库溴铵   B. 盐酸哌替啶   C. 硝酸毛果芸香碱

D. 溴新斯的明   E. 氯化琥珀胆碱

17. 下列哪一项性质与毛果芸香碱不符？（   ）

A. 咪唑类生物碱   B. 含有五元内酯环，在碱性条件下易水解

C. 具有几何异构体，药用品为反式结构   D. 具有旋光异构体，药用品为右旋体

E. 对光敏感，应遮光和密封保存

18. 化学结构为 ![structure] 的药物在临床上用作（   ）。

A. 支气管哮喘药   B. 镇静催眠药   C. 镇痛药

D. 抗精神失常药   E. 利尿脱水药

19. 因在碱性条件下能分解为剧毒氰离子，故忌与碱性药物配伍使用的药物是（   ）。

A. 溴新斯的明   B. 碘解磷定   C. 硫酸阿托品

D. 盐酸普萘洛尔   E. 尼可刹米

20. 溴新斯的明易水解是因为结构中含有（   ）。

A. 二甲氨基   B. 酰胺键   C. 氨基甲酸酯键

D. 苷键   E. 活泼有机溴化物

21. 在碱性条件下水解继而与重氮苯磺酸试剂发生偶联反应的药物是（   ）。

A. 溴新斯的明   B. 碘解磷定   C. 硫酸阿托品

D. 氯化琥珀胆碱   E. 奥沙西泮

22. 关于拟肾上腺素药的一般构效关系的叙述下列说法不正确的是（   ）。

A. 常用的拟肾上腺素具有一个苯环和乙胺侧链的基本结构

B. 苯环上引入羟基，作用强度增强

C. 左旋体活性通常大于右旋体

D. α-碳原子上引入甲基，毒性降低

E. 通常 β 受体效应随着侧链氨基上烃基的增大而增大

23. 肾上腺素水溶液，室温放置或加热时，疗效降低，是因为发生了哪种反应？（   ）

A. 水解反应   B. 脱羧反应   C. 还原反应   D. 聚合反应   E. 消旋化反应

24. 下列药物结构中含有氯原子的是（   ）。

A. 克伦特罗   B. 间羟胺   C. 多巴胺

D. 麻黄碱   E. 去氧肾上腺素

25. 肾上腺素不具有下列哪一项性质？（　　　）

A. 氧化性　　　　　　　　　　B. 光学活性

C. 水溶液久置可发生消旋化　　D. 酸、碱两性

E. 可与生物碱沉淀试剂反应生成有色沉淀

26. 下列何种药物不能与三氯化铁试液反应呈色？（　　　）

A. 肾上腺素　　　　　　B. 去甲肾上腺素　　　　C. 异丙肾上腺素

D. 多巴胺　　　　　　　E. 麻黄碱

27. 下列何种药物结构中侧链碳原子上无 β-羟基？（　　　）

A. 去甲肾上腺素　　　　　　B. 多巴胺　　　　　　C. 沙丁胺醇

D. 异丙肾上腺素　　　　　　E. 麻黄碱

28. 下列何种药物在弱碱性溶液中被铁氰化钾氧化，再与 4-氨基安替比林缩合，缩合物在氯仿层中呈橙红色？（　　　）

A. 去甲肾上腺素　　　　　　B. 多巴胺　　　　　　C. 沙丁胺醇

D. 异丙肾上腺素　　　　　　E. 肾上腺素

29. 下列何种药物可与碱性铁氰化钾反应，生成的产物具有苦杏仁的特殊气味？（　　　）

A. 去甲肾上腺素　　　　　　B. 多巴胺　　　　　　C. 沙丁胺醇

D. 异丙肾上腺素　　　　　　E. 麻黄碱

30. 下列何种药物没有光学活性？（　　　）

A. 去甲肾上腺素　　　　　　B. 多巴胺　　　　　　C. 沙丁胺醇

D. 异丙肾上腺素　　　　　　E. 麻黄碱

31. 采用生物电子等排，以碳原子置换异丙嗪结构中吩噻嗪环上的氮原子，同时硫原子被下列何种结构取代得到赛庚啶？（　　　）

A. —CH$_2$—　　　　　　　　B. —NH—　　　　　　C. —CH=CH—

D. —CH$_2$CH$_2$—　　　　　　E. —O—

32. 属于氨基醚类的抗过敏药物是（　　　）。

A. 盐酸赛庚啶　　　　　　B. 盐酸异丙嗪　　　　　C. 马来酸氯苯那敏

D. 盐酸曲吡那敏　　　　　E. 盐酸苯海拉明

33. 下列叙述与马来酸氯苯那敏不符合的是（　　　）。

A. 分子中含有吡啶环　　　　B. 分子中的马来酸使酸性高锰酸钾褪色

C. 右旋体活性比左旋体高　　D. 有叔胺结构，与枸橼酸醋酐试液加热产生红紫色

E. 抗溃疡药物

34. 富马酸酮替芬在 H$_1$ 受体拮抗剂中属于哪一种结构类型？（　　　）

A. 氨基醚类　　B. 哌嗪类　　C. 哌啶类　　D. 乙二胺类　　E. 三环类

35. 关于硫酸阿托品叙述不正确的是（　　　）。

A. 抗胆碱药　　　　　　B. 易被氧化　　　　　　C. 含有叔胺氮原子

D. 可发生维他立反应　　E. 易被水解

36. 盐酸普鲁卡因与亚硝酸钠盐酸溶液反应后，再与碱性 β-萘酚偶合生成红色沉淀，其依据为（　　　）。

A. 苯环上的亚硝化反应　　B. 芳仲胺的亚硝化反应　　C. 酯基的水解反应

D. 酰胺键的水解反应　　　E. 芳伯氨基的反应

37. 盐酸普鲁卡因水解脱羧生成的有毒的物质是（　　　）。

A. 对氨基苯甲酸　　　　B. 二乙氨基乙醇　　　　C. 苯酚

D. 苯胺　　　　　　　　E. 对氨基酚

38. 化学结构为 的药物是（　　　）。

A. 盐酸普鲁卡因　　　　　　　　B. 盐酸利多卡因　　　　　　　　C. 盐酸三甲卡因

D. 盐酸布比卡因　　　　　　　　E. 盐酸丁卡因

39. 含有环己酮结构的麻醉药是（　　　）。

A. 盐酸普鲁卡因　　　　　　　　B. 盐酸氯胺酮　　　　　　　　　C. 盐酸丁卡因

D. 达克罗宁　　　　　　　　　　E. 盐酸利多卡因

40. 能促进动物瘦肉生长，在饲料中禁止添加的俗称"瘦肉精"的药物是（　　　）。

A. 去甲肾上腺素　　　　　　　　B. 多巴胺　　　　　　　　　　　C. 沙丁胺醇

D. 异丙肾上腺素　　　　　　　　E. 克伦特罗

41. 关于盐酸布比卡因的叙述错误的是（　　　）。

A. 含有一个手性碳原子，具有两种旋光异构体

B. 含有酰胺键，故易水解　　　　C. 遇三硝基苯酚试液，即析出黄色沉淀

D. 水溶液显氯化物的鉴别反应　　E. 强效和长效局部麻醉药

42. 具有氨基醇结构的药物是（　　　）。

A. 去甲肾上腺素　　　　　　　　B. 多巴胺　　　　　　　　　　　C. 麻黄碱

D. 异丙肾上腺素　　　　　　　　E. 沙丁胺醇

43. 下列哪一个不属于局部麻醉药的化学结构类型？（　　　）

A. 氨基苯甲酸酯类　　　　　　　B. 酰胺类　　　　　　　　　　　C. 氨基醚类

D. 氨基酮类等　　　　　　　　　E. 黄嘌呤类

44. 下列哪一个不属于 H_1 受体拮抗剂的化学结构类型？（　　　）

A. 吩噻嗪类　　B. 丙胺类　　C. 乙二胺类　　D. 三环类　　E. 氨基醚类

45. 临床上常用的抗晕动病药乘晕宁，是 8-氯茶碱与下列哪一种药物结合形成的盐？（　　　）

A. 赛庚啶　　　　　　　　　　　B. 异丙嗪　　　　　　　　　　　C. 氯苯那敏

D. 曲吡那敏　　　　　　　　　　E. 苯海拉明

46. 关于含酚羟基药物易发生自动氧化反应的叙述错误的是（　　　）。

A. 具有酚羟基的药物一般都易发生自动氧化

B. 在碱性条件下酚类药物更易被氧化

C. 酚羟基数目越多通常越易被氧化

D. 氧化产物通常是红色的醌类化合物

E. 苯环上引入吸电子基团的酚类药物，氧化速率加速

47. 下列哪一个不是影响含酚羟基拟肾上腺素药易发生自动氧化反应的外因？（　　　）

A. 溶液的 pH　　B. 水分　　　C. 空气中的氧　　D. 光线　　　E. 金属离子

48. 盐酸普鲁卡因注射液加热变黄的主要原因是（　　　）。

A. 盐水解　　　　　　　　　　　B. 形成聚合物　　　　　　　　　C. 芳伯氨基被氧化

D. 酯键水解　　　　　　　　　　E. 重氮化偶联反应

49. 结构中无酚羟基的药物是（　　　）。

A. 肾上腺素　　　　　　　　　　B. 异丙肾上腺素　　　　　　　　C. 去甲肾上腺素

D. 麻黄碱　　　　　　　　　　　E. 间羟胺

50. 能在甲醇中与二硫化碳作用生成氨荒酸衍生物，再与硫酸铜反应生成黄色的氨荒酸铜盐的药物是（　　　）。

A. 克伦特罗　　　　　　　　　　B. 多巴胺　　　　　　　　　　　C. 沙丁胺醇

D. 异丙肾上腺素   E. 麻黄碱

二、配伍选择题（每小组 5 个备选答案，备选答案可重复，可不选）

[1～5]

A.   B.   C.

D.   E.

1. 东莨菪碱的结构为（   ）。

2. 樟柳碱的结构为（   ）。

3. 阿托品的结构为（   ）。

4. 后马托品的结构为（   ）。

5. 山莨菪碱的结构为（   ）。

[6～10]

A. 溴新斯的明   B. 阿托品   C. 毛果芸香碱

D. 肾上腺素   E. 山莨菪碱

6. 天然品为左旋体，又称"654-1"的是（   ）。

7. 与硫酸及重铬酸钾共热，经水解氧化最终生成物之一具有苦杏仁味的药物是（   ）。

8. 受热异构化后转化为反式异构体，活性降低的药物是（   ）。

9. 与氢氧化钠共热水解，生成的二甲胺蒸气能使湿润的红色石蕊试纸变蓝的是（   ）。

10. 具有 γ-羧酸内酯环，在碱性条件下易水解失去活性的药物是（   ）。

[11～15]

A. 肾上腺素   B. 阿托品   C. 咖啡因   D. 毛果芸香碱   E. 麻黄碱

11. 能发生消旋化反应的是（   ）。

12. 能发生差向异构化反应的是（   ）。

13. 能发生紫脲酸铵反应的是（   ）。

14. 能发生维他立反应的是（   ）。

15. 能与碱性硫酸铜试液作用，醚层和水层呈色不同的是（   ）。

[16～20]

A. 普鲁卡因   B. 利多卡因   C. 普莫卡因   D. 达克罗宁   E. 西替利嗪

16. 对氨基苯甲酸酯类局部麻醉药有（   ）。

17. 酰胺类局部麻醉药有（   ）。

18. 氨基醚类局部麻醉药有（   ）。

19. 氨基酮类局部麻醉药有（   ）。

20. 哌嗪类 H_1 受体拮抗剂有（   ）。

三、多项选择题

1. 关于硫酸阿托品叙述正确的有（   ）。

A.可发生维他立反应生成紫色的醌型化合物

B.可发生紫脲酸铵反应生成紫色化合物

C.含有手性碳原子,药用品为左旋莨菪酸

D.含一分子结晶水,在干燥的空气中能失去结晶水而具有风化性

E.含有酯键,在碱性条件下易水解

2. 有关毛果芸香碱的叙述正确的有(　　　)。

A.化学结构为咪唑类生物碱

B.遇光易变质,故应遮光和密封保存

C.具有碱性,可与一元酸生成稳定的盐,药用品为硝酸盐

D.具有 2 个手性碳原子,具有光学异构体,药用品为左旋体

E.具有几何异构体,药用品为反式结构

3. 关于拟肾上腺素药构效关系的叙述正确的是(　　　)。

A.苯环与侧链氨基相隔 2 个碳原子时作用较强

B.苯环上引入羟基,其作用强度增加

C.α-碳原子上引入甲基,其毒性降低

D.通常左旋体的活性强于右旋体

E.侧链氨基上随着烃基的增大而 β 受体效应逐渐增强

4. 下列药物在一定条件下可与三氯化铁试液反应呈色的有(　　　)。

A.肾上腺素　　　　　　　　　B.去甲肾上腺素　　　　　　　C.异丙肾上腺

D.多巴胺　　　　　　　　　　E.沙丁胺醇

5. 下列哪些药物具有儿茶酚的结构?(　　　)

A.多巴胺　　　　　　　　　　B.异丙肾上腺素　　　　　　　C.特布他林

D.肾上腺素　　　　　　　　　E.去甲肾上腺素

6. 可发生维他立反应的药物有(　　　)。

A.东莨菪碱　　B.阿托品　　　C.后马托品　　　D.山莨菪碱　　E.樟柳碱

7. H₁ 受体拮抗剂的结构类型有(　　　)。

A.哌啶类　　　B.乙二胺类　　C.丙胺类　　　　D.三环类　　　E.氨基醚类

8. 属于抗过敏药物的是(　　　)。

A.诺氟沙星　　　　　　　　　B.盐酸赛庚啶　　　　　　　　C.马来酸氯苯那敏

D.盐酸雷尼替丁　　　　　　　E.氯雷他定

9. 关于药物普鲁卡因的叙述正确的有(　　　)。

A.含酰胺键,但因空间位阻影响,使其不易水解

B.含芳伯氨基,容易氧化变色,故应遮光保存

C.含芳伯氨基可发生重氮化偶联反应生成红色的偶氮化合物,供药典鉴别

D.含芳伯氨基能与对二甲氨基苯甲醛缩合,生成希夫碱呈黄色

E.含叔胺的结构,其水溶液能与一些生物碱沉淀试剂反应生成有色沉淀

10. 配制盐酸肾上腺素注射液时为防止被氧化可采取的措施有(　　　)。

A.充惰性气体　　　　　　　　B.加抗氧剂　　　　　　　　　C.加金属配位剂

D.控制 pH 在 3.6～4.0　　　　E.流通蒸汽灭菌 15 min

(黄仕芳　周　谧)

第三章

中枢神经系统药

学习目标

掌握　镇静催眠药、抗癫痫药、抗精神失常药、镇痛药、全身麻醉药、中枢兴奋药和神经退行性疾病治疗药中典型药物的名称、结构特点、理化性质及临床用途。

熟悉　镇静催眠药、抗癫痫药、抗精神失常药、镇痛药、全身麻醉药和中枢兴奋药的分类。

了解　各类药物的发展。

扫码
看PPT

案 例 导 入

珍爱生命，安全用药

2012年2月11日，美国黑人歌唱天后惠特尼·休斯顿被发现猝死于洛杉矶比弗利山庄的希尔顿酒店，年仅48岁，后来的尸检报告表明，其死因为服用阿普唑仑等中枢抑制药与酒精混合而引起的中毒。为什么酒后服用中枢抑制药会置人于死地？这是因为酒精本身具有麻痹中枢神经的作用，使人体神经系统反应性降低。如果酒后再服用中枢抑制药，犹如雪上加霜，可产生协同作用，加重这类药物的毒性，会发生致死性中毒，而且很难抢救。

中枢神经系统药（central nervous system drugs）是指对中枢神经活动起到抑制或兴奋作用，用于治疗中枢神经系统疾病的一类药物。中枢神经系统疾病种类繁多，不同病理所反映出的症状不同，包括失眠、癫痫、精神失常及疼痛等。根据药物所起作用的不同，中枢神经系统药可分为镇静催眠药、抗癫痫药、抗精神失常药、镇痛药、全身麻醉药、中枢兴奋药和神经退行性疾病治疗药等。

第一节　镇静催眠药

镇静催眠药（sedative hypnotics）是指能通过抑制中枢神经系统，从而产生镇静及近似于生理性睡眠作用的药物。这类药物通常在小剂量应用时产生镇静作用，使服用者处于安静或思睡状态；较大剂量时产生催眠作用，可以引起和维持近似生理性睡眠，有助于避免失眠损害人体健康和影响正常生活；更大剂量时则产生麻醉、抗惊厥作用；超大剂量使用会引起中枢过度抑制，患者出现昏迷、呼吸抑制甚至死亡。因此，此类药物需在医生指导下使用。并且本类药物大多属于精神药品范畴，长期使用易产生耐受性和依赖性，突然停药或减量可引起戒断症状。

知识链接

精 神 药 品

精神药品是指直接作用于中枢神经系统,使之兴奋或抑制,连续使用能产生依赖性的药品。精神药品不是毒品,正确服用有利于生命健康。依据使人体产生的依赖性和危害人体健康的程度分为第一类精神药品和第二类精神药品,具体品种由卫生部门确定。精神药品由国家指定的生产单位按计划生产,其他任何单位和个人不得从事精神药品的生产活动。精神药品的原料和制剂,按国家计划调拨,生产单位不得自行销售。除特殊需要外,第一类精神药品的处方,每次不超过三日常用量;第二类精神药品的处方,每次不超过七日常用量。处方应当留存两年备查。精神药品的处方必须载明患者的姓名、年龄、性别、药品名称、剂量、用法等。

镇静催眠药按化学结构不同分为巴比妥类、苯二氮䓬类和其他类。

一、巴比妥类

巴比妥类(barbiturates)药物是应用较早的第一代镇静催眠药。1903 年 Fischer 等确证了巴比妥的药效后,相继合成了一系列的巴比妥类镇静催眠药。巴比妥类药物为巴比妥酸(又称丙二酰脲)的衍生物。巴比妥酸本身无镇静催眠活性,只有当分子中亚甲基(C_5)上的两个氢原子被烃基取代后,才呈现镇静催眠作用。

巴比妥酸　　　　　巴比妥　　　　　巴比妥类药物

由于 C_5 位取代基不同,巴比妥类药物的作用强弱、起效快慢和持续时间不同,通常按作用时间长短将它们分为长时、中时、短时和超短时四种类型,代表药物分别是苯巴比妥(phenobarbital)、异戊巴比妥(amobarbital)、司可巴比妥(secobarbital)和硫喷妥钠(thiopental sodium)。

苯巴比妥　　　　异戊巴比妥　　　　司可巴比妥　　　　硫喷妥钠

(一)理化性质

1. 性状

本类药物一般为白色结晶或结晶性粉末;加热多能升华;难溶于水,易溶于乙醇、氯仿等有机溶剂;含硫巴比妥类药物,有不适臭味。

2. 弱酸性

本类药物属于环酰脲类,分子结构中的酰亚胺结构可互变异构形成烯醇式结构,显弱酸性,故可与碱金属形成可溶性的盐,如钠盐可供配制注射液使用,但其钠盐水溶液不稳定,易吸收空气中的二氧化碳而析出游离巴比妥类药物,使溶液呈现浑浊,因此,本类药物钠盐注射液不能与酸性药物配伍使用。

3. 水解性

本类药物具有酰脲结构,易发生水解开环反应,水解程度及产物与水解条件有关,随温度和 pH 的升高,水解速率加快。若在碱性条件下加热,则可进一步水解、脱羧、放出氨气,使湿润红色石蕊试纸变蓝。其钠盐水溶液室温放置即可水解,因此巴比妥类药物钠盐注射液须制成粉针剂,临用时配制。

4. 与金属离子反应

本类药物分子结构中含有丙二酰脲结构(—CONHCONHCO—),在适宜 pH 的溶液中不仅能与钠离子成盐,还可与银、铜、汞、钴等金属离子成盐,使溶液显色或产生有色沉淀,从而可以鉴别巴比妥类药物及进行含量测定。

(1)与银离子的反应　本类药物与硝酸银试液作用生成一银盐,该一银盐可以溶于碳酸钠或氨试液,继续加入过量的硝酸银试液,则生成不溶性的二银盐,此反应可用于本类药物的鉴别和含量测定。

(2)与吡啶-硫酸铜试液的反应　本类药物可与吡啶-硫酸铜试液作用发生类似双缩脲的颜色反应,使溶液显紫色或生成紫色沉淀。若为含硫巴比妥,则反应显绿色。此反应可用于本类药物的鉴别。

(二)构效关系

巴比妥类药物的作用强弱、快慢、时间长短主要取决于药物的理化性质,与药物的解离常数、油水分配系数和代谢过程有关。

1. 解离常数 pK_a 对药效的影响

药物一般以分子形式透过生物膜,以离子形式发挥药理作用,因而要求有一定的解离度。巴比妥酸分子中亚甲基中的氢和二酰亚胺中的氢都很活泼,在水溶液中存在酮式-烯醇式互变现象,具有较强酸性（$pK_a = 4.12$），在生理 pH 条件下，几乎完全电离，故口服不易吸收，吸收后也不易透过血脑屏障，因而无镇静催眠作用。

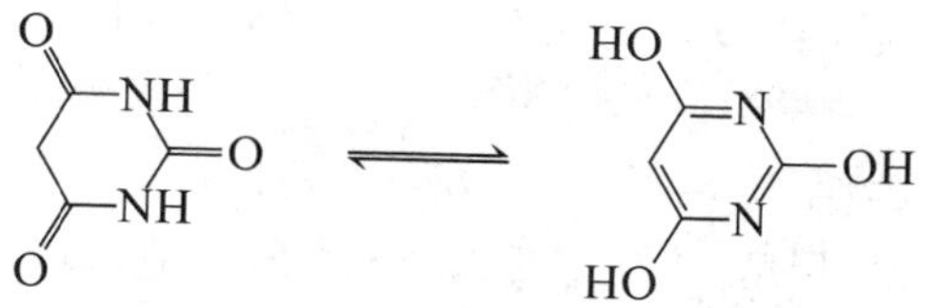

5,5-二取代巴比妥类药物，分子中只存在酰亚胺-烯醇式互变结构，酸性减弱（$pK_a = 7 \sim 8$），在生理 pH 条件下，较巴比妥酸难解离，具有一定比例的分子型和离子型药物，不仅口服易吸收，而且易透过血脑屏障而发挥作用。

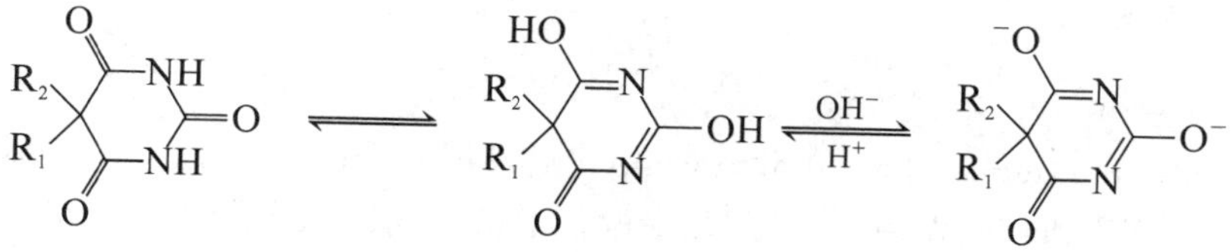

2. 油水分配系数对药效的影响

药物要有一定的亲水性才能在体液中转运，也要有一定的亲脂性才能透过血脑屏障，到达作用部位，发挥镇静催眠作用。

（1）C_5 上两个取代基的碳原子总数以 4~8 为宜，此时药物有合适的脂水分配系数，可透过血脑屏障进入中枢神经，呈现良好的镇静催眠作用。

（2）在 5,5-二取代巴比妥酸的一个氮原子上引入甲基，可降低其酸性，增加其脂溶性，药物起效快，作用时间短，为超短时药物，如海索比妥（hexobarbital），临床上用作静脉麻醉药。

（3）C_2 上的氧原子以硫原子代替，脂溶性增加，易透过血脑屏障，起效快，作用时间短，如硫喷妥钠，临床上用作超短时催眠药和静脉麻醉药。

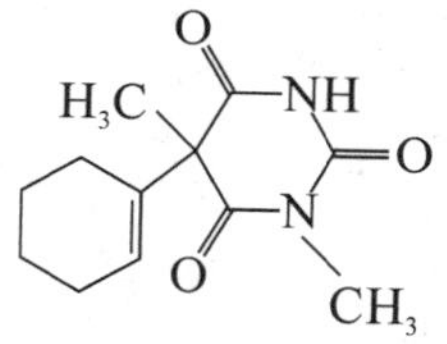

海索比妥

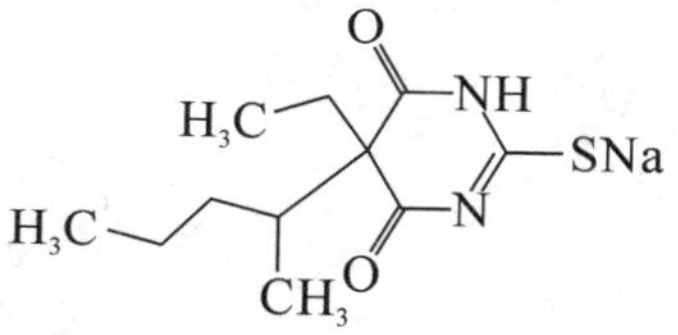

硫喷妥钠

3. 代谢过程对作用时间的影响

5 位取代基的氧化是巴比妥类药物代谢的主要途径，当 5 位取代基为饱和烷烃或芳烃时，该类药物在体内不易被氧化代谢，则作用时间长，如苯巴比妥为长效药物。当 5 位取代基为支链烷烃或不饱和烃时，该类药物在体内易被氧化代谢，则作用时间短，如司可巴比妥为短效药物。

→ 典型药物

苯巴比妥　phenobarbital

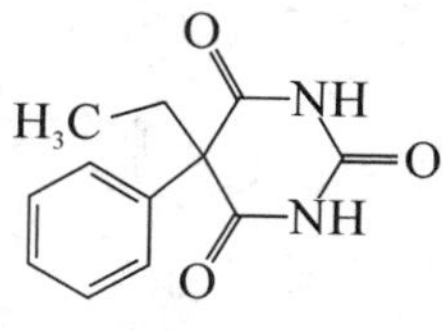

化学名为 5-乙基-5-苯基-2,4,6-($1H$,$3H$,$5H$)嘧啶三酮，又名鲁米那。

本品为白色有光泽的结晶或结晶性粉末，无臭，味微苦；能溶于乙醇或乙醚，略溶于三氯甲烷，极微溶于水。

本品水溶液呈弱酸性,可溶于氢氧化钠或碳酸钠溶液,生成苯巴比妥钠。其钠盐在水中极易溶解,水溶液呈碱性,与酸性药物接触或吸收空气中的二氧化碳,可析出游离的苯巴比妥而呈浑浊或生成沉淀,故应密闭保存。

本品具有巴比妥类药物的共性。

本品分子中具有苯环,可发生甲醛-浓硫酸反应(加甲醛试液,煮沸,再缓缓加入硫酸,分两层,液接界面显玫瑰红色),亚硝酸钠-硫酸呈色反应(显橙黄色,随即转为橙红色),可用于区别分子中不含苯环的巴比妥类药物。

本品为长效巴比妥类药物,临床上用于治疗焦虑、失眠,也可治疗惊厥及癫痫大发作。

二、苯二氮䓬类

(一)发展

苯二氮䓬类(benzodiazepines)是20世纪60年代后发展起来的一类镇静催眠药物,为第二代镇静催眠药,由于其作用显著和毒副作用小,目前几乎取代了第一代巴比妥类药物。本类药物的母环是由一个苯环和一个七元亚胺内酰胺环拼合而成的1,4-苯二氮杂䓬。

1,4-苯二氮杂䓬

1957年合成并首先应用于临床的化合物为氯氮䓬(chlordiazepoxide,利眠宁),后发现其有成瘾、致畸等不良反应,被停用。对氯氮䓬的构效关系研究发现,其结构中氮上的氧和胩的结构都不是活性的必需基团。1959年经过结构改造得到类似物地西泮(diazepam,安定),镇静催眠作用是氯氮䓬的3~10倍,不良反应较少且作用温和,不仅能治疗神经症,如紧张、焦虑、失眠等,而且可较好地控制癫痫持续状态。对地西泮进行构效关系研究得到一系列衍生物,这类药物的不良反应较巴比妥类药物少,上市后即成为镇静催眠、抗焦虑的首选药物。

氯氮䓬　　　　　　　　　地西泮

在地西泮的代谢研究中,发现奥沙西泮(oxazepam)、替马西泮(temazepam)和劳拉西泮(lorazepam),疗效与地西泮相似,毒副作用小,并广泛用于临床。

奥沙西泮　　　　　　替马西泮　　　　　　劳拉西泮

在研究1,4-苯并二氮杂䓬环上1,2,3,5,7位的取代基与生物活性的关系时,发现了氟地西泮(fludiazepam)、氟托西泮(flutoprazepam)、硝西泮(nitrazepam)、氯硝西泮(clonazepam)等。

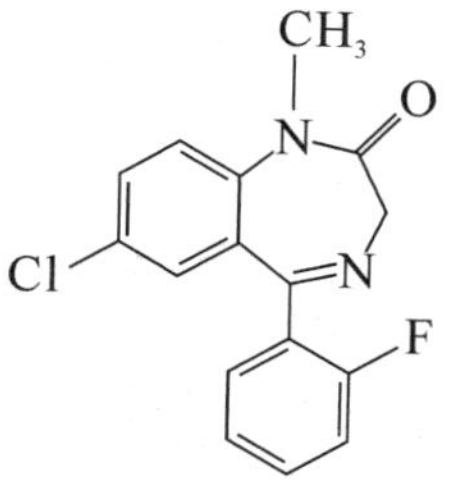

| 氟地西泮 | 氟托西泮 | 硝西泮 | 氯硝西泮 |

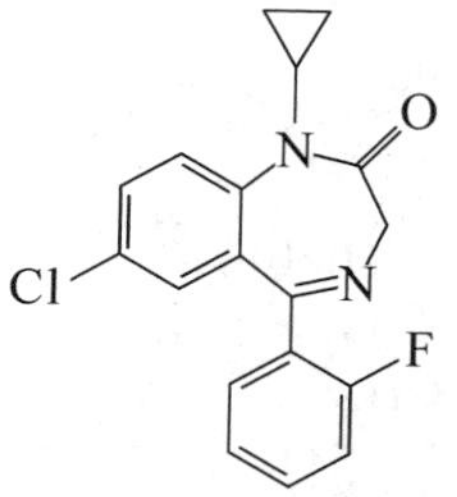

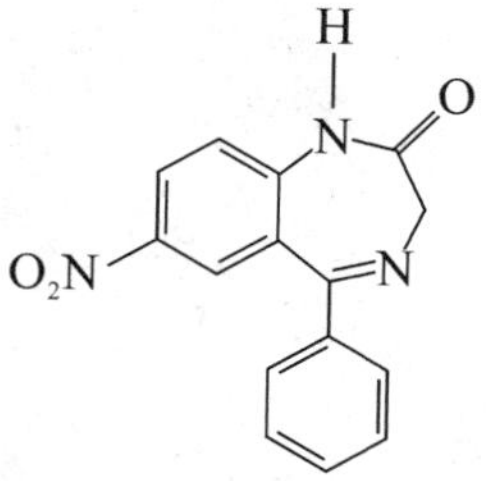

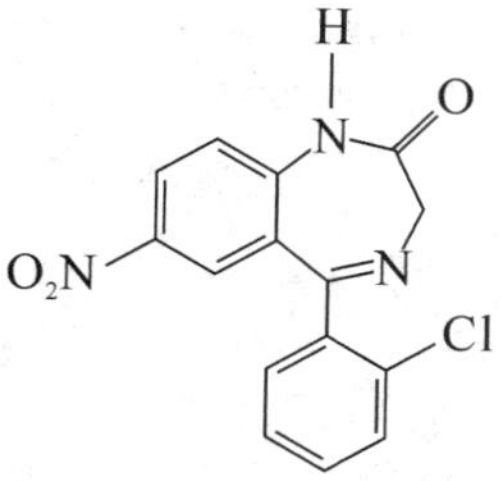

在苯并二氮䓬环1,2位上并合三唑环,增强了这类药物的稳定性,并提高了这类药物对受体的亲和力,药效增强,如艾司唑仑(estazolam)、阿普唑仑(alprazolam)、三唑仑(triazolam)等。

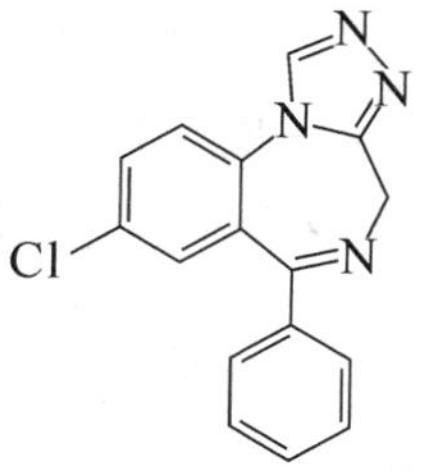

| 艾司唑仑 | 阿普唑仑 | 三唑仑 |

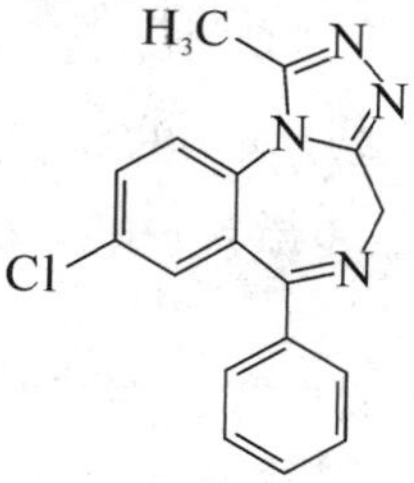

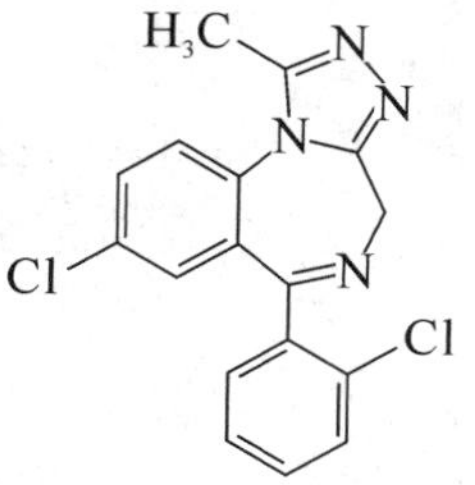

在1,2位上并合咪唑环,如咪达唑仑(midazolam)作用强度与地西泮相似,但起效快,作用时间短,并可制成注射剂用于抗惊厥、诱导麻醉及麻醉前给药。

将苯二氮䓬结构中的苯环用噻吩环置换,仍保留苯二氮䓬类的安定作用,如依替唑仑(etizolam)和溴替唑仑(brotizolam),前者主要用作抗焦虑药,后者为镇静催眠药。

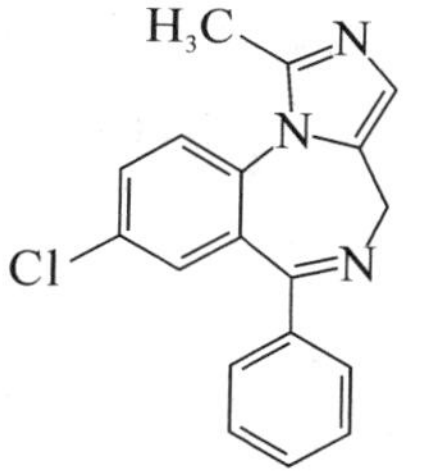

| 咪达唑仑 | 依替唑仑 | 溴替唑仑 |

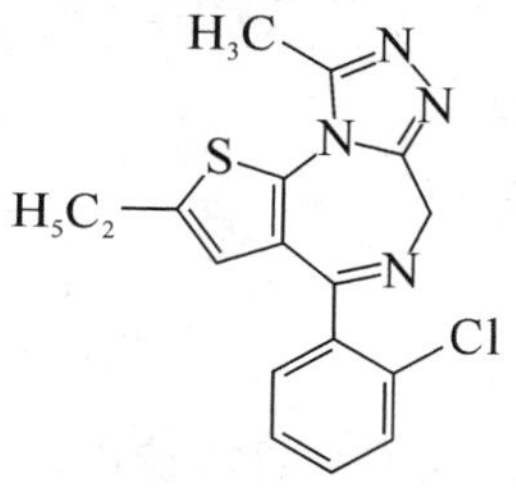

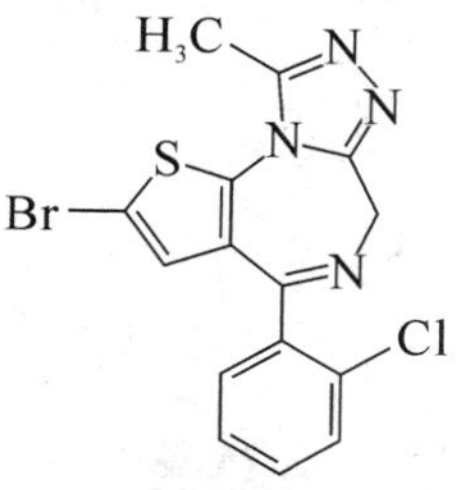

知识链接

三 唑 仑

三唑仑俗称迷魂药、蒙汗药,该药具有抗惊厥、抗癫痫、抗焦虑、镇静催眠等作用。药效强,为地西泮的45~100倍,且起效快。其可溶于水及各种饮料中,也可伴随酒类一同服用。0.75 mg的三唑仑能让人在10 min内快速昏迷,昏迷时间可达4~6 h。近年来,三唑仑被滥用的情况有上升趋势,因此我国将其列为第一类精神药品,实行严格管理。

（二）作用机制

本类药物的作用机制是通过影响中枢抑制性神经递质 γ-氨基丁酸(GABA)的释放或突触的传递而发挥其作用。苯二氮䓬类药物通过激动苯二氮䓬受体,形成苯二氮䓬氯通道大分子复合物,进而增加氯离子通道的开放频率,受体与GABA的亲和力增强,从而产生镇静催眠、抗焦虑、抗惊厥等中枢抑制作用。

（三）代谢

本类药物的代谢主要在肝脏进行。其代谢途径主要有 N-去甲基化、C_3 的羟基化、芳环的羟基化、氮氧化合物还原和1,2位水解开环等。

地西泮　diazepam

化学名为 1-甲基-5-苯基-7-氯-1,3-二氢-2H-1,4-苯并二氮杂䓬-2-酮,又名安定。

本品为白色或类白色结晶性粉末,无臭,味微苦;在三氯甲烷或丙酮中易溶,在乙醇中可溶,在水中几乎不溶。

本品分子中具有内酰胺和亚胺结构,在酸性或碱性溶液中受热易发生 1,2 位和 4,5 位水解而失效,生成 2-甲氨基-5-氯-二苯甲酮和甘氨酸。其中七元环的 1,2 位发生的水解为不可逆水解,也是造成其失效的原因。而 4,5 位的水解为可逆水解,在酸性条件下水解开环,在中性和碱性条件下闭环。因此,4,5 位开环不影响生物利用度。本品注射液常用盐酸调节至 pH 6.2～6.9,并用 100 ℃流通蒸汽进行灭菌。

本品与碘化铋钾在酸性条件下反应生成橙红色复盐沉淀,放置后颜色渐深。此性质可用于该药物的鉴别。

本品加硫酸,振摇溶解后,在紫外光灯(365 nm)下检视,显黄绿色荧光。

本品用氧瓶燃烧法进行有机破坏后,以稀氢氧化钠溶液为吸收液,燃烧完全后,用稀硝酸酸化,溶液显氯化物的性质反应。

本品进入体内后激动中枢的 GABA 受体,产生安定、镇静催眠、肌肉松弛和抗惊厥作用,临床上主要用于治疗神经症、失眠,本品静脉滴注是治疗癫痫持续状态的首选方法。

艾司唑仑　estazolam

化学名为 6-苯基-8-氯-4H-1,4[1,2,4]-三氮唑[4,3-α][1,4]苯并二氮杂䓬,又名舒乐安定。

本品为白色或类白色的结晶性粉末;无臭,味微苦;易溶于三氯甲烷及醋酐,可溶于甲醇,略溶于乙酸乙酯或乙醇,几乎不溶于水。

本品在稀盐酸溶液中加热煮沸,放冷,溶液显苯胺的鉴别反应。

本品用稀硫酸处理后,置于紫外光灯(365 nm)下检视,显天蓝色荧光。

本品镇静催眠作用为硝西泮的 2~4 倍,具有广谱抗惊厥作用。本品可用于治疗失眠、焦虑及癫痫发作等,为入睡困难者的首选药,起效快,保持近似生理睡眠,醒后无不适感。

三、其他类

除巴比妥类和苯二氮䓬类镇静催眠药外,还有哌啶二酮类、喹唑酮类、氨基甲酸酯类、醛类、咪唑并吡啶类和吡咯酮类等,具体见表 3-1。

表 3-1　其他类镇静催眠药

类　型	药物名称	化学结构	特　点
哌啶二酮类	格鲁米特 (glutethimide)		脂溶性强,毒性大。长期服用可成瘾,突然停药可引起戒断症状
喹唑酮类	甲氯喹酮 (mecloqualone)		起效快,作用时间长,用于神经衰弱、失眠及麻醉前给药
氨基甲酸酯类	甲丙氨酯 (meprobamate)		用于治疗神经症性焦虑、紧张、失眠,尤其是老年失眠患者
醛类	水合氯醛 (chloral hydrate)		性质稳定,但毒性大
咪唑并吡啶类	唑吡坦 (zolpidem)		半衰期短,疗效好,副作用小,无明显耐受性和依赖性
吡咯酮类	佐匹克隆 (zopiclone)		作用迅速,药效短。适用于不能耐受次晨残余作用的患者

→ 典型药物

酒石酸唑吡坦 zolpidem tartrate

化学名为 N,N,6-三甲基-2-(4-甲基苯基)咪唑并[1,2-α]吡啶-3-乙酰胺-L-(＋)-酒石酸盐。

本品为白色或类白色结晶性粉末;溶于水。

本品的固体对光和热均稳定,水溶液在 pH 1.5～7.4 时较稳定。分子中的酰胺键在酸、碱催化下会发生水解,导致药效降低。

本品是第一个上市的咪唑并吡啶类镇静催眠药,可选择性地激动苯二氮䓬类 ω_1 受体,而与 ω_2、ω_3 受体亚型亲和力很差,故镇静催眠作用很强,但抗焦虑、肌肉松弛和抗惊厥作用较小,并且无抑制呼吸作用。本品使用剂量小,作用时间短,其代谢物无药理活性,且很少产生耐受性和成瘾性,现已成为主要的镇静催眠药。

第二节 抗癫痫药

癫痫是大脑局部病灶神经元兴奋过高,反复发生阵发性放电,并向周围扩散而出现的大脑功能失调综合征,具有突发性、暂时性和反复性的特点。按其发作时的表现可分为大发作、小发作、神经运动性发作、局限性发作和癫痫持续状态。抗癫痫药(antiepileptics)是指能够抑制脑细胞异常放电或抑制异常放电向周围脑组织扩散的一类药物。其通过两种方式来发挥作用,一是减轻中枢病灶神经元的过度放电,二是提高正常脑组织的兴奋阈从而减弱来自病灶的兴奋扩散,防止癫痫发作。

最早用于临床的抗癫痫药是溴化物,如溴化钠、溴化钾,毒性较大,后被巴比妥类药物取代,如苯巴比妥具有抗惊厥作用,可治疗癫痫大发作。1938 年,发现去掉苯巴比妥分子中的一个羰基得到的乙内酰脲类化合物,如苯妥英钠(phenytoin sodium),对癫痫大发作和精神运动性发作均有疗效,推动了乙内酰脲类抗癫痫药的发展。随后的研究又发现了苯二氮䓬类,如地西泮用于癫痫持续状态的治疗;二苯并氮䓬类,如卡马西平(carbamazepine)对癫痫大发作和综合性发作均有较好疗效;此外还有 γ-氨基丁酸(GABA)调节剂如氨己烯酸(vigabatrin)等。常用抗癫痫药见表 3-2。

表 3-2 常用抗癫痫药

类 型	药 物 名 称	化 学 结 构	应 用 特 点
乙内酰脲类	苯妥英钠 (phenytoin sodium)		用于癫痫大发作,也可用于外周神经痛、心律失常,不能单独用于癫痫小发作
丁二酰亚胺类	乙琥胺 (ethosuximide)		用于癫痫小发作

续表

类　型	药物名称	化学结构	应用特点
氢化嘧啶二酮类	扑米酮 （primidone）		主要用于癫痫大发作、局限性发作及精神运动性发作
二苯并氮䓬类	卡马西平 （carbamazepine）		对癫痫大发作、复杂部分性发作、精神运动性发作有效
脂肪羧酸类	丙戊酸钠 （sodium valproate）		广谱低毒抗癫痫药，多用于其他抗癫痫药无效的各型癫痫发作
GABA 类似物	氨己烯酸 （vigabatrin）		适用于治疗顽固性部分性癫痫发作，对严重癫痫患儿有效且安全

 典型药物

苯妥英钠　phenytoin sodium

化学名为 5,5-二苯基-2,4-咪唑烷二酮钠盐。

本品为白色结晶性粉末；无臭、味苦；易溶于水，溶于乙醇，几乎不溶于三氯甲烷或乙醚。

本品水溶液显碱性，在空气中渐渐吸收二氧化碳析出不溶于水的苯妥英而显浑浊。故本品应制成粉针剂，临用时新鲜配制。

本品分子具有内酰脲结构，与碱共热可以水解开环，最后生成二苯基氨基乙酸，并释放出氨。

本品水溶液加酸酸化后，析出白色游离的苯妥英。游离的苯妥英在氨水中转变成铵盐溶解，再遇硝酸银试剂可产生白色银盐沉淀。

本品与氯化汞试剂作用后，产生白色汞盐沉淀，此沉淀在氨水中不溶，巴比妥类药物也有此反应，但所得沉淀溶于氨溶液。此现象可用于鉴别本品与巴比妥类药物。

本品与吡啶-硫酸铜试剂作用后，生成蓝色配合物。

本品适用于治疗癫痫的全身性发作和部分性发作，目前为癫痫大发作的首选药物，也可用于控制癫痫持续状态，但不能单独用于控制癫痫小发作。本品也可用于治疗三叉神经痛等外周及强心苷引起的心律失常。

卡马西平　carbamazepine

化学名为 5H-二苯并[b,f]氮杂䓬-5-甲酰胺,又名酰胺咪嗪。

本品为白色或几乎白色的结晶性粉末;无臭;易溶于三氯甲烷,略溶于乙醇,几乎不溶于水或乙醚;熔点为 189～193 ℃。

本品在干燥和室温下较稳定。其片剂在潮湿的条件下可生成二水合物,使片剂变硬,溶解和吸收变差,药效降低。本品对光敏感,长时间光照后发生聚合反应,部分生成二聚体和 10,11-环氧化物,固体表面由白色变为橙色,故应遮光、密闭保存。

本品与硝酸共热,显橙红色。

本品为广谱抗癫痫药,并具有镇静、抗惊厥和抑制三叉神经痛的作用,其对三叉神经痛和咽喉神经痛的疗效优于苯妥英钠。本品临床上主要用于治疗癫痫大发作和综合性局灶性发作。

第三节　抗精神失常药

精神失常是由多种原因引起的以精神活动障碍为特征的一类疾病。治疗这类疾病的药物均称为抗精神失常药。根据药物的主要适应证和临床应用,可分为抗精神病药、抗抑郁药、抗躁狂药和抗焦虑药四类。

一、抗精神病药

抗精神病药(antipsychotic drugs)又称抗精神分裂症药、强安定药,可在不影响意识清醒的条件下,控制患者的兴奋、躁动、幻觉及妄想等症状。目前临床应用的抗精神病药很多,主要有三环结构的吩噻嗪类,如氯丙嗪(chlorpromazine);二苯二氮䓬类,如氯氮平(clozapine);此外还有丁酰苯类,如氟哌啶醇(haloperidol)等。

1. 吩噻嗪类

吩噻嗪类药物是临床应用时间最长、应用最广的一类重要的抗精神病药,其中氯丙嗪(chlorpromazine)是第一个用于治疗精神分裂症的药物,具有较好的疗效,但其毒性和副作用较大,在吩噻嗪母环 2 位及 10 位侧链上进行结构改造,得到一系列吩噻嗪类抗精神病药,见表 3-3。

吩噻嗪类基本结构

表 3-3 吩噻嗪类抗精神病药

药 物 名 称	R_1	R_2	作 用 强 度
氯丙嗪 (chlorpromazine)	$-CH_2CH_2CH_2N(CH_3)_2$	$-Cl$	1
乙酰丙嗪 (acepromazine)	$-CH_2CH_2CH_2N(CH_3)_2$	$-C(O)CH_3$	<1
三氟丙嗪 (triflupromazine)	$-CH_2CH_2CH_2N(CH_3)_2$	$-CF_3$	4
奋乃静 (perphenazine)	$-CH_2CH_2CH_2N$⟩NCH_2CH_2OH	$-Cl$	10
氟奋乃静 (fluphenazine)	$-CH_2CH_2CH_2N$⟩NCH_2CH_2OH	$-CF_3$	50
三氟拉嗪 (trifluoperazine)	$-CH_2CH_2CH_2N$⟩NCH_3	$-CF_3$	13
硫利达嗪 (thioridazine)	$-CH_2CH_2$-(N-CH_3 piperidine)	$-SCH_3$	0.5~1

利用奋乃静侧链的醇羟基与长链脂肪酸成酯,可增加药物的脂溶性,在体内水解成原药的速率较慢,可延长药物的作用时间。如氟奋乃静葵酸酯(fluphenazine decanoate)注射一次可维持作用 2~4 周,为长效抗精神病药。

氟奋乃静葵酸酯

2. 其他类抗精神病药

其他类抗精神病药主要包括硫杂蒽类、丁酰苯类、苯甲酰胺类等,见表 3-4。

表 3-4 其他类型抗精神病药

结 构 类 型	药 物 名 称	化 学 结 构	作 用 特 点
硫杂蒽类	氯普噻吨 (chlorprothixene)		适用于急、慢性精神分裂症,对伴有精神运动性激越、焦虑、抑郁症状的精神障碍效果最好,毒性小
丁酰苯类	氟哌啶醇 (haloperidol)		用于各型急、慢性精神分裂症,躁狂症,抽动秽语综合征。控制兴奋躁动、敌对情绪和攻击行为的效果较好

续表

结 构 类 型	药 物 名 称	化 学 结 构	作 用 特 点
苯甲酰胺类	舒必利 (sulpiride)		适用于精神分裂症单纯型、偏执型、紧张型及慢性精神分裂症的孤僻、退缩、淡漠症状。对抑郁症状有一定疗效
二苯二氮䓬类	氯氮平 (clozapine)		锥体外系反应及迟发性运动障碍等不良反应较轻。可用于治疗多种类型的精神分裂症和狂躁抑郁症等
苯并异噁唑类	利培酮 (risperidone)		适用于首发急、慢性精神分裂症,无锥体外系反应及迟发性运动障碍等毒副作用

知识链接

精神分裂症

　　精神分裂症是最常见的重度精神疾病,多在青壮年(16~40 岁)时缓慢或亚急性起病,临床上往往表现出症状各异的综合征,涉及感知觉、思维、情感和行为等多方面的障碍以及精神活动的不协调。患者出现妄想、幻觉、思维紊乱等阳性症状,痴呆、情感淡漠、言语贫乏、生活自理能力差、社交与识别能力显著降低等阴性症状,以及抽象推理、记忆、注意和执行功能方面的认知障碍。病程一般迁延,呈反复发作、加重或恶化,部分患者最终出现衰退和其他精神疾病。但有的患者经过治疗后可保持痊愈或基本痊愈状态。本病患者一般无意识和智力方面的障碍,但发作时不仅影响本人的劳动能力,而且对家庭和社会也有影响。

→ 典型药物

盐酸氯丙嗪　chlorpromazine hydrochloride

　　化学名为 N,N-二甲基-2-氯-10H-吩噻嗪-10-丙胺盐酸盐,又名冬眠灵。

　　本品为白色或乳白色结晶性粉末;味极苦;易溶于水、乙醇或三氯甲烷,不溶于乙醚或苯;熔点为 194~198 ℃。

　　本品水溶液显弱酸性,5%的水溶液 pH 为 4.5。游离碱的 pK_a 为 9.3。

　　本品结构中的吩噻嗪环易被氧化,在空气中或日光照射下渐变为红色。加硝酸后可显红色,渐变为淡黄色;与三氯化铁试剂作用后显稳定的红色,该反应可用于本品及此类药物的鉴别。

为防止氧化变色,其注射剂处方中一般加入对氢醌、连二亚硫酸钠、亚硫酸氢钠或维生素 C 等抗氧剂。部分患者用药后,在日光照射下会发生严重的光化反应,故使用时应避光。

本品水溶液呈氯化物的鉴别反应。

本品临床用于治疗精神分裂症和躁狂症,也用于除晕动病以外的呕吐、低温麻醉及人工冬眠等。本品的主要副作用有口干、视物不清、上腹部不适、乏力、嗜睡、便秘等。本品对肝功能有一定影响,长期应用可引起锥体外系反应。

→ **典型药物**

氯氮平 clozapine

化学名为 8-氯-11-(4-甲基-1-哌嗪基)-5H-二苯并[b,e][1,4]二氮杂革,又名氯扎平。

本品为淡黄色结晶性粉末;无臭、无味;易溶于氯仿,溶于乙醇,几乎不溶于水;熔点为 182～185 ℃。本品可与多种生物碱沉淀试剂或显色试剂作用。

本品为非典型的抗精神病药,锥体外系反应及迟发性运动障碍等副作用较轻。本品可用于治疗多种类型的精神分裂症和狂躁抑郁症等。缺点是引起粒细胞减少,应定期检查血常规。

二、抗抑郁药

随着现代生活节奏的加快,抑郁症成为一种常见的疾病,以持续的心境恶劣与情绪低落为主要临床特征,常伴随认知、精神运动障碍或若干生理功能的改变,甚至有自杀的趋向。抑郁症除因脑器质性病变引起发病外,还与患者自身心理发展、心理与精神的自我调节能力有关,是目前常见的精神疾病。该病可能与患者脑内去甲肾上腺素(NE)和5-羟色胺(5-HT)浓度降低有关。

知识链接 ◎

抑 郁 症

抑郁症是一种常见的精神疾病,以情绪低落、思维迟缓,以及言语动作减少、迟缓为典型症状。抑郁症严重困扰患者的生活和工作,给家庭和社会带来沉重的负担,约15%的抑郁症患者死于自杀。世界卫生组织的研究表明,抑郁症已经成为中国疾病负担的第二大病。

根据对社会功能损害的程度,抑郁症可分为轻性抑郁症与重症抑郁症;根据有无幻觉、妄想,或紧张综合征等精神病性症状,抑郁症又分为无精神病性症状的抑郁症和有精神病性症状的抑郁症;根据之前(间隔至少2个月)是否有过抑郁发作,抑郁症又分为首发抑郁症和复发性抑郁症。

按化学结构和作用,抗抑郁药(antidepressants)可分为单胺氧化酶抑制剂、三环类抗抑郁药、5-羟色胺(5-HT)重摄取抑制剂及非典型抗抑郁药。

1. 单胺氧化酶抑制剂

本类药物是 20 世纪 50 年代初发现的,是应用最早的抗抑郁药,分为肼类和非肼类,肼类以苯乙肼(phenelzine)为代表,属于不可逆性单胺氧化酶抑制剂,因对肝脏有严重的毒副作用,多数已被淘汰;非肼类是以吗氯贝胺(moclobemide)为代表的可逆性单胺氧化酶抑制剂,无上述毒副作用。

苯乙肼　　　　　　　　　　　吗氯贝胺

2. 三环类抗抑郁药

本类药物又称去甲肾上腺素重摄取抑制剂,其通过抑制神经突触前端对去甲肾上腺素(NE)和 5-羟色胺(5-HT)的重摄取,提高这两种物质在体内的相对浓度来发挥治疗作用。本类药物具有近似吩噻嗪类药物的三环结构,其核心结构是七元环两边各连接一个苯环,是目前国内应用广泛的一类抗抑郁药,如氯米帕明(clomipramine)、阿米替林(amitriptyline)、多塞平(doxepin)等。

氯米帕明　　　　　　　　　阿米替林　　　　　　　　　多塞平

3. 5-羟色胺(5-HT)重摄取抑制剂

本品通过抑制神经细胞对 5-羟色胺的重摄取,提高其浓度来发挥治疗作用。本品具有选择性,副作用相对较小,应用安全,作用强,是目前抗抑郁新药开发中应用最多的一类。本类药物常用的有氟西汀(fluoxetine)、舍曲林(sertraline)、西酞普兰(citalopram)、帕罗西汀(paroxetine)等。

舍曲林　　　　　　　　　西酞普兰　　　　　　　　　帕罗西汀

4. 非典型抗抑郁药

非典型抗抑郁药作用机制比较复杂,大部分是通过影响单胺类神经递质的重摄取或代谢过程,发挥抗抑郁作用。本类药物结构为多环结构,如二环结构的文拉法辛(venlafaxine)、四环结构的马普替林(maprotiline)等。

文拉法辛　　　　　　　　　　　马普替林

典型药物

盐酸阿米替林 amitriptyline hydrochloride

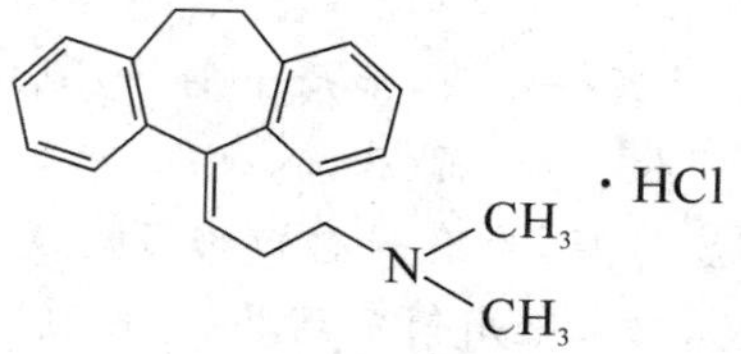

化学名为 N,N-二甲基-3-[10,11-二氢-5H-二苯并(a,b)环庚三烯-5-亚基]-1-丙胺盐酸盐。

本品为无色结晶或白色、类白色粉末；无臭或几乎无臭，味苦，有灼热感，随后有麻木感。在水、甲醇、乙醇或三氯甲烷中易溶，在乙醚中几乎不溶。熔点为 195～199 ℃。

本品加硫酸溶解，溶液显红色。

本品水溶液呈氯化物的鉴别反应。

本品用于治疗焦虑性或激动性抑郁症，尤其对内因性抑郁症疗效好。

典型药物

盐酸氟西汀 fluoxetine hydrochloride

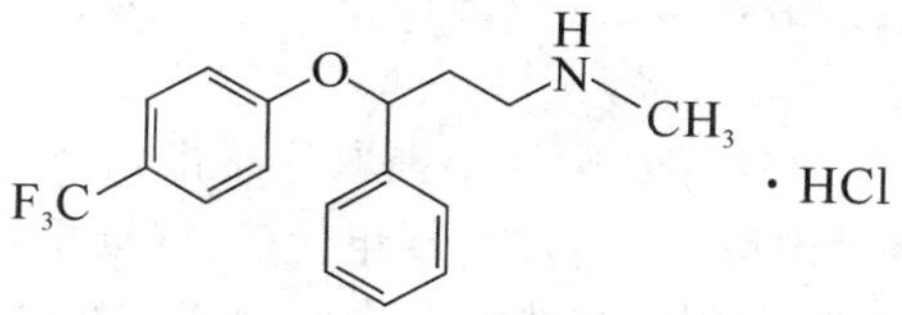

化学名为 N-甲基-3-苯基-3-(4-三氟甲基)苯氧基丙胺盐酸盐，又名百忧解。

本品为白色或类白色结晶性粉末；溶于甲醇，微溶于水。

本品含有一个手性碳原子，具有一对旋光异构体，其中 S 型异构体的活性较强，临床使用其外消旋体。

本品为口服抗抑郁药，通过选择性抑制中枢神经对 5-羟色胺的再吸收而起作用，镇静和抗 M 受体的不良反应较轻、心脏毒性较少。

本品临床用于治疗各类抑郁症、强迫症、神经厌食症。

第四节 镇 痛 药

疼痛是多种原因引起的使患者痛苦的一种症状，是作用于身体的伤害性刺激通过痛觉传入神经传至中枢，经大脑皮质综合分析产生的一种主观感觉，同时也是机体的一种保护性警觉反应。疼痛不仅使患者感觉痛苦，还可引起情绪反应，尤其是剧痛可引起心血管、呼吸等方面生理功能紊乱，严重者可致休克，甚至死亡，因此适当应用镇痛药是十分必要的。

镇痛药(analgesics)有两大类，一类是抑制前列腺素生物合成的解热镇痛药(非甾体抗炎药)，用于钝痛；另一类是作用于中枢神经系统的阿片受体，选择性抑制痛觉中枢并产生麻醉和呼吸抑制等中枢神经作用的镇痛药，习惯上称为麻醉性镇痛药，简称镇痛药，用于锐痛。

知识链接

疼痛及其分级

疼痛是机体受到伤害性刺激后产生的一种保护性行为,常伴有恐惧、紧张、不安等情绪活动。疼痛又是某些疾病的一种症状,可使人感到痛苦。疼痛按其性质可分为两类,即锐痛和钝痛。锐痛是一种尖锐而定位清楚的疼痛,如严重创伤、战伤、烧伤、晚期癌症等。钝痛是一种定位不明确的疼痛,持续时间长,如牙痛、头痛、神经痛、肌肉痛、关节痛和痛经等。

一般把疼痛分为 3 级:轻度疼痛,虽有痛感但仍可忍受,并能正常生活,睡眠不受干扰。中度疼痛:疼痛明显,不能忍受,要求服用镇痛药物,睡眠受干扰。重度疼痛:疼痛剧烈,不能忍受,需要镇痛药物,睡眠严重受到干扰,往往伴有自主神经功能紊乱表现。

镇痛药作用于中枢神经系统,在治疗剂量下,选择性地抑制或缓解各种疼痛,但并不影响意识和其他感觉,如触觉、听觉、视觉等。故应用镇痛药可防止剧烈疼痛引起的严重生理功能紊乱,减轻疼痛导致的恐惧、紧张和不安情绪。由于镇痛药主要作用于中枢神经系统,有抑制呼吸中枢的作用,长期使用能产生耐药性及成瘾性,故将其列入麻醉性镇痛药进行特殊管理。

根据来源和结构不同,镇痛药可分为吗啡及其衍生物、合成镇痛药及内源性镇痛物质三类。

一、吗啡及其衍生物

(一) 吗啡

吗啡(morphine)具有悠久的药用历史,存在于阿片中。阿片为罂粟科植物罂粟未成熟果实流出的白色浆汁,干燥后呈棕色膏状物,俗称烟土,我国历史上称其为鸦片。阿片内含 20 多种生物碱,其中吗啡含量最高,占 9%～17%。

吗啡自古以来一直用于镇痛,1804 年从阿片中提取分离得到纯品,1927 年阐明其化学结构,1952 年全合成成功,1968 年证明其绝对构型。20 世纪 70 年代后,逐渐揭示出其作用机制。由于吗啡全合成成本过高,现一般仍从植物中提取获得。吗啡以其盐酸盐或硫酸盐用于临床。

吗啡从化学结构上可认为是部分氢化菲的衍生物,其母体结构含有 A、B、C、D、E 共五个环,A、B、E 环近似处于一个平面,C 环处于 A、B、E 平面的后方,D 环处于 A、B、E 平面的前方,整个分子呈三维的"T"形,其编号如下。

吗啡结构中含有五个手性中心($5R,6S,9R,13S,14R$),天然提取物为左旋体。吗啡的镇痛活性与分子的构型有密切关系,构型改变,不仅会使镇痛活性降低,甚至会产生不同的作用。

吗啡具有强大的镇痛作用,对各种疼痛都有镇痛效果。临床上吗啡主要用于外科手术和外伤性剧痛、晚期癌症剧痛等,也用于心绞痛发作时镇痛和镇静,并有抑制呼吸作用,可以减轻患者呼吸困难的痛苦。如果用量过大可致呼吸缓慢,少则 2～4 次/分,甚至出现呼吸麻痹,是吗啡中毒致死的直接原因。

(二) 吗啡衍生物

为了得到无成瘾性,无呼吸抑制等不良反应的镇痛药,对吗啡进行了结构修饰,得到了一系列半合成的衍生物,改造方法主要有以下几种。

1. 3 位酚羟基烷基化

将吗啡 3 位酚羟基进行烷基化得到可待因(codeine),其镇痛活性降低,为吗啡镇痛活性的 1/6,但具有很强的中枢镇咳作用,为中枢性镇咳药。

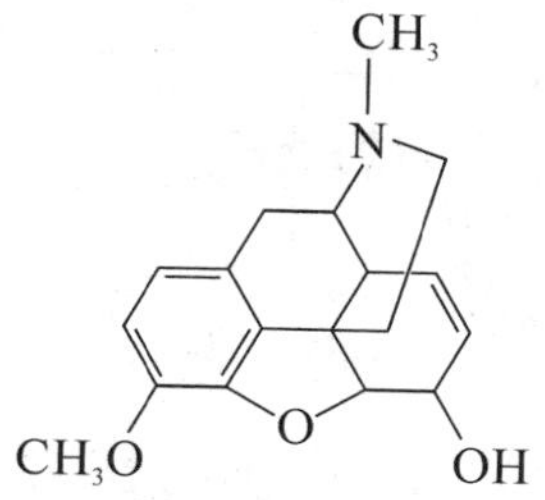

可待因

2. 3、6 位羟基的酰基化

在吗啡 3、6 位羟基上同时进行酰基化修饰,得到海洛因(heroin),镇痛活性为吗啡的 5~10 倍,但极易成瘾,是毒品之王。

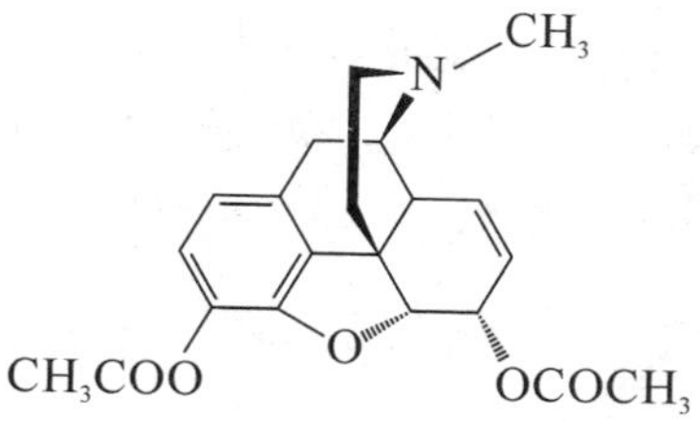

海洛因

3. 碳环上的修饰

碳环上的修饰包括 7,8 位氢化,6 位羟基化,5 位甲基化等。美托酮(metopon)就是从 150 多种吗啡衍生物中发现的新药,其镇痛作用增强,成瘾性降低。

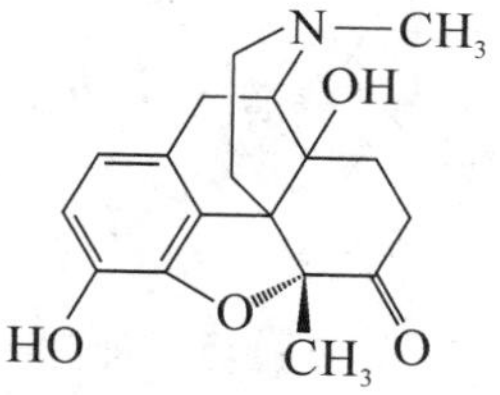

美托酮

4. 17 位 N—CH₃ 取代的修饰

以烯丙基取代 17 位氮原子上的甲基,得到了纳洛酮(naloxone),其镇痛作用降低,但可作为阿片受体拮抗剂和拮抗性镇痛药,用于阿片类药物中毒的解毒和戒毒治疗。

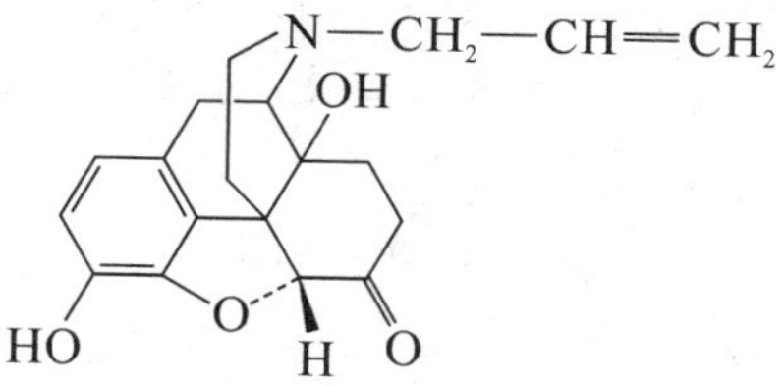

纳洛酮

5. 碳环 6 位和 14 位之间以—CH＝CH—或—CH₂CH₂—连接修饰

在 6、14 位间以—CH＝CH—连接,R 为—CH₃,就得到埃托啡(etorphine),其镇痛作用为吗啡的 200 倍;若以—CH₂—CH₂—在 6、14 位间连接,R 为—CH₃,就得到二氢埃托啡(dihydroetorphine),其镇痛作用强于埃托啡,但成瘾性很强,国家进行了管制。类似的药物还有丁丙诺啡(buprenorphine),它是强效、长效拮抗性镇痛药,其镇痛效力是吗啡的 30 倍,作用时间是吗啡的 2 倍,无成瘾性和明显的副作用,是缓解手术后疼痛和癌症晚期疼痛的理想药物。

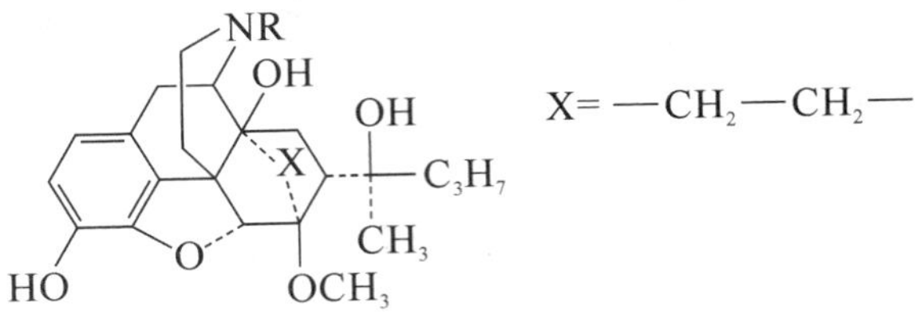

X= —CH₂—CH₂—

二氢埃托啡

吗啡拮抗剂——纳洛酮

纳洛酮化学结构与吗啡相似,为阿片类拮抗剂。其机制是具有阻断外源性阿片受体激动剂和内源性吗啡样物质的作用,阻止或逆转阿片类药物引起的呼吸抑制等中枢抑制及抗休克作用。纳洛酮主要用于治疗阿片类药物急性中毒、急性乙醇中毒、镇静催眠药中毒、有机磷农药中毒、抗组胺药物中毒、一氧化碳中毒、感染性休克、急性重型脑梗死、肺性脑病、急性昏迷、新生儿窒息和缺氧缺血性脑病等。本品静脉注射后作用迅速,且持续 1~4 h,血浆半衰期约 1 h。本品在肝代谢,经尿排出。常用量每次为 0.4~2 mg,肌内注射,或静脉注射及静脉滴注。

→ 典型药物

盐酸吗啡　morphine hydrochloride

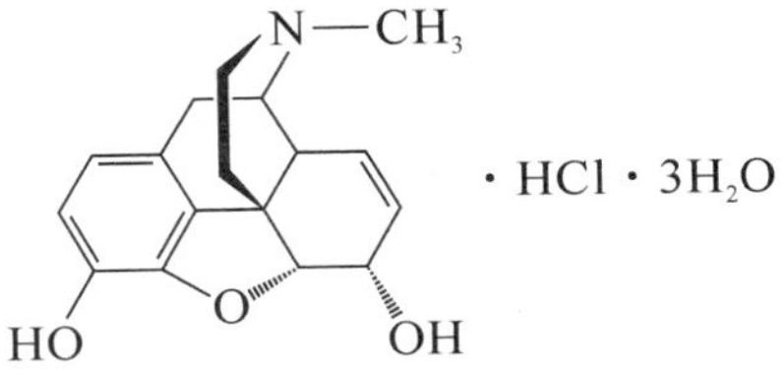

· HCl · 3H₂O

化学名为 17-甲基-3-羟基-4,5α-环氧-7,8-二脱氢吗啡喃-6α-醇盐酸盐三水合物。

本品为白色、有丝光的针状结晶或结晶性粉末;无臭;溶于水,略溶于乙醇,几乎不溶于三氯甲烷或乙醚;本品为左旋体,比旋光度为 $-115.0°\sim-110.0°$(2%水溶液)。

本品是酸碱两性药物,酚羟基使其显酸性,叔氨基使其显碱性,可与酸生成稳定的盐,如盐酸盐、硫酸盐、氢溴酸盐等。

吗啡及其盐类性质不稳定,易被氧化。盐酸吗啡注射液放置过久颜色变深,这是由于吗啡分子结构中含有酚羟基,在光的催化下可被空气中的氧气氧化,生成毒性较强的双吗啡,也称伪吗啡,其氧化产物尚有吗啡 N-氧化物和微量的甲胺。空气中的氧气、日光和紫外线照射或铁离子可促进此反应,且中性或碱性条件下氧化速率加快。故本品应避光,密闭保存。

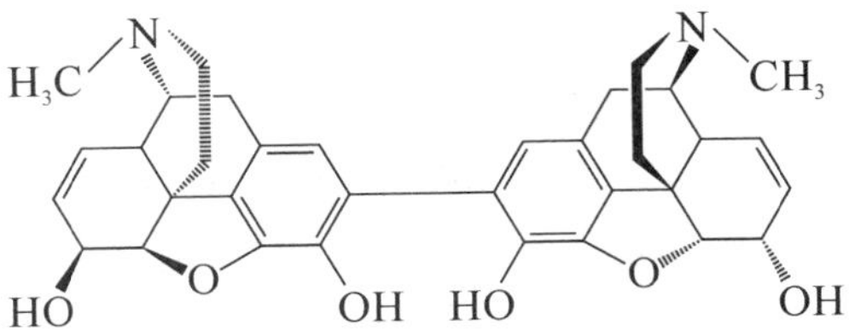

伪吗啡

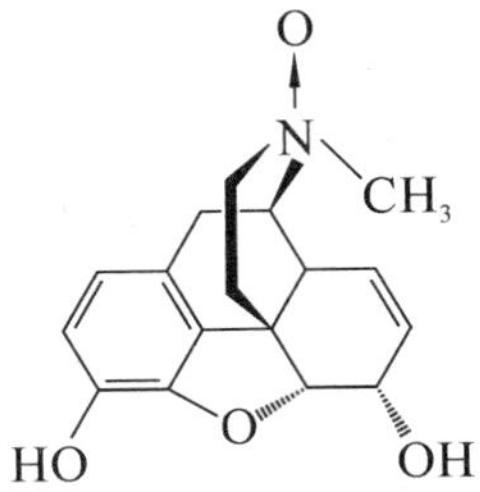

N-氧化吗啡

本品的水溶液在弱酸性条件下稳定性好,在中性或碱性条件下易被空气中的氧气氧化。故本品在生产成注射剂时,一般应调整至 pH 3～5,充入惰性气体氮气,加入少量抗氧剂焦亚硫酸钠、亚硫酸氢钠、维生素 C 或 EDTA-Na$_2$ 等稳定剂,以防止其被氧化。

吗啡与盐酸或磷酸加热反应经分子重排生成阿扑吗啡(apomorphine)。阿扑吗啡具有邻苯二酚结构,极易被氧化,可与稀硝酸作用生成邻苯二醌而显红色,可用于鉴别;也可被碘试液氧化成翠绿色水溶液,加乙醚振摇,醚层呈深宝石红色,此反应可用于检查吗啡中的阿扑吗啡。阿扑吗啡可兴奋呕吐中枢,临床上作为催吐药物。

阿扑吗啡　　　　　　邻醌化合物(红色)

吗啡在酸性条件下与亚硝酸钠反应生成 2-亚硝基吗啡(5-18),加入氨水至碱性时显黄棕色。应用此法可检查可待因中混入的微量吗啡。

吗啡有多种颜色反应可用于鉴别,如盐酸吗啡水溶液与三氯化铁试液反应显蓝色;与甲醛-硫酸试液反应呈紫堇色(Marquis 反应);与钼硫酸试液反应呈紫色,继变为蓝色,最后变为棕绿色(Frohde 反应)。

本品遇稀铁氰化钾试液被氧化成双吗啡,铁氰化钾本身被还原为亚铁氰化钾,再加入三氯化铁试液,生成亚铁氧化铁而呈蓝绿色(普鲁士蓝)。可待因分子中无酚羟基,故无此反应,两者以此可以区别。

本品为阿片 μ 受体激动剂,具有镇痛、镇咳、镇静等作用。小剂量至中等剂量的吗啡可用于减轻持续性钝痛,中至大剂量可减轻创伤或内脏引起的锐痛,同时还有镇静作用。临床上主要用于抑制剧烈疼痛,亦可用于麻醉前给药。同时吗啡还是一个有效的镇咳剂,但由于口服吸收不规律及依赖性倾向限制了其临床应用。

> ▶ **典型药物**

磷酸可待因　　codeine phosphate

化学名为 17-甲基-3-甲氧基-4,5α-环氧-7,8-二去氢吗啡喃-6α-醇磷酸盐倍半水合物,又名磷酸甲基吗啡。

本品为白色细微的针晶或结晶性粉末;无臭;有风化性;易溶于水,微溶于乙醇,极微溶于氯仿或乙醚。可待因为白色结晶,熔点为 154～156 ℃。

本品分子中无游离酚羟基,性质较吗啡稳定,但遇光仍易变质,需避光保存。

本品以吗啡为原料经甲基化反应制得,产品中可能引入吗啡,《中国药典》采用吗啡与亚硝酸钠反应后,在氨碱性条件下显黄棕色(可待因无此反应),进行限量检查。

本品与吗啡有相似的显色反应,如与甲醛-硫酸试液反应呈紫堇色。也有与吗啡不同的反应,如与三氯化铁试液不显色;不与亚硝酸钠反应。

本品与20%氢氧化钠反应可出现白色沉淀;与含亚硒酸的硫酸反应显绿色,渐变为蓝色。

本品为中枢性镇咳药,适用于其他镇咳药无效的剧烈干咳、刺激性咳嗽及轻度疼痛;有成瘾性,不宜长期使用。

二、合成镇痛药

由于吗啡的来源有限,在吗啡半合成衍生物研究的基础上,人们进行了大量的吗啡结构改造研究,发现了许多新型的合成镇痛药。按化学结构不同,合成镇痛药可划分为以下几类。

1. 吗啡喃类

吗啡喃类是吗啡分子中去掉呋喃环后的衍生物,结构上保留了吗啡结构 A、B、C、D 环,与吗啡立体结构相同。如左啡诺(levorphanol)镇痛作用约为吗啡的 4 倍,药效维持时间可达 8 h。布托啡诺(butorphanol)具有激动-拮抗双重作用(阿片 μ 受体拮抗剂,κ 受体激动剂),镇痛作用强于吗啡 5 倍,成瘾性低,使用安全,常用于中度或重度疼痛的治疗。

左啡诺　　　　　　　　　布托啡诺

2. 苯吗喃类

苯吗喃类是吗啡喃类进一步的简化,结构上保留了吗啡结构 A、B、D 环的三环化合物。如喷他佐辛(pentazocine)是第一个用于临床的非成瘾性阿片类合成镇痛药。变换喷他佐辛氮原子上的取代基可得到其他苯吗喃类药物,如氟痛新(fluopentazocine)的镇痛活性强于喷他佐辛,成瘾性很小,并具有安定和肌肉松弛作用。

喷他佐辛　　　　　　　　　氟痛新

3. 哌啶类

哌替啶(pethidine)是在研究阿托品类似物时意外发现的,结构上可以看作保留了吗啡 A 环和 D 环的结构类似物,镇痛作用为吗啡的 1/10,作用维持时间较短,镇静作用也比吗啡小,临床主要用于创伤、手术后、癌症晚期等引起的剧烈疼痛,也用于麻醉前给药,起镇静作用,以消除患者对手术的恐惧和紧张。将哌替啶的 A 环(苯环)与 D 环(哌啶环)通过 N 原子相连,发现了芬太尼(fentanyl),镇痛作用机制与吗啡相似,镇痛效力约为哌替啶的 550 倍、吗啡的 80 倍。镇痛作用起效快,但持续时间较短,呼吸抑制作用较吗啡弱,不良反应比吗啡小。

哌替啶　　　　　　　　　芬太尼

4. 氨基酮类

1946 年,人们在研究中发现,一些结构中含有氨基和酮基的化合物也能产生镇痛活性,似乎简化吗啡 D 环(哌啶环)仍能保持镇痛作用,如美沙酮(methadone)。其镇痛作用与吗啡相当,可以口服且作用时间长。美沙酮耐受性、成瘾性发生较慢,戒断症状略轻,可用于对吗啡、海洛因成瘾的戒毒治疗(脱瘾疗法)。对美沙酮进行结构改造得右丙氧芬(dextropropoxyphene),于 1957 年用于临床,其右旋体具有镇痛活性,镇痛作用为吗啡的 1/15,其左旋体用于镇咳,几乎无镇痛作用。

美沙酮   右丙氧芬

5. 其他类镇痛药

此类镇痛药物成瘾性较小,可替代吗啡、哌替啶,用于中、重度,急、慢性疼痛的镇痛。如布桂嗪(bucinnazine)、曲马多(tramadol)等。

布桂嗪   曲马多

> 典型药物

盐酸哌替啶   pethidine hydrochloride

化学名为 1-甲基-4-苯基-4-哌啶甲酸乙酯盐酸盐,又名杜冷丁。

本品为白色结晶性粉末;无臭或几乎无臭,味微苦;易吸潮,遇光易变黄;易溶于水或乙醇,溶于氯仿,几乎不溶于乙醚。熔点为 186~190 ℃。

本品分子中具有酯键,但由于苯环和哌啶环的空间位阻效应的影响,其水解倾向性较小,稳定性提高,短时间煮沸也不会水解,pH＝4 时最稳定。

本品水溶液用碳酸钠试液碱化,有哌替啶生成,初呈油滴状,放置后渐凝结为黄色或淡黄色固体。

本品的乙醇溶液与苦味酸溶液反应,生成黄色苦味酸盐沉淀,该沉淀熔点为 188~191 ℃。

本品为阿片 μ 受体激动剂,镇痛作用为吗啡的 1/10,成瘾性弱,起效快,作用时间短,不良反应较少。本品口服给药因首过效应影响,生物利用度约为 50%,故临床采用注射给药。

本品临床主要用于创伤、术后及癌症晚期等各种剧烈疼痛。

典型药物

盐酸美沙酮 methadone hydrochloride

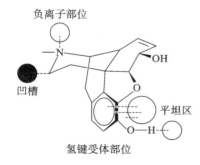

化学名为 6-(二甲氨基)-4,4-二苯基-3-庚酮盐酸盐,又名盐酸美散痛。

本品为无色结晶或白色结晶性粉末;无臭;易溶于乙醇或氯仿,溶于水,不溶于乙醚;熔点为 230~234 ℃。其游离碱的熔点为 76 ℃。

本品分子中含有一个手性碳原子,具有旋光性,其左旋体镇痛活性大于右旋体,药用其外消旋体。

本品水溶液 pH 为 4.5~6.5,经光照引发分解反应,溶液变成棕色,比旋光度降低,因此应避光保存。

本品结构中的羰基由于空间位阻效应的影响,活性较低,通常条件下,不能生成缩氨基脲,也不能被异丙醇铝或钠汞齐还原。

本品能与常见的生物碱试剂作用,如与苦味酸作用产生沉淀,与甲基橙试剂产生黄色沉淀。

本品为开链化合物,链状结构能形成类似吗啡哌啶环的空间立体结构,并与吗啡构象相似。

本品为阿片受体激动剂,镇痛作用与吗啡相当,但成瘾性较小,有效剂量与中毒剂量比较接近,安全性小,使用时要小心控制剂量。

本品临床主要用于阿片、吗啡、海洛因成瘾者的脱毒治疗(脱瘾疗法)。

三、内源性镇痛物质

现已证明,脑中存在阿片受体,各种镇痛药与受体的亲和力和镇痛强弱有关。阿片受体已被分离并被克隆出来。阿片受体现分为 μ、κ、δ 和 σ 四种受体,每种受体都有不同的亚型,不同受体兴奋可产生各自的生物效应。

阿片受体的发现提示脑内可能存在着内源性镇痛物质。20 世纪 70 年代已从哺乳动物脑内发现了两个脑啡肽(enkephalin),即亮氨酸脑啡肽(leu-enkephalin)和甲硫氨酸脑啡肽(met-enkephalin)。而后又陆续从人和动物脑垂体、脑及血液中分别得到有镇痛活性的内源性物质 20 多种,如 16 肽的 α-内啡肽、31 肽的 β-内啡肽等,我们将这些内源性镇痛多肽统称为内啡肽(endorphin)。

这些内啡肽在体内极易被肽酶催化水解,十分不稳定,又难以透过血脑屏障达到中枢神经系统,故尚无临床实用价值。但这些内源性镇痛物质的发现,不仅为寻找高效无成瘾性镇痛药的研究提供了新的思路,也为新药的研究和开发开辟了新途径和方法。

四、构效关系

通过对吗啡及其半合成衍生物和全合成代用品结构的研究比较,认为此类药物通过与体内具有三维立体结构的阿片受体部位相互作用而呈现镇痛活性。

20 世纪 50 年代根据吗啡及合成镇痛药的共同药效构象研究归纳了镇痛药应具有的三个结构特征:①分子结构中具有一个平坦的芳环结构;②因具有一个碱性中心,在生理 pH 条件下,大部分分子电离为阳离子,碱性中心与芳环共平面;③含有哌啶或类似哌啶的空间结构,烃基部分突出于平面前方(图 3-1)。

负离子部位
凹槽
氢键受体部位
OH
O
O—H
平坦区

图 3-1 受体模型

镇痛药进入体内,与阿片受体结合发挥作用。从镇痛药的

"活性构象"描绘出与之互补的阿片受体图像,即受体模型应具有如下特征:①一个平坦的结构,可以和成平面的芳环结构通过范德华力结合;②一个能与药物(所具有的碱性基团形成)的阳离子以静电结合的阴离子部位;③一个与药物哌啶环的空间结构相适应的空穴。

吗啡及镇痛药与受体三点结合模型,可用来解释简化吗啡结构发展的大多数镇痛药物的作用,但不能说明激动剂和拮抗剂本质上的区别,不能解释内源性镇痛物质的作用机制。因此,在三点结合模型基础上提出了四点论、五点论,还提出了受体两种构象学说。

第五节　全身麻醉药

全身麻醉药(general anesthetics)作用于中枢神经系统,可逆性抑制中枢神经系统的功能,使意识、感觉和反射暂时消失,骨骼肌松弛,主要用于外科手术前麻醉。

按给药途径不同,全身麻醉药可分为吸入麻醉药(inhalation anesthetics)和静脉麻醉药(intravenous anesthetics)。

一、吸入麻醉药

吸入麻醉药又称为挥发性麻醉药(volatile anesthetics),可通过呼吸道直接进入人体而产生全身麻醉作用。该类药物多为挥发性液体,少数为气体,均可经呼吸道迅速进入人体而发挥麻醉作用。最早应用于外科手术的全身麻醉药为乙醚(anesthetic ether,1942年)、氧化亚氮(nitrous oxide,1944年)和氯仿(chloroform,1947年)。乙醚麻醉效果较好,但由于易燃易爆,气味难闻,且对呼吸道有刺激作用,现已少用。氧化亚氮副作用较小,但麻醉作用较弱,临床常与其他麻醉药配伍使用,可减少其他药物的用量。氯仿安全范围较窄,对心脏、肝及肾脏毒性较大,临床上已淘汰。

研究发现,在烃类及醚类分子中引入卤素原子可降低其易燃性,增强麻醉作用,但毒性也会随之增大;引入氟原子,毒性比其他卤素原子小。随后相继出现氟代烃类吸入麻醉药如氟烷(halothane);氟代醚类吸入麻醉药如恩氟烷(enflurane)、异氟烷(isoflurane)和七氟烷(sevoflurane)等。与乙醚相比,氟烷麻醉诱导期短、恢复快,对呼吸道刺激作用小,不易燃易爆,可用于全身麻醉及诱导麻醉。但其因可引起肝脏损害及心律失常而在临床使用受限。该药亦可通过胎盘屏障,孕妇慎用。恩氟烷为新型高效吸入麻醉药,麻醉作用强而迅速,使用剂量小,副作用小,为临床常用的吸入麻醉药。

氟烷　　　　　　恩氟烷　　　　　　异氟烷　　　　　　七氟烷

二、静脉麻醉药

静脉麻醉药又称非吸入性全身麻醉药(non-inhalation anesthetics),为一类静脉注射后产生全身麻醉作用的药物。

最早使用的静脉麻醉药为超短时效的巴比妥类药物,如硫喷妥钠(thiopental sodium)、海索比妥钠(hexobarbital sodium)等。该类药物极易通过血脑屏障,静脉注射后几秒即可进入脑组织,麻醉持续时间短,临床常用于诱导麻醉和基础麻醉。

硫喷妥钠　　　　　　　　　　海索比妥钠

非巴比妥类静脉麻醉药发展迅速,目前已有多种药物适用于临床。如氯胺酮(ketamine)、依托咪酯(etomidate)、羟丁酸钠(sodium hydroxybutyrate)等。

氯胺酮　　　　　　　　　依托咪酯　　　　　　　　　羟丁酸钠

→ 典型药物

盐酸氯胺酮　ketamine hydrochloride

化学名为 2-(2-氯苯基)-2-(甲氨基)环己酮盐酸盐,又名凯他敏。

本品为白色结晶性粉末;无臭。熔点为 259~263 ℃,熔融的同时分解。本品在水中易溶,微溶于乙醇,在热乙醇中可溶,在乙醚或苯中不溶。

本品水溶液呈酸性,低温时加入 10%碳酸钾溶液,可游离出氯胺酮。

氯胺酮分子中有一个手性碳原子,具有旋光性。右旋体的镇痛和催眠效果都比左旋体强,副作用比左旋体少。

本品的水溶液显氯化物的鉴别反应。

本品主要在肝脏代谢,代谢物经肾脏排出。代谢物中去氯胺酮具有镇痛作用,活性相当于盐酸氯胺酮的 1/3。

本品能选择性地阻断痛觉,麻醉时呈浅睡状态,痛觉消失,意识模糊,意识和感觉分离。其缺点是能够使肌张力增加,心率加快,血压上升,并有幻觉、噩梦等副作用。

本品亦可肌内注射,麻醉作用时间短,可用于门诊患者或儿童烧伤患者的换药。

知识链接

"K 粉"及其危害性

"K 粉"就是氯胺酮,其外观为纯白色结晶,在医学临床上一般作为麻醉剂使用。2003年,公安部将其明确列入毒品范畴。K 粉的吸食方式为鼻吸或溶于饮料后饮用,能兴奋心血管,一次吸食过量可致死,具有一定的精神依赖性。K 粉成瘾后,在毒品作用下,吸食者会疯狂摇头,很容易摇断颈椎;同时,疯狂的摇摆还会造成心力、呼吸衰竭。吸食过量或长期吸食,可对心、肺、神经都造成致命损伤,对中枢神经的损伤比冰毒还厉害。由于 K 粉具有迷幻的作用,因此 K 粉还被称为"强奸药",一些不法分子就是利用 K 粉的这些特征,引诱一些女性吸食 K 粉,然后实行不法行为,给女性带来了极大伤害。

第六节　中枢兴奋药

中枢兴奋药(central stimulants)是一类兴奋中枢神经系统并提高其功能活性的药物,当中枢神经处于抑制状态或功能低下、紊乱时可使用此类药物。这类药物主要作用于大脑皮质、延髓和脊髓,具有一定程度的选择性。

按化学结构和来源来分,该类药物可分为黄嘌呤类、酰胺类及其他类。

一、黄嘌呤类

黄嘌呤类药物均为黄嘌呤的 N-甲基化衍生物。该类常见药物有咖啡因(caffeine)、茶碱(theophylline)和可可碱(theobromine),三者均具有兴奋中枢神经系统,松弛平滑肌、利尿及兴奋心脏的药理活性,但根据其化学结构不同,作用强度有所不同。中枢兴奋作用强度顺序:咖啡因＞茶碱＞可可碱;松弛平滑肌、利尿及兴奋心脏作用强度顺序:茶碱＞可可碱＞咖啡因。

| 黄嘌呤 | 咖啡因 | 茶碱 | 可可碱 |

临床使用中,咖啡因主要用作中枢兴奋药。茶碱在化学结构上少了 7 位甲基,脂溶性减小,因此,中枢兴奋作用减弱,但其支气管平滑肌松弛作用较强,临床主要用作平喘药。可可碱 N_1 上无甲基取代,为二酰亚胺结构,氮上的氢可解离,所以中枢兴奋作用最弱,临床曾作为利尿剂使用,现已少用。

二、酰胺类

酰胺类药物根据酰胺键位置的不同可以分为芳酰胺类、内酰胺类和脂酰胺类。

芳酰胺类代表药物为尼可刹米(nikethamide),它能选择性兴奋延髓呼吸中枢,使呼吸加深加快,并能够提高呼吸中枢对二氧化碳的敏感性,临床上主要用于治疗中枢呼吸抑制。

内酰胺类药物如多沙普仑(doxapram),是一种新型中枢兴奋药,可兴奋延髓呼吸中枢与血管运动中枢,作用比尼可刹米强,静脉注射后立即生效,持续时间 5～12 min,代谢迅速,临床用于麻醉药、中枢抑制药引起的中枢抑制。

脂酰胺类药物如醋谷胺(aceglutamide),可改善神经细胞代谢,维持神经应激能力及降低血氨水平的作用,临床用于脑外伤昏迷、肝性脑病、偏瘫等疾病的治疗。

| 尼可刹米 | 多沙普仑 | 醋谷胺 |

三、其他类

其他类中枢兴奋药主要是兴奋大脑皮质的药物,如甲氯芬酯(meclofenoxate)主要作用于大脑皮质,临床多用于外伤性昏迷、新生儿缺氧症、小儿遗尿症、意识障碍、老年性精神病及酒精中毒、一氧化碳中毒等。洛贝林(lobeline)能够兴奋呼吸中枢,常用于新生儿窒息、一氧化碳引起的窒息、吸入性麻醉剂及其他中枢抑制药中毒及肺炎、白喉等疾病引起的呼吸衰竭。

| 甲氯芬酯 | 洛贝林 |

→ 典型药物

咖啡因 caffeine

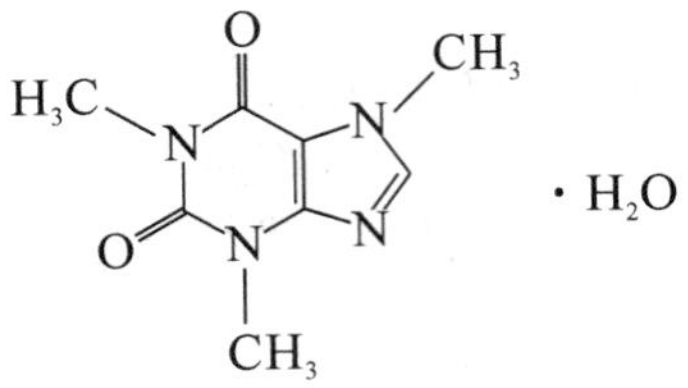

·H₂O

化学名为 1,3,7-三甲基-3,7-二氢-1H-嘌呤-2,6-二酮一水合物,又名三甲基黄嘌呤、咖啡碱。

本品为白色或带极微黄绿色、有丝光的针状结晶;无臭、味苦;本品可风化。无水化合物熔点为235～238 ℃。在热水或氯仿中易溶,在水、乙醇或丙酮中略溶,在乙醚中极微溶解。水溶液对石蕊呈中性。

本品的碱性极弱,与强酸难以形成未定的盐。咖啡因在水中的溶解度可因加入有机酸的碱金属盐(如苯甲酸钠、水杨酸钠、枸橼酸钠或桂皮酸钠等)形成复盐而增加。如临床使用的安钠咖注射液,为咖啡因与苯甲酸钠的复盐水溶液。

本品具有酰脲结构,对碱不稳定,与碱共热可生成咖啡啶。但碱性较弱的石灰水对咖啡因无影响。

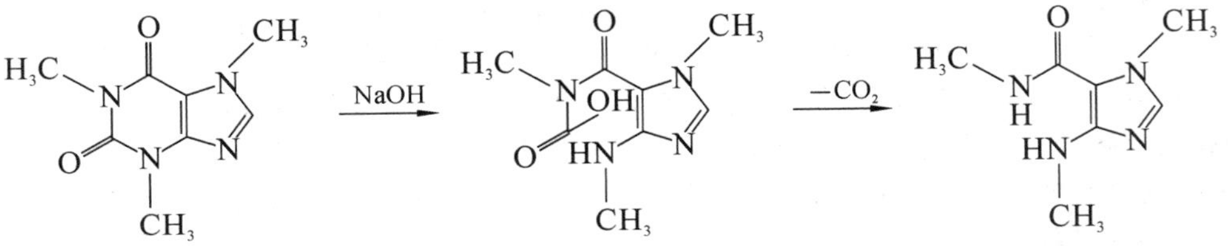

本品为黄嘌呤类生物碱,可发生紫脲酸铵反应,将本品与盐酸和氯酸钾在水浴上共热蒸干,剩余残渣遇氨气后生成紫色的四甲基紫脲酸铵,滴加氢氧化钠溶液数滴,紫色消失。

本品遇鞣酸试液可生成白色沉淀,此沉淀可溶于过量的鞣酸试液中。

本品的饱和水溶液中加入碘试液后再加稀盐酸,即生成红棕色沉淀;加入过量的氢氧化钠溶液,该沉淀复溶。此反应可用于鉴别本品。

本品为中枢兴奋药,小剂量能增强大脑皮质兴奋过程,振奋精神,减少疲劳。剂量增大可兴奋延髓呼吸中枢及血管运动中枢。本品临床常用于呼吸、循环衰竭,与阿司匹林、对乙酰氨基酚配伍使用可用于一般性头痛,与麦角胺合用可治疗偏头痛。

→ 典型药物

尼克刹米 nikethamide

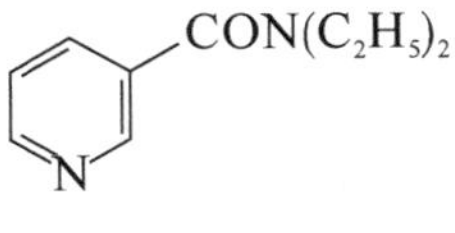

化学名为 N,N-二乙基-3-吡啶甲酰胺,又名可拉明。

本品为无色或淡黄色的透明油状液体,放置冷却即结晶;有微臭,味苦;有吸湿性;能与水、乙醇、乙醚和氯仿任意互溶。

本品分子结构中虽含有酰胺键,但在一般条件下,水解倾向较小,其25%水溶液在pH为3～7.5时,经高压蒸汽灭菌或存放一年,均无明显水解,因此可制成注射液供临床使用。当与氢氧化钠试液共热时,酰胺键发生水解,产生二乙胺,具有氨臭,同时能使湿润的红色石蕊试纸变蓝;与适量氢氧化钠、石灰乳共热,可进一步脱羧生成吡啶,有特殊臭味。

本品分子结构中的吡啶环可与重金属盐类形成沉淀,此反应可用于鉴别。如与硫酸铜及硫氰酸铵试液反应生成草绿色沉淀。

本品水溶液遇碱性碘化汞钾试液反应生成沉淀,但不与碘化汞钾、碘或苦味酸试液产生沉淀。

本品用于治疗各种原因引起的中枢性呼吸抑制,如吗啡中毒引起的呼吸抑制。本品安全范围大,不良反应少,但作用时间短。

第七节　神经退行性疾病治疗药

神经退行性疾病治疗药可以促进脑组织新陈代谢,促进或改善脑血液循环,补充脑发育的营养物质,增强机体的抵抗力,对神经细胞的发育及轴突的生成有良好的作用。该类药物常用于治疗老年神经系统疾病如帕金森病(Parkinson's disease,PD)、阿尔茨海默病(Alzheimer disease,AD)、血管性痴呆、脑卒中后认知障碍引起的脑功能减退等疾病。

知识链接

阿尔茨海默病

阿尔茨海默病(老年性痴呆)是以进行性认知功能障碍和记忆损害为特征的神经退行性疾病,最常见于中老年人,其病因机制尚不十分明确。此病临床上表现为记忆障碍、失语、失用、失认、视空间技能损害、执行功能障碍以及人格和行为改变等症状。

德国精神病学家爱罗斯·阿尔茨海默于1907年最初报道了这一病症,并由此得名阿尔茨海默病,也就是现在人们常说的老年性痴呆。随着第一例阿尔茨海默病例的发现,潘多拉的魔盒便就此开启。目前中国阿尔茨海默病患者数已超过1000万,2040年将达到2200万,是所有发达国家阿尔茨海默病患者数的总和。阿尔茨海默病患者数量的快速增长,给中国经济社会可持续发展提出了严重挑战,高额的养老和医疗费用,以及长期照料所需的人力、设施,在老龄化进程快速发展的情况下,尤为突出。9月21日是"世界老年痴呆日",每年在全世界的许多国家和地区都要举办这个宣传日活动,使全社会都懂得阿尔茨海默病的预防是非常重要的,引起大家的重视。

一、抗帕金森病药

帕金森病又称震颤麻痹,是一种中枢神经系统锥体外系功能障碍的慢性进行性疾病,主要症状是受累肢体自主运动时肌肉震颤不止并表现肌肉强直或僵硬以及运动障碍,并伴有知觉、识别和记忆障碍,是中老年人的常见病。抗帕金森病药可以分为拟多巴胺类、外周脱羧酶抑制剂、多巴胺受体激动剂和其他类。

1. 拟多巴胺类

拟多巴胺类代表药物为左旋多巴（levodopa），由于多巴胺碱性较强，在体内 pH 条件下以质子化形式存在，不能透过血脑屏障进入中枢，因此不能直接供药用。研究显示，口服左旋多巴可有效改进帕金森病患者的状况。左旋多巴为多巴胺的生物前体，本身没有药理活性，由于其碱性较弱，在体内不能完全质子化，因此能够以分子形式透过血脑屏障，在脑内芳香 L-氨基酸脱羧酶的作用下，转化为多巴胺而发挥作用，以改善帕金森病患者的症状。

▶ 典型药物

左旋多巴 levodopa

化学名为（—）-3-（3，4-二羟基苯基）-L-丙氨酸，又名左多巴。

本品为白色或类白色结晶性粉末；无臭；无味；在水中微溶，在乙醇、氯仿或乙醚中不溶，在稀酸中易溶。

本品有一个手性中心，临床用左旋体。

本品具有邻苯二酚的结构，极易被空气中的氧气氧化变色，需遮光密封保存。

本品广泛用于治疗各种类型的帕金森病患者，无论年龄、性别差异和病程长短均适用。本品安全范围小，外周不良反应多，主要有恶心、呕吐、食欲减退等胃肠道反应，激动、焦虑、躁狂等精神行为异常，直立性低血压，不自主运动，"开-关"现象等。

2. 外周脱羧酶抑制剂

外周脱羧酶抑制剂，如卡比多巴（carbidopa）和苄丝肼（benserazide）。该类药物本身分子极性大，不易透过血脑屏障进入中枢，仅抑制外周多巴胺脱羧酶的活性，阻止左旋多巴在外周降解，使循环中的左旋多巴增加，促使多巴胺进入中枢神经系统发挥作用。与左旋多巴联合使用，可减少左旋多巴在外周的代谢，使进入中枢的左旋多巴增多，既能减少左旋多巴的不良反应，又能增强左旋多巴的疗效，是左旋多巴的重要辅助用药。

卡比多巴　　　　　　　　　　　　苄丝肼

3. 多巴胺受体激动剂

多巴胺受体激动剂，如普拉克索（pramipexole）、罗匹尼罗（ropinirole），该类药物能选择性地激动多巴胺受体，使多巴胺受体可以与多巴胺结合，发挥各种生理作用。该类药物临床用于帕金森病进展期，可缓解运动波动障碍，也可用于帕金森病早期，可推迟使用左旋多巴的时间。

普拉克索　　　　　　　　　　　罗匹尼罗

4．其他类

其他类抗帕金森病药,如单胺氧化酶(MAO)抑制剂司来吉兰(selegiline)、儿茶酚—O—甲基转移酶(COMT)抑制剂恩他卡朋(entacapone)等。

司来吉兰　　　　　　　　　　　　　　恩他卡朋

二、抗阿尔兹海默病药

老年痴呆可分为原发性痴呆和血管性痴呆,前者又称阿尔兹海默病,占老年痴呆患者总数的70%左右。阿尔兹海默病是一种与年龄高度相关的,以进行性认知功能障碍和记忆力损害为主的中枢神经退行性疾病,表现为记忆力、判断力及抽象思维等一般智力的丧失,但视力、运动能力等则不受影响。

抗阿尔兹海默病药按其作用机制可分为酰胺类中枢兴奋药、乙酰胆碱酯酶抑制剂和其他类。

(1) 酰胺类中枢兴奋药如吡拉西坦(piracetam)、茴拉西坦(aniracetam)、奥拉西坦(oxiracetam)。该类药物可作用于大脑皮质,激活、保护和修复神经细胞,促进大脑对磷脂和氨基酸的利用,增加大脑蛋白质的合成,改善各种类型的脑缺氧和脑损伤,从而提高学习和记忆能力。

吡拉西坦　　　　　　　　茴拉西坦　　　　　　　　奥拉西坦

(2) 乙酰胆碱酯酶抑制剂如多奈哌齐(donepezil)、石杉碱甲(huperzine)、加兰他敏(galanthamine)等。该类药物通过抑制胆碱酯酶活性,阻止乙酰胆碱降解和增高其含量,从而缓解因胆碱能神经功能缺陷所引起的记忆和认知功能障碍。

多奈哌齐　　　　　　　　石杉碱甲　　　　　　　　加兰他敏

(3) 其他类抗阿尔兹海默病药包括赖氨酸(lysine)、美金刚(memantine)、艾地苯醌(idebenone)等。

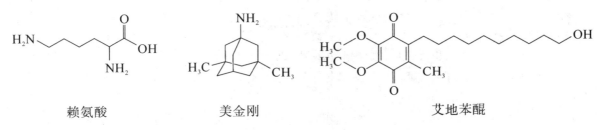

赖氨酸　　　　　　　　美金刚　　　　　　　　艾地苯醌

典型药物

吡拉西坦 piracetam

化学名为 2-(2-氧代吡咯烷-1-基)乙酰胺,又名脑复康。

本品为无色近乎无臭的结晶性粉末,味苦;易溶于水,微溶于乙醇,几乎不溶于乙醚;熔点为 151~154 ℃。

本品水溶液加高锰酸钾溶液和氢氧化钠溶液后,溶液呈紫色,随后渐变成蓝色,最后呈绿色。

本品为吡咯烷酮类药物,具有五元杂环内酰胺结构,为中枢神经递质 7-氨基丁酯的环化衍生物。本品为脑代谢改善药,可改善脑内能量代谢和葡萄糖的利用率;促进乙酰胆碱合成,从而影响胆碱能神经元兴奋传递;可改善由于缺氧所造成的逆行性遗忘。本品可用于衰老、脑血管病、CO 中毒等引起的记忆和轻中度脑功能障碍,亦可用于儿童发育迟缓。

本品无镇静、抗胆碱、抗组胺作用,精神兴奋作用较弱,无精神药物的不良反应,无成瘾性。本品临床用于老年精神衰退综合征、老年痴呆,也可用于脑外伤所致记忆障碍及智力障碍儿童等。

本章小结

通过对本章知识的学习,要求掌握代表药物苯巴比妥、地西泮、艾司唑仑、酒石酸唑吡坦、苯妥英钠、卡马西平、盐酸氯丙嗪、氯氮平、盐酸阿米替林、盐酸氟西汀、盐酸吗啡、磷酸可待因、盐酸哌替啶、盐酸美沙酮、盐酸氯胺酮、咖啡因、尼可刹米、左旋多巴、吡拉西坦的名称、化学结构、作用特点、理化性质及用途;熟悉各类药物的分类及共性;了解每类药物的发展、构效关系及作用机制。能熟练应用药物的理化性质解决该类药物的制备、调剂、分析检验、保管贮存、使用等实际问题。

能力检测

能力检测答案

一、最佳选择题

1. 苯巴比妥不具有下列哪种性质?(　　　)

A. 呈弱酸性　　　　　　　　B. 溶于乙醚、乙醇　　　　　　　C. 有硫黄的刺激气味

D. 钠盐易水解　　　　　　　E. 与吡啶-硫酸铜试液呈紫堇色

2. 巴比妥类钠盐水溶液与哪种气体接触可生成沉淀?(　　　)

A. 氧气　　　　B. 氮气　　　　C. 氨气　　　　D. 一氧化碳　　　　E. 二氧化碳

3. 不属于苯并二氮䓬类的药物是(　　　)。

A. 地西泮　　　　B. 氯氮䓬　　　　C. 唑吡坦　　　　D. 三唑仑　　　　E. 美沙唑仑

4. 地西泮的化学结构中所含的母核是(　　　)。

A. 二苯并氮杂䓬环　　　　　B. 氮杂䓬环　　　　　　　　　　C. 苯二氮䓬环

D. 1,3-苯二氮䓬环　　　　　E. 1,4-苯二氮䓬环

5. 在胃酸中主要为 4,5 位开环,到肠道又闭环成原药的是(　　　)。

A. 马普替林　　　B. 丁螺环酮　　　C. 硝西泮　　　D. 氯普噻吨　　　E. 丙米嗪

6. 苯妥英钠属于(　　　)。

A. 巴比妥类　　　　　　　　B. 噁唑酮类　　　　　　　　　　C. 乙内酰脲类

D. 丁二酰亚胺类　　　　　　　　E. 嘧啶二酮类

7. 结构上没有含氮杂环的镇痛药是（　　）。

A. 盐酸吗啡　　　　　　　　B. 枸橼酸芬太尼　　　　　　　　C. 二氢埃托啡

D. 盐酸美沙酮　　　　　　　　E. 盐酸普鲁卡因

8. 盐酸吗啡注射剂放置过久颜色变深，发生了以下哪种反应？（　　）

A. 水解反应　　　　　　　　B. 氧化反应　　　　　　　　C. 还原反应

D. 水解和氧化反应　　　　　　　　E. 重排反应

9.《中国药典》规定，盐酸吗啡水溶液加碳酸氢钠和碘试液，加乙醚振摇后，醚层不得显红色，水层不得显绿色，这是检查以下何种杂质？（　　）

A. 双吗啡　　　　B. 氢吗啡酮　　　　C. 羟吗啡酮　　　　D. 阿扑吗啡　　　　E. 氢可酮

10. 下列叙述中与吗啡及合成镇痛药的共同结构特点不符的是（　　）。

A. 分子中具有一个平坦的芳环结构　　　　　　　　B. 具有一个碱性中心

C. 具有一个负离子中心　　　　　　　　D. 含有哌啶环或类似哌啶环的空间结构

E. 烃基链部分结构中 $C_{15} \sim C_{16}$ 突出于平面前方

11. 吗啡及合成镇痛药具有镇痛活性，这是因为（　　）。

A. 具有相似的疏水性　　　　　　　　B. 具有相似的立体结构

C. 具有完全相同的构型　　　　　　　　D. 具有共同的药效构象　　　　　　　　E. 化学结构相似

12. 盐酸吗啡加热的重排产物主要是（　　）。

A. 双吗啡　　　　B. 可待因　　　　C. 苯吗喃　　　　D. 阿扑吗啡　　　　E. N-氧化吗啡

13. 奋乃静和盐酸氯丙嗪在贮存中易变色是因为吩噻嗪环易被（　　）。

A. 水解　　　　B. 氧化　　　　C. 还原　　　　D. 脱氨基　　　　E. 开环

14. 咖啡因的结构如下所示，其结构中 R_1、R_3、R_7 分别为（　　）。

A. H、CH_3、CH_3　　　　　　　B. CH_3、CH_3、CH_3　　　　　　　C. CH_3、CH_3、H

D. H、H、H　　　　　　　E. CH_2OH、CH_3、CH_3

15. 盐酸氟西汀属于哪一类抗抑郁药？（　　）

A. 去甲肾上腺素重摄取抑制剂　　　　B. 单胺氧化酶抑制剂

C. 阿片受体抑制剂　　　　D. 5-羟色胺重摄取抑制剂

E. 5-羟色胺受体抑制剂

二、配伍选择题

[1～5]

A. 苯巴比妥　　　B. 氯丙嗪　　　C. 哌替啶　　　D. 氟西汀　　　E. 卡马西平

1. 治疗癫痫大发作和综合性局灶性发作的药物为（　　）。

2. 镇静催眠和抗惊厥的药物为（　　）。

3. 治疗精神分裂症和躁狂症的药物为（　　）。

4. 治疗抑郁症的药物为（　　）。

5. 强效镇痛的药物为（　　）。

[6～8]

A. 苯巴比妥　　　　　　　　B. 酒石酸唑吡坦　　　　　　　　C. 地西泮

6. 属于苯二氮䓬类镇静催眠药的为（　　　）。

7. 属于巴比妥类镇静催眠药的为（　　　）。

8. 属于咪唑并吡啶类镇静催眠药的为（　　　）。

[9～12]

A. 盐酸氯丙嗪　　B. 苯巴比妥　　　C. 咖啡因　　　　D. 地西泮

9. 5-乙基-5-苯基-2,4,6-($1H$,$3H$,$5H$)嘧啶三酮为（　　　）。

10. 1,3,7-三甲基-3,7-二氢-$1H$-嘌呤-2,6-二酮一水合物为（　　　）。

11. 1-甲基-5-苯基-7-氯-1,3-二氢-$2H$-1,4-苯并二氮杂䓬-2-酮为（　　　）。

12. N,N-二甲基-2-氯-$10H$-吩噻嗪-10-丙胺盐酸盐为（　　　）。

[13～15]

A. 吡拉西坦　　　B. 氯胺酮　　　　C. 恩氟烷　　　　D. 利多卡因

13. 酰胺类中枢兴奋药为（　　　）。

14. 吸入性全身麻醉药为（　　　）。

15. 酰胺类局部麻醉药为（　　　）。

三、多项选择题

1. 镇静催眠药的结构类型有（　　　）。

A. 巴比妥类　　　　　　　　　B. GABA衍生物　　　　　　　　　C. 苯并氮䓬类

D. 咪唑并吡啶类　　　　　　　E. 酰胺类

2. 属于苯并二氮杂䓬类的药物有（　　　）。

A. 氟哌啶醇　　B. 普洛加比　　C. 地西泮　　　D. 氯氮䓬　　　E. 舒必利

3. 下列哪些药物作用于阿片受体？（　　　）

A. 哌替啶　　　B. 美沙酮　　　C. 氯氮平　　　D. 芬太尼　　　E. 丙米嗪

4. 中枢兴奋药按化学结构分为（　　　）。

A. 酰胺类　　　B. 吡乙酰胺类　C. 黄嘌呤类　　D. 吲哚乙酸类　E. 生物碱类

5. 属于三环结构的抗精神失常药有（　　　）。

A. 氯丙嗪　　　B. 三氟拉嗪　　C. 氯普噻吨　　D. 丙米嗪　　　E. 氟西汀

6. 以下哪些性质与吗啡相符？（　　　）

A. 从阿片生物碱中分离得到　　B. 具有酸性，可与氢氧化铵生成稳定的铵盐

C. 与铁氰化钾试液反应后，加三氯化铁试液显蓝色

D. 具有右旋光性　　　　　　　E. μ受体激动剂

（周振华　姜　敏）

解热镇痛药和非甾体抗炎药

学习目标

掌握 阿司匹林、对乙酰氨基酚、布洛芬、吲哚美辛的名称、化学结构、理化性质及临床用途。

熟悉 阿司匹林的制备、杂质及检测方法；熟悉安乃近、双氯芬酸钠、吡罗昔康、美洛昔康、别嘌醇、丙磺舒的化学结构、理化性质及临床用途。

了解 解热镇痛药和非甾体抗炎药发展状况。

案 例 导 入

辨证施药，安全有效

"双跨药品"是指同一种药品既是非处方药又是处方药。目前具有这种双重身份的药品共有 1000 多种，占国家药品总目录的 1/4，大部分为解热镇痛药、消化系统药等。

阿司匹林就是一种典型的解热镇痛类"双跨药品"，它有解热、镇痛、抗风湿、抗血小板聚集等适应证，用于非处方药时，其适应证是解热、镇痛，且用于解热只允许在 3 天内服用，用于镇痛只允许在 5 天内服用；而它用于处方药时必须在医生的医嘱下，用于治疗风湿、类风湿性关节炎以及心血管疾病等，并可长期服用。

解热镇痛药能使发热患者的体温恢复正常，并能缓解中等强度的疼痛，此类药物大多具有抗炎作用。非甾体抗炎药化学结构中不含甾环基本母核，其抗炎作用的机制不同于具有甾体结构的肾上腺皮质激素类抗炎药物，故又称非甾体抗炎药，以抗炎为主，兼有缓解疼痛、解热作用，临床上主要用于抗炎、抗风湿。

解热镇痛药和非甾体抗炎药虽然没有共同的基本化学结构，但都可通过不同机制抑制体内环氧化酶（cyclooxygenase，COX）的活性，阻断前列腺素（prostaglandin，PG）的合成与释放，从而发挥解热、镇痛、抗炎作用，在临床上广泛应用。

第一节 解热镇痛药

发热本身不是疾病，而是一种症状，是机体抵抗感染的机制之一。解热镇痛药作用于人体下丘脑的体温调节中枢，通过对花生四烯酸环氧化酶（COX）的选择性抑制，阻断或减少前列腺素（PG）在下丘脑的生物合成，从而使发热的体温降至正常，对正常体温没有影响。此类药物的镇痛作用与中枢镇痛药吗啡类不同，主要作用于外周部位，临床用于头痛、牙痛、肌肉痛、关节痛和神经痛等慢性钝痛，而对创伤性剧痛和内脏平滑肌痉挛引起的绞痛无效,但不易产生耐受性及成瘾性。

常用的解热镇痛药按化学结构可分为水杨酸类、苯胺类及吡唑酮类。

一、水杨酸类

水杨酸类是最早使用的解热镇痛药。1830 年人们首先在柳树皮中提取到水杨酸(salicylic acid)。1860 年 Kolbe 首次化学合成了水杨酸。1875 年 Buss 首次将水杨酸钠作为解热镇痛药和抗风湿药用于临床,但产生了严重的胃肠道反应。1898 年德国化学家 Hoffman 合成了其衍生物乙酰水杨酸。1899 年德国拜耳公司正式生产乙酰水杨酸,并取名为阿司匹林。阿司匹林的解热镇痛作用比水杨酸钠强,而胃肠道反应却大大降低,至今仍然被广泛用于临床,被誉为医药史上三大经典药物之一。阿司匹林分子结构中具有游离的羧基,呈酸性,对胃肠道有刺激,同时由于其能抑制前列腺素的合成与释放,损害了前列腺素对胃黏膜的保护作用,若长期或大剂量使用可以诱发并加重消化性溃疡,甚至导致胃出血。为克服其不足,人们对阿司匹林进行成盐、成酯、成酰胺等结构修饰,得到一系列药物,主要有赖氨匹林(aspirin lysine)、阿司匹林铝(aluminium acetylsalicylate)、水杨酰胺(salicylamide)、贝诺酯(benorylate)等。经过结构修饰后的药物,绝大部分对胃的刺激性减小甚至消失,而解热、镇痛、抗炎和抗风湿的作用明显增强。

水杨酸钠　　　　阿司匹林　　　　　　　赖氨匹林

阿司匹林铝　　　　水杨酰胺　　　　贝诺酯

通过对阿司匹林结构改造的研究,发现 5 位上引入含氟取代基,能明显增强抗炎镇痛作用,且胃肠道刺激性小,制得氟苯柳(flufenisal)及二氟尼柳(diflunisal)。对水杨酸类药物的研究与开发至今仍然是研究的一个热点课题,并取得了一些成就。

氟苯柳　　　　　　　　　二氟尼柳

知识链接

阿司匹林的历史

阿司匹林是历史悠久的解热镇痛药,早在 1853 年,弗雷德里克·热拉尔(Gerhardt)就用水杨酸与醋酐合成了乙酰水杨酸,但没能引起人们的重视;1898 年德国化学家霍夫曼(Hoffman)又进行了合成,并用此为他父亲治疗风湿性关节炎,疗效极好;1899 年由德国拜耳(Bayer)公司的德莱塞(Dreser)应用到临床,并取名为阿司匹林(aspirin)。

阿司匹林临床应用已百余年,它与青霉素、地西泮并称为医药史上三大经典药物,与其他药物相较,阿司匹林的适应证有越来越多的趋势,以致其逐渐成为兼有保健和治疗作用、备受称赞的家用常备药。据拜耳公司提供的资料,阿司匹林全球年产量约 5 万吨,相当于 1500 亿片。

→ **典型药物**

阿司匹林　aspirin

化学名为 2-(乙酰氧基)苯甲酸，又名乙酰水杨酸。

本品为白色结晶或结晶性粉末；无臭或微带醋酸臭，遇水即缓慢水解；本品在乙醇中易溶，在氯仿或乙醚中可溶，在氢氧化钠溶液或碳酸钠溶液中可溶，但同时分解。

本品以水杨酸为原料，在硫酸催化下经醋酐乙酰化制得。

在合成过程中，如果温度升得太高或太快，会产生大量的副产物如苯酚、乙酸苯酯、水杨酸苯酯、水杨酰水杨酸和乙酰水杨酸酐等。当乙酰水杨酸酐等杂质含量超过 0.003%（质量分数）时，可引起阿司匹林哮喘、荨麻疹等过敏反应。这些酚类和酯类杂质，在碳酸钠溶液中均不溶解，可利用此性质进行检查，故《中国药典》规定应检查碳酸钠中不溶物。

本品合成过程中乙酰化不完全或贮存不当都会产生水杨酸，故《中国药典》规定应检查游离水杨酸。检查方法是利用水杨酸与硫酸铁铵试液的显色反应（紫堇色），用比色法进行限量检查。

本品分子中含有羧基，显弱酸性，在氢氧化钠溶液或碳酸钠溶液中溶解，但同时水解生成水杨酸钠和醋酸钠，加热时水解更快。反应液酸化，即析出白色沉淀，并产生醋酸气味。

本品具有酚酯结构,稳定性较差。在干燥空气中尚稳定,遇湿气即缓慢水解生成水杨酸和醋酸。水解产物对胃肠道有刺激,并使其带有醋酸气味。

本品稳定性除与本身结构有关外,尚与 pH、温度、颗粒的大小等因素有关。

本品在酸性条件下较稳定,在中性水溶液中可迅速水解,水解速率随温度升高而加快。本品结晶颗粒的大小和相对湿度对水解速率均有影响。相对湿度增大,水解速率增加;颗粒越小,即表面积越大,水解速率越大。某些片剂的润滑剂,如硬脂酸镁能促进其水解。

本品结构中有酯基,且受邻位—COO—催化作用的影响,更易水解。水解产物为水杨酸和醋酸。水杨酸具有游离酚羟基,遇空气可逐渐变为淡黄色、红棕色至深棕色。光照、温度升高、微量重金属离子(铜、铁等)均可促进氧化反应进行。为了避免水解反应,故阿司匹林应密闭,于阴凉干燥处保存。

本品口服主要在胃及小肠上部迅速、完全吸收,吸收速率和溶解速率与胃肠道 pH 有关,食物可降低吸收速率,肠溶片剂吸收慢,吸收后很快在体内被酯酶水解为水杨酸及乙酸,然后在肝脏代谢,代谢物主要为甘氨酸及葡萄糖醛酸结合物。

本品临床上用于治疗感冒、发热及头痛、牙痛、神经痛、肌肉痛、痛经等慢性钝痛,是风湿热、类风湿性关节炎的首选药物;能抑制血小板中血栓素 A_2 的合成,有较强的抑制血小板聚集的作用,小剂量阿司匹林是治疗脑卒中的标准药物,目前已广泛用于心血管系统疾病的预防和治疗。

本品对胃黏膜有较强的刺激作用,长期应用可引起胃及十二指肠出血,还有诱发哮喘等副作用。儿童病毒性感冒引起的发热,禁用阿司匹林,以防引起瑞氏综合征。

知识链接

阿司匹林剂型与服用方法、时间

临床常见阿司匹林剂型有普通片、泡腾片、肠溶片、肠溶胶囊等。普通片多由乙酰水杨酸原料加上适宜的辅料压片制备而成,餐后服用,以减少对胃的刺激;泡腾片是在普通片的基础上加入泡腾崩解剂,如有机酸和碳酸钠、碳酸氢钠等制成,在水中快速崩解并释放,生物利用度高,疗效优于普通片,但严禁直接口服,必须泡腾后服用;肠溶片和肠溶胶囊是在药物外包裹了一层肠溶衣,在酸性环境(胃液)中不溶解,在碱性环境(肠液)中才溶解,且空腹服用后胃排空速率快,在胃内停留时间短,可以减少对胃黏膜的损伤,因此肠溶阿司匹林餐前服用。

课程思政

阿司匹林文化

1950 年,阿司匹林曾作为"销量最好的镇痛药"而被载入吉尼斯世界纪录。西班牙哲学家加赛特将 20 世纪称为"阿司匹林的世纪"。1969 年,阿司匹林作为解热镇痛药伴随阿波罗 11 号首次登上月球。法国世界级著名电影导演吕克·贝松说:"电影不是济世良药,它只是一片阿司匹林"。2005 年,中国上映电影《阿司匹林》。

二、苯胺类

1875 年人们发现苯胺有很强的解热镇痛作用,但它能破坏血红蛋白,毒性大,无药用价值。1886 年人们发现乙酰苯胺(acetanilide)具有很强的解热作用,曾用于临床,被称为退热冰,但大量或连续服用时,严重破坏血红素,毒性较大,故临床上早已不用。代谢研究发现乙酰苯胺在体内经代谢转化为对氨基酚,具有较强的解热镇痛作用,但有毒性,故将对氨基酚进行结构改造。将对氨基酚的氨基乙酰化、羟基醚化后,得到非那西丁(phenacetin),药理作用增强,毒性降低,解热镇痛作用较好,曾广泛用于临床。但因其对肾、血红蛋白及视网膜的毒性极大且易致癌,单方制剂已被淘汰,复方制剂还在应用,如复方乙酰水杨酸片及去痛片等。1948 年人们发现了非那西丁的代谢物对乙酰氨基酚(paracetamol)有较强的解热镇痛作用,无抗炎作用,毒副作用小,尤其适用于胃溃疡患者及儿童,但不宜大剂量使用。利用前药原理,将阿司匹林与对乙酰氨基酚制成酯,制得贝诺酯(benorilate),在体内水解后,产生阿司匹林与对乙酰氨基酚而起作用,因此具有较强的解热镇痛作用,同时保留了阿司匹林的抗炎作用,对胃黏膜刺激性较小,更适用于老年人和儿童。

| 乙酰苯胺 | 非那西丁 | 对乙酰氨基酚 | 贝诺酯 |

→ **典型药物**

对乙酰氨基酚 paracetamol

化学名为 N-(4-羟基苯基)乙酰胺,又名扑热息痛。

本品为白色结晶或结晶性粉末;无臭;易溶于热水或乙醇,溶于丙酮,略溶于水;熔点为 168~172 ℃。

本品采用对硝基苯酚钠为原料,在盐酸中加铁粉,发生还原反应生成对氨基酚,再用醋酸酰化,所得粗品用热水重结晶后即得。

本品在空气中稳定,水溶液中的稳定性与溶液的 pH 有关,在 pH 为 6 时最稳定,半衰期为 21.8 年(25 ℃),酸性及碱性均促进水解反应,水解产物为对氨基酚,另外,本品的制备过程中也会引入对氨基酚杂质。对氨基酚毒性较大,还可进一步被氧化,生成有色的氧化物,在乙醇中显橙红色或棕色。故《中国药典》规定本品应检查对氨基酚和乙醇溶液的澄清度与颜色。检查方法是利用对氨基酚与碱性亚硝基铁氰化钠的显色反应(蓝色),用比色法进行限量检查。

水解产物对氨基酚含有芳伯氨基,在酸性条件下,可与亚硝酸钠试液作用,生成重氮盐,再与碱性 β-萘酚试液偶合生成红色的偶氮化合物。

本品分子中含有酚羟基,其水溶液加三氯化铁试液显蓝紫色。

本品口服后自胃肠道吸收迅速而完全,吸收后在体液中分布均匀,在肝脏代谢,主要与体内葡萄糖醛酸结合或生成硫酸酯直接从肾脏排出,极少部分中间代谢物对肝脏、肾脏有毒性。长期大量用药,尤其是肾功能低下者,可出现肾绞痛或肾功能衰竭。乙酰半胱氨酸可降低其毒性。

本品具有较强的解热镇痛作用,作用温和而持久,但无抗炎、抗风湿作用,可用于治疗感冒引起的发热、头痛及缓解轻中度疼痛,如关节痛、神经痛等,常作为复方感冒药的主要成分,尤其适用于老年人和儿童。正常剂量下副作用小,是解热镇痛的首选药,长期大剂量使用时,具有肝毒性,有严重肝肾功能不全者禁用。

→ 典型药物

贝诺酯 benorilate

化学名为 4-羟基乙酰基苯胺乙酰水杨酸酯,又名扑炎痛、解热安。

本品为白色结晶性粉末;无臭,无味;不溶于水,易溶于沸乙醇、沸甲醇,微溶于甲醇或乙醇。熔点为 177~181 ℃。

本品结构中具有酯键和酰胺键,在酸性或碱性条件下易水解,生成的产物是对氨基酚和水杨酸,前者可发生重氮化偶联反应。

本品是利用前药原理将对乙酰氨基酚与阿司匹林化学结合而成,进入体内分解成阿司匹林和对乙酰氨基酚,发挥协同作用。

本品主要用于风湿性关节炎及其他发热所引起的疼痛,优点是对胃黏膜的刺激性下降,安全范围大,适用于老年患者和儿童患者。

三、吡唑酮类

吡唑酮类解热镇痛药最早用于临床的为安替比林(phenazone),是在 1884 年研究抗疟药奎宁类似物的过程中偶然发现的,但毒性较大。受吗啡结构中有甲氨基的启发,在安替比林结构中 4 位上引入二甲氨基即为氨基比林(aminophenazone),其解热镇痛作用持久,对胃无刺激性,曾广泛用于临床,由于能引起白细胞减少及粒细胞缺乏症等副作用,单方制剂已被淘汰,复方制剂还在应用,如去痛片和安痛定等。为了寻找水溶性更大的药物,在氨基比林的分子中引入水溶性基团亚甲基磺酸钠,即得安乃近(metamizole sodium),其解热镇痛作用更迅速且强大,毒性降低,水溶性增大,可制成注射液使用,安乃近也有较强的抗风湿作用,但因其会引起粒细胞缺乏症等不良反应,很少用于治疗风湿性疾病。

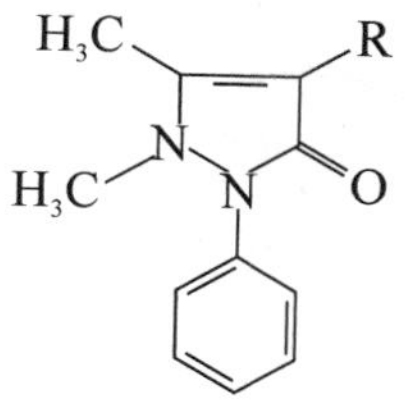

R=—H	安替比林
R=—N(CH$_3$)$_2$	氨基比林
R=—N(CH$_3$)(CH$_2$SO$_3$Na)	安乃近

知识链接

索米痛（去痛片）、安痛定的成分及作用

索米痛（somedon），别名去痛片、索灭痛等，是由氨基比林、非那西丁、咖啡因、苯巴比妥等组成的复方制剂，临床主要用于感冒引起的发热、关节痛、神经痛、头痛以及偏头痛、痛经等轻中度疼痛，尤其适用于对阿司匹林过敏或不适合用阿司匹林者（如水痘、血友病、出血性疾病、抗凝治疗的患者以及消化性溃疡、胃炎患者等）。

安痛定（antondine），又名复方氨林巴比妥钠，是由安替比林、氨基比林和巴比妥钠组成的复方制剂，具有解热、镇痛、止痉作用。常用于急性高热时的紧急退热，并且对发热时出现的头痛、肌肉痛等也有缓解作用。

典型药物

安乃近 metamizole sodium

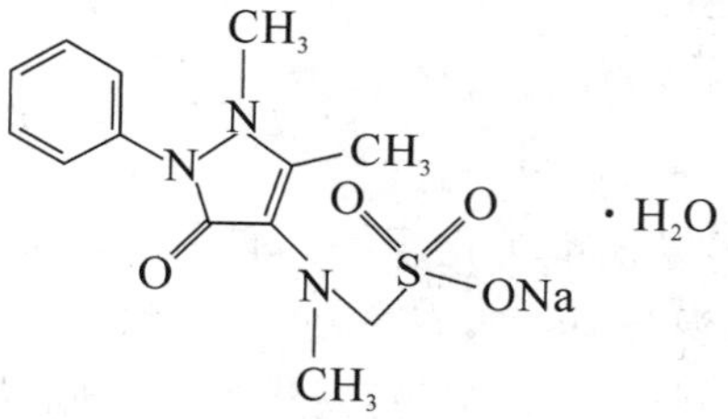

化学名为［（1,5-二甲基-2-苯基-3-氧代-2,3-二氢-1*H*-吡唑-4-基）甲氨基］甲烷磺酸钠盐一水合物，又名罗瓦尔精。

本品为白色（供注射用）或略带微黄色（供口服用）的结晶或结晶性粉末；无臭，味微苦；易溶于水，略溶于乙醇，几乎不溶于乙醚；熔点为 172 ℃。

本品与稀盐酸共热后，产生二氧化硫和甲醛的特臭气味。

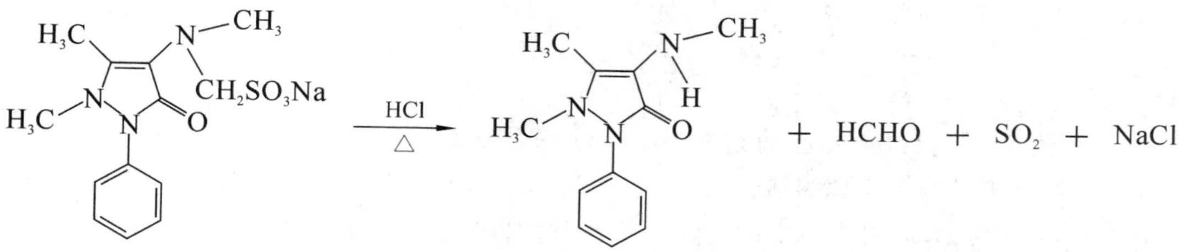

本品分子中 4 位上的 *N*-亚甲基磺酸钠具有还原性，生成 4-甲氨基安替比林，然后进一步被氧化为黄色物质。温度、pH、日光、空气中的氧和微量金属离子等均可促进氧化分解反应的进行，故本品应避光密封贮存。

本品溶于稀盐酸中,加次氯酸钠试液,产生瞬间即消失的蓝色,加热煮沸后变成黄色。

本品有较强的解热镇痛作用,起效快,用于高热症状,亦用于急性关节炎、头痛、牙痛、痛经、肌肉痛和偏头痛等。有时因出汗过多、体温下降过快而致虚脱,可选用滴鼻剂用药。

第二节 非甾体抗炎药

炎症是机体对有害刺激的一种自身防御机制,主要表现为红肿、疼痛等。非甾体抗炎药的主要作用机制是抑制环氧化酶(COX),从而阻断前列腺素(PG)的生物合成,对炎症性疼痛有较好的效果,可缓解红、肿、痒、疼等症状。上一节介绍的解热镇痛药中,除了乙酰苯胺类外,均具有抗炎作用,但长期大量使用具有胃肠道反应,对凝血或造血系统等也有严重的不良反应。因此,在寻找作用较强、毒副作用较低的非甾体抗炎药方面进行了大量研究工作,现在用于临床的非甾体抗炎药,按化学结构可分为芳基烷酸类、1,2-苯并噻嗪类和其他类非甾体抗炎药。

一、芳基烷酸类

芳基烷酸类是目前研究开发速度最快、临床应用最广的一类非甾体抗炎药。根据结构特点,芳基烷酸类可分为芳基乙酸类和芳基丙酸类。

(一)芳基乙酸类

在研究植物生长激素时发现芳基乙酸类化合物具有一定的抗炎作用,5-羟色胺可能是炎症的化学致痛物质,而5-羟色胺的生物来源与色氨酸有关,同时发现风湿痛患者体内色氨酸代谢水平较高。在此基础上对吲哚类衍生物进行构效关系的研究,从中发现了吲哚美辛(indometacin)具有很强的镇痛抗炎活性,可用于治疗风湿性关节炎和类风湿性关节炎。

5-羟色胺　　　　　　色氨酸　　　　　　　　吲哚美辛

在对吲哚美辛进行结构改造的过程中,将吲哚环上的 N 换成 CH,得到前体药物舒林酸(sulindac),其本身不具有抗炎镇痛活性,在体内经过肝脏代谢后被还原为活性化合物而起效。舒林酸临床使用时,起效慢,作用持久,副作用小,适用于各种慢性关节炎及各种原因引起的疼痛。

将吲哚环简化得到苯乙酸类抗炎药物双氯芬酸钠(diclofenac sodium),其镇痛、抗炎及解热作用比吲哚美辛强 2～5 倍,比阿司匹林强 26～50 倍,具有药效强、不良反应少、剂量小、口服吸收迅速、排泄快、长期应用无蓄积作用的特点,常用于缓解各种慢性关节炎的急性期或持续性关节肿痛症状及治疗非关节性的各种轻中度疼痛。

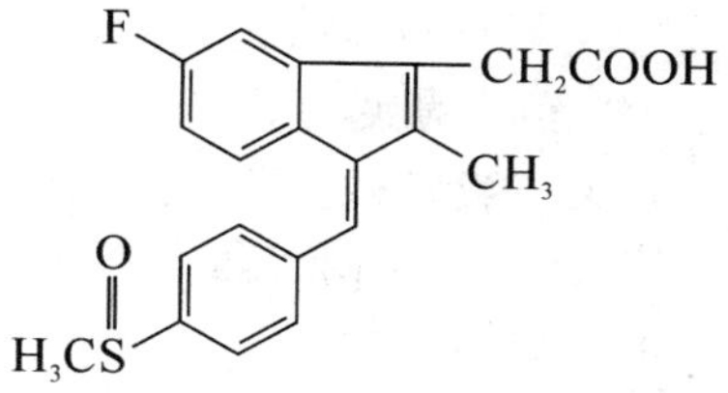

舒林酸 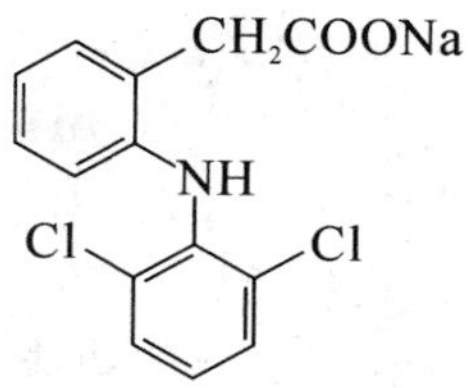　　　　　　　　　　　　双氯芬酸钠

（二）芳基丙酸类

在芳基乙酸类药物的研究中,发现苯环上增加疏水基团(烷基、芳烷基等)可使抗炎作用增强。4-异丁基苯乙酸是这类化合物中首先应用于临床的,但长期或大剂量应用时,可使谷草转氨酶活性增强。在其乙酸基的 α-碳原子上引入甲基,得到布洛芬(ibuprofen),其不但增强了抗炎镇痛作用,而且毒性也有所降低,现为临床常用的抗炎镇痛药。在布洛芬的基础上,又研制出许多芳基丙酸类非甾体抗炎药,疗效均强于布洛芬,且应用范围与布洛芬相似,如萘普生(naproxen)、酮洛芬(ketoprofen)、氟比洛芬(flurbiprofen),作用强度分别是布洛芬的 10、15、50 倍。

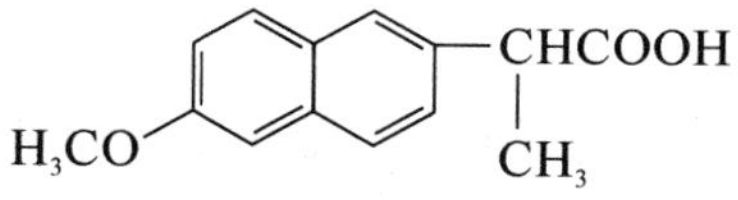

萘普生 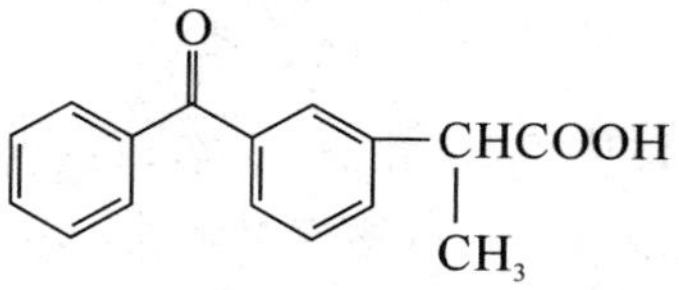　　　　　　　　　酮洛芬 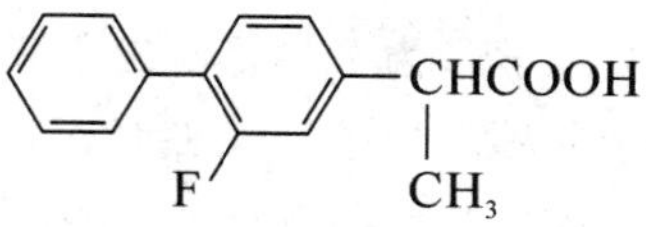　　　　　　　　氟比洛芬

→ 典型药物

吲哚美辛　　indometacin

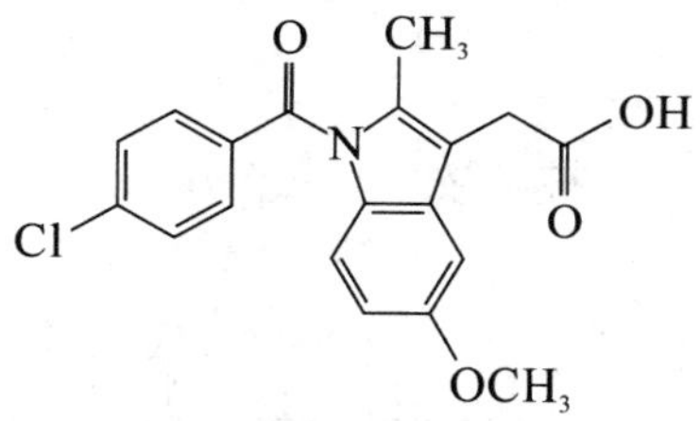

化学名为 2-甲基-1-(4-氯苯甲酰基)-5-甲氧基-1H-吲哚-3-乙酸,又名消炎痛。

本品为类白色或微黄色结晶性粉末;几乎无臭,无味;溶于丙酮,略溶于甲醇、乙醇、氯仿或乙醚,微溶于苯,极微溶于甲苯,几乎不溶于水;熔点为 158～162 ℃。

本品在空气中稳定,结构中吲哚环易氧化。本品对光敏感,应避光贮存。

本品水溶液在 pH 2～8 时较稳定。在强酸或强碱条件下,易水解生成 2-甲基-5-甲氧基-1H-吲哚-3-乙酸和对氯苯甲酸。水解及脱羧产物还可进一步被氧化生成有色物质,且随温度升高,水解变色速率更快。

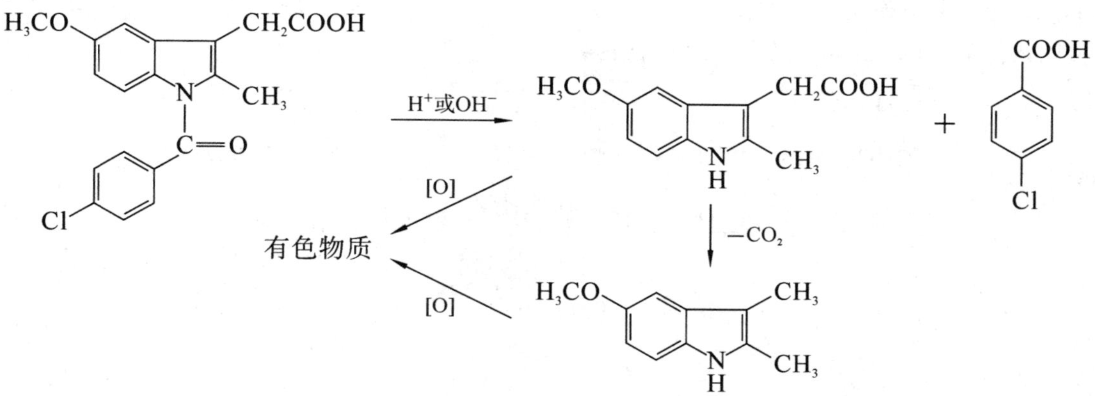

本品分子中含有吲哚环,与氢氧化钠溶液和重铬酸钾试液共热后,用硫酸酸化并缓缓加热,显紫色。

本品与亚硝酸钠溶液共热后,用盐酸酸化,显绿色,放置后,渐变为黄色。

本品对炎症性疼痛作用显著,对痛风性关节炎及骨关节炎疗效较好,主要用于治疗风湿性关节炎、强直性脊椎炎、骨关节炎等,也可用于癌症发热及其他不易控制的发热。不良反应较多,如胃肠道反应、神经系统反应等;对肝功能和造血系统也有一定的影响。

→ 典型药物

双氯芬酸钠 diclofenac sodium

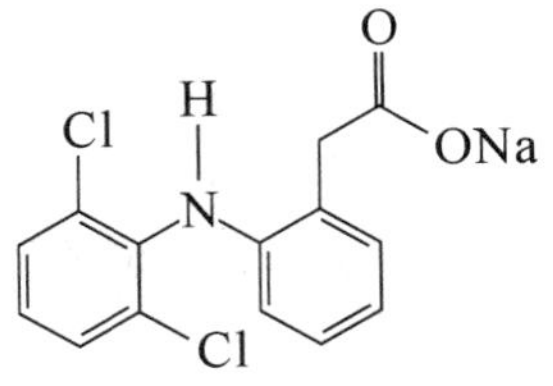

化学名为 2-[(2,6-二氯苯基)氨基]-苯乙酸钠,又名双氯灭痛。

本品为白色或类白色结晶性粉末;有刺鼻感与引湿性;易溶于乙醇,略溶于水,不溶于氯仿。

本品与碳酸钠灼烧炭化后,加水煮沸,滤液显氯化物的鉴别反应。

本品具有较强的镇痛、抗炎和解热作用,口服吸收快,不良反应少,剂量小,长期应用无蓄积作用。

本品抗炎、镇痛、解热作用很强,其镇痛活性为吲哚美辛的 6 倍、阿司匹林的 40 倍;解热作用是吲哚美辛的 2 倍、阿司匹林的 350 倍。本品适用于风湿性关节炎及类风湿性关节炎等各种类型关节炎、轻度至中度的疼痛及各种原因引起的发热。

→ 典型药物

布洛芬 ibuprofen

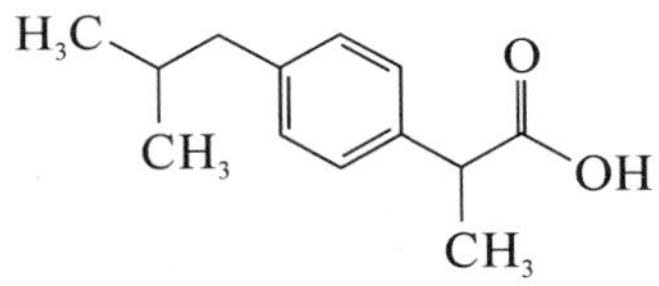

化学名为 α-甲基-4-(2-甲基丙基)苯乙酸,又名异丁苯丙酸。

本品为白色结晶性粉末;稍有特异臭,几乎无味;易溶于乙醇、丙酮、氯仿或乙醚,几乎不溶于水;熔点为 74.5～77.5 ℃。

本品具有手性碳原子,药用为外消旋体。

本品与氯化亚砜作用后,与乙醇成酯,在碱性条件下,与盐酸羟胺作用,可生成羟肟酸,加三氯化铁在酸性条件下作用生成红色至暗红色羟肟酸铁。

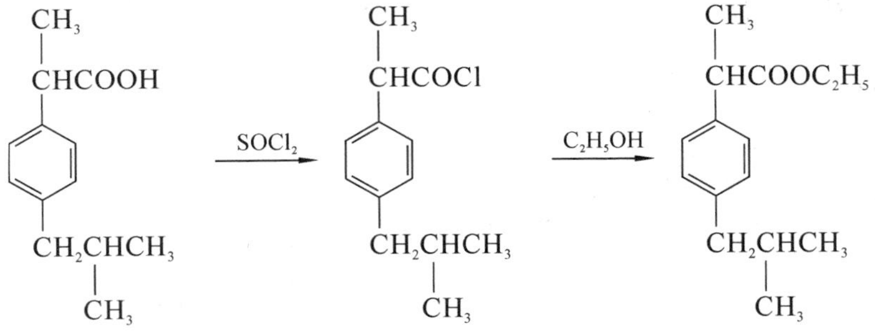

本品口服吸收快，1～2 h血药浓度可达峰值，并且代谢迅速，1次给药后半衰期一般为1.8～2 h，24 h内大多以原药及氧化物的形式从尿中排泄。

本品的抗炎、镇痛和解热作用均大于阿司匹林，用于风湿性关节炎及类风湿性关节炎等各种类型关节炎、轻度至中度的疼痛及各种原因引起的发热。偶见视物模糊及中毒性弱视，出现视力障碍者应立即停药。

二、1，2-苯并噻嗪类

1,2-苯并噻嗪类又称昔康类，是一类具有烯醇式结构的化合物，本类药物与许多非甾体抗炎药不同之处是不含羧基，但由于烯醇式结构的存在，多显弱酸性，其pKa为4～6。本类药物具有消化系统不良反应少、半衰期长的特点，为一类长效非甾体抗炎药。如吡罗昔康（piroxicam）、舒多昔康（sudoxicam）及美洛昔康（meloxicam）。

→ 典型药物

吡罗昔康 piroxicam

化学名为 2-甲基-4-羟基-N-(2-吡啶基)-2H-1,2-苯并噻嗪-3-甲酰胺 1,1-二氧化物，又名炎痛喜康。

本品为类白色或微黄绿色的结晶性粉末；无臭，无味；易溶于三氯甲烷，略溶于丙酮，微溶于乙醇或乙醚，几乎不溶于水。熔点为198～202 ℃，熔融的同时分解。

本品分子中有烯醇式结构，显弱酸性（pKa=6.3），易溶于碱。

本品的三氯甲烷溶液加三氯化铁试液，显玫瑰红色。

本品的盐酸-甲醇溶液，在243 nm和334 nm波长处有最大吸收。

本品具有镇痛、抗炎及解热作用，用于缓解各种关节炎及炎性软组织风湿病变的疼痛和肿胀，为对症治疗。

▶ **典型药物**

美洛昔康　meloxicam

化学名为 2-甲基-4-羟基-N-(5-甲基-2-噻唑基)-2H-1,2-苯并噻嗪-3-甲酰基-1,1-二氧化物。

本品为微黄色至淡黄色或微黄绿色至淡黄绿色的结晶性粉末;无臭,无味;本品溶于二甲基甲酰胺,微溶于丙酮,极微溶于甲醇或乙醇,几乎不溶于水。

本品灼烧产生的气体可使湿润的醋酸铅试纸显黑色。

本品的三氯甲烷溶液加三氯化铁试液,振摇,放置后,三氯甲烷层显淡紫红色。

本品的氢氧化钠溶液,在 270 nm 和 362 nm 波长处有最大吸收。

本品主要用于类风湿性关节炎和疼痛性骨关节炎,具有良好的耐受性,$t_{1/2}$ 为 35~46 h,是一种长效抗风湿药物。常见的不良反应为轻度胃肠道功能紊乱和中枢反应,严重的不良反应少见。

三、其他类

除了芳基烷酸类和 1,2-苯并噻嗪类非甾体抗炎药外,还有 3,5-吡唑烷二酮类、邻氨基苯甲酸类和二苯基取代杂环类。

(一) 3,5-吡唑烷二酮类

此类药物最早用于临床的是保泰松(phenylbutazone),具有较强的抗炎镇痛作用及促进尿酸排泄作用,但其毒副作用较大,后来发现保泰松在体内的代谢物羟布宗(oxyphenbutazone),同样具有抗炎、抗风湿作用,且毒性较低,副作用较小,主要用于风湿性关节炎、类风湿性关节炎及痛风。此后又发现了 γ-酮保泰松,它们的抗炎、抗风湿作用比保泰松弱,但具有很强的排出尿酸作用。

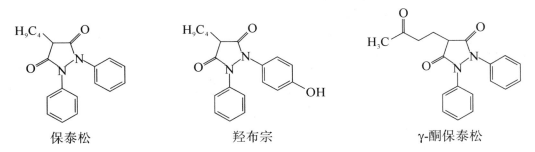

保泰松　　　　　　　　　羟布宗　　　　　　　　　γ-酮保泰松

(二) 邻氨基苯甲酸类

邻氨基苯甲酸衍生物都有较强的抗炎镇痛作用,此类药物又称芬那酸类药物,常见的有甲芬那酸(mefenamic acid)、甲氯芬那酸(meclofenamic acid)及氯芬那酸(chlofenamic acid)。此类药物在临床上用于风湿性关节炎和类风湿性关节炎,由于此类药物不良反应较多,现已较少应用。

甲芬那酸　　　　　　　　甲氯芬那酸　　　　　　　　氯芬那酸

（三）二苯基取代杂环类

二苯基取代杂环类又称昔布类，为选择性环氧化酶-2（COX-2）抑制剂。研究表明，本类药物通过抑制环氧化酶-2（COX-2）而阻止导致炎症的前列腺素产生，减少局部组织的水肿和疼痛，在治疗剂量时不干扰胃肠中与环氧化酶-1（COX-1）相关的生理过程，胃肠道不良反应明显较其他非甾体抗炎药低。现在临床应用的有塞来昔布（celecoxib）、帕瑞昔布（parecoxib）、罗非昔布（rofecoxib）等，主要用于治疗急性、慢性骨关节炎和类风湿性关节炎。

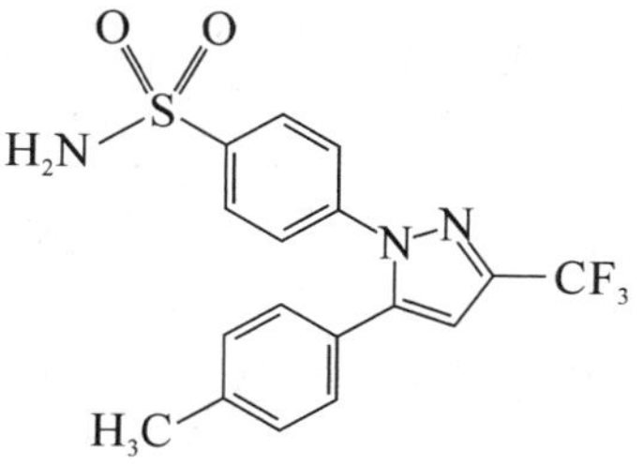

塞来昔布 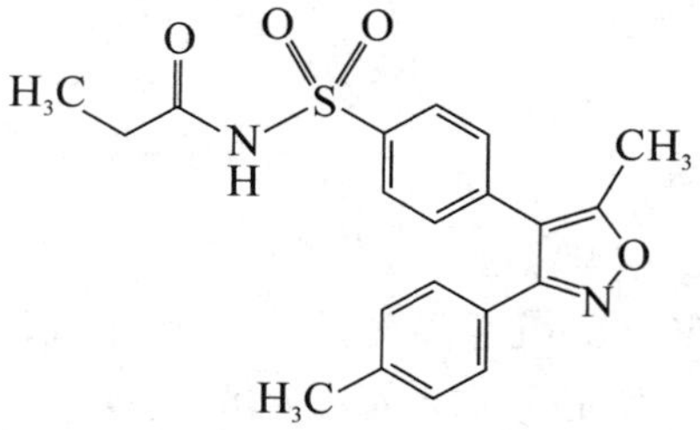　　　　　　　帕瑞昔布 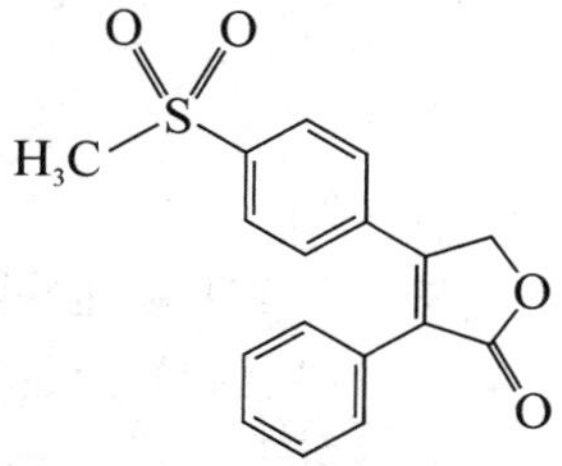　　　　　　　罗非昔布

第三节　抗痛风药

一、概述

痛风是嘌呤代谢紊乱和（或）尿酸排泄障碍所致的一组异质性疾病，其临床特征为高尿酸血症，致使尿酸盐在关节、肾脏及结缔组织中结晶析出，主要表现为急性痛风性关节炎、痛风石形成、痛风石性慢性关节炎、痛风性肾病及尿酸性尿路结石。

知识链接

痛风性关节炎

嘌呤代谢紊乱和（或）尿酸排泄减少致使尿酸沉积在关节囊、滑膜囊、软骨、骨质而引起的关节周围软组织出现明显红肿热痛。患者出现局部不能忍受被单覆盖或周围震动、午夜足痛惊醒、痛如刀割或咬噬样的慢性关节炎等临床症状。

临床上使用的抗痛风药根据作用机制可以分为三类：①控制尿酸盐对关节造成的炎症的药物，如秋水仙碱（colchicine）；②增加尿酸排泄速率的药物，如丙磺舒（probenecid）；③通过抑制黄嘌呤氧化酶来抑制尿酸生成的药物，如别嘌醇（allopurinol）。在非甾体抗炎药中许多药物也用于痛风的治疗，如吲哚美辛、双氯芬酸钠、羟布宗等。

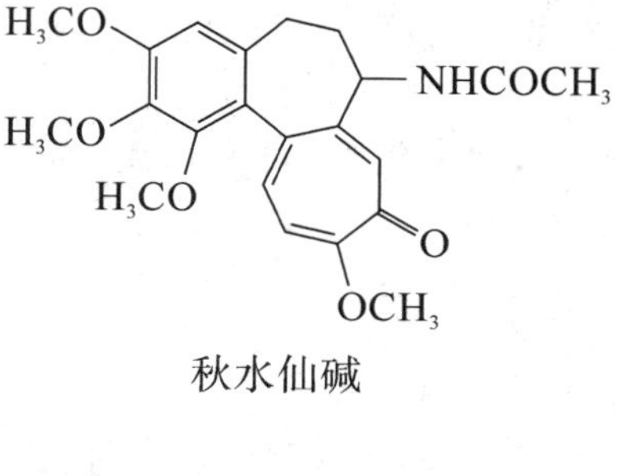

秋水仙碱 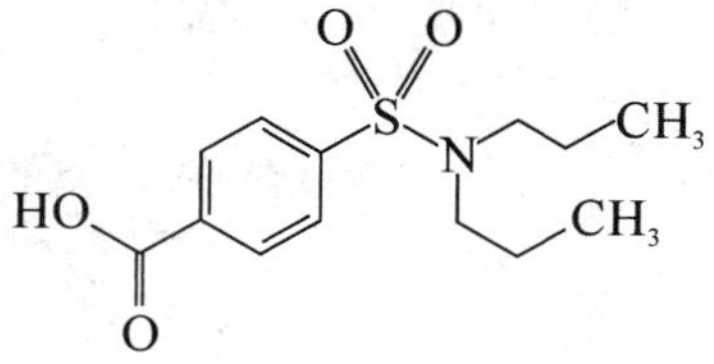　　　　　　　丙磺舒 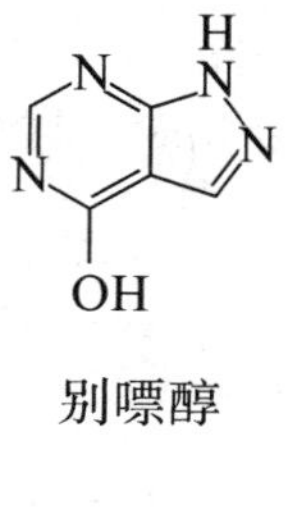　　　　　　　别嘌醇

二、典型药物

→ 典型药物

别嘌醇 allopurinol

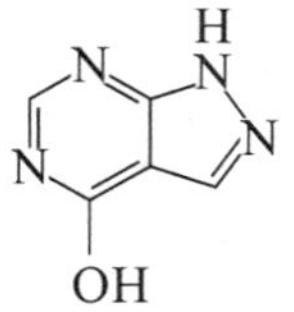

化学名为 1H-吡唑并[3,4-d]嘧啶-4-醇,又名痛风宁。

本品为白色或类白色结晶性粉末;几乎无臭;极微溶于水或乙醇,不溶于三氯甲烷或乙醚。

本品在 pH 为 3.1～3.4 时最稳定,pH 升高可分解。

本品加碱性碘化汞钾试液,加热至沸,放置后生成黄色沉淀。

本品被黄嘌呤氧化酶代谢为羟嘌呤醇,而羟嘌呤醇对黄嘌呤氧化酶也有抑制作用,通过抑制黄嘌呤氧化酶的活性,阻止次黄嘌呤和黄嘌呤代谢为尿酸,从而减少了尿酸的生成和减少了尿酸在骨、关节和肾脏的沉积,是目前唯一能抑制尿酸合成的药物。

本品主要用于慢性痛风、痛风性肾病或尿酸性肾结石。对排尿酸药过敏或无效者,不适宜使用排尿酸药的患者,以及急性痛风患者无效。

→ 典型药物

丙磺舒 probenecid

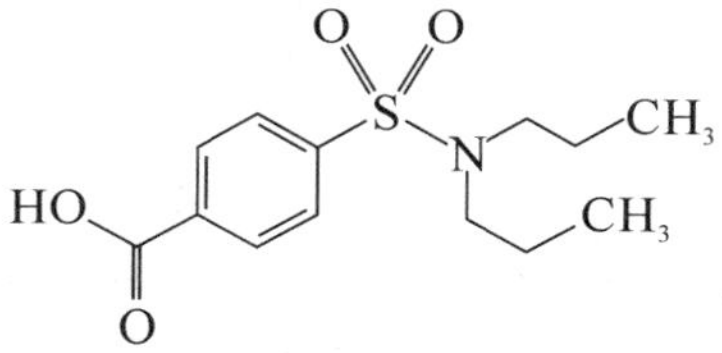

化学名为对-[(二丙氨基)磺酰基]苯甲酸,又名羧苯磺胺。

本品为白色结晶性粉末;无臭,味微苦;溶于丙酮,略溶于乙醇或三氯甲烷,几乎不溶于水;熔点为 198～201 ℃。

本品溶于稀氢氧化钠溶液中,加三氯化铁试液即产生米黄色沉淀。

本品与氢氧化钠小火加热熔融数分钟,放冷,残渣加硝酸数滴,再加盐酸溶解使其成酸性,加少许水稀释,过滤,滤液显硫酸盐的鉴别反应。

本品在肝内代谢成羧基化代谢物及羟基化合物,这些代谢物均具有促进尿酸排泄的活性,从而降低血中尿酸盐的浓度,可缓解或防止尿酸盐结晶的生成,减少关节的损伤,也可促进已形成的尿酸盐的溶解。

本品用于高尿酸血症伴随痛风和痛风性关节炎的长期治疗,但无镇痛、抗炎作用,对急性痛风无效。

→ 本章小结

通过对本章知识的学习,要求掌握阿司匹林、对乙酰氨基酚、布洛芬、吲哚美辛的名称、化学结构、理化性质及临床用途;熟悉阿司匹林的制备、杂质及检测方法;熟悉安乃近、双氯芬酸钠、吡罗昔康、美洛昔康、别嘌醇、丙磺舒的化学结构、理化性质及临床用途；了解解热镇痛药和非甾体抗炎药的发展状况。能够熟练应用典型药物的理化性质解决该类药物的调剂、制剂、分析检验、贮存保管及使用等问题。能够写出阿司匹林、对乙酰氨基酚、布洛芬、吲哚美辛的化学结构，认识安乃近、双氯芬酸钠、吡罗昔康、美洛昔康、别嘌醇、丙磺舒的化学结构。通过本章理论知识的学习为该类药物的调剂、制剂、分析检验、贮存保管及使用等奠定理论和实践基础。

⇒ **能力检测**

能力检测答案

一、最佳选择题

1. 阿司匹林与碳酸钠溶液共热，放冷后用稀硫酸酸化，析出的白色沉淀是（　　）。

A. 水杨酸　　　　　　　　　　B. 水杨酸钠　　　　　　　　　　C. 醋酸

D. 乙酰水杨酸　　　　　　　　E. 乙酰水杨酸钠

2. 解热镇痛药和非甾体抗炎药的作用机制是（　　）。

A. 抑制二氢叶酸还原酶　　　　B. 抑制二氢叶酸合成酶　　　　C. 抑制环氧化酶

D. 抑制 β-内酰胺酶　　　　　　E. 与吗啡类镇痛药相似

3. 下列叙述与阿司匹林不符的是（　　）。

A. 微带醋酸臭味　　　　　　　　　　　　　B. 可溶于碳酸钠溶液中

C. 在干燥状态稳定，遇湿气缓慢分解　　　　D. 具有解热镇痛作用，不具抗炎作用

E. 水溶液加热后与三氯化铁反应显紫堇色

4. 下列哪一项叙述与布洛芬性质相符？（　　）

A. 易溶于水　　　　　　　　　　　　　　　B. 临床用其消旋体

C. 在酸性或碱性条件下均易水解　　　　　　D. 具有解热镇痛作用，不具抗炎作用

E. 在空气中放置可被氧化，颜色可发生变化

5. 仅有解热镇痛作用，无抗炎活性的药物是（　　）。

A. 对乙酰氨基酚　　　　　　　B. 贝诺酯　　　　　　　　　　　C. 布洛芬

D. 安乃近　　　　　　　　　　E. 双氯芬酸钠

6. 属于 1,2-苯并噻嗪类非甾体抗炎药的是（　　）。

A. 布洛芬　　　　B. 安乃近　　　　C. 双氯芬酸钠　　　　D. 吡罗昔康　　　　E. 吲哚美辛

7. 结构中不含羧基却显酸性的药物是（　　）。

A. 阿司匹林　　　　B. 吲哚美辛　　　　C. 布洛芬　　　　D. 吡罗昔康　　　　E. 双氯芬酸

8. 溶于水的药物是（　　）。

A. 阿司匹林　　　　　　　　　B. 对乙酰氨基酚　　　　　　　　C. 吲哚美辛

D. 布洛芬　　　　　　　　　　E. 安乃近

9. 别嘌醇为（　　）。

A. 抗肿瘤药物　　　B. 解热镇痛药　　　C. 抗痛风药　　　D. 镇痛药　　　E. 抗高血压药

10. 下列叙述与贝诺酯不相符的是（　　）。

A. 前体药物　　　　　　　　　　　　　　　B. 结构中具有潜在的芳香第一胺

C. 水解产物与三氯化铁反应显紫堇色　　　　D. 对胃黏膜的刺激性大

E. 环氧化酶抑制剂

二、配伍选择题

[1～3]

A. 阿司匹林　　　　　　　　　B. 对乙酰氨基酚　　　　　　　　C. 布洛芬

D. 双氯芬酸钠　　　　　　　　E. 美洛昔康

1. 结构中含有苯甲酸的是（　　）。

2. 结构中含有苯乙酸的是（　　）。

3. 结构中含有苯丙酸的是（　　）。

[4～8]

A. 阿司匹林　　　B. 吲哚美辛　　　C. 贝诺酯　　　　D. 安乃近　　　E. 吡罗昔康

4. 长效非甾体抗炎药为（　　）。

5. 对光敏感,应避光贮存的是（　　）。

6. 前体药物有（　　）。

7. 可制成注射液使用的是（　　）。

8. 可预防血栓形成的是（　　）。

[9～10]

A. 吲哚美辛　　　　　　　B. 阿司匹林　　　　　　　C. 对乙酰氨基酚

D. 布洛芬　　　　　　　　E. 双氯芬酸钠

9. N-(4-羟基苯基)乙酰胺是（　　）。

10. 2-乙酰氧基苯甲酸是（　　）。

三、多项选择题

1. 下列药物中,属于非甾体抗炎药的是（　　）。

A. 可的松　　　B. 双氯芬酸钠　　C. 秋水仙碱　　　D. 吲哚美辛　　E. 布洛芬

2. 下列药物属于抗痛风药的有（　　）。

A. 贝诺酯　　　B. 丙磺舒　　　C. 别嘌醇　　　D. 苯溴马隆　　E. 秋水仙碱

3. 贝诺酯由哪两种药物化学结合而成？（　　）

A. 阿司匹林　　　　　　　B. 布洛芬　　　　　　　C. 萘普生

D. 对乙酰氨基酚　　　　　E. 美洛昔康

（孟彦波）

循环系统药

案例导入

新型冠状病毒肺炎与循环系统损害

　　新型冠状病毒肺炎（corona virus disease 2019，COVID-19）是由新型冠状病毒（SARS-CoV-2）引起的，以发热、咳嗽及呼吸困难为主要临床症状的一种可在人群中广泛传播的疾病。截至目前，SARS-CoV-2 已在全球范围内造成大流行，随着国内疫情防治工作的有效开展，以及对于 COVID-19 的认识与研究的不断加深，发现很多 COVID-19 患者出现以循环系统损害症状为首发或继发的临床症状。SARS-CoV-2 可直接通过血管紧张素转化酶Ⅱ（angiotensin converting enzyme Ⅱ，ACE Ⅱ）受体损伤心肌细胞，也可以通过异常激活免疫系统、释放大量细胞因子从而导致急、慢性的心肌损伤。当心功能受损严重时，可能会通过 RAS 系统影响到肾脏功能，从而导致患者同时出现心脏和肾脏损害的临床表现。此外，对于 COVID-19 患者来说，还存在动、静脉血栓栓塞的风险。

　　循环系统疾病是目前全世界范围内致死率排在首位的疾病，为临床常见病、多发病，发病率较高。循环系统药（circulatory system agents），就是用于预防和治疗循环系统疾病的药物，临床上用于治疗冠心病、脑卒中、脑栓塞、高脂血症、动脉粥样硬化、心绞痛、心律失常、高血压、心力衰竭等一系列疾病。因此，循环系统药的研究和应用日益受到重视。

　　按其临床用途的不同，循环系统药可分为调血脂药、抗心绞痛药、抗心律失常药、抗高血压药和抗心功能不全药。

第一节　调血脂药

　　血脂是血浆或血清所含脂类的总称，包括胆固醇、胆固醇酯、甘油三酯、磷脂和游离脂肪酸等。血脂均不溶于水，须在血浆中与各种载脂蛋白结合才能成为亲水性脂蛋白，进而溶于血浆中。血浆中的脂蛋白有高密度脂蛋白（HDL）、低密度脂蛋白（LDL）、极低密度脂蛋白（VLDL）、中密度脂蛋白（IDL）

和乳糜微粒(CM)。

在血浆中,各种脂质和脂蛋白按基本恒定的浓度维持彼此间的平衡,若比例失调则表明脂质代谢异常或紊乱,血脂或脂蛋白高于正常水平者称为高脂蛋白血症,即高脂血症。

> **知识链接**
>
> **高 脂 血 症**
>
> 　　高脂血症的临床诊断标准是血浆总胆固醇(TC)浓度高于 5.72 mmol/L 和甘油三酯(TG)浓度高于 1.70 mmol/L。人体高脂血症主要是血浆中 VLDL 和 LDL 增多,血脂浓度长期升高,血脂及其分解产物逐渐沉积在血管壁上,同时伴有纤维组织增生,形成斑块,血管弹性降低、管腔变窄或阻塞,即发生动脉粥样硬化,进而导致冠心病、脑血管病和周围血管病。

调血脂药(lipid regulators)能够通过不同途径降低 CM、LDL、VLDL 等脂蛋白水平,或升高抗动脉粥样硬化的 HDL 水平,以纠正脂质代谢紊乱,调整血液中脂蛋白的比例,维持相对恒定的浓度,从而预防和消除动脉粥样硬化。根据作用机制不同,调血脂药可分为羟甲戊二酰辅酶 A 还原酶抑制剂和其他类。

一、羟甲戊二酰辅酶 A 还原酶抑制剂

血浆中的胆固醇来源有外源性和内源性两种途径,外源性胆固醇主要从食物中摄取,内源性胆固醇则主要在肝脏合成。羟甲戊二酰辅酶 A(HMG-CoA)还原酶就是体内胆固醇生物合成的限速酶,抑制其活性可阻止肝脏中胆固醇的产生,有效地降低胆固醇水平。

20 世纪 80 年代问世的他汀类药物是调血脂药研究领域的突破性进展。由于它们能选择性地分布于肝脏,竞争性地抑制 HMG-CoA 还原酶的活性,限制了内源性胆固醇的生物合成;同时通过降低胆固醇的浓度,以触发肝脏 LDL 受体表达增加,加快血浆中 LDL、IDL 和 VLDL 的消除,从而显著降低血浆中 LDL 水平,并提高 HDL 水平。

他汀类药物选择性高、疗效确切,是目前临床上用于预防、治疗高脂血症和冠心病的优良药物。代表药物有洛伐他汀(lovastatin)、辛伐他汀(simvastatin)、普伐他汀(pravastatin)和氟伐他汀(fluvastatin)等。

辛伐他汀　　　　　　　普伐他汀　　　　　　　氟伐他汀

典型药物

洛伐他汀　lovastatin

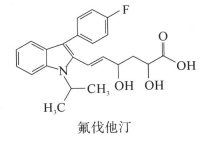

化学名为(S)-2-甲基丁酸(4R,6R)-6-[2-[(1S,2S,6S,8S,8αR)-1,2,6,7,8,8α-六氢-8-羟基-2,6-二甲基-1-萘基]乙基]四氢-4-羟基-2H-吡喃-2-酮-8-酯。

本品为白色或类白色结晶或结晶性粉末;无臭,无味,略有引湿性;易溶于三氯甲烷,溶于丙酮,微溶于乙醇、乙酸乙酯或乙腈,不溶于水;比旋光度为+324°～+338°(5 mg/mL 乙腈溶液)。

本品不稳定,在贮存过程中其内酯环上羟基会发生氧化反应,生成吡喃二酮衍生物;本品的水溶液在酸、碱条件下,六元内酯环能迅速水解,生成羟基酸衍生物。

本品为无活性前药,在体内发生内酯环水解生成开环的 β-羟基酸衍生物才有抑酶活性,这个活性代谢物是 HMG-CoA 还原酶的有效抑制剂,能降低血浆中的胆固醇。

本品是第一个上市的 HMG-CoA 还原酶抑制剂,可用于原发性高胆固醇血症和冠心病的治疗,预防冠状动脉粥样硬化,对肾功能有保护和改善作用,还用于缓解器官移植后的排异反应和治疗骨质疏松症。

> **知识链接**
>
> **前 药 原 理**
>
> 药物经过化学结构修饰后得到的化合物,在体外无活性或活性很低,在体内经酶促反应或非酶促作用又释放出活性药物而发挥药效。这种无活性的化合物即称为前体药物,简称前药,修饰前的活性药物则称为母体药物。利用前药原理进行药物设计的目的,主要有增加药物代谢稳定性、提高药物靶向性或选择性、延长药物作用时间,或降低副作用、消除不适气味,或改变其溶解性以适应剂型需要等。

二、其他类

1. 苯氧基烷酸类

胆固醇在体内的生物合成是以乙酸为起始原料进行的,从利用乙酸衍生物干扰胆固醇的合成,以达到降低胆固醇水平的目的出发,通过大量筛选乙酸衍生物,发现了苯氧基烷酸类调血脂药。如氯贝丁酯(clofibrate)、非诺贝特(fenofibrate)、吉非罗齐(gemfibrozil)等。

氯贝丁酯   吉非罗齐

→ 典型药物

氯贝丁酯 clofibrate

化学名为 2-甲基-2-(4-氯苯氧基)丙酸乙酯,又名安妥明。

本品为无色或黄色的澄清油状液体,有特臭,味初辛辣后变甜。本品在水中几乎不溶,在乙醇、丙酮、三氯甲烷、乙醚或石油醚中易溶。沸点为 148～150 ℃。本品遇光色渐变深,并缓慢分解为对氯酚,故应避光保存。

本品具有酯的化学特性,在碱性条件下与羟胺发生反应生成异羟肟酸钾,再经酸化后,加 1% 三氯化铁溶液生成异羟肟酸铁显紫色,该反应可用于本品的鉴别。

本品为前药,在体内发生酯酶水解生成对氯苯氧异丁酸活性代谢物而起效,再与葡萄糖醛酸结合而排出体外。

本品具有显著降低甘油三酯水平的作用,能抑制肝分泌脂蛋白,抑制甘油三酯的合成,还具有降低腺苷环化酶的活性和抑制乙酰辅酶 A 的作用。

> **典型药物**

非诺贝特　fenofibrate

化学名为 2-甲基-2-[4-(4-氯苯甲酰基)苯氧基]丙酸异丙酯,又名苯酰降脂丙酯、普鲁脂芬。

本品为白色或类白色结晶性粉末;无臭、无味;极易溶于三氯甲烷,易溶于丙酮或乙醚,略溶于乙醇,几乎不溶于水;熔点为 78~82 ℃。

本品的无水乙醇溶液(10 μg/mL)在 286 nm 波长处有最大吸收。

本品在氧瓶中燃烧后,溶液显氯化物的鉴别反应。

本品分子结构中含酯键,但相对比较稳定,结构中异丁酸基团是活性必需基团,酯化物是前药,必须代谢活化后才起效。本品进入体内后,其酯键被组织及血浆酯酶迅速、完全水解,生成活性代谢物非诺贝酸。

本品药效较强,具有显著降低胆固醇及甘油三酯水平的作用,主要用于高胆固醇血症、高甘油三酯血症及混合型高脂血症,不良反应较少,耐受性好。

2. 烟酸类

烟酸本身是一种 B 族维生素,临床用于糙皮病及 B 族维生素缺乏症。从 1955 年开始,人们发现大剂量的烟酸能抑制脂肪组织的脂解,使游离脂肪酸的来源减少,从而减少肝脏甘油三酯和 VLDL 的合成与释放;还能直接抑制肝脏中 VLDL 和胆固醇的合成。烟酸这种降血脂作用与维生素无关。

烟酸有较大的刺激作用,通常将其制成酯的前药使用,临床常用的有烟酸肌醇酯(inositol nicotinate)及烟酸戊四醇酯(niceritrol)。

烟酸肌醇酯　　　　烟酸戊四醇酯

3. 胆汁酸螯合剂

某些强碱性阴离子树脂在肠道内通过离子交换作用,与胆汁酸结合,阻止胆汁酸的肝肠循环。由于这些树脂分子量大,进入小肠后不被破坏和吸收,阻止胆汁酸的肝肠循环,胆汁酸排出增多,促使肝脏内胆固醇进一步转化为胆汁酸,加速肝脏胆固醇的代谢消耗,从而降低了血中胆固醇的含量。这类药物被称为胆汁酸螯合剂或胆汁酸隔置剂,临床常用的药物有考来烯胺(cholestyramine)等。

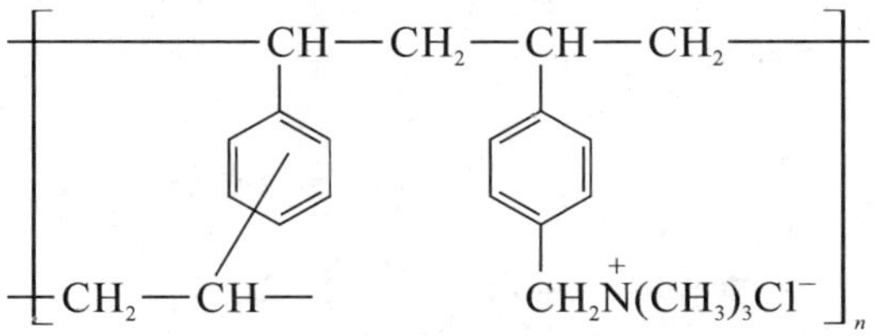

考来烯胺

第二节 抗心绞痛药

心绞痛是冠状动脉粥样硬化性心脏病(冠心病)的典型症状,其发病的主要原因是心肌对氧的需求增加及冠状动脉痉挛造成的供血不足而导致的心肌缺血,即心肌需氧和供氧之间的平衡失调。世界卫生组织将心绞痛分为劳累性心绞痛、自发性心绞痛和混合性心绞痛。治疗心绞痛的合理途径是减轻心脏工作量,降低心肌耗氧量,或扩张冠状动脉,增加心肌供氧量。

根据化学结构和作用机制的不同,抗心绞痛药(antianginal drugs)可分为硝酸酯及亚硝酸酯类、β受体阻断剂、钙通道阻滞剂等。

一、硝酸酯及亚硝酸酯类

硝酸酯及亚硝酸酯类药物用于防治心绞痛已有百余年历史,可扩张静脉、动脉和冠状血管,尤其以扩张静脉血管作用最为显著。硝酸酯及亚硝酸酯类药物可降低心肌耗氧量,从而缓解心绞痛症状,适用于各种类型心绞痛。如硝酸甘油(nitroglycerin)、丁四硝酯(erythrityl tetranitrate)、硝酸异山梨酯(isosorbide dinitrate)、单硝酸异山梨酯(isosorbide mononitrate)等。

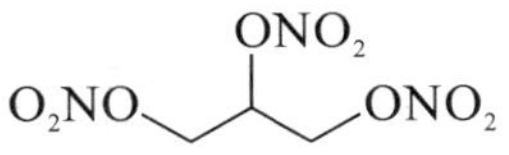

硝酸甘油 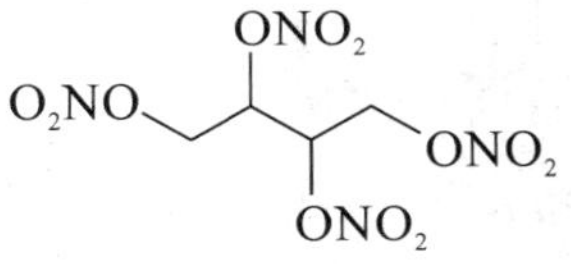　　　　丁四硝酯 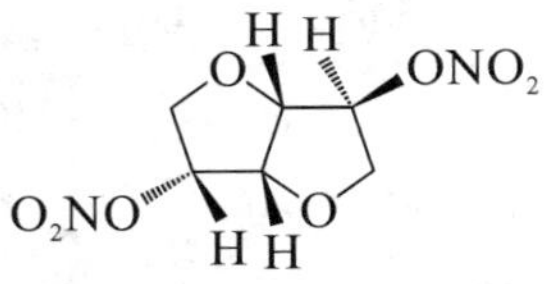　　　　硝酸异山梨酯 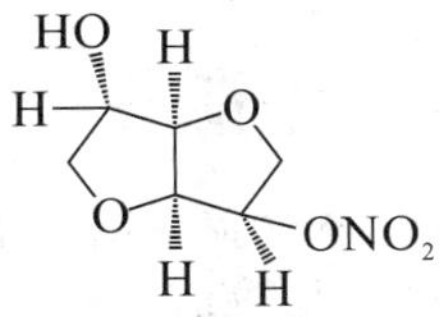　　　　单硝酸异山梨酯

→ **典型药物**

硝酸甘油　nitroglycerin

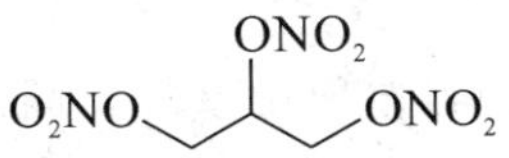

化学名为1,2,3-丙三醇三硝酸酯。

硝酸甘油为浅黄色无臭带甜味的油状液体;溶于乙醇,混溶于热乙醇、丙酮、乙醚、乙酸乙酯、三氯甲烷、苯、乙酸、苯酚等溶剂,微溶于水;沸点为218 ℃;在低温条件下可凝固为两种固体形式。

本品有挥发性,易损失,也能吸收空气中的水成塑胶状,在遇热或撞击下易爆炸,产生大量 N_2 和 CO_2 等气体,故一般配制成10%乙醇溶液,便于运输和贮存。

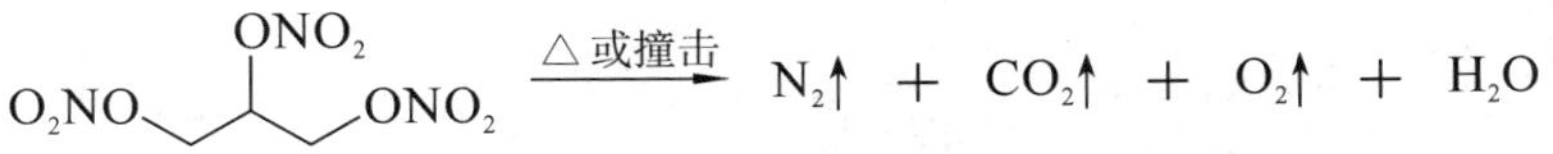

本品在中性和弱酸性条件下相对稳定,在碱性条件下会迅速分解,如与氢氧化钾试液反应生成甘

油,再与硫酸氢钾作用,产生恶臭的丙烯醛气体,故此反应可作为硝酸甘油的鉴定反应。

本品舌下含服起效迅速,1～2 min 即可起效,半衰期为 42 min。疗效确切,使用方便,是防治心绞痛最常用的药物。

→ **典型药物**

硝酸异山梨酯 isosorbide dinitrate

化学名为 1,4:3,6-二脱水-D-山梨醇二硝酸酯,又名消心痛、硝异梨醇。

本品为白色结晶性粉末;无臭;易溶于丙酮或三氯甲烷,微溶于乙醇,微溶于水;熔点为 68～72 ℃;比旋光度为 +135°～+140°(1%无水乙醇溶液)。

本品为硝酸酯类化合物,在室温和干燥状态下比较稳定,但在强热或撞击下也会发生爆炸。本品在酸、碱溶液中容易水解,生成脱水山梨醇及亚硝酸。

本品加新制儿茶酚溶液,摇匀,加硫酸后,即显暗绿色。

本品显硝酸盐的鉴别反应。如本品加少许水和硫酸混匀后,放冷,沿管壁缓缓加入硫酸亚铁试液,接触界面显棕色。此反应可用于本品的鉴别。

本品主要用于缓解和预防心绞痛,作用与硝酸甘油相似,但起效稍慢,作用持久,为长效硝酸酯类,还可用于心肌梗死后心力衰竭的长期治疗。

二、β 受体阻断剂

β 受体的全称是 β 肾上腺素受体。β 受体阻断剂能竞争性地与 β 受体结合,抑制心脏收缩,并降低外周血管阻力,使心率减慢,心肌收缩力减弱,心输出量减少,心肌耗氧量下降,临床上主要用于治疗心绞痛、心律失常和高血压。

按照对 β_1 和 β_2 两种受体亚型的亲和力差异,β 受体阻断剂可分为以下几种:①非选择性 β 受体阻断剂,如普萘洛尔(propranolol);②选择性 β_1 受体阻断剂,如阿替洛尔(atenolol);③兼有 α_1 和 β 受体阻断作用的非典型 β 受体阻断剂,如拉贝洛尔(labetalol)。按化学结构不同,β 受体阻断剂又可分为苯乙醇胺类和芳氧丙醇胺类。

阿替洛尔

拉贝洛尔

→ **典型药物**

盐酸普萘洛尔 propranolol hydrochloride

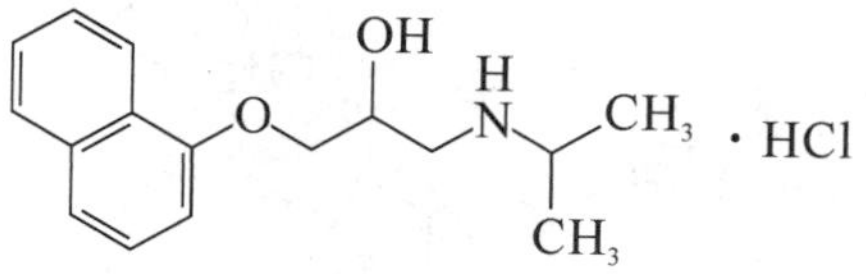

化学名为 1-异丙氨基-3-(1-萘氧基)-2-丙醇盐酸盐,又名心得安、萘心安。

本品为白色或类白色的结晶性粉末;无臭,味微甜后苦;溶于水或乙醇,微溶于三氯甲烷,熔点为 162～165 ℃。

本品结构中含有氨基丙醇侧链,属于芳氧丙醇胺类化合物,分子中有一个手性碳原子,S 构型左旋体活性强,R 构型右旋体的活性仅为左旋体的 1/100～1/50,药用品为其外消旋体。

本品在碱性条件下较稳定,在稀酸中易分解,遇光易变质。

本品水溶液与硅钨酸试液作用生成淡红色沉淀。

本品水溶液显氯化物的特殊鉴别反应。

本品主要用于心绞痛、窦性心动过速、心房扑动及颤动等室上性心动过速,也可用于期前收缩和高血压的治疗等。普萘洛尔与前述硝酸酯类合用治疗心绞痛,可取长补短,获得较好的协同疗效,但因两种药物都有降压作用,合用时应减少各药用量。

三、钙通道阻滞剂

钙通道阻滞剂又称钙拮抗剂,可在细胞膜生物通道水平上选择性地阻滞钙离子进入细胞内,从而抑制心肌的收缩,减慢心率;使血管平滑肌松弛,外周阻力降低,心脏负荷减轻,从而降低心肌耗氧量;改善缺血区的供血和供氧,保护缺血心肌细胞,适用于各种类型心绞痛,也常用于高血压、心律失常等疾病的治疗。钙通道阻滞剂按化学结构可分为二氢吡啶类、苯烷基胺类、苯并硫氮䓬类、二苯哌嗪类,代表药物分别是硝苯地平(nifedipine)、维拉帕米(verapamil)、地尔硫䓬(diltiazem)、氟桂利嗪(flunarizine)。

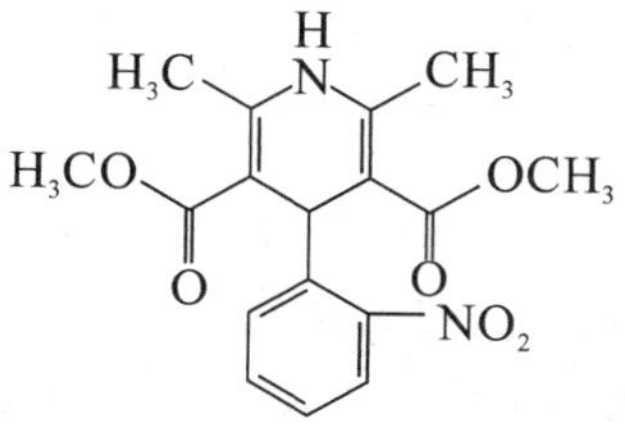

硝苯地平

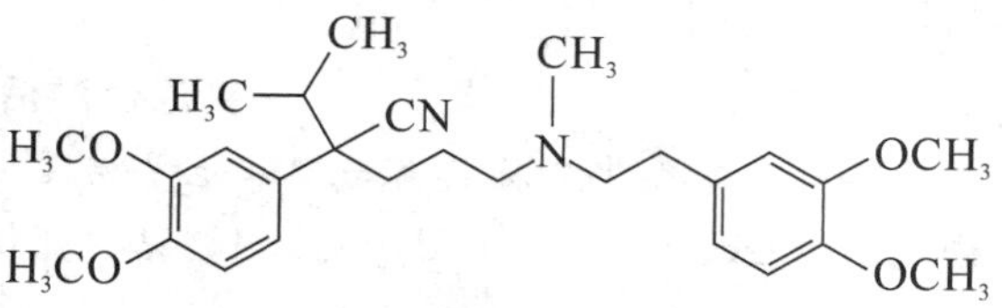

维拉帕米

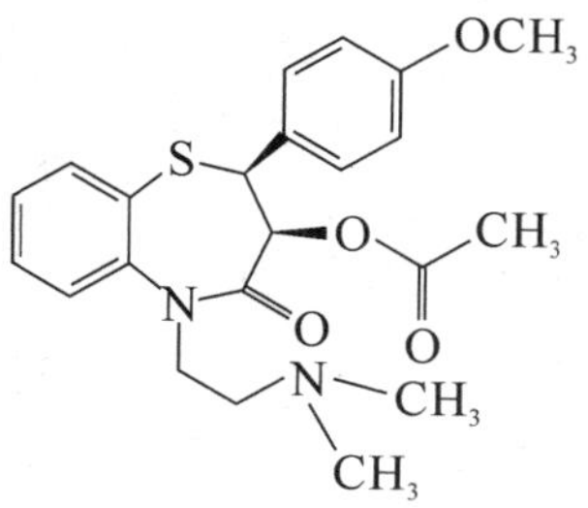

地尔硫䓬

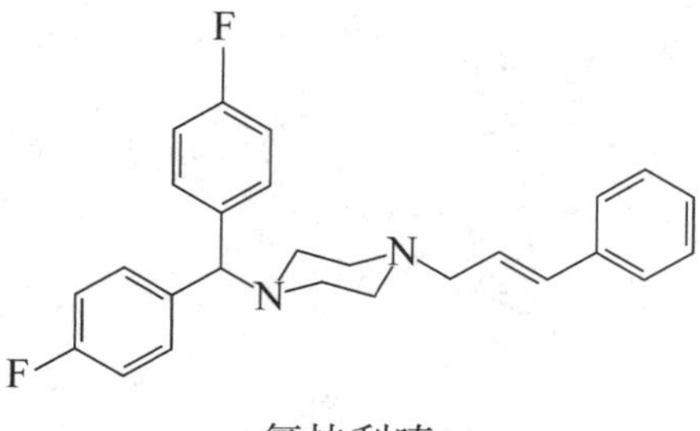

氟桂利嗪

→ 典型药物

硝苯地平　nifedipine

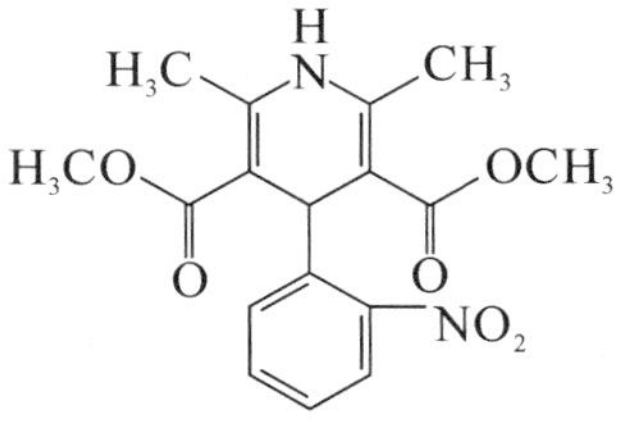

化学名为 2,6-二甲基-4-(2-硝基苯基)-1,4 二氢-3,5-吡啶二甲酸二甲酯,又名心痛定。

本品为黄色无臭无味的结晶性粉末;易溶于丙酮或三氯甲烷,微溶于乙醇,几乎不溶于水;熔点为172~174 ℃。

本品在光照和氧化剂存在下分别生成两种氧化降解产物,其中光催化反应除了将二氢吡啶芳构化以外,还能将硝基转化成亚硝基。降解产生的硝基苯吡啶衍生物,对人体有害,故在生产、贮存过程中均应注意避光。

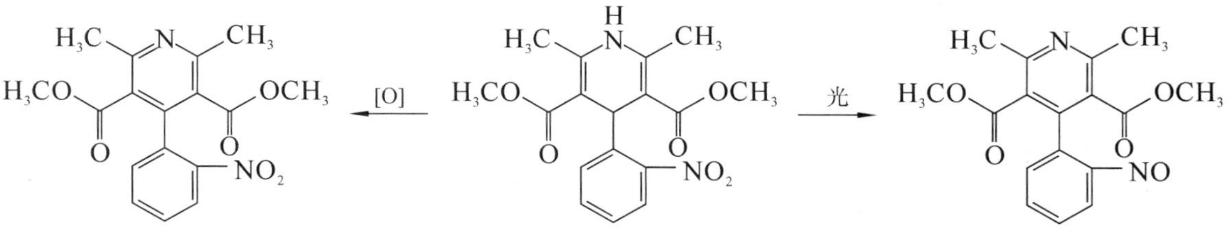

本品的丙酮溶液,加 2%氢氧化钠溶液振摇后,溶液显橙红色。

本品能抑制心肌对钙离子的摄取,降低心肌兴奋-收缩偶联中 ATP 酶的活性,使心肌收缩力减弱,降低心肌耗氧量,增加冠状动脉血流量。本品适用于各种类型的高血压,对顽固性高血压、重度高血压和伴有心力衰竭的高血压患者也有较好疗效。本品还可用于治疗冠心病,缓解心绞痛。

知识链接

钙通道激活剂

　　某些二氢吡啶类化合物具有与硝苯地平相反的作用,能激活开放钙通道,促使血管收缩、激素分泌和神经递质释放,如 BayK8844。结构微小的差异也会引起钙通道的状态和作用变化,某些二氢吡啶类化合物的 S 型异构体是钙通道的激活剂,R 型异构体则是阻滞剂,如PN202791 和 CGP28392。其他结构类型的钙通道阻滞剂无此现象。

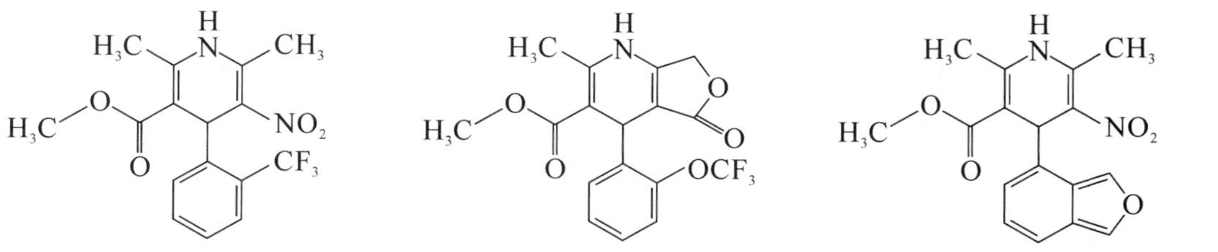

BayK8844　　　　　　　PN202791　　　　　　　CGP28392

第三节 抗心律失常药

心脏的正常泵血功能有赖于心肌节律性收缩和舒张的交替活动,当心脏的冲动起源异常或冲动传导障碍时均可引起心动过速、过缓或心律不齐,统称为心律失常。心律失常分为缓慢型和快速型两类。心律失常时心脏的泵血功能发生障碍,影响全身各组织器官的供血,严重时甚至会发展为致命性的心室颤动,必须及时救治。对缓慢型心律失常一般应用阿托品或异丙肾上腺素进行治疗。本节主要讨论用于治疗快速型心律失常的药物。

抗心律失常药(antiarrhythmic drugs)主要通过影响心肌细胞 Na^+、K^+、Ca^{2+} 等离子转运,纠正电生理异常而发挥作用。根据其对心肌电生理的影响和作用机制分为四类:Ⅰ类,钠通道阻滞剂;Ⅱ类,β受体阻断剂(见抗心绞痛药);Ⅲ类,钾通道阻滞剂,又名延长动作电位时程药;Ⅳ类,钙通道阻滞剂(见抗心绞痛药)。

一、钠通道阻滞剂

钠通道阻滞剂是一类能抑制钠离子内流,从而抑制心肌细胞动作电位振幅及超射幅度,减慢传导,延长有效不应期的药物,具有良好的抗心律失常作用。该类药物虽然都作用于钠通道,但由于它们的钠通道阻滞程度和对复极影响有差异,又可分为 I_a、I_b、I_c 三类。

1. I_a 类抗心律失常药

I_a 类药物的特性是适度阻滞钠通道,且不同程度地抑制钾通道和钙通道,为广谱抗心律失常药。其中,奎尼丁(quinidine)是最早发现并应用于临床的一种从金鸡纳树皮中提取得到的生物碱,主要用于防治室上性心动过速的反复发作。普鲁卡因胺(procainamide)是局部麻醉药普鲁卡因的电子等排体,其抗心律失常作用与奎尼丁相似,口服或注射均较安全。

奎尼丁　　　　　　　　　　　　　　　普鲁卡因胺

2. I_b 类抗心律失常药

I_b 类药物的特点是轻度而迅速地阻滞钠通道受体,并快速地与受体解离,此特性决定了 I_b 类药物具有明显的组织选择性,属窄谱药,只用于室性心律失常。常用的药物有利多卡因(lidocaine)、美西律(mexiletine)及妥卡尼(tocainide)。利多卡因是局部麻醉药,但可用于治疗各种室性心律失常,是一种安全有效的药物。妥卡尼用于治疗室性期前收缩,口服有效,优点是无明显负性肌力作用。

利多卡因　　　　　　　　　美西律　　　　　　　　妥卡尼

3. I_c 类抗心律失常药

I_c 类药物的特点是重度阻滞钠通道,对心肌的自律性及传导性有较强的抑制作用,亦属广谱抗心律失常药。代表药物普罗帕酮(propafenone)对心肌传导细胞有局部麻醉作用和膜稳定作用,还有一定程度的β受体阻滞活性和钙拮抗活性,适用于室性和室上性心律失常。氟卡尼(flecainide)对治疗期前收缩和室上性心动过速具有良好的疗效及耐受性。

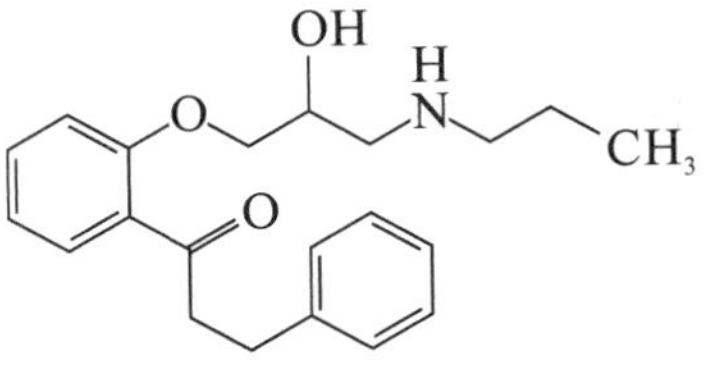

普罗帕酮

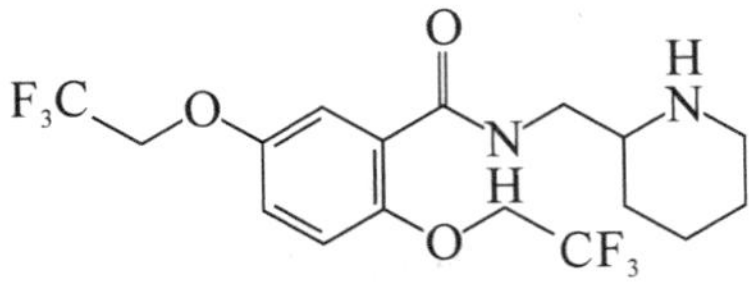

氟卡尼

典型药物

盐酸美西律　mexiletine hydrochloride

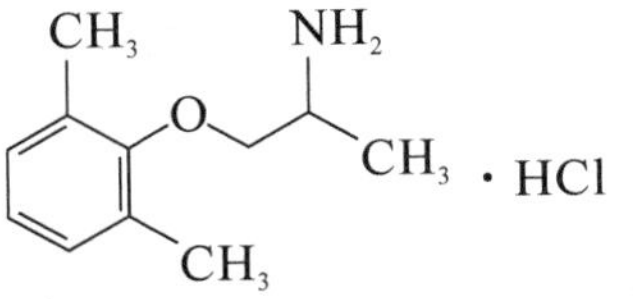

化学名为1-(2,6-二甲基苯氧基)-2-丙胺盐酸盐,又名慢心律、脉律定。

本品是白色或类白色结晶性粉末;几乎无臭,味苦;易溶于水或乙醇,几乎不溶于乙醚;熔点为200~204 ℃。

本品含有一个手性碳原子,药用品为其外消旋体。

本品具有脂肪胺结构,水溶液加碘试液生成棕红色复盐沉淀。

本品为含氮化合物,可与四苯硼钠反应生成白色沉淀。

本品主要用于治疗各种室性心律失常,对利多卡因治疗无效的患者,此药依然有效,对室上性心律失常疗效较差。

二、钾通道阻滞剂

钾通道阻滞剂又称延长动作电位时程药或复极化抑制药。该类药物作用于心肌细胞的电压敏感性钾通道,使 K$^+$ 外流速率减慢,心律失常消失,恢复窦性心律。如盐酸胺碘酮(amiodarone hydrochloride)。

典型药物

盐酸胺碘酮　amiodarone hydrochloride

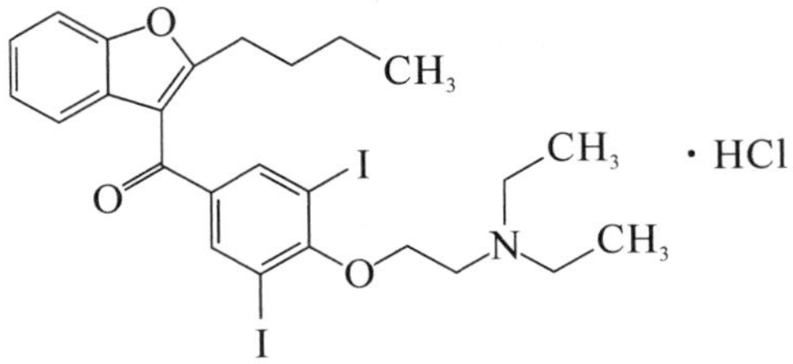

化学名为(2-丁基-3-苯并呋喃基)[4-[2-(二乙氨基)乙氧基]-3,5-二碘苯基]甲酮盐酸盐,又名胺碘达隆、乙胺碘呋酮。

本品为白色或淡黄色结晶性粉末;无臭,无味;易溶于三氯甲烷、甲醇,溶于乙醇,微溶于四氯化碳、丙酮、乙醚,几乎不溶于水;熔点为158~162 ℃,熔融的同时分解。

本品为苯并呋喃衍生物,避光密闭环境下稳定性良好,有机溶剂中较稳定,水溶液中会发生不同程度的分解。

本品结构中含羰基,加乙醇溶解后,可与2,4-二硝基苯肼的高氯酸溶液反应,生成黄色的胺碘酮-2,4-二硝基苯腙沉淀。

本品为碘代化合物,与硫酸共热,有紫色的碘蒸气产生。

本品可用于各种室上性心律失常、室性心律失常,对心房颤动、心房扑动和室上性心动过速效果明显,对反复发作、常用药无效的顽固性室性心动过速也有效,也适用于冠心病并发的心律失常。

第四节　抗高血压药

高血压(hypertension)是一种体循环动脉血压升高,超过正常范围(140/90 mmHg)的常见疾病,是目前严重危害人类健康的疾病之一,可分为原发性高血压和继发性高血压两大类。原发性高血压又称高血压病,与遗传因素、环境因素等有关,约占高血压患者的95%;另有5%是继发性高血压,常继发于原发性醛固酮增多症、嗜铬细胞瘤、肾动脉狭窄等疾病。我国高血压患者约有3亿人,且有继续增加的趋势。持续的高血压状态可增加心脏后负荷,引起心肌肥厚与心力衰竭,同时引发小动脉内皮损伤、内膜增厚、管腔变窄,使血压进一步升高,最终导致心、脑、肾的损害,是诱发脑卒中和冠心病的主要危险因素。

血压高低主要取决于心输出量和全身血管阻力两个因素。两者又受自主神经系统、肾素-血管紧张素-醛固酮系统(RAAS)与血容量的调节。当神经紧张、激动时,脑部传出的神经冲动传至神经节,引起神经递质的释放,神经递质与相应的受体结合后,会引起心率加快,血管收缩,使血压升高,同时还会使肾素分泌量增加。肾素是一种蛋白水解酶,可使血管中血管紧张素原水解为血管紧张素Ⅰ,血管紧张素Ⅰ在血管紧张素转化酶(ACE)的作用下形成收缩血管作用极强的血管紧张素Ⅱ,能使血压升高及刺激肾上腺皮质中醛固酮的合成,醛固酮有保留钠离子和水的作用,从而增大血容量,也使血压升高。

知识链接

高　血　压

高血压严重危害人类健康,其发病率、致死率及致残率均很高,常伴有脂肪和糖代谢紊乱以及心、脑、肾和视网膜等器官功能性或器质性改变。因此提高对高血压的认识,对早期预防、及时治疗有极其重要的意义。临床上根据血压的高低及靶器官的损害程度,可分为轻、中、重度高血压。

目前,我国采用国际上统一的标准,即在未服抗高血压药的情况下,成人收缩压≥140 mmHg(18.7 kPa)和(或)舒张压≥90 mmHg(12.0 kPa)即诊断为高血压。收缩压在141～159 mmHg(18.8～21.2 kPa)之间,舒张压在91～94 mmHg(12.1～12.5 kPa)之间,为临界高血压。收缩压≤130 mmHg和(或)舒张压≤85 mmHg为正常血压,收缩压≤120 mmHg和(或)舒张压≤80 mmHg为理想血压。诊断高血压时,必须多次测量血压,至少有连续两次舒张压的平均值在90 mmHg(12.0 kPa)或以上才能确诊为高血压。

抗高血压药(antihypertensive drugs)通过作用于上述使血压升高的环节,阻断神经冲动的传导,减少心输出量,扩张血管,降低血容量,从而使血压下降。根据药物的作用部位和作用方式不同,常分为作用于自主神经系统的药物(包括中枢性降压药、作用于交感神经末梢药、神经节阻断药、血管扩张药、肾上腺素受体阻断剂)和作用于 RAAS 的药物等类型。利尿药通过减少血容量而降低血压,可用于高血压的治疗。钙通道阻滞剂(见抗心绞痛药)也用于高血压的治疗。

一、作用于自主神经系统的药物

自主神经系统(autonomic nervous system)是外周传出神经系统的一部分,能调节内脏和血管平滑肌、心肌和腺体的活动,又称植物神经系统。由于内脏反射通常不能随意控制,故其名自主神经系统。自主神经系统由交感神经系统和副交感神经系统两部分组成。交感神经抑制药主要包括作用于中枢交感神经系统和外周交感神经及副交感神经系统的降压药物。根据作用机制和作用部位不同,作用于自主神经系统的药物可分为中枢性降压药、神经节阻断药、作用于交感神经末梢药及肾上腺素受体阻断剂等。

1. 中枢性降压药

中枢性降压药是中枢 α 肾上腺素受体和咪唑啉受体激动剂,通过抑制交感神经冲动的传导而使血压下降。可乐定(clonidine)作用于中枢 α_2 受体,通过负反馈减少外周交感神经末梢去甲肾上腺素的释放而产生降压作用。甲基多巴(methyldopa)口服吸收后,通过血脑屏障,在脑内经过生物转化后激动中枢 α_2 受体而显效。

可乐定   甲基多巴

2. 神经节阻断药

神经节阻断药为早期的抗高血压药物,与乙酰胆碱竞争受体,切断神经冲动的传导,引起血管舒张、血压下降,如美卡拉明(mecamylamine)、潘必定(pempidine)等。此类药物作用强而可靠,但易产生耐药性,并有口干、便秘、排尿困难等副作用,现已较少使用。

美卡拉明   潘必定

3. 作用于交感神经末梢药

利血平(reserpine)是从印度萝芙木根中提取分离得到的生物碱,也是第一个应用的天然产物类抗高血压药,它在使交感神经末梢囊泡内的交感神经递质释放增加的同时,阻止其再摄入囊泡,结果使囊泡内的神经递质减少而耗竭,导致交感神经冲动传导受阻,产生降压作用。其降压作用的特点是缓慢、温和而持久。利血平现已由化学合成制得。以中国萝芙木提取物为主要成分的总生物碱制剂称为"降压灵"。

典型药物

利血平 reserpine

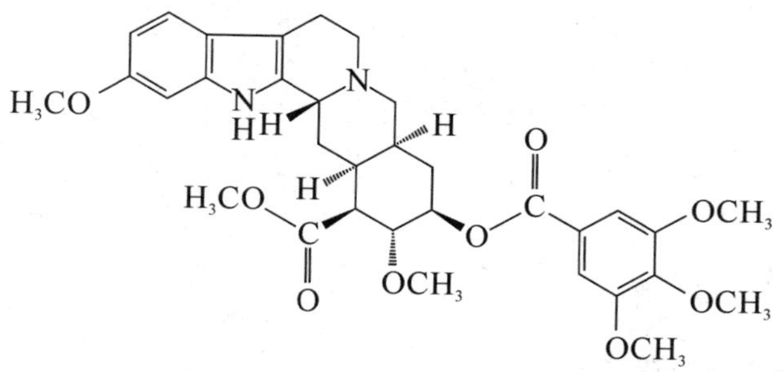

化学名为 11,17α-二甲氧基-18β-[(3,4,5-三甲氧基苯甲酰)氧基]-3β,20α-育亨烷-16β-甲酸甲酯，又名蛇根碱、血安平、利舍平。

本品为白色或淡黄褐色的棱柱形结晶或结晶性粉末；无臭，几乎无味；易溶于三氯甲烷、乙酸，溶于甲醇、乙醇、乙醚；熔点为 264～265 ℃；比旋光度为 −131°～−115°（1% 的三氯甲烷溶液）。

本品在光和热的影响下，C_3 位发生差向异构化，生成无效的 3-异利血平。

本品在酸或碱的催化下，两个酯键水解，生成利血平酸。研究表明，利血平酸也有活性。

本品在光和酸催化下极易被氧化脱氢，颜色逐渐变深。首先生成 3,4-二去氢利血平，呈黄绿色荧光，进一步氧化生成 3,4,5,6-四去氢利血平，呈蓝色荧光，再进一步被氧化则生成无荧光的褐色和黄色聚合物。故本品应遮光保存，配制注射液时要采取防止其自动氧化的措施。

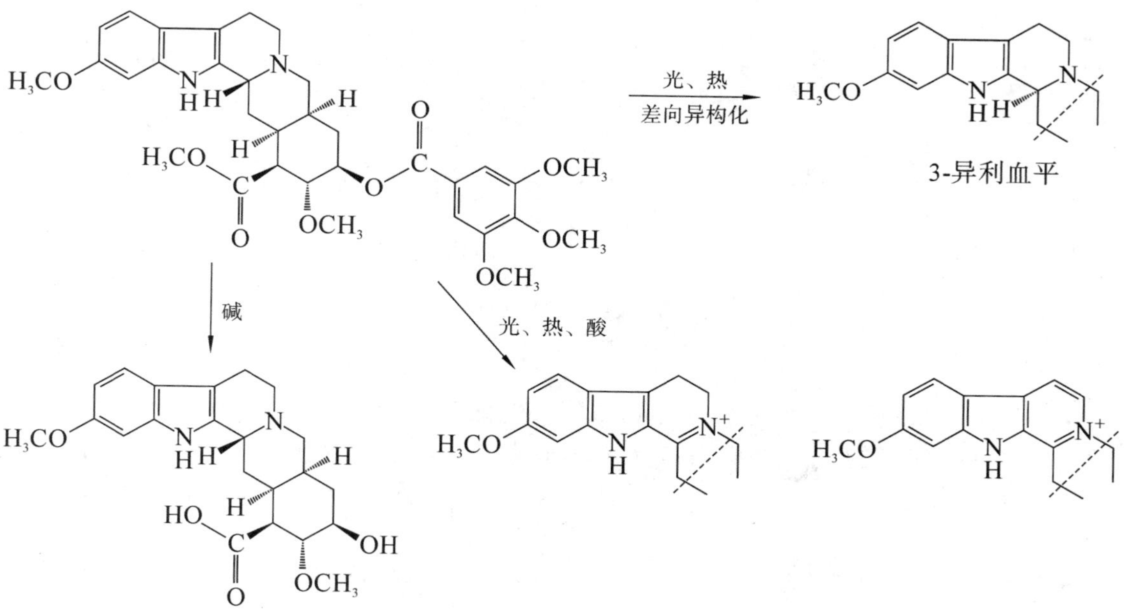

本品遇钼酸钠-硫酸溶液立即显黄色，放置后变蓝色，还具有吲哚的呈色反应，如加新制的香草醛试液放置后，显玫瑰红色；加对二甲氨基苯甲醛及少量冰醋酸与硫酸溶液显绿色，再加冰醋酸则变红色，可供鉴别。

本品为兼有安定作用的抗高血压药，临床使用的有其单一制剂或复方制剂，也可与其他药物如噻嗪类利尿药合用，广泛用于轻度和中度高血压。

4. 肾上腺素受体阻断剂

$α_1$ 受体阻断剂通过选择性阻断血管平滑肌上的 $α_1$ 受体，扩张血管而降低血压，哌唑嗪（prazosin）

是第一个被发现的选择性 α₁ 受体阻断剂。其口服有效,降压时不会反射性引起心动过速,副作用小。
β 受体阻断剂见本章第二小节抗心绞痛药。

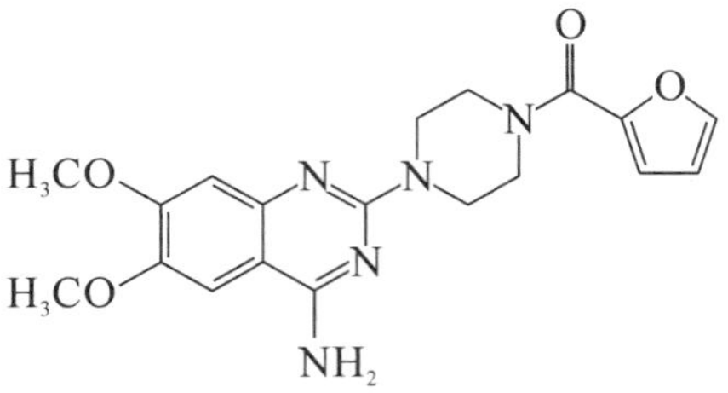

哌唑嗪

二、作用于 RAAS 的药物

(一) 血管紧张素转化酶抑制剂

血管紧张素转化酶抑制剂(ACEI)能抑制血管紧张素转化酶活性,同时又能减少缓激肽的水解,
使血管扩张而降低血压。ACEI 是继钙通道阻滞剂之后又一具有里程碑意义的心血管系统药物,目前
已成为治疗高血压的主要药物。此类药物有卡托普利(captopril)、依那普利(enalapril)、赖诺普利
(lisinopril)等。

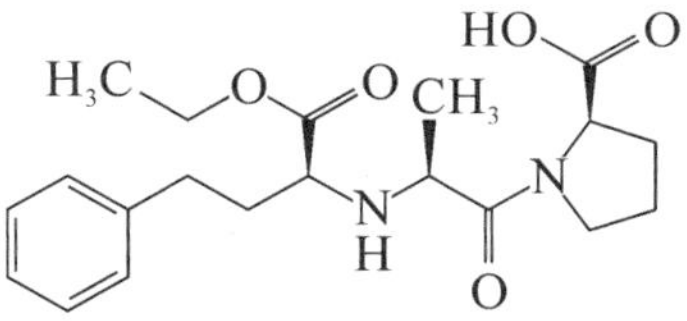

依那普利

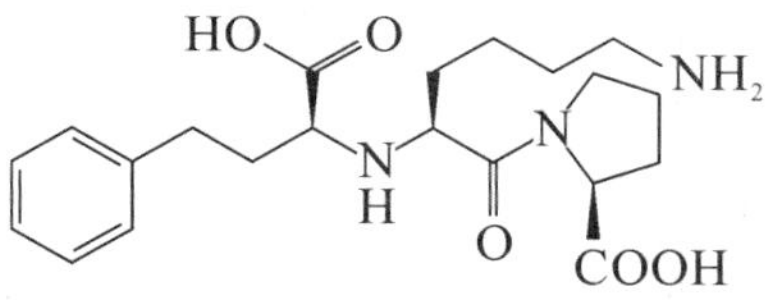

赖诺普利

➡ 典型药物

卡托普利 captopril

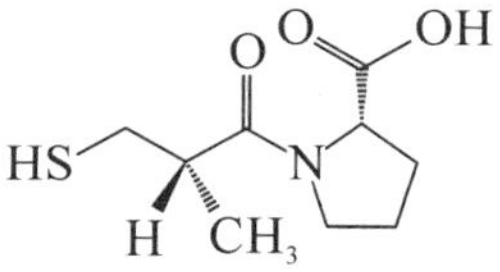

化学名为 1-[(2S)-2-甲基-3-巯基-1-氧代丙基]-L-脯氨酸,又名开博通、巯甲丙脯酸。

本品为白色或类白色结晶性粉末;略带大蒜气味;易溶于甲醇、乙醇或三氯甲烷,溶于水。有两种
晶形,不稳定晶形熔点为 87～88 ℃,稳定晶形熔点为 105～106 ℃;比旋光度为 −132°～−126°(2% 的
乙醇溶液)。

卡托普利结晶固体稳定性好。水溶液不稳定,易氧化生成二硫化物,氧化会受到 pH、金属离子、
本身浓度等因素的影响。

本品分子结构中含巯基,具有还原性,在水溶液中或见光时,能发生自动氧化生成二硫化合物。
本品也可被氧化剂氧化,如在酸性环境中被碘酸钾氧化,加入抗氧剂或螯合剂可延缓氧化。

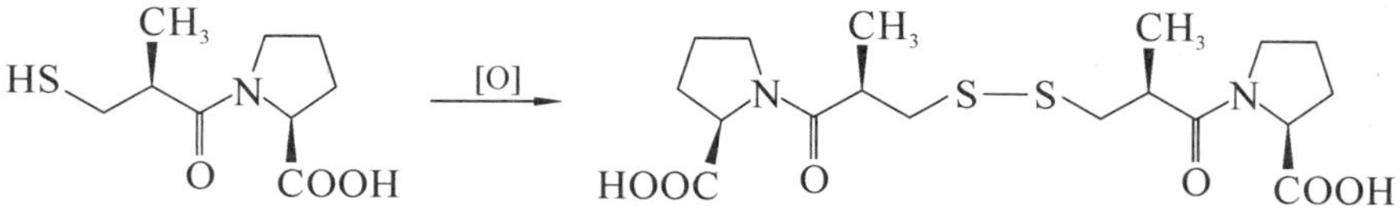

本品也可与亚硝酸作用生成亚硝酰硫醇酯,显红色,可供鉴别。

$$R—SH + HNO_2 \longrightarrow O = N—S—R$$
红色

1971 年从巴西毒蛇的蛇毒中分离纯化出九肽替普罗肽,结构为谷-色-脯-精-脯-谷-亮-脯-脯,是第一个用于临床的 ACEI,能够有效降低血压,但口服无效。为了寻找结构简单而更稳定的药物,通过对 ACE 作用部位的分析和蛇毒肽的研究,又受到当时羧肽酶 A 抑制剂研究的启发,先后合成了一系列衍生物。构效关系研究发现具有高抑制活性的都是模拟 C 末端的二肽结构,推断 ACE 有一个锌离子,以高亲和力的巯基代替羧基,改善与锌离子结合口袋的亲和力,得到了口服有效的卡托普利。

本品具有舒张外周血管、抑制醛固酮分泌,影响钠离子的重吸收,降低血容量的作用。使用后无反射性心率加快,不减少脑、肾的血流量,无中枢副作用,无耐受性,停药后也无反跳现象。本品主要用于治疗高血压,可单独应用或与强心药、利尿药合用,也可治疗心力衰竭。

本品因分子结构中含有巯基,少数患者会出现皮疹和味觉障碍等副作用。为了克服其副作用,设计了不含巯基的长效抗高血压药依那普利(enalapril)。依那普利作为前药,具有很好的口服生物利用度,进入体内后,经酯酶水解可以释放出活性药物依那普利拉(enalaprilat),比卡托普利更容易在胃中吸收。

在依那普利开发成功的基础上,通过对依那普利和卡托普利分子中的甲基和脯氨酸吡咯啉环结构的修饰,分别用体积较大的碱性残基和二环、多环或螺环结构进行取代,得到更多活性优越的含羧基片段的类似药物,如赖诺普利(lisinopril)等。

(二)血管紧张素 II 受体拮抗剂

血管紧张素 II 受体(Ang II)拮抗剂,主要是选择性阻断血管紧张素 II 与血管紧张素 II 受体的结合而发挥抗高血压作用。血管紧张素 II 受体存在多种亚型,其中 AT_1 亚型最具临床意义,其参与心肌和平滑肌收缩,调节醛固酮分泌等。氯沙坦(losartan)是第一个应用于高血压治疗的非肽类 Ang II 拮抗剂,它具有可口服、高效、选择性好等特点。通过对氯沙坦的结构修饰已先后得到数个具有联苯四唑结构的沙坦类药物,如缬沙坦(valsartan)、厄贝沙坦(irbesartan)等,已成为抗高血压的常用药物。

缬沙坦 ; 厄贝沙坦

典型药物

氯沙坦 losartan

化学名为 2-丁基-4-氯 1-[[2′-(1H-四唑-5-基)[1,1′-联苯]-4-基]甲基]-1H-咪唑-5-甲醇。

本品为淡黄色结晶,熔点为 183.5～184.5 ℃。分子结构由四氮唑环、联苯和咪唑环三部分组成,四氮唑环上的 1 位氮原子有一定酸性,pK_a 为 5～6,药用其钾盐。

通过对本品苄基和咪唑环的结构修饰,得到其联苯基类似物,如厄贝沙坦(irbesartan)是在咪唑环上引入了羰基,与受体结合的亲和力是氯沙坦的 10 倍。通过对其结构改造还总结出其构效关系:四氮唑酸性越强,其活性越高,咪唑环 2 位上 3～4 个碳原子的支链烷基提供疏水性,4 位应为电负性大、体积大的亲脂性基团,5 位为能形成氢键的基团,如羧基、羟甲基。联苯邻位上有其他取代基,则其活性下降。

本品临床用于治疗高血压,无 ACEI 的干咳副作用,可单独应用或与其他降压药合用,亦可用于使用 ACEI 引起剧烈干咳而不能耐受的高血压患者。

三、利尿药

利尿药(diuretics)是直接作用于肾脏,通过增加电解质和水的排出,使尿量增多的药物。大多数利尿药可影响原尿中 Na^+、Cl^- 等电解质和水的重吸收,增加肾脏对尿的排泄速率,减少血容量,达到抗高血压的目的。除此之外,利尿药通过使患者排出过多的体液,消除水肿,用于治疗慢性充血性心力衰竭并发的水肿、急性肺水肿、脑水肿等疾病。利尿药可单独或联合使用。

根据利尿药的作用部位和作用机制,可将其分为以下几类:①渗透性利尿药,如甘露醇(mannitol)等;②碳酸酐酶抑制剂,如乙酰唑胺(acetazolamide)等;③Na^+-K^+-$2Cl^-$ 协转运抑制剂,如呋塞米(furosemide)等;④Na^+-Cl^- 协转运抑制剂,如氢氯噻嗪(hydrochlorothiazide)等;⑤阻断肾小管上皮钠通道药物,如氨苯蝶啶(triamterene)等;⑥盐皮质激素受体阻断剂,如螺内酯(spironolactone)等。

甘露醇　　　　　　　　乙酰唑胺　　　　　　　　氨苯蝶啶

呋塞米　　　　　　　　　　螺内酯

→ **典型药物**

氢氯噻嗪　hydrochlorothiazide

化学名为 6-氯-3,4-二氢-2H-1,2,4-苯并噻二嗪-7-磺酰胺-1,1-二氧化物,又名双氢氯噻嗪、双氢克尿噻。

本品为白色结晶性粉末；无臭，微苦；溶于丙酮，微溶于乙醇，不溶于水、三氯甲烷或乙醚；熔点为265～273 ℃，熔融的同时分解。

本品分子结构中具有两个磺酰胺基，具有酸性，可与碱作用生成盐而溶于水。

本品在碱性溶液中，环内磺酰胺基易水解，水解产物 5-氯-2,4-二磺酰胺基苯胺分子结构中含有芳伯氨基，可发生重氮化偶联反应。即先与亚硝酸钠及盐酸作用，生成重氮盐，再与变色酸试液作用，生成红色的偶氮化合物。水解产物为甲醛，加硫酸和少许变色酸，微热，生成蓝紫色化合物，为甲醛的专属反应。

本品与无水碳酸钠混合灼烧后，放冷，加水加热溶解，过滤，滤液显氯化物的鉴别反应。

本品为利尿降压药，用于治疗各种水肿和高血压，大剂量或长期应用时应补钾。

知识链接

如何服用"缓释"降压药

临床应用的降压药多制成缓释制剂，药物在体内缓慢释放，在血液中的浓度缓慢上升，再缓慢下降，因此药物的降压作用会比较平缓和持久。如果把缓释的降压药掰开吃或咬碎服用，药物的缓释结构就会被破坏，血液中的药物浓度会快速上升和快速下降，血压也会随之大幅度下降然后陡然回升。"缓释"降压药切记不能掰开吃。

四、其他类

作用于离子通道的药物——钙通道阻滞剂，见本章第二小节抗心绞痛药。

第五节　抗心功能不全药

心功能不全是由多种病因所致的心脏泵血功能降低，进而不能满足全身组织代谢需要的一种病理生理状态及临床综合征，常伴有显著的静脉系统充血状态，故也称充血性心力衰竭（CHF），症状是心输出量明显不足，而心脏血容量有所增加，其结果导致血压和肾血流量降低，严重时发展成下肢水肿、肺水肿及肾功能衰竭。近年来，心功能不全所致的病死率逐渐增高，目前用药物进行治疗仍是主要手段，使用的药物除传统的强心苷类外，也包括其他非强心苷类正性肌力药及一些降低心脏负荷的药物。

一、强心苷类

强心苷类（cardiac glycosides）是从植物体内提取的含甾体苷元的苷类药物，它们通过抑制 Na^+/K^+-ATP 酶的活性而发挥作用。这类药物种类较多，小剂量使用时有强心作用，能使心肌收缩作用加强，又可称为正性肌力药。大剂量使用强心苷类会使心脏中毒而停止跳动，所以其安全范围小，作用不够强，排泄慢，易于蓄积中毒，临床应用受到限制。

强心苷类是历史悠久的经典强心药，至今仍是治疗心力衰竭的重要药物。目前临床上使用的强心苷类药物主要有洋地黄毒苷（digitoxin）和地高辛（digoxin）等。

→ 典型药物

地高辛　digoxin

化学名为 3β-[[O-2,6-二脱氧-β-D-核-己吡喃糖基-(1→4)-O-2,6-二脱氧-β-D-核-己吡喃糖基-(1→4)-2,6-二脱氧-β-D-核-己吡喃糖基]氧代]-12β,14β-二羟基-5β-心甾-20(22)烯丙酯,又名狄戈辛、异羟基洋地黄毒苷。

本品为白色结晶或结晶性粉末;无臭、味苦;易溶于吡啶,微溶于稀乙醇或三氯甲烷,不溶于水或乙醚;熔点为 235～245 ℃,熔融的同时分解;比旋光度为＋9.5°～＋12.0°(2％吡啶溶液)。

本品属于强心甾烯类,即甾核 C_{17} 位连接的是五元不饱和内酯环,环上的 α-氢很活泼,可与苦味酸试液形成有色的配合物,且该配合物 λ_{max} 为 495 nm,此性质可用于含量测定。

本品用于各种急性和慢性心功能不全以及室上性心动过速、心房颤动和心房扑动等。地高辛等强心苷类的安全范围小,一般治疗量已接近中毒量的 60％,且个体差异大,为保证用药安全,应检测血药浓度和病理状态。

二、非强心苷类

1. 磷酸二酯酶抑制剂

磷酸二酯酶抑制剂(PDEI)是一类新型的正性肌力药物,并且有一定的血管扩张作用。它们通过选择性地抑制心肌细胞膜上的磷酸二酯酶,阻碍心肌细胞内 cAMP 的降解,使 cAMP 水平增高,从而激活多种蛋白酶,使心肌膜上钙通道开放,Ca^{2+} 内流,引起心肌纤维收缩,产生强心作用。临床上应用的有吡啶联吡酮类药物,如氨力农(amrinone)、米力农(milrinone)。

氨力农　　　　　　　　　米力农

2. β受体激动剂

多巴胺有强心利尿的作用,其类似物多数在临床被用作抗心力衰竭药物,如心脏 $β_1$ 受体选择性激动剂多巴酚丁胺(dobutamine),通过激活腺苷环化酶,使 ATP 转化为 cAMP,促进 Ca^{2+} 进入心肌细胞膜,增强心肌收缩力和心脏指数,增加心输出量,用于治疗心力衰竭。但其作用时间短,口服无效。异波帕胺(ibopamine)为 $β_1$ 受体部分激动剂,治疗充血性心力衰竭能缓解症状,提高运动耐力,疗效与地高辛相似,且口服有效。

多巴酚丁胺

异波帕胺

3. 钙敏化剂

钙敏化剂是一类能增强钙离子活性的药物,可用于增加心肌收缩蛋白对钙离子的敏感性,从而起到正性肌力作用,如匹莫苯丹(pimobendan)。

匹莫苯丹

其他能够治疗心功能不全的药物可统称为减负荷药,如血管紧张素转化酶抑制剂(ACEI)、血管紧张素Ⅱ受体(Ang Ⅱ)拮抗剂、利尿药和血管舒张药等。

本章小结

循环系统疾病为常见病、多发病,其发生与发展牵涉循环系统中的许多受体、酶和离子通道,遗传、饮食和环境因素对其也有影响。药物治疗是预防和控制循环系统疾病的主要手段,在选择某个药物改善病理症状的同时,还需其他药物进行联合治疗。本章以循环系统药中的调血脂药、抗心绞痛药、抗心律失常药和抗高血压药为学习重点,要求掌握典型药物洛伐他汀、硝酸甘油、普萘洛尔、硝苯地平、卡托普利和氯沙坦的化学结构、理化性质、临床用途;熟悉其他常用药物的发展、结构类型、理化性质和用途;能根据典型药物的理化性质,解决该类药物的调配、制剂、分析检验、贮存保管、使用等问题。

能力检测

能力检测答案

一、最佳选择题

1. 硝酸酯和亚硝酸酯类药物发挥治疗作用主要是由于( )。

A. 减少回心血量   B. 缩小心室容积

C. 增加冠状动脉血容量   D. 扩张血管,减少氧消耗量   E. 升高血压

2. 下列哪一种药物经常和硝酸酯类合用,发挥协同作用,取长补短,治疗心绞痛?( )

A. 普萘洛尔   B. 硝苯地平   C. 利血平   D. 洛伐他汀   E. 吗啡

3. 易发生光歧化反应的药物是( )。

A. 维拉帕米   B. 硝苯地平   C. 洛伐他汀   D. 美西律   E. 地西泮

4. 不属于抗心律失常药的是( )。

A. β受体阻断剂   B. 钙通道阻滞剂   C. 钠通道阻滞剂

D. 血管紧张素转化酶抑制剂   E. 钾通道阻滞剂

5. 能发生重氮化偶联反应的药物是( )。

A. 普萘洛尔   B. 胺碘酮   C. 普鲁卡因胺   D. 奎尼丁   E. 阿司匹林

6. 属于 Ang Ⅱ 拮抗剂的是（　　）。

A. 安妥明　　　　B. 氯沙坦　　　　C. 洛伐他汀　　　　D. 地高辛　　　　E. 硝酸甘油

7. 受光和热的影响，易发生差向异构化的药物是（　　）。

A. 利血平　　　　B. 依那普利　　　　C. 硝酸甘油　　　　D. 普萘洛尔　　　　E. 美西律

8. 利血平是第一个应用的天然产物类抗高血压药，主要作用于（　　）。

A. 交感神经末梢　　　　　　　　B. 钙通道　　　　　　　　C. β 受体

D. 血管紧张素转化酶　　　　　　E. Ang Ⅱ

9. 不属于 HMG-COA 还原酶抑制剂的是（　　）。

A. 普伐他汀　　　　B. 辛伐他汀　　　　C. 氟伐他汀　　　　D. 氯贝丁酯　　　　E. 依那普利

10. 主要用于心功能不全治疗的药物是（　　）。

A. 普萘洛尔　　　　B. 硝苯地平　　　　C. 地高辛　　　　D. 烟酸　　　　E. 氢氯噻嗪

二、配伍选择题

[1～5]

A. 硝酸甘油　　　　B. 非诺贝特　　　　C. 硝苯地平　　　　D. 氯贝丁酯　　　　E. 洛伐他汀

1. 水解后生成对氯苯氧异丁酸和乙醇的是（　　）。

2. 又名降脂丙酯的药物是（　　）。

3. 能有效阻止内源性胆固醇合成的是（　　）。

4. 有挥发性，遇热或撞击下易爆炸的是（　　）。

5. 可发生光歧化反应的是（　　）。

[6～10]

A. 盐酸普萘洛尔　　　　　　　　B. 卡托普利　　　　　　　　C. 氯贝丁酯

D. 洛伐他汀　　　　　　　　　　E. 盐酸维拉帕米

6. 属于苯氧乙酸类的药物是（　　）。

7. 属于 β 受体阻断剂的药物是（　　）。

8. 属于羟甲戊二酰辅酶 A 还原酶抑制剂的药物是（　　）。

9. 属于血管紧张素转化酶抑制剂的药物是（　　）。

10. 属于钙通道阻滞剂的药物是（　　）。

三、多项选择题

1. 抗心绞痛药主要包括（　　）。

A. 硝酸酯及亚硝酸酯类　　　　B. 苯氧乙酸类　　　　　　　　C. 钙通道阻滞剂

D. β 受体阻断剂　　　　　　　　E. 血管紧张素转化酶抑制剂

2. 下列以酶为作用靶点的药物有（　　）。

A. 卡托普利　　　　B. 氨力农　　　　C. 氯沙坦　　　　D. 洛伐他汀　　　　E. 氢氯噻嗪

3. 常用的调血脂药有（　　）。

A. 氯贝丁酯　　　　　　　　　　B. 硝酸甘油　　　　　　　　　C. 硝酸异山梨酯

D. 非诺贝特　　　　　　　　　　E. 洛伐他汀

（钟　霞）

消化系统药

学习目标

　　掌握　西咪替丁、雷尼替丁、奥美拉唑、甲氧氯普胺、昂丹司琼的化学结构、理化性质及用途。

　　熟悉　消化系统药及抗溃疡药的分类；促动力药西沙必利、多潘立酮的结构、理化性质及用途。

　　了解　H_2 受体拮抗剂和质子泵抑制剂的发展历程。

 案 例 导 入

　　李明（化名）现年 21 岁，是某大学的大三学生。他天性活泼，热衷社团活动，在学校的学生会担任要职。除了学习之外，李明每天的工作很多，但是所有的事情他都处理得井井有条，唯独忽略自己的饮食，结果经常会有胃痛、呕吐、胃胀、反酸、嗳气等问题。刚开始时李明还没怎么在意，以为自己年轻，身体肯定没有什么大问题，可能是一时吃饭不规律导致的。后来，胃部疼痛越来越厉害，严重影响到了学习和生活，就不得不到医院进行检查。胃镜检查的结果显示是胃溃疡。医生介绍说，李明因为经常不吃早餐、饮食不良，而且还喜欢吃一些比较生冷的食物，时间一长而患胃溃疡。

　　消化系统疾病主要包括食管、胃、肠、肝、胆囊和胰腺等器官的器质性和功能性疾病，以功能性消化不良、消化性溃疡、慢性胃炎、急性胃肠炎等胃肠疾病为主。随着人们生活节奏的加快和工作压力的增大，消化系统疾病发生率呈上升趋势。

　　消化系统药（digestive system agents）根据治疗的目的可分为抗溃疡药、助消化药、促胃肠动力药、止吐药、催吐药、泻药、止泻药、肝胆辅助治疗药等。本章主要介绍抗溃疡药、促胃肠动力药和止吐药。

第一节　抗 溃 疡 药

　　消化性溃疡是人类的一种常见病、多发病，主要好发于胃幽门和十二指肠处，其发生与否和多种因素有关，可将这些因素分为损伤因子和保护因子。损伤因子主要包括胃酸、胃蛋白酶和幽门螺杆菌等，保护因子主要包括胃分泌的黏液、胃黏膜屏障、HCO_3^- 和前列腺素等。

　　临床上使用的抗溃疡药主要通过抑制损伤因子和增强保护因子来发挥作用。抑制损伤因子的药物主要有抗酸剂、胃酸分泌抑制剂、抗幽门螺杆菌感染药，增强保护因子的药物主要有胃黏膜保护剂。

传统的抗溃疡药主要是通过抗酸、解痉、调和胃酸发挥作用的,如用氢氧化铝、氧化镁和碳酸氢钠等弱碱性无机化合物中和胃酸,这类药物副作用较大且疗效不确切。随着对胃壁细胞分泌功能及胃黏膜防御功能的深入研究,抗溃疡药取得了从传统的抗酸、解痉到抑制胃壁细胞的胃酸分泌功能和增强胃壁细胞防御功能的突破性进展。

胃壁细胞分泌胃酸的过程主要分为三步:第一步,组胺、乙酰胆碱、胃泌素、前列腺素 PGE_2 刺激胃壁细胞底-边膜上的相应受体——组胺 H_2 受体、乙酰胆碱受体、胃泌素受体、前列腺素受体,引起第二信使 cAMP 或钙离子的增加;第二步,经第二信使 cAMP 或钙离子的介导,刺激由细胞内向细胞顶端传递;第三步,在刺激下细胞内的管状泡与顶端膜内陷形成的分泌性微管融合,原处于管状泡处的胃质子泵 H^+/K^+-ATP 酶移至分泌性微管,已启动的质子泵将 H^+ 从胞质泵向胃腔,与从胃腔进入胞质的 K^+ 进行交换,Cl^- 则经顶端膜转运至胃腔形成胃酸(HCl)。胃酸分泌过程和药物作用过程见图 6-1。

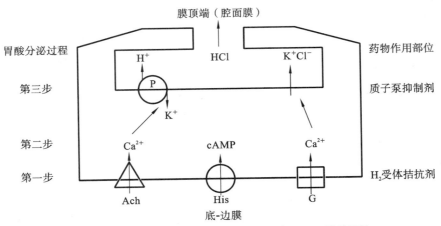

图 6-1　胃酸分泌过程和药物作用过程

抑制胃酸过量产生与分泌可通过如下三个方面实现。

(1)H_2 受体拮抗剂、乙酰胆碱受体拮抗剂、胃泌素受体拮抗剂分别与 H_2 受体、乙酰胆碱受体、胃泌素受体竞争性结合而拮抗其生理作用,导致胃酸产生减少。

(2)质子泵抑制剂直接抑制 H^+/K^+-ATP 酶的作用,对胃酸的分泌有直接的抑制作用。

(3)前列腺素本身具有抑制组胺、胃泌素和食物引起的胃酸分泌和保护胃壁的作用。

另外,研究发现幽门螺杆菌是导致消化性溃疡的重要因素,于是用甲硝唑和替硝唑等抗厌氧菌药,阿莫西林和克拉霉素等抗生素来杀灭、根除幽门螺杆菌,大大提高了消化性溃疡的治愈率。

目前临床治疗消化性溃疡常用方法是三联疗法,患者第一次治疗建议采用三联疗法,即①一种抑酸药,多采用质子泵抑制剂或 H_2 受体拮抗剂;②一种抗菌药,一般采用甲硝唑或阿莫西林;③一种胃黏膜保护剂,多采用铋剂。本节主要介绍常用的抑制胃酸分泌的 H_2 受体拮抗剂和质子泵抑制剂。

知识链接

胃溃疡是由什么引起的

研究表明,超过 90% 的十二指肠溃疡和 80% 左右的胃溃疡,都是由幽门螺杆菌感染所导致的。消化科医生已经可以通过内镜检查和呼气试验等诊断幽门螺杆菌感染。抗生素的治疗方法已被证明能够根治胃溃疡等疾病。1982 年,澳大利亚学者巴里·马歇尔(Barry J. Marshall)与罗宾·沃伦(J. Robin Warren)发现了幽门螺杆菌以及这种细菌在胃炎和胃溃疡等疾病中的作用,而获得 2005 年诺贝尔生理学或医学奖。

一、H_2 受体拮抗剂

人体内的组胺通常以非活性的结合态存在于肥大细胞的颗粒中。当发生变态反应或在其他因素的刺激下,组胺被释放出来,从而发生病理反应。现代医学研究证明,组胺存在三种受体,即 H_1 受体、H_2 受体和 H_3 受体。当 H_2 受体兴奋时,会引起胃酸及胃蛋白酶分泌增加。胃酸分泌过度易导致消化性溃疡。H_2 受体拮抗剂通过与组胺竞争 H_2 受体,阻断组胺触发 H_2 受体激发 cAMP(引起胃酸分泌的信使)的产生,最终达到抑制胃酸的作用。

首先用于临床的 H_2 受体拮抗剂(H_2-receptor antagonist)是西咪替丁(cimetidine),西咪替丁于1976年上市后,很快取代了传统的抗酸药,成为当时治疗消化性溃疡的首选药物。对西咪替丁进行结构改造,又寻找到其他 H_2 受体拮抗剂。如用呋喃环替代西咪替丁结构中的咪唑环,得到第二代 H_2 受体拮抗剂雷尼替丁(ranitidine hydrochloride),其抑制胃酸分泌的作用比西咪替丁强 5~8 倍,无西咪替丁的抗雄激素样副作用,不良反应比西咪替丁少;用噻唑环代替西咪替丁结构中的咪唑环,得到第三代 H_2 受体拮抗剂法莫替丁(famotidine)等。

H_2 受体拮抗剂按化学结构可分为咪唑类、呋喃类、噻唑类、哌啶类等,临床常用 H_2 受体拮抗剂见表6-1。

表 6-1 临床常用 H_2 受体拮抗剂

类 别	药 物 名 称	化 学 结 构	作 用 特 点
咪唑类	西咪替丁 cimetidine		用于十二指肠溃疡、胃溃疡、上消化道出血等
呋喃类	雷尼替丁 ranitidine		作用较西咪替丁强 5~8 倍,具有速效和长效的特点
噻唑类	法莫替丁 famotidine		作用较雷尼替丁强 6~10 倍
哌啶类	罗沙替丁 roxatidine		作用为西咪替丁的 4~6 倍,生物利用度高
其他类	拉呋替丁 lafutidine		具有抑酸作用和胃黏膜保护作用,活性是西咪替丁的 4~10 倍

组胺 H_2 受体拮抗剂的构效关系

通过分析比较 H_2 受体拮抗剂的化学结构发现,经典的 H_2 受体拮抗剂一般由以下三部分组成:碱性芳环药效团、氢键键合极性药效团、柔性链。

(1)碱性芳环药效团 碱性芳环或碱性基团取代的芳杂环。

（2）氢键键合极性药效团　如西咪替丁的对应基团为氰基胍，雷尼替丁为硝基脲，法莫替丁为氨基磺酰脒基。这些基团都是平面的，在生理 pH 条件下离子化程度低，能和受体形成氢键。

（3）柔性链　上述两个组成部分是通过一条易曲绕旋转的原子链连接，链的长度为组胺侧链的 2 倍，即 4 个原子。

二、质子泵抑制剂

H^+/K^+-ATP 酶分布在胃壁细胞表层，该酶催化胃酸分泌过程的最后一步，使氢离子与钾离子交换，表现为向胃腔直接分泌浓度很高的胃酸，这种作用是不断循环进行的，因此 H^+/K^+-ATP 酶又称为质子泵。

质子泵抑制剂（proton pump inhibitor，PPI）即 H^+/K^+-ATP 酶抑制剂，作用于胃壁细胞泌酸过程的最后一个环节，对各种因素引起的胃酸分泌都有很好的抑制作用。质子泵仅存在于胃壁细胞表层，H_2 受体不但存在于胃壁细胞，还存在于其他组织中。因此，与 H_2 受体拮抗剂相比，质子泵抑制剂具有作用专一、选择性高、副作用较小等优点。

第一个上市的质子泵抑制剂是奥美拉唑（omeprazole），对各种原因引起的胃酸分泌过多有强而持久的抑制作用。对奥美拉唑进行结构改造，得到了一系列的质子泵抑制剂，临床常用质子泵抑制剂见表 6-2。

表 6-2　临床常用质子泵抑制剂

药物名称	药物结构	作用特点
奥美拉唑 omeprazole		对胃酸分泌的抑制作用强而持久，对十二指肠溃疡治愈率高
兰索拉唑 lansoprazole		抑酸作用、稳定性、生物利用度优于奥美拉唑
泮托拉唑 pantoprazole		与奥美拉唑相比，与质子泵的结合选择性更高，稳定性更强；还具有一定的抑制幽门螺杆菌活性的作用
雷贝拉唑 rabeprazole		对质子泵的抑制速度快于同类其他产品，还具有较强的抑制幽门螺杆菌活性的作用

三、典型药物

→ 典型药物

西咪替丁 cimetidine

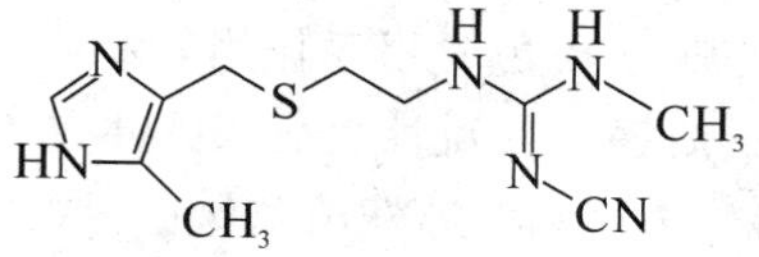

化学名为 1-甲基-2-氰基-3-[2-[[(5-甲基咪唑-4-基)甲基]硫代]乙基]胍,又名甲氰咪胍、泰胃美。

本品为白色或类白色结晶性粉末;几乎无臭,味苦;易溶于甲醇,溶于乙醇,微溶于异丙醇,微溶于水;熔点为 140~146 ℃。

本品因含有咪唑基,其水溶液呈弱碱性。胍基氮上连有吸电子的氰基,胍基失去碱性而呈中性。

本品化学性质稳定,在室温干燥密闭状态下,5 年内未见分解。紫外线对西咪替丁无催化分解作用。但在过量酸中,氰基水解生成脲类化合物,加热进一步水解生成胍类化合物而失去活性。

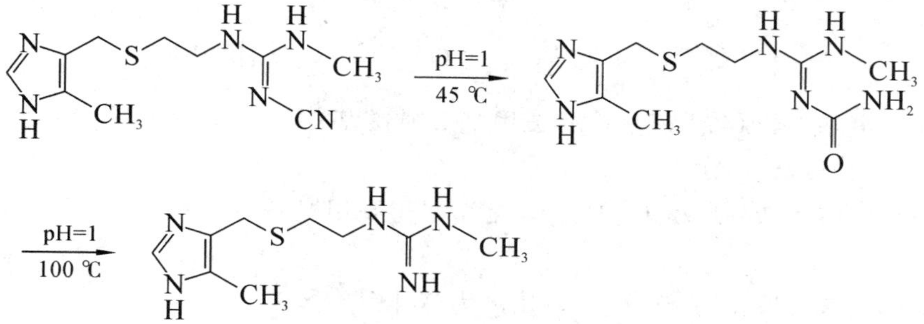

本品经灼热产生硫化氢气体,能使湿润的醋酸铅试纸显黑色,这是含硫化合物的鉴别反应。

本品吸收迅速,血浆半衰期约为 2 h。本品能抑制细胞色素 P450 催化的氧化代谢途径,并能降低肝血流量,故本品与其他药物合用时可降低一些药的代谢,致其药理活性或毒性增强。

本品可通过血脑屏障,具有一定的神经毒性,偶见精神紊乱,多见于老年、幼儿、重症患者,停药后48 h 内能恢复。本品具有轻度的拮抗雄激素的作用,使用时可出现男性乳房增大、阳痿,女性溢乳等副作用。

本品用于治疗胃及十二指肠溃疡,预防溃疡复发。中断用药复发率高,需维持治疗。较常见的不良反应有腹泻、头晕、乏力、头痛和皮疹等。

→ 典型药物

盐酸雷尼替丁 ranitidine hydrochloride

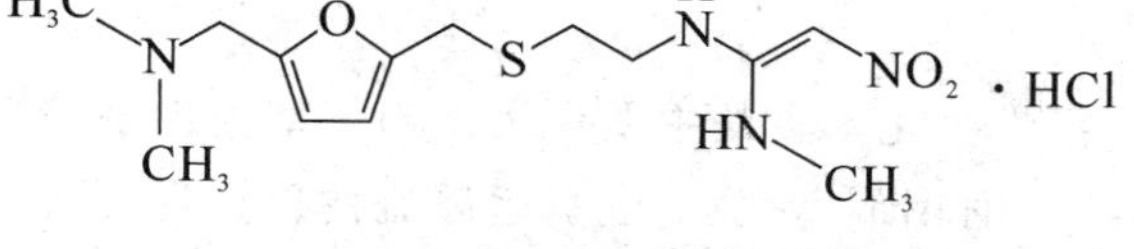

化学名为 N'-甲基-N-[2-[[[5-[(二甲氨基)甲基]-2-呋喃基]甲基]硫代]乙基]-2-硝基-1,1-乙烯二胺盐酸盐,又名甲硝呋胍、呋喃硝胺。

本品为类白色至淡黄色结晶性粉末;有异臭,味微苦带涩;极易潮解,吸潮后颜色变深;易溶于水或甲醇,微溶于乙醇,几乎不溶于丙酮;熔点为 137~143 ℃,熔融的同时分解。

本品的稳定性与温度、湿度有关,在室温、干燥条件下保持 3 年,含量不下降。本品存在于注射用含氨基酸的营养液中,置于室温下放置 24 h 内可保持稳定,溶液的颜色、pH、药物的含量等均无明显变化。

本品结构中含有碳碳双键,存在一对顺反异构体,临床使用的为反式异构体,顺式异构体无活性。

本品经灼热后产生硫化氢气体,能使湿润的醋酸铅试纸显黑色而用于其鉴别。

本品抑制胃酸分泌的作用比西咪替丁强 5～8 倍,具有速效、长效的特点,基本没有抗雄激素的作用,不抑制细胞色素 P450 氧化酶,与其他药物的相互作用较小,不良反应较少,但停药后仍有一定的复发率,临床用于治疗胃和十二指肠溃疡及反流性食管炎。本品与枸橼酸铋组成枸橼酸铋雷尼替丁复方片剂或胶囊,兼有抑制胃酸分泌、杀灭幽门螺杆菌及保护胃黏膜等多重作用。

→ 典型药物

奥美拉唑 omeprazole

化学名为 5-甲氧基-2-[[(4-甲氧基-3,5-二甲基-2-吡啶基)甲基]-亚磺酰基]-1H-苯并咪唑,又名洛赛克。

本品为白色或类白色结晶性粉末,无臭;易溶于二甲基甲酰胺(DMF),溶于甲醇,难溶于水;熔点为 156 ℃。

本品亚砜上的硫有手性,具光学活性,药用品为其外消旋体。

本品为酸碱两性化合物,其水溶液的稳定性易受 pH、光线、重金属离子、氧化剂等多种因素的影响,在碱性条件下比较稳定,在酸性条件下易分解,分解产物为砜类化合物和硫醚类化合物,出现变色、浑浊,甚至产生沉淀,故本品以肠溶片或肠溶胶囊供临床药用。

本品为前药,体外无活性。本品口服吸收后选择性地聚集在胃壁细胞(酸性环境),在酸性条件下转化为活性代谢物次磺酰胺,与 H^+/K^+-ATP 酶形成二硫键而结合,形成酶-抑制剂的复合物,使酶失去活性,产生不可逆的抑制作用。此过程是阻断胃酸分泌的最后环节,使胃液中酸的含量大为减少。

本品适用于胃及十二指肠溃疡,反流性食管炎和胃泌素瘤(卓-艾综合征)等,治愈率高。

长期使用奥美拉唑等不可逆型质子泵抑制剂易引起胃酸缺乏,会诱发胃窦反馈机制而导致高胃泌素血症;还有可能引起胃体内分泌细胞的增生,形成类癌,故本品在临床上不宜长期连续使用。

第二节　促胃肠动力药和止吐药

一、促胃肠动力药

胃动力障碍是造成非溃疡性消化不良的主要原因。当胃动力出现障碍时,胃内容物排空延缓,表现为腹胀、胃灼热、恶心、呕吐等消化不良症状,会引起反流性食管炎、消化不良、肠梗阻等常见病。

促胃肠动力药(prokinetic drugs)是一类能增加胃肠推进性蠕动,促使胃肠道内容物向前移动的药物。按作用机制不同,促胃肠动力药可分为多巴胺 D_2 受体拮抗剂,代表药为甲氧氯普胺(metoclopramide)、多潘立酮(domperidone)等;促进乙酰胆碱释放的药物,代表药为西沙必利(cisapride)等;胃动素受体激动剂,代表药为红霉素等。

甲氧氯普胺 多潘立酮

二、止吐药

呕吐是人体的一种本能,可将食入胃中的有害物质排除,从而保护人体。但频繁而剧烈的呕吐会影响饮食,导致人体失水、电解质紊乱、酸碱平衡失调、营养障碍,甚至发生食管贲门黏膜裂伤等并发症。某些疾病、妊娠、癌症患者的放射治疗和药物治疗等都可引起恶心呕吐,必须进行对症治疗。

止吐药(antiemetics)能阻断呕吐的神经反射环,该神经反射环受多种神经递质影响。止吐药按其拮抗的受体可分为以下几种类型。

1. 组胺 H_1 受体拮抗剂

组胺 H_1 受体拮抗剂用于治疗晕动病及运动性呕吐,代表药为苯海拉明,常用于晕动病呕吐。

2. 乙酰胆碱受体拮抗剂

乙酰胆碱受体拮抗剂可有效治疗运动性恶心、呕吐,但对预防癌症患者化疗引起的恶心、呕吐的作用很弱,代表药为地芬尼多(difenidol)。

3. 多巴胺受体拮抗剂

多巴胺神经元大量分布在化学感受器触发带的肠道,是化疗引起的恶心、呕吐的传入部位。已从多巴胺受体抑制剂中得到了疗效很好的止吐药,代表药为硫乙拉嗪(thiethylperazine)。

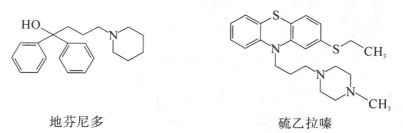

地芬尼多 硫乙拉嗪

4. 5-HT₃ 受体拮抗剂

5-羟色胺(5-HT)的亚型 5-HT₃ 受体有 80% 存在于胃肠道,控制着胃肠道运动,影响呕吐反射弧。5-HT₃ 受体拮抗剂特别适用于癌症患者因化疗和放疗引起的呕吐反射,代表药为格拉司琼(granisetron)、托烷司琼(tropisetron)、昂丹司琼(ondansetron)等。

格拉司琼 托烷司琼 昂丹司琼

5. 中枢性镇吐药

如氯丙嗪、奋乃静等,主要抑制催吐化学感受区,对各种呕吐(晕动病呕吐除外)均有效。

三、典型药物

→ 典型药物

甲氧氯普胺　metoclopramide

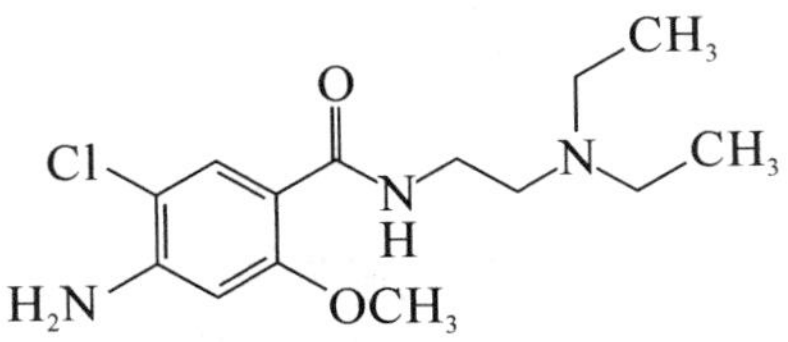

化学名为 N-[(2-二乙氨基)乙基]-4-氨基-2-甲氧基-5-氯-苯甲酰胺，又名胃复安，灭吐灵。

本品为白色结晶性粉末，无臭，无味，熔点为 147～151 ℃。本品可在氯仿中溶解，乙醇、丙酮中微溶，水中几乎不溶；在酸性溶液中溶解。

本品因含叔胺和芳伯氨基结构，具有碱性；可与酸成盐，临床多用其盐酸盐供注射用。

本品与硫酸共热，显紫黑色，加水，有绿色荧光，碱化后消失，此反应可用于本品的鉴别。

本品含芳伯氨基，可发生重氮化反应，生成重氮盐，《中国药典》借此采用永停滴定法测定其含量。

本品为中枢性和外周多巴胺受体阻滞药，具有促动力作用和止吐作用，是第一个用于临床的促动力药。本品对胃肠的促动力作用可治疗慢性功能性消化不良引起的胃肠运动障碍，包括恶心、呕吐等症。本品还常用于肿瘤化疗、放疗引起的各种呕吐。

本品易通过血脑屏障和胎盘屏障，有抑制中枢神经系统的副作用，常见嗜睡和倦怠。

→ 典型药物

多潘立酮　domperidone

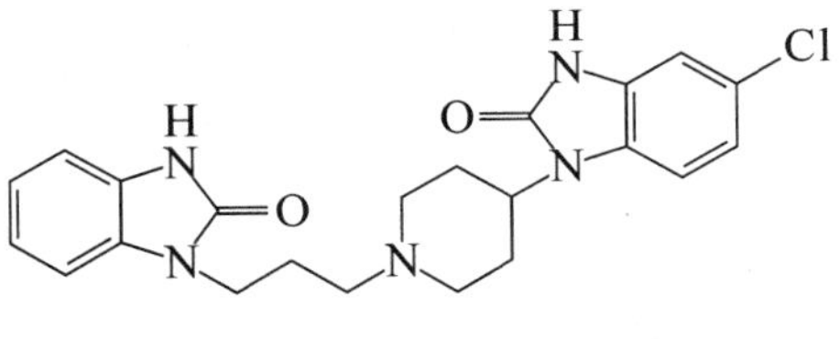

化学名为 5-氯-1-[1-[3-(2,3-二氢-2-氧代-1H-苯并咪唑-1-基)丙基]-4-哌啶基]-1,3-二氢-2H-苯并咪唑-2-酮，又名吗丁啉。

本品为白色或类白色粉末；溶于二甲基甲酰胺(DMF)，微溶于乙醇和甲醇，几乎不溶于水；熔点为 242.5 ℃。

本品的水溶液显碱性，可与马来酸成盐。

本品为外周多巴胺受体拮抗剂，直接作用于胃肠壁，可增加食管下部括约肌张力，防止胃-食管反流，增强胃蠕动，促进胃排空，协调胃与十二指肠运动，抑制恶心、呕吐，并能有效地防止胆汁反流，不影响胃液分泌。

本品不易通过血脑屏障，对脑内多巴胺受体无抑制作用，因此无锥体外系等神经、精神不良反应，现已成为国内临床最主要的胃动力药。

➡️ **典型药物**

西沙必利　cisapride

化学名为(±)顺式-4-氨基-5-氯-*N*-[1-[3-(4-氟苯氧基)丙基]-3-甲氧基-4-哌啶基]-2-甲氧基苯甲酰胺水合物,又名普瑞博斯。

本品为白色或类白色结晶性粉末;无臭;易溶于冰醋酸或二甲基甲酰胺,溶于二氯甲烷,难溶于乙醇和乙酸乙酯,几乎不溶于水;熔点为 140 ℃,本品有同质多晶现象。

本品为第一个 5-HT$_4$ 受体激动剂,属于苯甲酰胺衍生物,哌啶环上有 2 个手性碳原子,存在 4 个光学异构体。而分子中甲氧基和苯甲酰胺基均在哌啶环的同侧,为顺式结构,药用其顺式异构体的 2 个外消旋体。

本品结构中含有氟原子,可在熔融后用茜素氟蓝和硝酸亚铈试液进行鉴别。

本品选择性地刺激肠肌间神经丛的乙酰胆碱释放,通过胆碱能神经系统起作用,促进食管、胃、肠道的运动。本品临床主要用于反流性食管炎、功能性消化不良、胃轻瘫、术后胃肠麻痹、功能性便秘及假性肠梗阻患者。在本品上市后的不良反应监测中,发现可引起罕见的、能危及生命的室性心律失常,这限制了西沙比利的使用。

➡️ **典型药物**

盐酸昂丹司琼　ondansetron hydrochloride

化学名为 2,3-二氢-9-甲基-3-[(2-甲基咪唑-1-基)甲基]-4(1*H*)-咔唑酮盐酸盐二水合物。

本品为白色或类白色结晶性粉末;无臭、味苦;易溶于甲醇,微溶于水、丙酮;取本品,以五氧化二磷为干燥剂干燥 30 min 后测定,熔点为 175～180 ℃,熔融的同时分解。

本品具有叔胺和咪唑结构,表现出一定的碱性,药用其盐酸盐。

本品咔唑环上 3 位碳具有手性,其异构体(*R* 构型)的活性较大,临床用其外消旋体。

本品为高选择性 5-HT$_3$ 受体拮抗剂,用于对抗癌症化疗、放疗引起的恶心、呕吐,也可用于预防和治疗手术后引起的恶心、呕吐。由于本品的高选择性作用,因而本品不具有其他止吐药的副作用,如锥体外系反应、过度镇静等。

➡️ **本章小结**

通过对本章知识的学习,要求掌握 H$_2$ 受体拮抗剂代表药物西咪替丁、雷尼替丁,质子泵抑制剂代表药物奥美拉唑,止吐药昂丹司琼,促胃肠动力药甲氧氯普胺和多潘立酮的化学结构、理化性质及临床用途。熟悉促胃肠动力药西沙必利的结构、理化性质及临床用途。熟悉消化系统药及抗溃疡药的分类。了解 H_2 受体拮抗剂和质子泵抑制剂的发展历程。熟练应用典型药物的理化性质解决该类药物的调剂、制剂、分析检验、贮存保管、使用等问题。能写出雷尼替丁、奥美拉唑的化学结构,认识西咪替丁、多潘立酮、昂丹司琼的化学结构,为该类药物的调剂、制剂、分析检验、贮存保管及使用等奠定理论和实践基础。

→ 能力检测

能力检测答案

一、最佳选择题

1. 组胺 H_2 受体拮抗剂主要用于(　　　)。

A. 抗过敏　　　　B. 抗溃疡　　　　C. 抗高血压　　　　D. 抗肿瘤　　　　E. 抗抑郁

2. 下列药物中哪种药物是最早应用于临床的 H_2 受体拮抗剂?(　　　)

A. 西咪替丁　　　B. 法莫替丁　　　C. 雷尼替丁　　　D. 尼扎替丁　　　E. 罗沙替丁

3. 盐酸雷尼替丁属于下列哪类 H_2 受体拮抗剂?(　　　)

A. 咪唑类　　　　B. 呋喃类　　　　C. 噻唑类　　　　D. 哌啶类　　　　E. 其他类

4. 下列药物中,不含带硫的四原子链的 H_2 受体拮抗剂为(　　　)。

A. 西咪替丁　　　B. 法莫替丁　　　C. 雷尼替丁　　　D. 罗沙替丁　　　E. 尼扎替丁

5. 质子泵抑制剂在临床上的主要用途是(　　　)。

A. 抗过敏　　　　B. 抗溃疡　　　　C. 利尿　　　　　D. 降低血压　　　　E. 镇痛

6. 奥美拉唑属于下列哪类药物?(　　　)

A. 质子泵抑制剂　　　　　　　　　B. 羟甲戊二酰辅酶 A 还原酶抑制剂

C. 磷酸二酯酶抑制剂　　　　　　　D. H_2 受体拮抗剂

E. 血管紧张素转化酶抑制剂

7. 体外没有活性,进入体内后发生重排形成活性代谢物的药物是哪一种?(　　　)

A. 法莫替丁　　　B. 西咪替丁　　　C. 雷尼替丁　　　D. 奥美拉唑　　　E. 多潘立酮

8. 下列属于 5-HT_3 受体拮抗剂类止吐药的是(　　　)。

A. 盐酸昂丹司琼　　　　　　B. 甲氧氯普胺　　　　　　C. 多潘立酮

D. 氯丙嗪　　　　　　　　　E. 莫沙必利

二、配伍选择题

[1～5]

A. 地芬尼多　　　B. 奥美拉唑　　　C. 西咪替丁　　　D. 格拉司琼　　　E. 多潘立酮

1. 5-HT_3 受体拮抗剂为(　　　)。

2. 质子泵抑制剂为(　　　)。

3. 多巴胺受体拮抗剂为(　　　)。

4. 乙酰胆碱受体拮抗剂为(　　　)。

5. 组胺 H_2 受体拮抗剂为(　　　)。

[6～10]

A. 西咪替丁　　　B. 雷尼替丁　　　C. 法莫替丁　　　D. 奥美拉唑　　　E. 罗沙替丁

6. 结构中含有咪唑环,侧链含有胍基的药物为(　　　)。

7. 结构中含有手性硫原子的药物是(　　　)。

8. 结构中含有噻唑环的 H_2 受体拮抗剂为(　　　)。

9. 结构中不含有硫原子的 H_2 受体拮抗剂为(　　　)。

10. 结构中含有呋喃环的 H_2 受体拮抗剂为(　　　)。

三、多项选择题

1. 能抑制胃酸分泌的抗溃疡药有(　　)。

A. 雷尼替丁　　　B. 法莫替丁　　　C. 奥美拉唑　　　D. 兰索拉唑　　　E. 氢氧化铝

2. H_2 受体拮抗剂的结构类型有(　　)。

A. 咪唑类　　　B. 磺胺类　　　C. 噻唑类　　　D. 哌啶类　　　E. 呋喃类

3. 下面哪些性质与奥美拉唑相符?(　　)

A. 无活性的前药,在体内经酸催化重排为活性物质

B. 酸碱两性化合物,可溶于碱液,在强酸溶液中很快分解

C. 用于治疗消化性溃疡

D. H_2 受体拮抗剂

E. 分子中含有亚磺酰基和苯并咪唑的结构

4. 经灼热产生硫化氢气体,能使湿润的醋酸铅试纸显黑色的药物有(　　)。

A. 西咪替丁　　　B. 法莫替丁　　　C. 雷尼替丁　　　D. 罗沙替丁　　　E. 尼扎替丁

5. 属于 H_2 受体拮抗剂的有(　　)。

A. 西咪替丁　　　B. 苯海拉明　　　C. 西沙必利　　　D. 法莫替丁　　　E. 奥美拉唑

（胡　伟）

化学治疗药

扫码
看 PPT

案 例 导 入

青蒿素的发现

1969 年，在全国搜寻抗疟新药中，中国中医研究院北京中药研究所任命屠呦呦为"523"项目科研组长，对传统中医药文献和配方进行搜寻与整理。屠呦呦和她的同事在葛洪所著的中医药古方《肘后备急方》中找到了线索："青蒿一握，以水二升渍，绞取汁，尽服之。"屠呦呦灵光一现，想到可以利用在低温下乙醚萃取青蒿，结合实践经验，发现中药青蒿乙醚物具有显著的抗疟作用。这种提取物结晶被命名为"青蒿素"，并且很快通过临床验证。将青蒿素与另外一种药物组成复方疗法，这是当今唯一推广使用的治疗方案。

2011 年 9 月，美国拉斯克奖医学奖（被誉为美国的诺贝尔奖）评审委员会将 2011 年度临床医学研究奖颁发给中国中医科学院终身研究员屠呦呦，以表彰她"发现了青蒿素，一种治疗疟疾的药物，在全球挽救了数百万人的生命"。

2015 年的诺贝尔生理学或医学奖获奖者中，中国科学家——屠呦呦，因为发现抗疟疾药青蒿素而获此殊荣。

用化学药物抑制或杀灭机体内的病原微生物、寄生虫及恶性肿瘤细胞，消除或缓解由它们所引起的疾病的治疗称为化学药物治疗，简称化疗，所用药物即为化学治疗药。化学治疗药包括抗菌药、抗寄生虫药、抗结核药、抗病毒药、抗肿瘤药及抗真菌药。

本章重点讨论磺胺类药物及抗菌增效剂、喹诺酮类抗菌药、抗结核药、抗真菌药、抗病毒药及抗寄生虫药。

第一节　磺胺类药物及抗菌增效剂

磺胺类药物(sulfonamides)为人工合成的预防全身性细菌感染的一类有效的化学治疗药,它的发现和应用,开创了化学治疗药的新纪元,使死亡率很高的细菌性疾病如肺炎、脑膜炎等得到了控制。从第一种磺胺类药物的出现,到许多优良药物的应用,以及作用机制学说的建立,只有短短十几年的时间,发展之迅速前所未有。磺胺类药物的发现奠定了抗代谢学说的基础,对药物化学的发展起到了重要作用。

一、磺胺类药物

(一)发展

早在 1909 年就已合成了对氨基苯磺酰胺,简称磺胺,当时只作为合成偶氮染料的中间体使用。1932 年发现红色染料百浪多息(prontosil)可使鼠、兔免受链球菌和葡萄球菌感染,1935 年首次使用百浪多息治疗由葡萄球菌引起败血症的病例。其后发现百浪多息在体外无效,只有在动物体内显效,又从服药患者尿中分离得到对乙酰氨基苯磺酰胺,由于乙酰化是体内代谢常见反应,因此推断百浪多息在体内代谢成对氨基苯磺酰胺,产生抗菌作用,并确证它在体内外均有抑菌作用,首次确认了磺胺类药物的基本机构。

对氨基苯磺酰胺　　　　　　　　　　　　百浪多息

此后,磺胺类药物的研究得到快速发展,至 1946 年共合成了 5500 多种磺胺类化合物,并筛选出 20 余种临床使用的药物,代表药有磺胺异噁唑(sulfafurazole)、磺胺醋酰(sulfacetamide)、磺胺嘧啶(sulfadiazine)、磺胺噻唑(sulfathiazole)等。通过对磺胺类药物的深入研究,又发现具有利尿、降压及降血糖作用的磺胺类药物,本节只涉及具有抗菌作用的磺胺类药物。

(二)理化性质

1. 磺酰胺基的性质

(1)酸性　由于磺酰胺基的强吸电子性,N_1 上电子密度降低,易释出质子而呈酸性。N_1 上有吸电子基时,酸性增强。利用其酸性可以将其制成钠盐,易溶于水配制水剂。磺胺类药物的酸性多弱于碳酸,钠盐水溶液易吸收空气中二氧化碳,而析出沉淀,因此磺胺类钠盐水溶液应避免暴露在空气中,配制溶液时应采取防 CO_2 的措施。

(2)成盐反应　磺酰胺基上的氢原子可被银、钴、铜等金属离子取代,生成难溶性的金属盐沉淀。各种磺胺类药物形成铜盐的颜色不同,颜色变化过程也不同,可用于磺胺类药物的鉴别反应。

2. 芳伯氨基的性质

(1)碱性　由于对位磺酰胺基吸电子的影响,芳伯氨基的碱性比苯胺弱,能溶于无机酸,但不能形成稳定的盐。

（2）自动氧化　一般游离的磺胺类药物不易发生自动氧化，而其钠盐则较易被氧化，尤其在空气中受日光照射时，易发生氧化变色，氧化产物多为偶氮化合物及氧化偶氮化合物。因此磺胺类药物的钠盐注射液需加硫代硫酸钠溶液作为抗氧剂，安瓿内应充氮气。

（3）重氮化偶联反应　磺胺类药物在酸性溶液中，与亚硝酸钠定量地完成重氮化反应而生成重氮盐，可用标准亚硝酸钠溶液进行滴定，以永停滴定法指示终点。

重氮盐与β-萘酚在碱性溶液中发生偶联反应，生成橙红色偶氮化合物。此反应可用于磺胺类药物的鉴别反应。

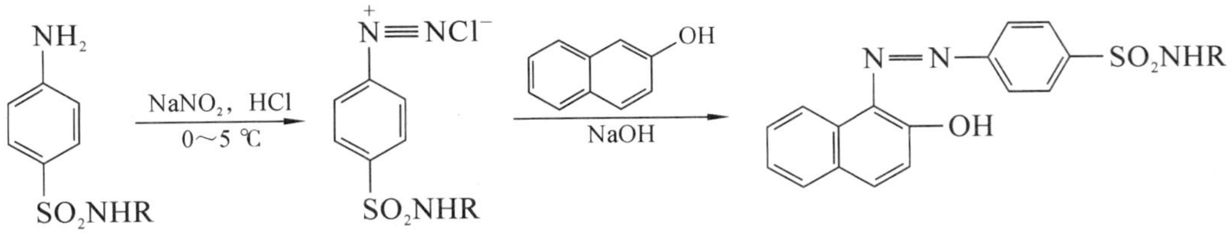

3. 磺酰胺基的反应

本类药物分子结构中磺酰胺基上的氢原子比较活泼，可被金属离子（如银、铜、钴等）取代，生成不同颜色的金属盐。可利用此性质进行该类药物的鉴别反应。如与硫酸铜作用生成不同颜色的铜盐沉淀：磺胺为蓝色沉淀，磺胺醋酰为蓝绿色沉淀，磺胺嘧啶可发生黄绿—青绿—紫灰色沉淀反应（X 代表杂环）。

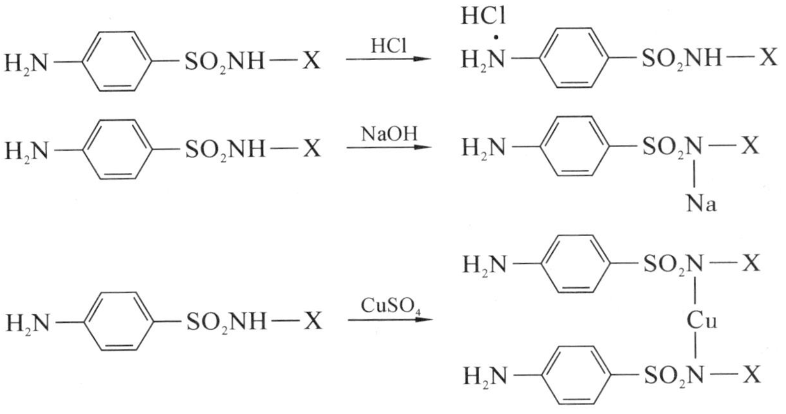

4. 苯环上的反应

本类药物分子结构中的苯环因受芳伯氨基的影响，在酸性条件下可发生卤代反应，如易发生溴代反应，生成白色或黄白色的溴化物沉淀。

5. N_1、N_4 上取代基的反应

主要是 N_1 上取代基的反应，若取代基为含氮杂环，则可与生物碱沉淀剂反应生成沉淀，还可以发生溴代反应。

（三）构效关系

磺胺类药物是对氨基苯磺酰胺衍生物，其基本结构通式如下：

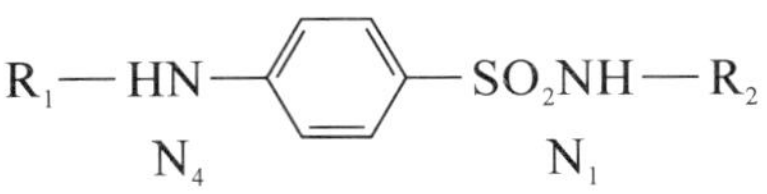

R_1 多为 H，R_2 多为杂环，如嘧啶、异噁等，环上有取代甲基或甲氧基。其活性与结构关系如下。

（1）对氨基苯磺酰胺结构为必需结构，即氨基与磺酰胺基在苯环上必须处在对位，在邻位或间位均无抑菌作用。

（2）苯环若被其他芳环取代或在苯环上引入其他基团，抑菌作用降低或者消失。

（3）磺酰胺基上 N_1 单取代化合物使抑菌作用增强，以杂环取代作用较强；而 N,N-双取代物则活性消失。

（4）芳香第一胺为抑菌作用必需基团，若 N_4 上有取代基，则必须在体内被酶分解或还原为游离的氨基才有效，如酰胺基，否则无效。

（四）作用机制

磺胺类药物能与细菌生长繁殖必需的对氨基苯甲酸（PABA）产生竞争性拮抗，取代 PABA 与二氢叶酸合成酶结合，使细菌不能合成二氢叶酸，导致细菌生长受阻而产生抑菌作用。

磺胺类药物之所以能和 PABA 竞争性拮抗，是由于两者分子的大小和电荷分布极为相似，使得在二氢叶酸的生物合成中，磺胺类药物可以取代叶酸结构中 PABA 的位置，生成无功能的伪二氢叶酸，从而抑制细菌的生长繁殖。人体可以从食物中摄取二氢叶酸，因此，不受磺胺类药物的影响。凡需自身合成二氢叶酸的微生物对磺胺类药物都敏感。

对氨基苯甲酸

磺胺类药物

磺胺类药物作用机制的确立，开辟了从代谢拮抗寻找新药的途径，代谢拮抗概念已广泛应用于抗菌、抗疟及抗肿瘤等药物的设计中。

➡ 典型药物

磺胺嘧啶 sulfadiazine

化学名为 N-2-嘧啶基-4-氨基苯磺酰胺，简称 SD。

本品为白色或类白色结晶性粉末或粉末；无臭，无苦；易溶于氢氧化钠或氨试液，溶于稀盐酸，微溶于乙醇或丙酮，几乎不溶于水；熔点为 $255\sim256$ ℃。

本品含有芳伯氨基，可发生重氮化偶联反应，生成橙红色偶氮化合物沉淀。

本品钠盐水溶液与硫酸铜试液作用，生成黄绿色沉淀，放置后变为紫色。

本品与硝酸银溶液反应，生成磺胺嘧啶银（sulfadiazine silver），具有抗菌和收敛作用，可用于烧伤、烫伤创面的抗感染，对铜绿假单胞菌有抑制作用。类似药物还有磺胺嘧啶锌（sulfadiazine zine），用于烧伤、烫伤创面的抗感染。

本品血液中浓度较高，易透过血脑屏障，为预防和治疗流行性脑炎的首选药物。

➡ 典型药物

磺胺甲噁唑 sulfamethoxazole

化学名为 N-(5-甲基-3-异噁唑基)-4-氨基苯磺酰胺,又称新诺明,简称 SMZ。

本品为白色结晶性粉末;无臭,味微苦;易溶于稀盐酸、氢氧化钠溶液和氨试液,几乎不溶于水;熔点为 168～172 ℃。

本品的钠盐水溶液与硫酸铜试液作用,生成草绿色沉淀。

本品含有芳伯氨基,可发生重氮化偶联反应,生成橙红色偶氮化合物沉淀。

本品的芳伯氨基易被空气氧化,在日光及重金属催化下,氧化反应加速。

本品临床主要用于泌尿系统感染、外伤及软组织感染、呼吸道感染。

本品与 TMP 制成复方制剂,即复方新诺明,其抗菌作用更强,一次给药后有效浓度可维持 16 h,是临床应用较广的磺胺类药物。

知识链接

磺胺甲噁唑的合理应用

磺胺甲噁唑在体内乙酰化率较高,乙酰化物溶解度小,易在泌尿系统析出结晶,造成尿路损伤,引起血尿、闭尿等症状。长期使用应与碳酸氢钠(小苏打)同服,以碱化尿液,提高乙酰化物在尿中的溶解度。

二、抗菌增效剂

抗菌增效剂(antibacterial synergists)是指与抗菌药配伍使用后,能增强抗菌药抗菌活性的药物。目前临床上使用的抗菌增效剂种类不多,按抗菌增效剂的作用机制可分为以下几类:①本身具有抗菌活性,与其他抗菌药合用可增强其他抗菌药的抗菌活性,如甲氧苄啶。②本身不具有抗菌活性或抗菌活性很弱,与其他抗菌药合用可增强其他抗菌药的抗菌活性,如克拉维酸。③本身不具有抗菌活性,与其他抗菌药合用通过影响其代谢可增强其他抗菌药的抗菌活性,如丙磺舒。

甲氧苄啶(trimethoprim,TMP)为广谱抗菌药,其只作为抗菌增效剂使用。其作用机制是可逆性地抑制二氢叶酸还原酶,阻碍二氢叶酸还原为四氢叶酸,影响细菌 DNA、RNA 及蛋白质的合成,抑制细菌的生长繁殖。

由于磺胺类药物能竞争性与二氢叶酸合成酶结合,使细菌不能合成二氢叶酸,而甲氧苄啶可抑制二氢叶酸还原酶,阻碍二氢叶酸还原为四氢叶酸,两者可产生协同作用,使抗菌作用增强数倍至数十倍。

磺胺类药物和 TMP 协同抑菌机制:

对氨基苯甲酸（PABA） —二氢叶酸合成酶→ 二氢叶酸 —二氢叶酸还原酶→ 四氢叶酸

磺胺类药物　　　　　　　　TMP

典型药物

甲氧苄啶　trimethoprim

化学名为 5-[(3,4,5-三甲氧基苯基)]-2,4-嘧啶二胺,又名甲氧苄氨嘧啶、TMP。

本品为白色或类白色结晶性粉末;无臭,味苦;易溶于冰醋酸,微溶于三氯甲烷、乙醇和丙酮,几乎不溶于水;熔点为 199～203 ℃。

本品具弱碱性,加稀硫酸溶解后,加入碘-碘化钾试液即生成棕褐色沉淀。

本品具有芳伯氨基,在空气中易发生自动氧化,在日光及重金属催化下,氧化加速。因此,本品应避光、密封保存。

本品很少单独使用,常与磺胺甲噁唑或磺胺嘧啶合用,治疗呼吸道感染、泌尿系统感染、肠道感染、脑膜炎和败血症等。与某些抗生素(四环素、庆大霉素、磷霉素)合用,也有很好的协同作用,使治疗的范围明显扩大,疗效显著提高。

知识链接

抗菌增效剂

甲氧苄啶(TMP)为广谱抗菌增效剂。其作用机制是通过可逆性地抑制二氢叶酸还原酶,影响细菌 DNA、RNA 及蛋白质的合成。与磺胺类药物联合使用,可使细菌叶酸代谢受到双重阻断,产生协同抗菌作用,抗菌功效可增强数倍乃至数十倍,甚至有杀菌作用,故 TMP 又称为磺胺增效剂。TMP 与其他抗生素如庆大霉素、四环素等合用也可增强其抗菌活性。

克拉维酸(棒酸)本身抗菌活性很弱,但具有抑制 β-内酰胺酶的作用,可显著增强 β-内酰胺类抗生素的作用,如与头孢霉素、羟氨苄西林合用可分别增强其抗菌活性 2～8 倍、130 倍。

丙磺舒(影响尿酸代谢药)可抑制有机酸从哺乳动物肾脏的排泄,因而可以抑制青霉素类、头孢菌素类及对氨基水杨酸等有机酸类抗菌药的排泄。如与青霉素合用可降低青霉素的排泄速率,提高其在血中的浓度而增强青霉素的抗菌作用。

第二节 喹诺酮类抗菌药

喹诺酮类抗菌药(quinolone antimicrobial agents)又称吡酮酸类抗菌药,自 1962 年萘啶酸(nalidixic acid)问世以来,此类药物发展极为迅速。这类药物抗菌谱广,活性强,毒性低,与多数药物间无交叉耐药性。其中一些药物的抗菌作用完全可与优良的半合成头孢菌素相当。

一、分类

根据抗菌作用及抗菌活性的差异,喹诺酮类药物可分为以下四代(表 7-1)。

第一代:1962—1969 年,代表药物为萘啶酸(nalidixic acid),其特点是对革兰氏阴性菌有明显的抑制作用,对革兰氏阳性菌几乎无作用。抗菌谱窄,作用时间短,易产生耐药性,中枢毒性较大,现已少用。

第二代:1969—1978 年,代表药物为吡哌酸(pipemidic acid),其抗菌活性优于萘啶酸,抗菌谱也从革兰氏阴性菌扩大到革兰氏阳性菌,对铜绿假单胞菌也有活性。在体内代谢稳定,耐药性低,毒副作用小。临床上用于敏感菌引起的尿路感染及肠道感染等。

表 7-1 临床上常用喹诺酮类抗菌药

药物名称	药物结构	作用特点
萘啶酸 nalidixic acid		第一代喹诺酮类抗菌药,对革兰氏阴性菌有明显抑制作用,对革兰氏阳性菌和铜绿假单胞菌无作用。抗菌谱窄,易产生耐药性,作用时间短,中枢不良反应多,现已少用

药物名称	药物结构	作用特点
吡哌酸 pipemidic acid		第二代喹诺酮类抗菌药,对铜绿假单胞菌和变形杆菌有效,对泌尿系统感染和肠道感染也有作用,耐药性降低,不良反应少,在体内较稳定
诺氟沙星 norfloxacin		第三代喹诺酮类抗菌药,结构中含 F 原子,抗菌谱大,对革兰氏阴性菌和革兰氏阳性菌均有明显抑制作用。耐药性低,毒副作用小,是目前最常用合成抗菌药
环丙沙星 ciprofloxacin		
莫西沙星 moxifloxacin		第四代喹诺酮类抗菌药,对革兰氏阴性菌有强大作用,增强了抗革兰氏阳性菌、支原体、衣原体、军团菌以及分枝杆菌的活性,为喹诺酮类抗菌药的临床应用打开了更广阔的空间
斯帕沙星 sparfloxacin		

第三代:1978—1998 年,代表药物为诺氟沙星(norfloxacin)、环丙沙星(ciprofloxacin)、氧氟沙星(ofloxacin)等,抗菌谱进一步扩大,对革兰氏阴性菌和革兰氏阳性菌均有明显的抑制作用,对支原体、衣原体、军团菌以及分枝杆菌也有效,耐药性低,毒副作用小,是目前最常用的合成抗菌药。其药物分子中引入了氟原子,也称氟喹诺酮。

第四代:1998 年至今,代表药物为莫西沙星(moxifloxacin)和西他沙星(sitafloxacin)等,抗菌谱更宽,对抗革兰氏阳性菌、厌氧菌、支原体、衣原体的抗菌活性优于第三代喹诺酮类抗菌药,其抗菌强度是第三代喹诺酮类抗菌药的 3~30 倍。由于其抗菌谱广且抗菌作用强,临床应用更广泛,既可用于需氧菌感染,也可用于混合感染。

二、作用机制及构效关系

1. 作用机制

喹诺酮类抗菌药能穿透细菌的细胞壁,进入细菌内部,抑制细菌 DNA 螺旋酶(gyrase)和拓扑异构酶Ⅳ（topoisomerase Ⅳ），从而影响 DNA 的正常形态与功能，造成细菌遗传物质不可逆性损伤，达到抗菌的目的。细菌 DNA 螺旋酶参与细菌 DNA 的复制、转录等，而拓扑异构酶Ⅳ则对细菌染色体的分裂起关键作用，喹诺酮类抗菌药抑制上述两种酶，可协同防止细菌的复制。

2. 构效关系

喹诺酮类抗菌药为具有 1,4-二氢-4-氧代喹啉-3-甲酸结构的化合物，其化学结构与抗菌活性的关系如下。

（1）1 位由烃基、环烃基取代，其抗菌活性增加。

（2）3 位羧基和 4 位羰基为必需基团，被其他取代基取代时，活性消失。

（3）5 位被氨基、甲基取代，可使抗菌活性显著增强。

（4）6 位取代基对活性的影响很重要，其活性顺序为 F＞Cl＞CN＞NH₂＞H。

（5）7 位引入取代基可扩大抗菌谱，其活性顺序为哌嗪基＞二甲氨基＞甲基＞卤素＞氢。

知识链接

喹诺酮类抗菌药合理使用

喹诺酮类抗菌药分子结构中 3 位羧基和 4 位羰基，极易与钙、铁、锌等金属离子形成配位化合物，因此服用本类药物时，不宜和牛奶等含钙、铁、锌的食物与药品合用，可影响软骨的发育，孕妇和 18 岁以下儿童避免使用本类药物；服药期间，避免紫外线和日光照射，同时，多饮水以防止结晶尿；为避免酸性对胃肠道的刺激，应饭后服用。

典型药物

诺氟沙星　norfloxacin

化学名为 1-乙基-6-氟-1,4-二氢-4-氧代-7-(1-哌嗪基)-3-喹啉羧酸，又名氟哌酸。

本品为类白色至淡黄色结晶性粉末；无臭，味微苦；易溶于醋酸、盐酸和氢氧化钠溶液，微溶于二甲基甲酰胺、水和乙醇；熔点为 218～224 ℃。

本品与丙二酸和醋酸酐作用，显红棕色。

本品在室温、干燥条件下相对稳定，但在光照下可分解为 7-哌嗪环开环产物，使其颜色变深。在酸性条件下回流可发生脱羧反应。故本品应遮光、密封，在干燥处保存。

本品临床上主要用于治疗敏感菌引起的感染，口服后部分吸收，血药浓度较低，但尿、肠道药物浓度高，广泛用于肠道和泌尿系统感染。

→ 典型药物

盐酸环丙沙星 ciprofloxacin hydrochloride

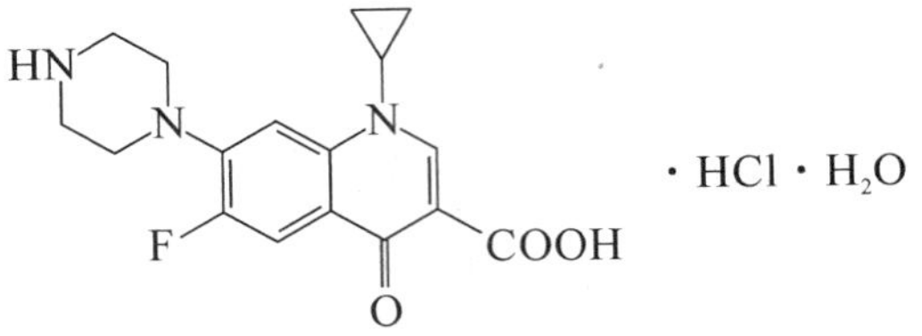

· HCl · H₂O

化学名为1-环丙基-6-氟-1,4-二氢-4-氧代-7-(1-哌嗪基)-3-喹啉羧酸盐酸一水合物,又名环丙氟哌酸。

本品为白色或微黄色结晶性粉末;几乎无臭,味苦;溶于水,微溶于甲醇,极微溶于乙醇。

本品在室温下相对稳定,但在光照下可分解。其7位的含氮杂环在酸性条件下,水溶液光照可见分解反应。

本品抗菌谱与诺氟沙星相似,但对大肠杆菌、铜绿假单胞菌、流感嗜血杆菌、淋球菌、链球菌等最低抑菌浓度较低,优于其他同类药物及头孢菌素和氨基糖苷类抗生素。另外,本品对耐 β-内酰胺酶抗生素或耐庆大霉素的病原菌也有效,因而环丙沙星在临床上被广泛应用。

→ 典型药物

氧氟沙星 ofloxacin

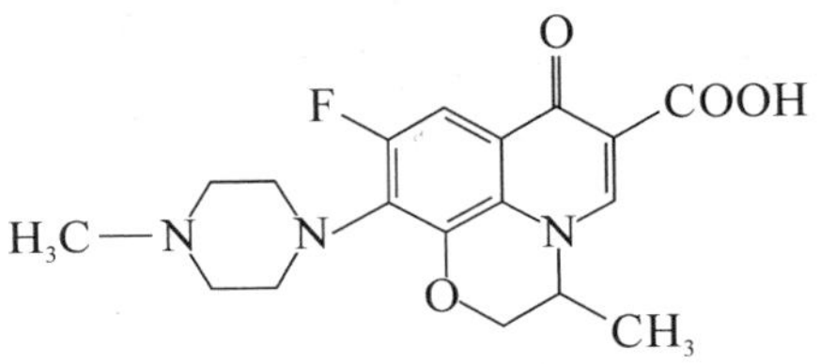

化学名为(±)-9-氟-2,3-二氢-3-甲基-10-(4-甲基-1-哌嗪基)-7-氧代-7H-吡啶并[1,2,3-de]-1,4-苯并噁嗪-6-羧酸,又名氟嗪酸。

本品为白色至微黄色结晶性粉末;无臭、味苦;遇光渐变色。本品在三氯甲烷中略溶,在水或甲醇中微溶或极微溶解;在冰醋酸或氢氧化钠试液中易溶,在 0.1 mol/L 盐酸中溶解。在三氯甲烷溶液(10 mg/mL)中的比旋光度为−1°~+1°。

本品稳定性与诺氟沙星相似。

本品临床上主要用于革兰氏阴性菌所致的呼吸道感染、消化系统感染、生殖系统感染、泌尿系统感染、口腔感染等。但对革兰氏阳性菌的作用,氧氟沙星显得稍强。综合喹诺酮类抗菌药各品种的药理性质,口服以氧氟沙星为优。

→ 典型药物

左氧氟沙星 levofloxacin

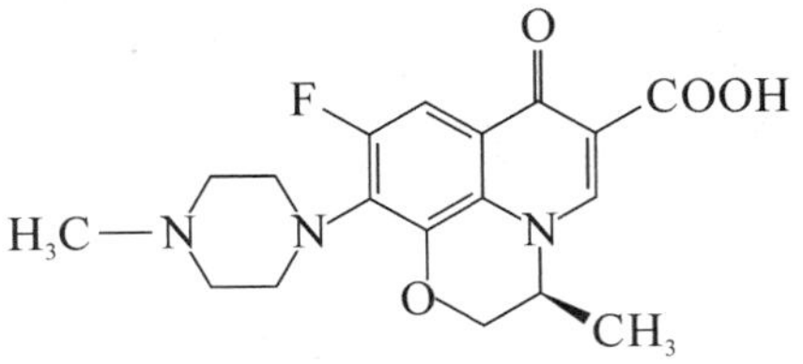

又名左旋氟嗪酸。

本品为氧氟沙星的左旋光学异构体,理化性质与氧氟沙星相似,但其甲磺酸盐和盐酸盐的水溶性更好。抗菌活性是氧氟沙星的2倍,对革兰氏阳性球菌的抗菌作用亦明显优于环丙沙星,对革兰氏阴性杆菌的抗菌活性强,抗铜绿假单胞菌是喹诺酮类抗菌药中最强者。左氧氟沙星在喹诺酮类抗菌药中亦被认为安全性最好,光毒性等不良反应在现有喹诺酮类抗菌药中最轻。口服吸收率达100%,血药浓度及消除半衰期均与氧氟沙星相似。不良反应发生率低于氧氟沙星,故临床实用价值大。

第三节 抗 结 核 药

结核病是由结核分枝杆菌感染引起的一种常见的慢性传染性疾病,可累及全身各个器官和组织,其中以肺结核最常见。结核分枝杆菌在革兰氏阳性菌中属特殊的耐酸杆菌,它对醇、酸、碱和某些消毒剂等具有高度的稳定性。由于结核分枝杆菌较一般的细菌生长周期长,所以用药周期长,因而抗结核药物易产生耐药性。抗结核药通常采用联合用药,以克服其耐药性,并增强疗效。当前临床应用的抗结核药按其来源可分为抗生素类抗结核药和合成抗结核药。

一、抗生素类抗结核药

抗生素类抗结核药主要有硫酸链霉素(streptomycin sulfate)、利福霉素(rifamycin)、紫霉素(viomycin)、卷曲(卷须)霉素(capreomycin)等。硫酸链霉素临床用于治疗各种结核病,尤其对结核性脑膜炎和急性浸润型肺结核有很好的疗效,缺点是容易产生耐药性,详细内容见本书抗生素章。紫霉素对结核分枝杆菌有效,但毒性比链霉素大。卷曲(卷须)霉素为活性多肽抗结核药,包括四种,但一般与合成抗结核药如对氨基水杨酸钠和异烟肼合用,不宜与硫酸链霉素或紫霉素合用。利福霉素口服吸收好,抗结核活性强,对结核分枝杆菌、麻风分枝杆菌和革兰氏阳性菌都有很强的抑制作用,特别是对耐药性金黄色葡萄球菌也具有很强的抗菌作用。

 典型药物

利福平 rifampicin

化学名为3-[[(4-甲基-1-哌嗪基)亚氨基]甲基]利福霉素,又名甲哌利福霉素。

本品为鲜红色或暗红色结晶性粉末;无臭,无味。在氯仿中易溶,在甲醇中溶解,在水中几乎不溶。其1%水混悬液的pH为4.0~6.5。

本品分子结构中含有1,4-萘二酚,遇光水溶液易氧化而损失效价,在碱性条件下易被氧化成醌型化合物。强酸性条件下易分解,即其醛缩氨基哌嗪易在C=N处分解,成为缩合前的醛和氨基哌嗪两个化合物。在弱酸性条件下较稳定,故本品酸度应控制在pH 4.0~6.5范围内。

本品与亚硝酸钠试液反应,显橙色—暗红色的变化,这是因为利福霉素类抗生素均易被亚硝酸氧化生成醌类化合物,此反应可用于本品的鉴别。

本品临床上主要用于肺结核及其他结核病,也可用于麻风病或厌氧菌感染。与异烟肼、乙胺丁醇合用有协同作用,可延缓耐药性的产生。

知识链接

利福霉素的来源与结构改造

利福霉素是由链丝菌发酵产生的抗生素,从发酵液中分离得到利福霉素 A、利福霉素 B、利福霉素 C、利福霉素 D、利福霉素 E,均为碱性物质,化学性质较不稳定。其中仅利福霉素 B 分离得到纯品,其化学结构为 27 个碳原子的大环内酰胺。天然的利福霉素稳定性差,已少在临床使用。将利福霉素 B 经氧化、水解、还原得到利福霉素 SV(rifamycin SV),对革兰氏阴性菌和结核分枝杆菌的作用比利福霉素 B 强,但口服吸收较差。当利福霉素 SV 与 1-甲基-4-氨基哌嗪成腙时,产生了现在临床上使用的半合成衍生物利福平(rifampicin),药效比利福霉素 SV 强。以利福平为基础,进一步合成其新的衍生物,作用较突出的有利福定(rifandin)和利福喷丁(rifapentine)。两者的抗菌谱与利福平相同,抑菌作用比利福平强 3～10 倍。利福定也是我国开发的一种抗结核药,血药浓度比较高。

二、合成抗结核药

合成抗结核药主要有异烟肼(isoniazid)、对氨基水杨酸钠(sodium aminosalicylate)、乙胺丁醇(ethambutol)等。

异烟肼　　　　　　　对氨基水杨酸钠　　　　　　　乙胺丁醇

典型药物

异烟肼　isoniazid

化学名为 4-吡啶甲酰肼,又名雷米封。

本品为无色结晶或白色或类白色的结晶性粉末;无臭,味微甜后苦;易溶于水,微溶于乙醇,极微溶于乙醚;熔点为 170～173 ℃。

本品含酰肼结构,在酸或碱存在下,均可水解生成异烟酸和游离肼。水解出的游离肼,毒性较大,故变质后的异烟肼不可供药用。光、重金属离子、温度、pH 等因素均可加速本品水解,故常制成片剂或粉针剂,避光、密闭贮存。

本品分子中含有肼的结构,具有还原性,可被多种弱氧化剂氧化,如在酸性条件下可与溴、碘、硝酸银、溴酸钾等反应,生成异烟酸,同时放出氮气。如果与氨制硝酸银作用,即放出氮气并有银镜生成。

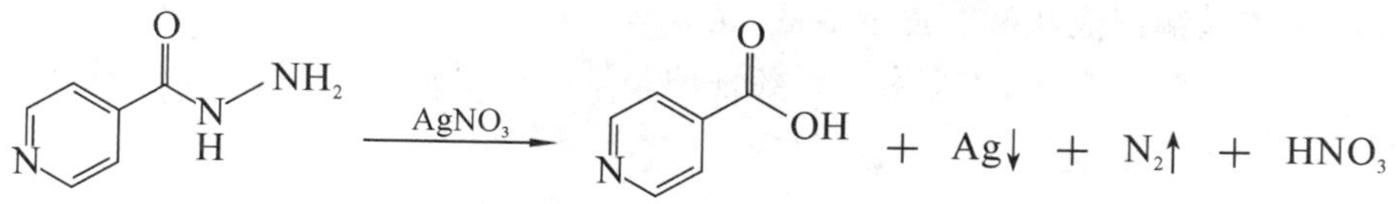

本品可与铜离子、铁离子、锌离子等金属离子发生配位反应，形成有色配合物，使溶液变色。如与铜离子在酸性条件下生成单分子配合物，呈红色。在 pH 7.5 时生成双分子配合物。故配制注射液时，应避免与金属器皿接触。

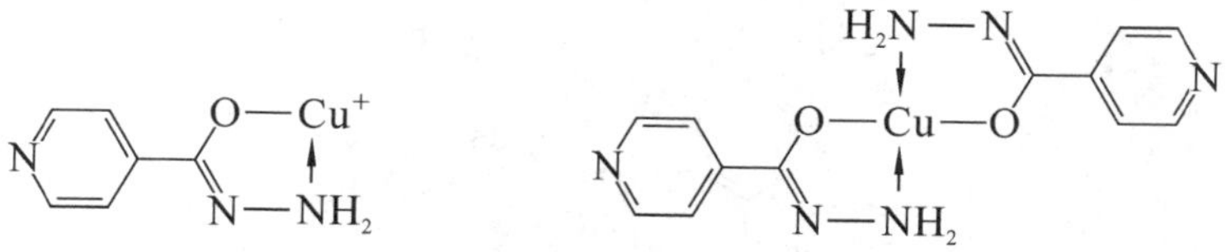

本品与香草醛缩合，生成黄色异烟腙结晶。异烟腙也具有抗结核活性，毒性较异烟肼略低，也可用于鉴别。

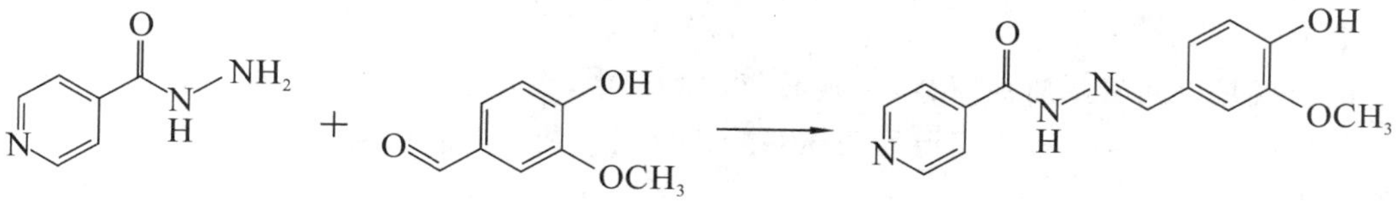

本品可用于治疗各种结核病。由于单独使用易产生耐药性，除预防用药外，常与链霉素、对氨基水杨酸钠合用，既可产生协同作用，又可减少结核病菌的抗药性。

知识链接

异烟肼的代谢与构效关系

异烟肼口服后迅速被吸收，食物和各种耐酸药物可能会干扰其吸收，因此异烟肼应空腹服用。主要代谢物为 N-乙酰异烟肼，占服用量的 50%～90%，并由尿排出，但 N-乙酰异烟肼的抗结核作用仅为异烟肼的 1%。异烟肼的构效关系研究表明酰肼基与吡啶环的氮原子必须处于对位，活性最强，处于间位或邻位时活性减弱或消失。酰肼基上的氢原子可以被烷基或芳基取代，但仅 N_2 取代的衍生物有抗菌活性，而 N_1 取代的衍生物无抗菌活性。目前在所有异烟肼衍生物中，异烟肼的活性最强。

典型药物

盐酸乙胺丁醇 ethambutol hydrochioride

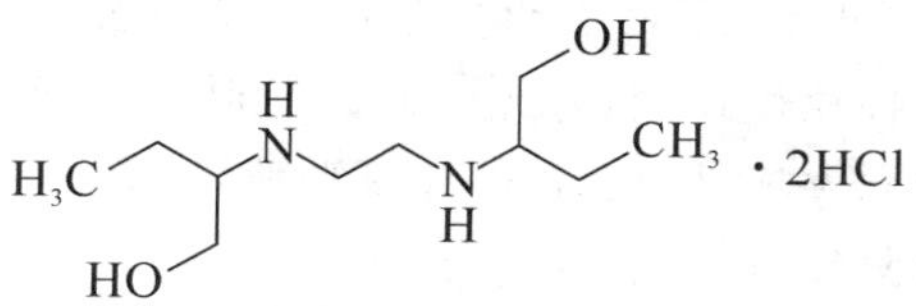

化学名为[2R,2[S-(R*, R*)-R]-(+)2,2'-(1,2-乙二基二亚氨基)-双-1-丁醇二盐酸盐。

本品为白色结晶性粉末；无臭或几乎无臭，略有引湿性；极易溶于水，微溶于乙醇，不溶于乙醚。熔点为 199～204 ℃，熔融的同时分解。

本品分子中含有两个构型相同的手性碳，有三个旋光异构体，右旋体的活性是内消旋体的 12 倍，为左旋体的 200～500 倍,药用品为其右旋体。

本品水溶液加硫酸铜试液和氢氧化钠溶液,显深蓝色。

本品主要用于治疗对异烟肼、链霉素有耐药性的各型肺结核及肺外结核,常与其他抗结核药联合应用。

→ 典型药物

对氨基水杨酸钠　sodium aminosalicylate

化学名为 4-氨基-2-羟基苯甲酸钠盐二水合物,别名 PAS-Na。

本品为白色或类白色的结晶或结晶性粉末;无臭,味甜带咸。本品在水中易溶,在乙醇中微溶,在乙醚中不溶。

本品的合成是以间氨基酚为原料,在碳酸氢钠溶液中,在加热、加压的条件下分次通入二氧化碳气体进行羧化反应。反应过程中高温和高压对羧化反应有利。本品精制时采用加酸调 pH,再加入碳酸氢钠制备钠盐的方法。

本品的原料药及钠盐水溶液露置在日光下或遇热,其颜色变深,可显黄色或红棕色。

本品分子结构中含有酚羟基和芳伯氨基,可利用其颜色反应与其他药物相鉴别。

本品可用于治疗各种结核病,对肠、骨结核及渗出性肺结核有较好疗效,但易产生耐药性,又因在体内吸收和排泄均较快,为保持其有效浓度,使用剂量较大。现本品多与链霉素、异烟肼合用,既可增强疗效,又可减少病菌的抗药性。

第四节　抗真菌药

真菌在自然界大量存在,真菌感染是一种常见病,真菌可引起皮肤、黏膜等浅表处的感染,也可引起皮下组织和内脏的感染。前者称为浅表真菌感染,传染性强,占真菌感染的 90%。后者称为深部真菌感染,传染性小但危害性大,常可导致死亡。近年来,由于抗生素的大量使用和滥用,破坏了细菌和真菌间正常菌丛的共生关系;各种免疫抑制剂的使用、皮质激素的使用、放射治疗等使机体对真菌抵抗力下降,以及器官移植或艾滋病等均可损伤机体免疫功能,导致深部真菌病的发病率明显增高。因此,抗真菌药的研究与开发日益受到重视。

临床上使用的抗真菌药,按其结构不同可分为以下三类:①抗生素类抗真菌药;②唑类抗真菌药;③其他类抗真菌药。

真菌感染疾病

真菌感染疾病仍是危害人类健康的重要疾病之一。真菌感染可分为浅表真菌感染（主要侵犯皮肤、黏膜、毛发、指甲、皮下组织引起各种癣病）及深部真菌感染（侵犯内脏器官、泌尿系统、脑和骨骼等引起炎症、坏死或脓疡）。其中浅表真菌感染为一种传染性较强的常见病和多发病，占真菌感染的 90%；此外，深部真菌感染发病率低，但危害性大，易导致死亡。近年来，由于抗生素的大量使用和滥用，破坏了细菌和真菌间正常菌丛的共存关系；皮质激素、放射治疗和其他免疫抑制剂的大量使用，心脏、肾脏移植手术和严重损害人体免疫力的艾滋病传播等，使机体对真菌的抵抗力降低，真菌感染特别是深部真菌感染的发病率明显增高，因此，抗真菌药的研究与开发受到极大的重视。

一、抗生素类抗真菌药

抗生素类抗真菌药分为多烯类抗真菌药和非多烯类抗真菌药。

非多烯类抗真菌药主要用于浅表真菌感染，代表药物是灰黄霉素（griseofulvin）和西卡宁（siccanin），对深部真菌病有抑制作用，但由于其生物利用度低和毒性大，只用于浅表真菌感染。

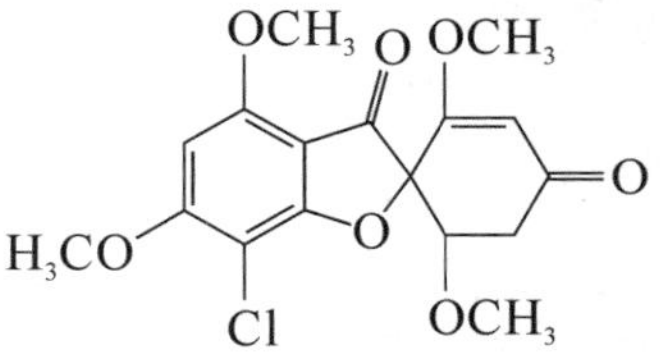

灰黄霉素 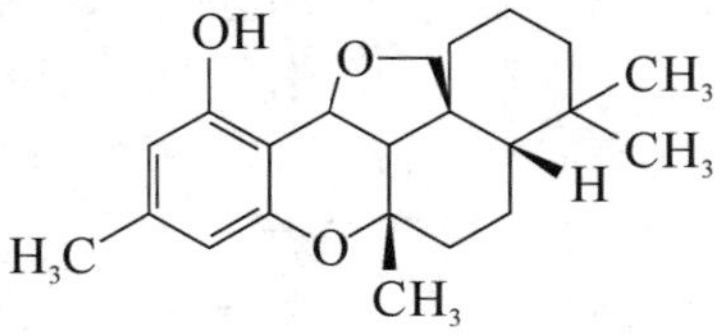　　　　　　　　　　　　　西卡宁

多烯类抗真菌药主要用于深部真菌感染，其结构中含有双共轭键的亲脂性大环内酯环和一个氨基糖。此类药物不稳定，可被光、热、氧等迅速破坏，代表药物是两性霉素 B（amphotericin B）、制霉菌素 A_1（nystatin A_1）等。多烯类抗生素通过与真菌细胞膜上的麦角固醇结合，导致其具有多孔性，从而增加膜渗透性，使细胞内钠离子、钾离子、氢离子及核苷酸和氨基酸等重要物质外漏，导致真菌死亡。

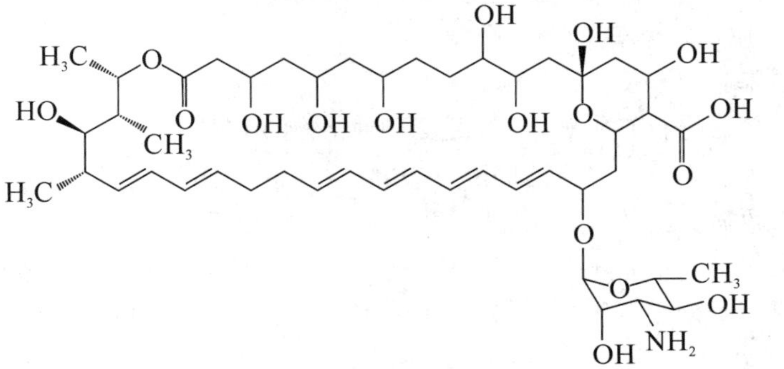

制霉菌素 A_1

典型药物

两性霉素 B　amphotericin B

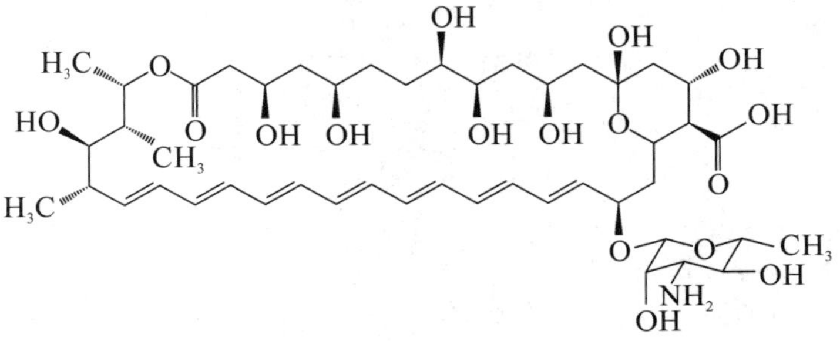

本品为橙黄色针状或柱状结晶;无臭、无味;溶于二甲基亚砜,微溶于二甲基甲酰胺,极微溶于甲醇,不溶于水、乙醇、醚、苯及甲苯。

本品结构中含有氨基和羧基,具有酸碱两性。

本品遇光、热、酸、碱均不稳定,在 pH 4～10 时最稳定,应避光、密封贮存。

本品用于治疗深部真菌感染,也可用于治疗皮肤和黏膜浅表真菌感染。

二、唑类抗真菌药

唑类抗真菌药始于 20 世纪 60 年代末期,第一个用于临床的唑类抗真菌药是克霉唑(clotrimazole),其良好的抗真菌活性,引起对此类结构的关注,开发了大量的该类抗真菌药物,如咪康唑(miconazole)、益康唑(econazole)、噻康唑(tioconazole)、酮康唑(ketoconazole)等。这些药物为咪唑类化合物,均为广谱抗真菌药,既可用于治疗皮肤真菌感染,也可口服治疗深部真菌感染。

氟康唑(fluconazole)和伊曲康唑(itraconazole)为三唑类抗真菌药。用三氮唑环代替了咪唑环,抗真菌作用强,副作用小。

→ 典型药物

硝酸咪康唑 miconazole nitrate

化学名为 1-[2-(2,4-二氯苯基)-2-[(2,4 二氯苯基)甲氧基]乙基]-1H-咪唑硝酸盐。

本品为白色或类白色的结晶或结晶性粉末;无臭或几乎无臭;略溶于甲醇,微溶于氯仿,不溶于水或乙醇;熔点为 178～184 ℃,熔融的同时分解。

本品与硫酸和二苯胺试液反应,显深蓝色。

本品利用氧瓶燃烧法进行有机破坏后,可发生氯化物的鉴别反应。

本品作用机制是抑制真菌细胞膜的固醇合成,影响细胞膜通透性,抑制真菌生长,导致死亡。

本品对许多临床致病真菌如念珠菌、曲霉菌、新型隐球菌、芽生菌、球孢子菌等深部真菌和一些表皮真菌有良好的抗菌作用。本品还对葡萄球菌、链球菌和炭疽杆菌等革兰氏阳性菌有抑制作用。

本品临床上主要用于治疗深部真菌感染,还可用于黏膜、阴道、皮肤等部位的真菌感染。

→ 典型药物

克霉唑 clotrimazole

化学名为 1-[(2-氯苯基)二苯甲基]-1H-咪唑。

本品为白色至微黄色的结晶性粉末;无臭,无味;在甲醇或三氯甲烷中易溶,在乙醇或丙酮中溶解,在水中几乎不溶。本品的熔点为141～145 ℃。

本品分子中含有咪唑环,能够发生咪唑类化合物的一般鉴别反应,即加硫酸溶解后显橙黄色,经水稀释后颜色消失,再加硫酸复显橙黄色。本品溶于丙酮,与苦味酸试液作用产生沉淀。

本品为广谱抗真菌药,对念珠菌、曲霉菌、隐球菌等均有抑制作用,临床上既可外用治疗皮肤癣症及阴道霉菌病,又可用于肺部、胃肠道的感染及脑膜炎、败血症等。

→ **典型药物**

酮康唑　ketoconazole

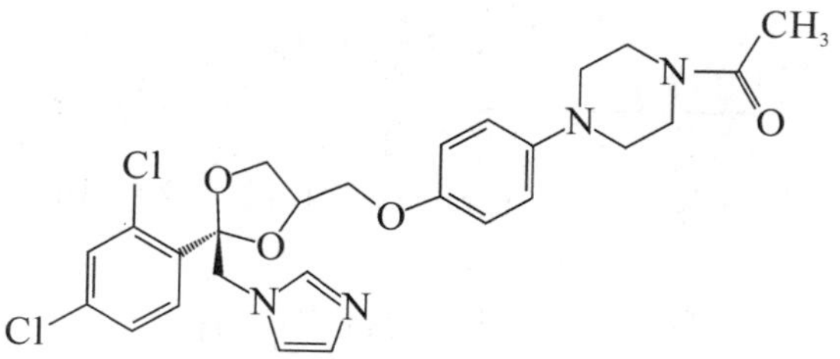

化学名为(±)-顺-1-乙酰基-4[4-[[2-(2,4-二氯苯基)-2-(1-咪唑-1-甲基)-1,3-二氧环戊基]甲氧基]苯基]哌嗪。

本品为类白色结晶性粉末;无臭,无味。本品在三氯甲烷中易溶,在甲醇中溶解,在乙醇中微溶,在水中几乎不溶。

本品为口服广谱抗真菌药,用于治疗浅表及深部真菌感染。

三、其他类抗真菌药

1981年发现了烯丙胺型化合物萘替芬(naftifine),具有较高的抗真菌活性,局部外用治疗皮肤癣菌病的效果优于克霉唑和益康唑,治疗白色念珠菌病的效果同克霉唑。由于其具有良好的抗真菌活性和新颖的结构特征,而受到重视。随后又发现抗真菌活性更高、毒性更低的特比萘芬(terbinafine)和布替萘芬(butenafine)(表7-2)。

表7-2　其他类抗菌药

药物名称	药物结构	作用特点
萘替芬 naftifine	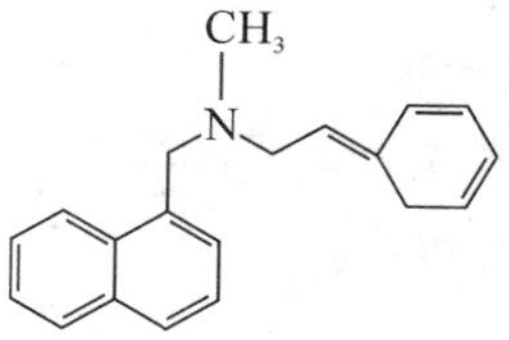	治疗皮肤癣菌效果优于克霉唑和益康唑
布替萘芬 butenafine	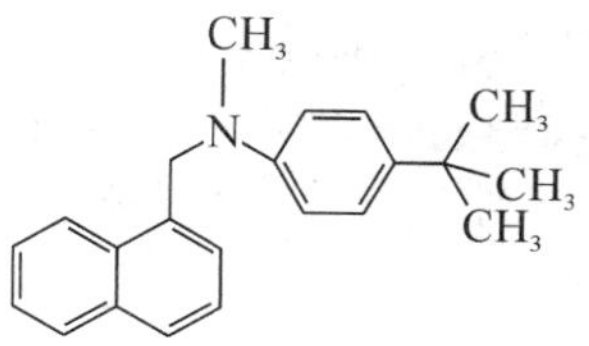	广谱抗真菌药
利拉萘酯 liranaftate	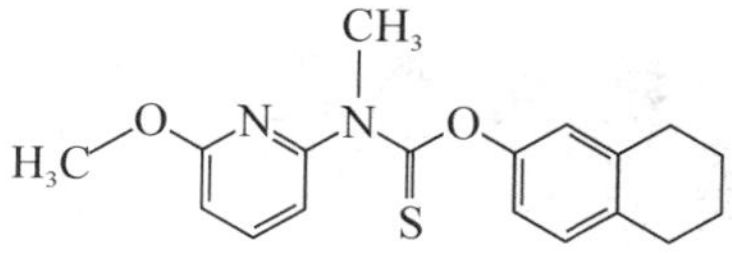	抗菌谱广,口服不产生耐药性

药 物 名 称	药 物 结 构	作 用 特 点
阿莫罗芬 amorolfine	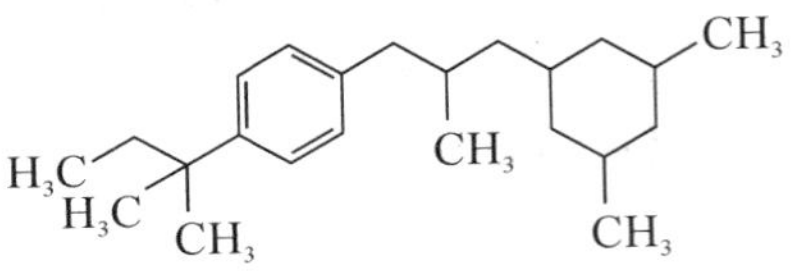	广谱抗真菌药,对浅表真菌有长效作用
环吡酮胺 ciclopirox olamine	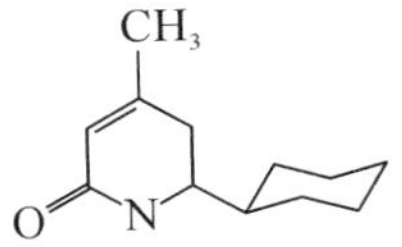	皮肤浅表抗真菌药

特比萘芬　terbinafine hydrochloride

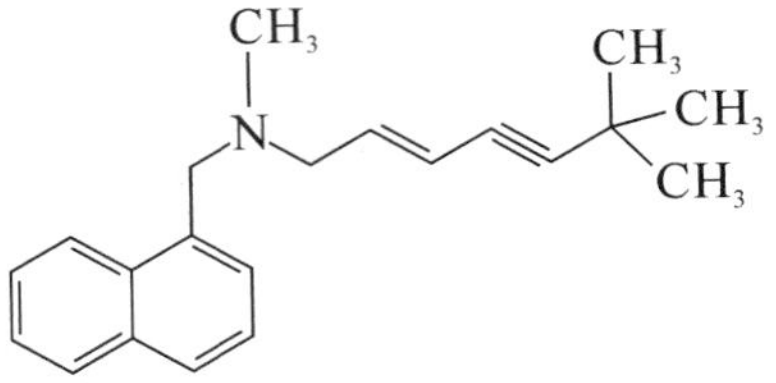

化学名为(E)-N-(6,6-二甲基-2-庚烯-4-炔基)-N-甲基-1-萘甲胺。

本品为白色或类白色粉末。本品易溶于水和乙醇,难溶于有机溶剂。本品结构中含有不饱和键,易与水等发生加成反应。

本品可与盐酸成盐,为烯丙胺类抗真菌药,抑制真菌细胞麦角固醇合成过程中的鲨烯环氧化酶,并使鲨烯在细胞中蓄积而起到杀菌作用。人体细胞对本品的敏感性为真菌的万分之一。

本品有广谱抗真菌作用,对皮肤真菌有杀菌作用,对白色念珠菌则起到抑菌作用。本品适用于浅表真菌引起的皮肤、指甲感染,如毛癣菌、犬小孢子菌、絮状表皮癣菌等引起的体癣、股癣、足癣、甲癣以及皮肤白色念珠菌感染。

知识链接

盐酸特比萘芬

盐酸特比萘芬是一种烯丙胺类皮肤科广谱抗真菌药。20世纪80年代由瑞士诺华制药研制成功,1991年首次在英国上市。1996年被美国FDA批准为OTC药品,同年在美国上市。目前,本品在全球90多个国家销售。盐酸特比萘芬能特异性地干扰真菌固醇的晚期生物分解,选择性地抑制真菌的角鲨烯环氧化酶的活性,使真菌细胞膜构成进程中的角鲨烯环氧化反响受阻,从而到达杀灭或抑制真菌的作用。本品适用于治疗皮肤念珠菌病,如手癣、足癣、股癣、体癣及花斑癣,也是较好的治疗灰指甲药物。2000年盐酸特比萘芬进入了国家公布的第一批OTC目录。该产品属于抗真菌类药,它对浅部真菌感染作用较强,外用可以治愈绝大部分皮肤真菌病。

第五节　抗病毒药

病毒性感染疾病是严重危害人类生命健康的传染病,常见的由病毒引起的疾病有流行性感冒、麻疹、水痘、腮腺炎、脊髓灰质炎、病毒性肝炎、狂犬病、带状疱疹等。病毒是病原微生物中最小的一种，它没有细胞壁，以核酸（DNA 或 RNA）为核心，外部被蛋白质衣壳所包裹。病毒无法独立进行繁殖，必须寄生在宿主细胞内，利用宿主细胞的代谢系统进行寄生和增殖，病毒一旦进入宿主细胞立即开始循环式感染或停留在宿主细胞内。

目前对许多病毒性疾病尚缺少突出有效的治疗药物，而以预防为主。抗病毒药的作用主要通过影响病毒复制周期的某个环节而实现，理想的抗病毒药应只干扰病毒的复制而不影响正常细胞的代谢。但是目前大多数抗病毒药在发挥治疗作用时，对人体也产生毒性，这是抗病毒药发展速度较慢的原因。

抗病毒药根据其结构不同，主要分为核苷类和非核苷类。

一、核苷类抗病毒药

核苷类抗病毒药是基于代谢拮抗原理设计的药物，在抗病毒药中占有相当重要的地位，按化学结构可分为嘧啶核苷类和嘌呤核苷类。

（一）嘧啶核苷类

碘苷（idoxuridine）是第一个临床应用的嘧啶核苷类抗疱疹病毒药，主要用于治疗浅层单纯疱疹病毒所致的角膜炎。由于其毒副作用，且应用范围窄，现在临床上少用。三氟胸苷（trifluridine）的水溶性较大，可配成滴眼剂。阿糖胞苷（cytarabine）最初用作抗肿瘤药，研究中发现它有抑制病毒 DNA 的合成作用，临床上用来治疗带状疱疹病毒所引起的感染。齐多夫定（zidovudine）曾是一个抗癌剂，是第一个用于艾滋病及相关症状治疗的药物。对齐多夫定进行结构改造又发现了许多新型抗病毒药，如司他夫定（stavudine）、拉米夫定（lamivudine）等。

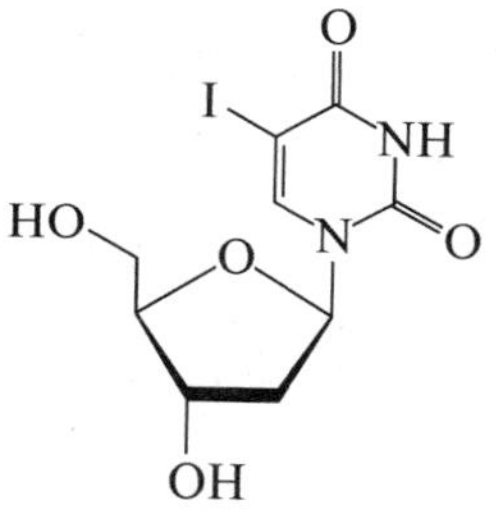

碘苷 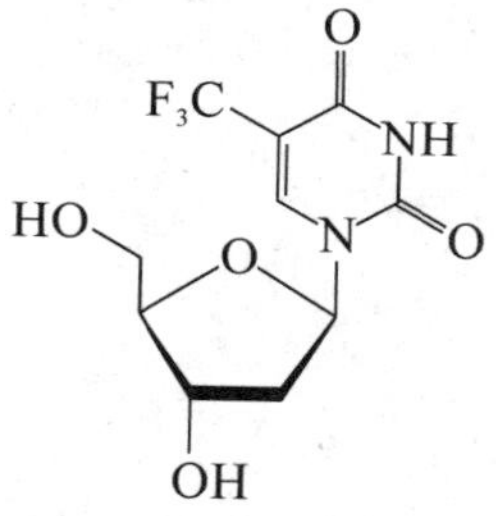　　　　　　　三氟胸苷 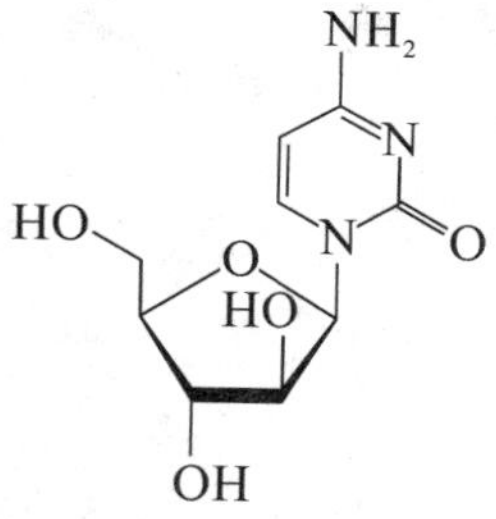　　　　　　阿糖胞苷

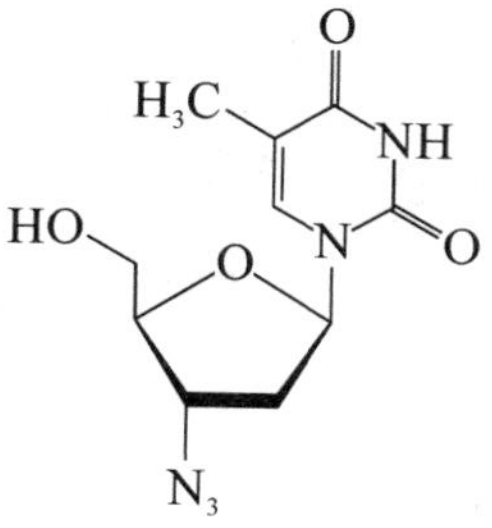

齐多夫定 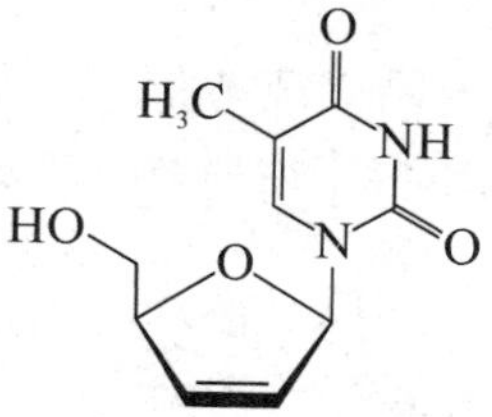　　　　　　司他夫定 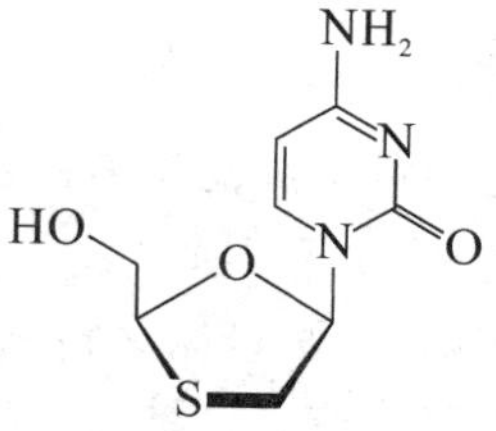　　　　　　拉米夫定

> **典型药物**

齐多夫定　zidovudine

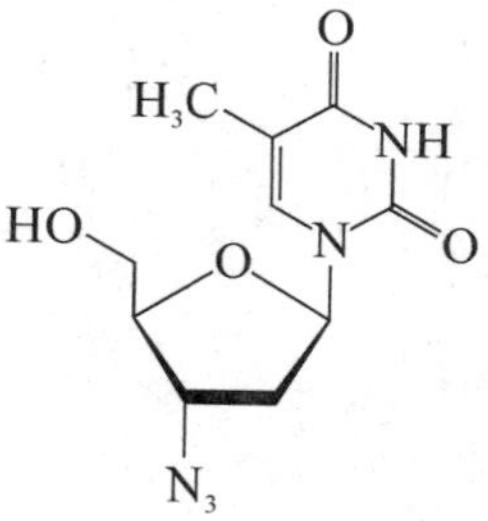

化学名为 3′-叠氮基-3′-脱氧胸腺嘧啶,又名叠氮胸苷,缩写为 AZT。

本品为白色或类白色针状结晶;无臭;易溶于乙醇,难溶于水,遇光易分解。

本品对光、热敏感,应低温、避光保存。

本品为胸苷的类似物,在其脱氧核糖部分的 3 位上以叠氮基取代,它对艾滋病病毒和 T 细胞白血病的 RNA 肿瘤病毒有抑制作用,为抗逆转录酶病毒药物。

本品临床用于治疗艾滋病及重症艾滋病相关症候群,主要用作联合用药之一。

(二)嘌呤核苷类

阿昔洛韦(acyclovir)是第一个用于临床的开环核苷类抗病毒药,具有独特的作用机制,主要抑制病毒编码的胸苷激酶和 DNA 聚合酶,从而能显著抑制感染细胞 DNA 的合成,而不影响非感染细胞的 DNA 复制。此后,经体内外试验发现许多开环核苷类抗病毒药,如更昔洛韦(ganciclovir)、泛昔洛韦(famciclovir)和喷昔洛韦(penciclovir)等。

更昔洛韦

R= ——H 泛昔洛韦

R= 喷昔洛韦

→ 典型药物

阿昔洛韦 acyclovir

化学名为 9-(2-羟乙氧甲基)鸟嘌呤,又名无环鸟苷。

本品为白色结晶性粉末;无臭,无味;略溶于冰醋酸或热水,极微溶于水,几乎不溶于乙醚或氯仿;熔点为 256～257 ℃。

本品宜遮光,密封保存。

本品可口服或制成钠盐供配制注射液用。

本品为广谱抗病毒药,是抗疱疹病毒的首选药物,可用于治疗疱疹性角膜炎、生殖器疱疹、全身性带状疱疹和疱疹性脑炎及病毒性乙型肝炎等。

二、非核苷类抗病毒药

非核苷类抗病毒药有金刚烷胺(amantadine)、利巴韦林(ribavirin)、茚地那韦(indinavir)等。

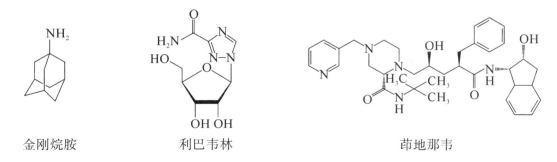

金刚烷胺　　　　　利巴韦林　　　　　　　茚地那韦

第六节 抗寄生虫药

抗寄生虫药主要是指用于杀灭、驱逐和预防寄生于宿主(人和动物)体内的各种寄生虫的药物。

寄生虫病是一种常见病。某些寄生虫病可发展成为某一地区的流行病,对社会和经济造成严重的影响。寄生虫的种类很多,常见的有蛔虫、蛲虫、钩虫、丝虫、鞭虫、绦虫等肠道蠕虫,引起疟疾感染和阿米巴痢疾的单核细胞的原虫,以及引起血吸虫病的血吸虫等。本节主要讨论抗疟药、驱肠虫药、抗血吸虫药和抗滴虫药。

一、抗疟药

疟疾是由已感染疟原虫的雌性蚊子所传染的一种疾病,可引起人类患病的疟原虫有四种,即恶性疟原虫、间日疟原虫、三日疟原虫和卵形疟原虫。临床上危害较大的是由恶性疟原虫和间日疟原虫所引起的恶性疟和间日疟。

用于预防和治疗疟疾的药物按其结构可以分为喹啉类、青蒿素类和嘧啶类。

1. 喹啉类抗疟药

喹啉类抗疟药历史悠久、种类较多。喹啉类抗疟药按其结构不同可分为如下几种:①4-喹啉甲醇类如奎宁(quinine)、甲氟喹(mefloquine)等;②4-氨基喹啉类如氯喹(chloroquine)、哌喹(piperaquine)等;③8-氨基喹啉类如伯氨喹(primaquine)等。

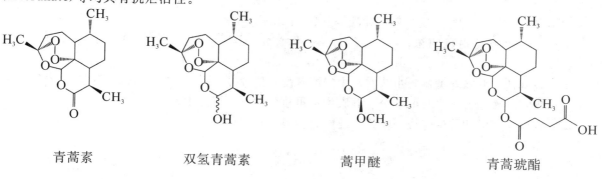

奎宁　　　　甲氟喹　　　　氯喹

哌喹　　　　伯氨喹

2. 青蒿素类抗疟药

青蒿素(artemisinin)为我国科学家屠呦呦在 1971 年首次从菊科植物黄花蒿(*Artemisia annua* L.)中分离提取的新型结构的过氧化物倍半萜内酯,是目前用于临床的各种抗疟药中起效最快的一种,但具有口服活性低、溶解度小、复发率高、半衰期短等缺点。因此,以其为先导化合物相继合成或半合成了大量的衍生物,如双氢青蒿素(dihydroartemisinin)、蒿甲醚(artemether)、青蒿琥酯(artesunate)等均具有抗疟活性。

青蒿素　　　　双氢青蒿素　　　　蒿甲醚　　　　青蒿琥酯

3. 嘧啶类抗疟药

嘧啶类抗疟药利用疟原虫不能利用环境中的叶酸和四氢叶酸而必须自身合成叶酸并转变为四氢叶酸的特点,选择二氢叶酸还原酶抑制剂作为抗疟药物,其代表药物为乙胺嘧啶(pyrimethamine)和硝喹(nitroquine)。

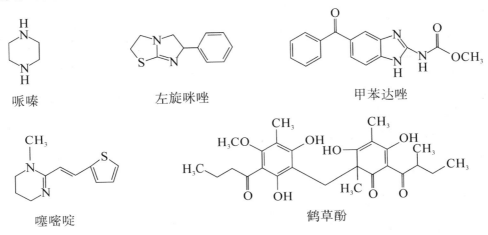

乙胺嘧啶　　　　　　　　　　硝喹

二、驱肠虫药

能将蛔虫、钩虫、蛲虫等肠道寄生虫杀死或排出体外的药物称为驱肠虫药。理想的驱肠虫药应对所杀灭的寄生虫具有高度的选择性,较难被人体吸收,毒性低,对胃肠道黏膜的刺激性小。

根据化学结构不同,驱肠虫药可分为以下几类:①哌嗪类如哌嗪(piperazine);②咪唑类如左旋咪唑(levamisole)、阿苯达唑(albendazole)和甲苯达唑(mebendazole)等;③嘧啶类如噻嘧啶(pyrantel)等;④其他类如鹤草酚(agrimophol),其中咪唑类药物是目前临床使用的主要驱肠虫药。

哌嗪　　　　　　　　　左旋咪唑　　　　　　　　　甲苯达唑

噻嘧啶　　　　　　　　　　　鹤草酚

> **典型药物**

阿苯达唑　albendazole

化学名为[(5-丙硫基)-1H-2-苯并咪唑基]氨基甲酸甲酯。

本品为白色或类白色粉末;无臭,无味;溶于冰醋酸,不溶于水,几乎不溶乙醇;熔点为 208～210 ℃。

本品及其他苯并咪唑类驱肠虫药在水中的溶解度较低,因此在胃肠道中的吸收较少,有利于其发挥抗肠道寄生虫作用。被吸收的部分在肝脏中可迅速代谢并从胆汁中排出。

本品在肝中经氧化代谢生成阿苯达唑亚砜,仍具较强的抗虫活性。

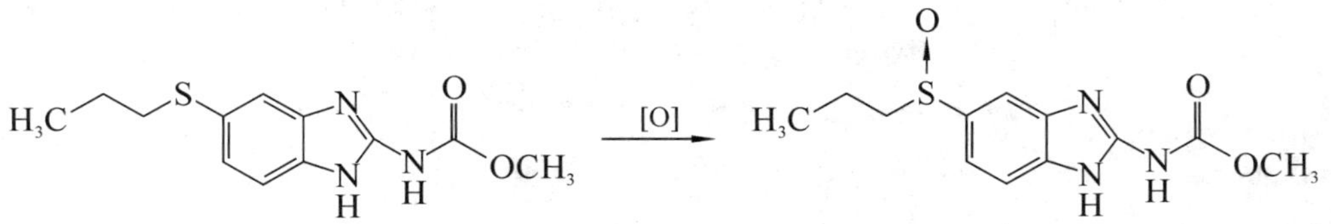

本品为广谱高效驱蛔虫、蛲虫、钩虫、线虫、鞭虫、绦虫药,对成虫和虫卵均有抑制作用。

三、抗血吸虫药

血吸虫病是全世界流行较广、危害人们健康较严重的寄生虫病之一。血吸虫分曼氏血吸虫、埃及血吸虫及日本血吸虫三种。在我国流行的血吸虫病是由日本血吸虫引起的。

抗血吸虫药可分为锑剂和非锑剂两类。锑剂主要有酒石酸锑钾,由于毒性较大,且只能静脉给药,现已较少使用。非锑剂类药物主要有吡喹酮(praziquantel)、硝硫氰胺(nithiocyanamine)及其衍生物硝硫氰酯(nitroscanate)。

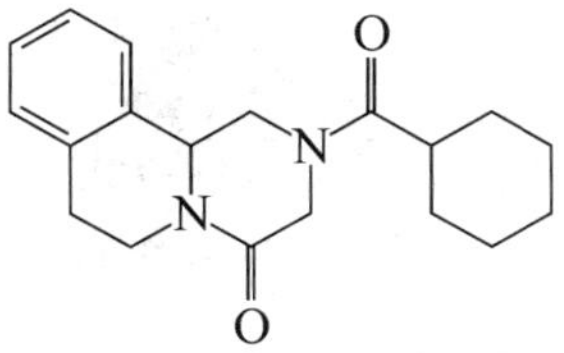

吡喹酮 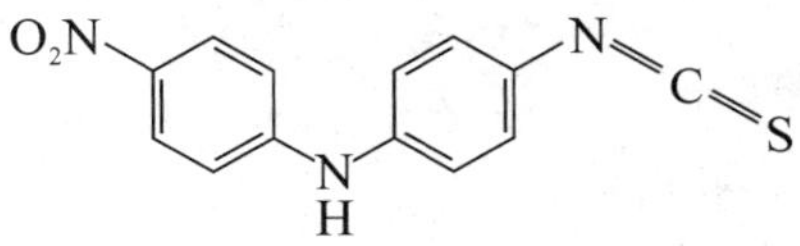　　　　　　　硝硫氰胺 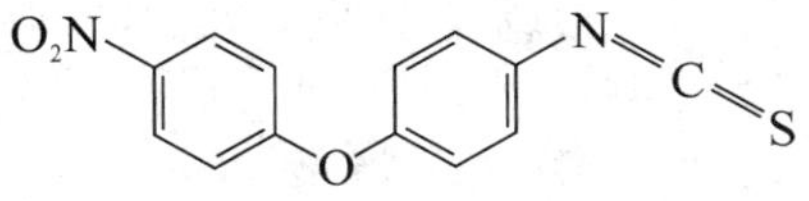　　　　　　　硝硫氰酯

四、抗滴虫药

硝基咪唑类抗菌药主要有甲硝唑(metronidazole)、替硝唑(tinidazole)和奥硝唑(omidazole),可抗厌氧菌感染,还用于抗滴虫和抗阿米巴原虫。替硝唑是甲硝唑的乙磺酰基衍生物,具有口服吸收好、耐受性低、副作用小等特点。

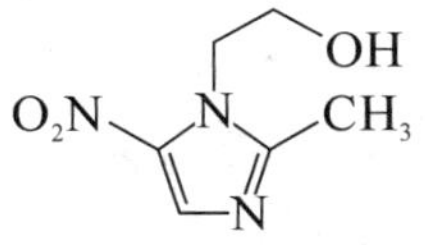

甲硝唑 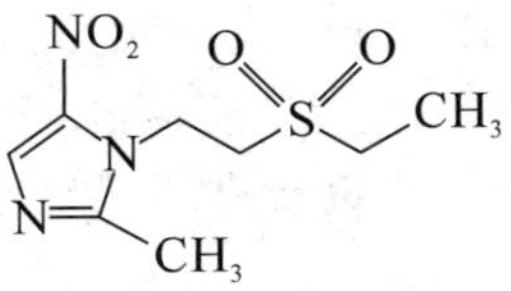　　　　　　　替硝唑 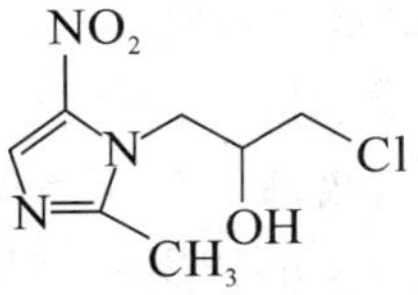　　　　　　　奥硝唑

→ 典型药物

甲硝唑　metronidazole

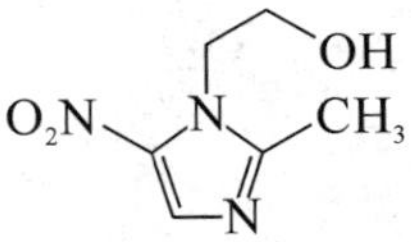

化学名为 2-甲基-5-硝基咪唑-1-乙醇,又名灭滴灵。

本品为白色或微黄色结晶或结晶性粉末;有微臭,味苦而略咸;略溶于乙醇,微溶于水和三氯甲烷,极微溶于乙醚;熔点为 159~163 ℃。

本品加氢氧化钠溶液并温热后,溶液立即显紫红色,滴加稀盐酸成酸性后即变成黄色,再滴加过量的氢氧化钠试液则溶液变成橙红色,此反应可用于鉴别芳香性硝基化合物。

本品分子结构中具有含氮杂环,呈弱碱性,加硫酸溶液溶解,再加三硝基苯酚试液,放置后,即生成黄色沉淀。

本品分子中的硝基,经还原成氨基后,可发生重氮化偶联反应。

本品为常用的抗滴虫药及抗阿米巴原虫药,对大多数厌氧菌有明显的抗菌活性,用于各种厌氧菌感染。

本章小结

通过对本章知识的学习,要求掌握磺胺嘧啶、诺氟沙星、硝酸咪康唑、异烟肼、甲硝唑的名称、化学结构、理化性质及临床用途;熟悉盐酸环丙沙星,磺胺甲噁唑、甲氧苄啶、盐酸乙胺丁醇、阿昔洛韦、齐多夫定、阿苯达唑等药物的化学结构、理化性质及临床用途;熟悉喹诺酮类和磺胺类药物的构效关系;了解磺胺类及抗菌增效剂的作用机制和抗病毒药的分类及作用机制。学完本章后,能够熟练应用典型药物的理化性质解决该类药物的调剂、制剂、分析检验、贮存保管及使用等问题,并能够写出诺氟沙星、盐酸环丙沙星、磺胺嘧啶、异烟肼、硝酸咪康唑、甲硝唑的化学结构,认识盐酸乙胺丁醇、磺胺甲噁唑、甲氧苄啶、阿昔洛韦、齐多夫定、阿苯达唑等药物的化学结构,为该类药物的调剂、制剂、分析检验、贮存保管及使用等奠定理论和实践基础。

能力检测

能力检测答案

一、最佳选择题

1. 喹诺酮类抗菌药的作用机制是(   )。

A. 抗叶酸代谢 　　　　　　B. 抑制 DNA 复制 　　　　　　C. 抑制 DNA 合成

D. 抑制 RNA 合成 　　　　　E. 抑制细胞壁合成

2. 喹诺酮类抗菌药的光毒性取决于第几位取代基?(   )

A. 5 位 　　　　B. 6 位 　　　　C. 7 位 　　　　D. 8 位 　　　　E. 3 位

3. 磺胺类药物的作用机制是(   )。

A. 抑制四氢叶酸合成 　　　B. 抑制二氢叶酸还原酶 　　　C. 抑制叶酸合成酶

D. 抑制叶酸还原酶 　　　　E. 抑制二氢叶酸合成

4. 甲氧苄啶属于(   )。

A. 抗菌增效剂 　　B. 抗生素 　　　C. 抗病毒药 　　　D. 抗高血压药 　　　E. 抗肿瘤药

5. 甲氧苄啶的作用机制是抑制(   )。

A. 二氢叶酸合成酶 　　　　B. DNA 合成 　　　　　　　　C. 叶酸合成酶

D. 叶酸还原酶 　　　　　　E. 二氢叶酸还原酶

6. 磺胺嘧啶钠溶液置于空气中容易析出沉淀,该沉淀是(   )。

A. 磺胺嘧啶 　　　　　　　B. 磺胺 　　　　　　　　　　C. 嘧啶

D. 氧化磺胺嘧啶 　　　　　E. 磺胺嘧啶钠

7. 长期服用磺胺类药物应同服(   )。

A. NaCl 　　　B. Na_2CO_3 　　　C. $NaHCO_3$ 　　　D. NH_4HCO_3 　　　E. NaOH

8. 属于抗生素类抗结核分枝杆菌药的是(   )。

A. 对氨基水杨酸钠 　　　　B. 异烟肼 　　　　　　　　　C. 硫酸链霉素

D. 盐酸乙胺丁醇 　　　　　E. 青霉素

9. 异烟肼常配成粉针剂,且现用现配,是因为它易发生(   )。

A. 水解 　　　B. 氧化 　　　C. 风化 　　　D. 还原 　　　E. 潮解

10. 具有下面的化学结构的药物是(   )。

A. 阿昔洛韦   B. 盐酸金刚烷胺   C. 盐酸乙胺丁醇

D. 硝酸咪康唑   E. 青霉素

11. 下列关于呋喃妥因的性质叙述错误的是（   ）。

A. 结构中具有有机硫，可发生有机硫的鉴别反应

B. 具有酰亚胺结构，可与硝酸银生成黄色银盐沉淀

C. 遇光易分解，颜色逐渐变深

D. 溶解于氢氧化钠试液后，溶液显深橙红色

E. 具有呋喃结构

12. 临床用于血吸虫病防治的药物是（   ）。

A. 枸橼酸哌嗪   B. 盐酸左旋咪唑   C. 阿苯达唑

D. 吡喹酮   E. 青霉素

13. 临床用作抗滴虫药的是（   ）。

A. 枸橼酸哌嗪 B. 甲硝唑   C. 阿苯达唑   D. 吡喹酮   E. 青霉素

14. 驱肠虫药阿苯达唑与甲苯咪唑的化学结构中具有的共同母核是（   ）。

A. 苯并噻唑环 B. 苯并噻嗪环 C. 苯并吡唑环 D. 苯并咪唑环 E. 苯并呋喃

15. 阿苯达唑在稀硫酸中遇碘化铋钾试液产生红棕色沉淀，是因为本品含有（   ）。

A. 硫原子 B. 叔氨基   C. 酰胺结构   D. 苯环   E. 苯并呋喃

16. 喹诺酮类抗菌药母核结构中产生药效的必需结构特点是（   ）。

A. 3 位有羧基，2 位有羰基   B. 1 位有甲基取代，2 位有羧基

C. 4 位有氟原子   D. 3 位有羧基，4 位有羰基   E. 3 位有羟基

17. 复方新诺明的处方成分药是（   ）。

A. 磺胺嘧啶＋磺胺甲噁唑   B. 磺胺嘧啶＋丙磺舒

C. 磺胺甲噁唑＋阿昔洛韦   D. 磺胺甲噁唑＋甲氧苄啶

E. 磺胺甲噁唑＋青霉素

18. 下列哪种因素不能促进药物被氧化？（   ）

A. 溶液的 pH   B. 将其固体密封保存   C. 重金属离子

D. 紫外线   E. 日光

19. 下列药物为抗菌增效剂的是（   ）。

A. 氧氟沙星   B. 环丙沙星   C. 呋喃妥因

D. 甲氧苄啶   E. 青霉素

20. 喹诺酮类抗菌药构效关系叙述正确的是（   ）。

A. 吡啶酸酮的 C 环是抗菌的必要基团   B. 6 位引入氢原子可使活性大增

C. 1 位有取代基时活性较好   D. 7 位引入哌嗪基时活性增加

E. 3 位有取代基时活性较好

21. 异烟肼遇光易被氧化变色是由于其结构中存在（   ）。

A. 异咯嗪环 B. 吩噻嗪环 C. 酚羟基   D. 酰肼基   E. 羟基

22. 含有甲基取代哌嗪环的抗菌药是（   ）。

A. 阿昔洛韦 B. 呋喃妥因 C. 奈韦拉平   D. 左氧氟沙星 E. 青霉素

23. 区别磺胺嘧啶与磺胺可以采用下列哪种方法？（   ）

A. 重氮化偶联反应   B. 与 $FeCl_3$ 反应   C. 与 NaOH 反应

D. 与 $CuSO_4$ 反应   E. 与 KOH 反应

24. 药用的乙胺丁醇为（   ）。

A. 右旋体 B. 内消旋体 C. 左旋体   D. 外消旋体   E. 混合物

25. 下列抗真菌药中含有三氮唑结构的药物是（   ）。

A. 氟康唑　　　　B. 克霉唑　　　　C. 益康唑　　　　D. 酮康唑　　　　E. 青霉素

二、配伍选择题

[1～4]

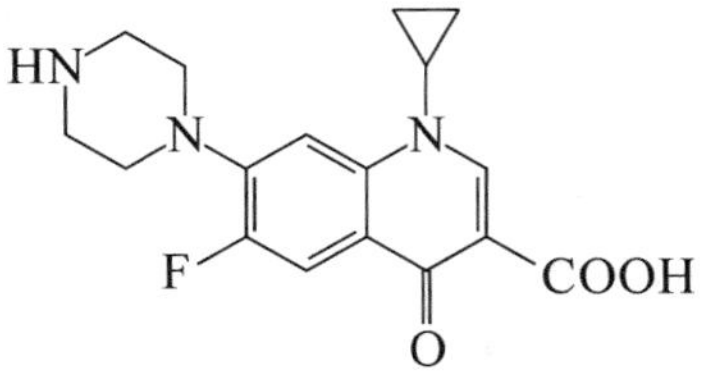

1. 吡哌酸为（　　）。
2. 诺氟沙星为（　　）。
3. 环丙沙星为（　　）。
4. 氧氟沙星为（　　）。

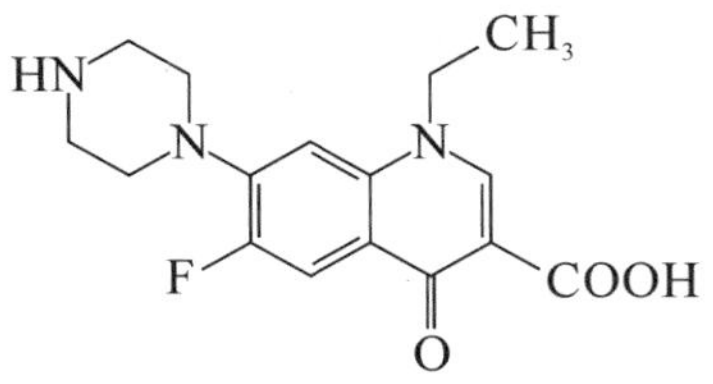

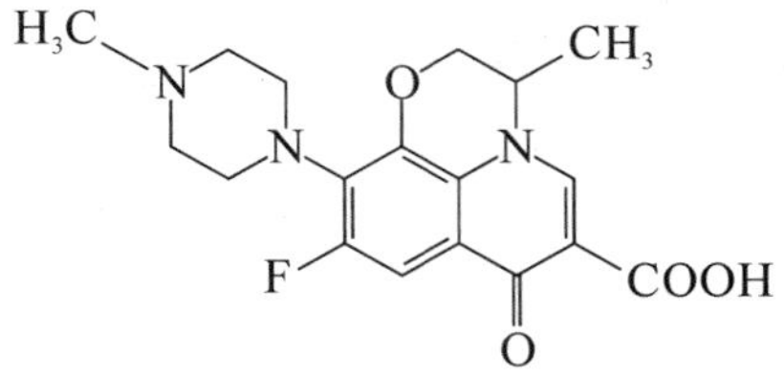

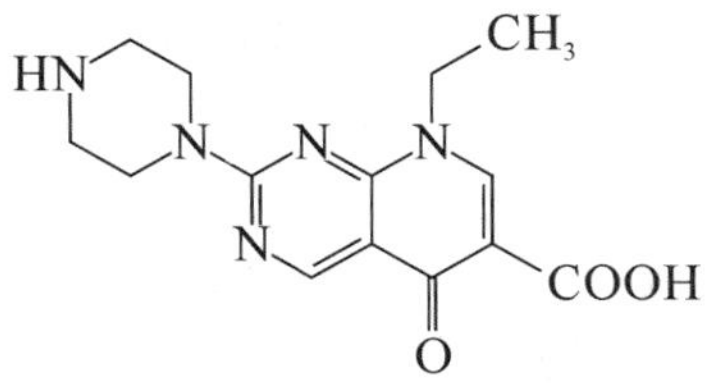

[5～9]

A. 抑制二氢叶酸还原酶　　　　　B. 抑制二氢叶酸合成酶

C. 抑制 DNA 回旋酶　　　　　　D. 抑制蛋白质合成

E. 抑制依赖 DNA 的 RNA 聚合酶

5. 磺胺甲噁唑可（　　）。
6. 甲氧苄啶可（　　）。
7. 利福平可（　　）。
8. 链霉素可（　　）。
9. 环丙沙星可（　　）。

[10～14]

A. 氯喹　　　　B. 环丙沙星　　　　C. 利福平　　　　D. 齐多夫定　　　　E. 益康唑

10. 抗病毒药是（　　）。
11. 抗菌药是（　　）。
12. 抗真菌药是（　　）。
13. 抗疟药是（　　）。
14. 抗结核药是（　　）。

[15～17]

A. 阿昔洛韦　　　　B. 克霉唑　　　　C. 盐酸小檗碱　　　　D. 甲氧苄啶　　　　E. 诺氟沙星

15. 第一个在临床上使用的唑类抗真菌药是（　　）。
16. 第一个上市的开环核苷类抗病毒药是（　　）。
17. 从中药黄连中提取的肠道抗菌药是（　　）。

[18～20]

A. 诺氟沙星　　　　B. 环丙沙星　　　　C. 氧氟沙星　　　　D. 甲氧苄啶　　　　E. 磺胺甲噁唑

18. 结构中含嘧啶环的是（　　）。
19. 结构中含 4-甲基-1-哌嗪基的喹诺酮类药物是（　　）。
20. 结构中含环丙基的是（　　）。

三、多项选择题

1. 下列哪些因素能促进药物被水解？（　　　）

A. 药物水溶液的 pH　　　　　　　B. 药物暴露于空气中

C. 药物贮存温度　　　　　　　　D. 将药物固体密封保存　　　　E. 日光

2. 防治磺胺类药物对泌尿系统损害的措施是（　　　）。

A. 多饮水　　　　　　　　　　B. 碱化尿液　　　　　　　　C. 避免长期用药

D. 定期检查尿常规　　　　　　E. 补充维生素 C

3. 含有苯环的合成抗菌药是（　　　）。

A. 氧氟沙星　　　B. 环丙沙星　　　C. 乙胺丁醇　　　D. 诺氟沙星　　　E. 磺胺甲噁唑

4. 含有哌嗪环的抗菌药是（　　　）。

A. 氧氟沙星　　　B. 环丙沙星　　　C. 异烟肼　　　D. 诺氟沙星　　　E. 磺胺甲噁唑

5. 属于抗生素类抗结核药的有（　　　）。

A. 链霉素　　　　　　　　　　B. 利福平　　　　　　　　　C. 异烟肼

D. 对氨基水杨酸钠　　　　　　E. 磺胺甲噁唑

6. 属于第三代喹诺酮类抗菌药的是（　　　）。

A. 环丙沙星　　　B. 西诺沙星　　　C. 诺氟沙星　　　D. 氟哌酸　　　E. 磺胺甲噁唑

7. 具有抗真菌活性的药物有（　　　）。

A. 氟康唑　　　　B. 诺氟沙星　　　C. 克霉唑　　　D. 益康唑　　　E. 磺胺甲噁唑

8. 抗病毒药依据其结构可分为（　　　）。

A. 核苷类　　　　　　　　　　B. 非核苷类

C. 干扰病毒核酸复制的药物　　　D. 抑制蛋白酶的药物

E. 干扰病毒 DNA 复制的药物

9. 磺胺类药物所具有的结构特点包括（　　　）。

A. 芳伯氨基　　　B. 磺酰胺基　　　C. 苯环　　　D. 溴原子　　　E. 哌嗪环

10. 喹诺酮类抗菌药的贮存方法包括（　　　）。

A. 将该类药物制备成水溶液并密闭

B. 将该类药物制备成固体制剂并可暴露于空气中

C. 采取避光措施

D. 密闭、阴凉处保存

E. 常温保存

（方应权）

第八章

抗生素

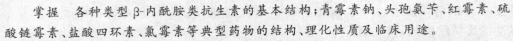

学习目标

掌握 各种类型 β-内酰胺类抗生素的基本结构;青霉素钠、头孢氨苄、红霉素、硫酸链霉素、盐酸四环素、氯霉素等典型药物的结构、理化性质及临床用途。

熟悉 抗生素的分类、作用机制和耐药性;氨曲南、克拉维酸钾、林可霉素、万古霉素等药物的化学结构、理化性质及临床用途。

了解 抗生素的来源、分类、发展状况及细菌对抗生素的耐药性;临床其他常用抗生素的结构及临床用途。

案 例 导 入

青霉素的发现

　　早在唐朝,长安城的裁缝就会把长有绿毛的糨糊涂在被剪刀划破的手指上来帮助伤口愈合,就是因为绿毛产生的物质(青霉素)有杀菌的作用,也就是人们最早使用的青霉素。20世纪 40 年代以前,人类一直未能获得一种能高效治疗细菌性感染且副作用小的药物。当时若某人患了肺结核,那么就意味着此人不久就会离开人世。

　　为了改变这种局面,科研人员进行了长期探索,然而在这方面所取得的突破性进展却源自一个意外发现。1928 年 9 月的一天,英国细菌学家亚历山大·弗莱明(Alexander Fleming)度假回来后发现在一个培养皿边上有一个菌落,周围的葡萄球菌没有生长,因为他忘记给这个已经接种葡萄球菌的培养皿盖上盖子,实验结果显然失败。但他没有把这个受到污染的培养皿丢掉,反而思考这种现象并推论污染培养皿的霉菌会产生一种能杀死葡萄球菌的物质。他称这种物质为盘尼西林(penicillin),即青霉素,后来证明这种物质能杀死很多种病原菌。1940 年青霉素应用于临床,成为人类使用的第一个抗生素。1945 年弗莱明因此杰出贡献获得诺贝尔生理学或医学奖。

　　抗生素(antibiotics)是微生物的或动植物的次级代谢物或通过人工化学合成的类似物;这些物质在极低的浓度下对病原微生物或肿瘤细胞有杀灭、抑制作用或有其他药理作用,而对宿主不产生严重的毒副作用。抗生素在临床上有多种用途,除用于治疗细菌感染性疾病以外,还可用于抗肿瘤、抗病毒、抗立克次体、酶抑制剂及免疫抑制剂等各方面,因此抗生素在医疗、农业畜牧业、食品工业都有广泛应用。本章仅介绍抗病原性微生物作用的抗生素。

　　抗生素的种类繁多,结构复杂,有多种分类方法。通常根据化学结构对抗生素进行分类,主要包括 β-内酰胺类、大环内酯类、氨基糖苷类、四环素类、氯霉素类和其他类。

抗生素的滥用

　　自青霉素被发现以来,以青霉素为代表的抗生素挽救了无数生命。然而,随着人们对抗生素的滥用,抗生素的耐药性和超级细菌的出现等一系列问题日趋严重。所谓滥用抗生素,主要是指违反抗生素的使用原则,无指征、无目标、超剂量、超疗程地使用抗生素。滥用抗生素一方面对身体造成了损害;另一方面也导致大量耐药性细菌的产生。中外科学家在人和牲畜身上发现了一种能对抗强效抗生素的"超级细菌"基因 MCR-1,携带该基因的细菌对多黏菌素表现出强耐药性,并且这种耐药性还能够快速转移至其他菌株,目前抗菌能力最强的多黏菌素被视为抗生素的"最后一道防线",这意味着人类所用抗生素中的"最后一道防线"有被攻破的风险。

　　在经历了辉煌的抗生素时代后,人们只有合理使用抗生素这把双刃剑,才能延缓或防止面对耐药菌感染肆虐,人类束手无策的"后抗生素时代"的真正来临。

第一节　β-内酰胺类抗生素

　　β-内酰胺类抗生素(β-lactam antibiotics)是指分子中含有四元的 β-内酰胺环的抗生素,是临床应用最广泛的抗生素。按照 β-内酰胺环相稠合杂环结构的差异,此类抗生素分为青霉素类、头孢菌素类及非典型 β-内酰胺类抗生素。青霉素类和头孢菌素类为经典的 β-内酰胺类抗生素。其余 β-内酰胺类抗生素均是非典型 β-内酰胺类抗生素,包括碳青霉烯类、青霉烯类、氧青霉烷类和单环 β-内酰胺类等。各类型 β-内酰胺类抗生素的结构通式如下所示。

青霉素类　　　　　　　　　头孢菌素类

碳青霉烯类　　　　青霉烯类　　　　氧青霉烷类

青霉烷砜类　　　　单环β-内酰胺类

　　β-内酰胺类抗生素的作用机制为抑制黏肽转肽酶的活性而抑制细菌细胞壁的合成,从而导致细胞壁缺损而死亡。黏肽转肽酶是细菌细胞壁合成过程中的一种酶,β-内酰胺类抗生素的结构与黏肽 D-丙氨酰-D-丙氨酸(D-Ala-D-Ala)的末端结构类似,空间构象也相似,能竞争性地与黏肽转肽酶的活性中心以共价键结合,使该酶发生酰化反应,形成不可逆抑制,以妨碍细菌细胞壁黏肽的合成,造成细胞壁缺损。由于人体和哺乳动物细胞没有细胞壁,故此类抗生素对人和动物的毒性很小。

　　少数患者使用 β-内酰胺类抗生素时可出现过敏反应,严重时会导致死亡。引起过敏反应的过敏原分为外源性过敏原和内源性过敏原,外源性过敏原主要来自在生物合成时带入的残留量的蛋白多肽类杂质。内源性过敏原可能来自 β-内酰胺类抗生素在生产、贮存和使用过程中 β-内酰胺开环后自身聚合,生成的包括青霉噻唑蛋白、青霉噻唑多肽和青霉噻唑聚合物等具有致敏性的聚合物,其聚合程度越高,过敏反应越强。生产过程中的许多环节如成盐、干燥及温度、pH 等因素均可诱发聚合反应,因此控制杂质含量就可以控制过敏反应的发生率。此外,临床应用该类抗生素时,要严格按规定进行皮试,一旦出现青霉素类药物过敏性休克,应立即皮下注射盐酸肾上腺素进行施救。

一、青霉素类

(一)概述

青霉素类抗生素包括微生物发酵产生的青霉素,以及对天然来源的青霉素进行化学修饰制备的半合成青霉素。目前利用发酵工业生产,一般可以得到的天然青霉素有 7 种,即青霉素 G、青霉素 K、青霉素 X、青霉素 V、青霉素 N、青霉素 F 及双氢青霉素,其中以青霉素 G 和青霉素 V 疗效较好。青霉素 G 活性最强,含量最高,不耐酸,不可口服,只能注射给药;青霉素 V 相对稳定,耐酸,口服有效。

青霉素G   青霉素V

青霉素在临床使用过程中暴露出很多缺点:①化学性质不稳定,不耐酸,不能口服给药,只能注射给药;②不耐酶,细菌易产生耐药性;③抗菌谱比较窄,对革兰氏阴性菌不敏感;④存在严重的过敏反应。为了解决上述问题,自 20 世纪 50 年代开始人们对天然青霉素进行结构修饰,分别开发出了耐酸青霉素、耐酶青霉素、广谱青霉素。

1. 耐酸青霉素

从青霉素发酵液中分离得到的青霉素 V,其抗菌活性较青霉素 G 低,但是耐酸,可以口服。其结构与青霉素 G 比较,C-6 位侧链酰胺基上的苯氧基为吸电子基团,可降低酰胺羰基氧原子的电子云密度,从而阻止了侧链羰基向 β-内酰胺环的进攻,增加了对酸的稳定性。受此启发,在 C-6 位酰胺键 α 位引入吸电子基团,设计合成了非奈西林(phenethicillin)、丙匹西林(propicillin)和阿度西林(azidocillin)等,见表 8-1。

表 8-1 耐酸青霉素

药物名称	化学结构	特点
非奈西林(phenethicillin)		抗菌谱与青霉素类似,对革兰氏阴性菌作用弱
丙匹西林(propicillin)		抗菌谱与青霉素 V 类似,临床上使用丙匹西林钾

续表

药 物 名 称	化 学 结 构	特 点
阿度西林 （azidocillin）		C-6 位侧链羧基 α 位引入叠氮基团

2. 耐酶青霉素

对青霉素进行化学修饰的过程中发现,在 C-6 位引入三苯甲基时,对 β-内酰胺酶稳定。其耐酶原因可能是三苯甲基具有空间位阻,阻碍了药物靠近酶的活性中心,从而使 β-内酰胺环在发挥生物活性前保持其完整性。三苯甲基青霉素由于抗菌活性较低,没有应用到临床,按照这种空间位阻的思路,后来发现在青霉素 C-6 位侧链中引入异噁唑基团也可以提高药物的耐酶活性,设计合成了一些耐酶青霉素,如苯唑西林（oxacillin）、双氯西林（dicloxacillin）、氟氯西林（flucloxacillin）等,详见表 8-2。

表 8-2 耐酶青霉素

药 物 名 称	化 学 结 构	特 点
苯唑西林 （oxacillin）		第一个耐酸、耐酶的青霉素,可口服。本品用于产酶的金黄色葡萄球菌和表皮葡萄球菌所致的周围感染
双氯西林 （dicloxacillin）		抗菌谱类似氯唑西林,抗菌作用比氯唑西林强
氟氯西林 （flucloxacillin）		抗菌作用类似苯唑西林,有耐抗葡萄球菌所产生的 β-内酰胺酶的能力,但对 MRSA 所致的感染无效

3. 广谱青霉素

青霉素 N 与青霉素 G 的化学结构差别仅在侧链含有 D-α-氨基己二酸单酰胺基团,青霉素 N 对革兰氏阳性菌的抑制作用低于青霉素 G,但对革兰氏阴性菌显示较强的抑制作用,其中 α-氨基是对革兰氏阴性菌产生活性的重要基团,这提示改变其侧链可能扩大抗菌谱。在 C-6 位侧链酰胺上引入一些极性大的基团,如—NH₂、—COOH 及—SO₃H 等亲水性基团。因为改变了分子极性,使药物容易透过细菌细胞膜,所以能增强抗革兰氏阴性菌的活性,扩大了抗菌谱。设计合成了一系列广谱青霉素,如氨苄西林（ampicillin）、羧苄西林（carbenicillin）、哌拉西林（piperacillin）、美洛西林（mezlocillin）等,如表 8-3 所示。

表 8-3　广谱青霉素

药物名称	化学结构	特点
氨苄西林（ampicillin）	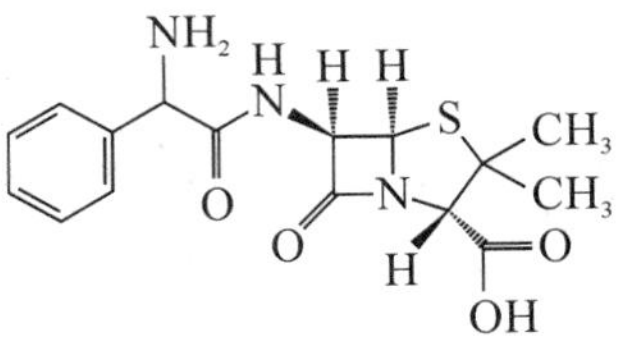	第一个可口服的广谱青霉素。半衰期比较短,口服仅有 1/3 的药物被吸收,生物利用度较低
羧苄西林（carbenicillin）	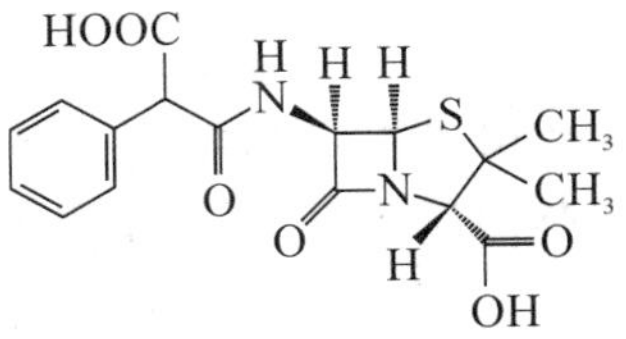	对革兰氏阴性菌的抗菌谱比氨苄西林广,需注射给药,毒性较低,体内分布广
哌拉西林（piperacillin）	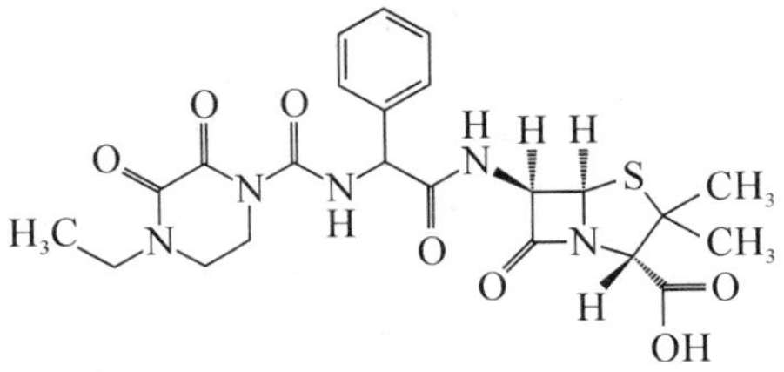	对革兰氏阳性菌的作用与氨苄西林相似,对革兰氏阴性菌的作用强,口服不吸收,注射给药
美洛西林（mezlocillin）	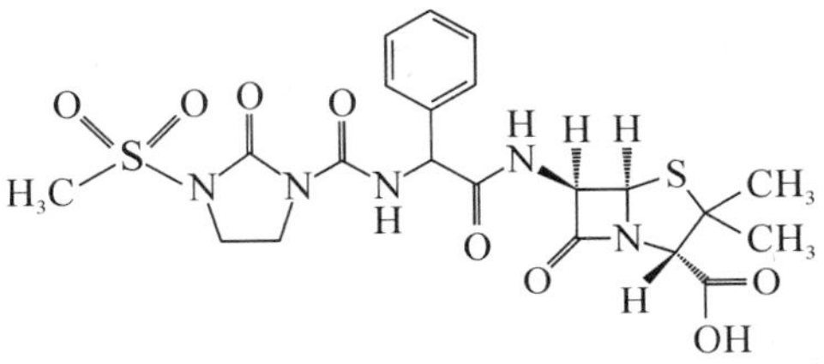	抗菌谱与哌拉西林相似,对大多数革兰氏阳性菌及革兰氏阴性菌有活性,对临床相关厌氧菌也有活性

（二）典型药物

典型药物

青霉素钠　benzylpenicillin sodium

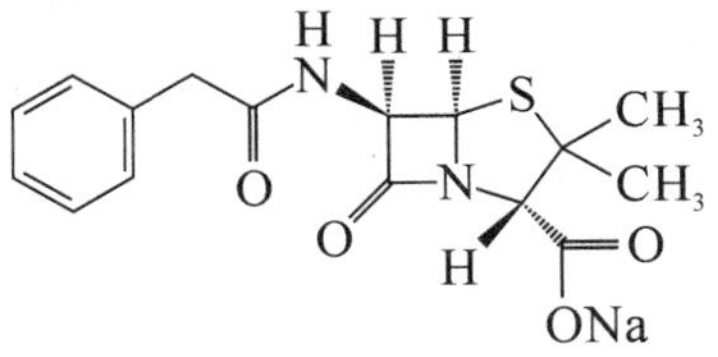

化学名为(2S,5R,6R)-3,3-二甲基-6-(2-苯乙酰氨基)-7-氧代-4-硫杂-1-氮杂双环[3.2.0]庚烷-2-甲酸钠盐,又称苄青霉素钠、青霉素 G 钠。

本品为白色结晶性粉末;无臭或微有特异性臭味;有引湿性;极易溶于水,溶于乙醇,在脂肪油或液体石蜡中不溶。本品应严封,在干燥阴凉处保存。

青霉素(benzylpenicillin)为有机弱酸,不溶于水,在临床上常用其钠盐、钾盐;青霉素钠的干燥品较稳定,可在室温下保存。但水溶液稳定性差,即便在室温下放置也容易失效;遇酸、碱或氧化剂等迅速失效,临床上常用其粉针剂,注射时现配现用。

本品在强酸加热或氯化汞的作用下,很容易发生裂解反应,生成青霉酸和青霉醛酸;青霉酸不稳定,可分解为青霉醛和 D-青霉胺;青霉醛酸可脱羧,释放出二氧化碳并生成青霉醛。

本品在稀酸和室温条件下,侧链上的羰基氧原子上的孤对电子进攻 β-内酰胺环的羰基碳原子,开环生成中间体,经重排生成青霉二酸。

本品在碱性条件下或在 β-内酰胺酶的作用下,碱性基团向 β-内酰胺环进攻,导致 β-内酰胺环迅速开环,生成无效的青霉酸。青霉酸加热时易失去二氧化碳,生成青霉噻唑酸,其在氯化汞的作用下进一步分解为青霉醛和 D-青霉胺。细菌产生的 β-内酰胺酶起着与碱相似的作用,这是细菌产生耐药性的机制之一。

本品在生产过程中,如制成钠盐、冷冻或喷雾干燥时,也易引起 β-内酰胺环开环,发生分子间聚合反应,形成聚合物。此为青霉素引起过敏反应的内源性过敏原。pH、温度及浓度均可影响聚合反应。

本品经注射给药后,很快以游离酸的形式经肾排出。为了克服排泄快、作用时间较短的缺点,可将其与丙磺舒合用,竞争肾小管分泌,延长体内作用时间;为了减小对皮肤的刺激,可将其与分子量较大的胺类制成难溶性盐类;为了提高其生物利用度,可将游离羧基酯化等。

本品主要用于治疗革兰氏阳性球菌和革兰氏阳性杆菌、革兰氏阴性球菌及螺旋体所引起的全身或局部严重感染。但本品对革兰氏阴性杆菌不敏感,抗菌谱较窄。本品临床用于治疗敏感菌所致的咽炎、扁桃体炎、猩红热、败血症、心内膜炎、细菌性脑膜炎等疾病。在临床应用中需严格按规定进行皮试后再使用,以防过敏。

二、头孢菌素类

(一)概述

头孢菌素 C(cephalosporin C)又称先锋霉素,是从青霉素近缘的顶头孢菌发酵产物中分离出来的,包括天然头孢菌素和半合成头孢菌素。天然头孢菌素有头霉素 C(cephamycin C)和头孢菌素 C(cephalosporin C)。头孢菌素 C 较青霉素具有抗菌谱广的优势,但其抗菌活性不强、不能口服的缺点阻碍了其在临床上的应用,临床使用的均为头孢菌素 C 经结构改造后得到的半合成头孢菌素。

头霉素C　　　　　　　　头孢菌素C

头孢菌素类的基本结构是 7-氨基头孢烷酸(7-ACA),是产生抗菌活性的基本母核,由 β-内酰胺环与氢化噻嗪环并合而成。与青霉素类不稳定结构相比,由于 β-内酰胺环的氮原子孤电子对与氢化噻嗪环中的双键形成共轭,头孢菌素类的 β-内酰胺环趋于稳定,而且青霉素是四元-五元环稠合系统,而头孢菌素是四元-六元环稠合系统,β-内酰胺环分子内张力较小,比青霉素类更稳定。

从天然头孢菌素类的结构出发,可进行结构改造的部位主要如下:①7-酰胺基侧链的更换,是抗菌谱的决定性基团;②7-α 氢原子的取代,能增加对 β-内酰胺酶的稳定性;③环中硫原子的替换,改变其抗菌效力;④C-3 位取代基的修饰,改变其抗菌效力和药代动力学的性质。与青霉素类相比,头孢菌素类的可修饰部位比较多,临床应用的头孢菌素类也比较多。

从青霉素的结构改造中得到非常多的有益经验,将这些成功经验用于头孢菌素的研究,得到了许多新的半合成头孢菌素化合物。半合成头孢菌素是以头孢菌素 C 水解得到的 7-ACA 或以青霉素 G 扩环得到 7-ADCA(7-氨基去乙酰氧基头孢烷酸三氯乙酯)为中间体,在 C-7 位或 C-3 位连接不同的取代基所得。见表 8-4。

表 8-4　临床上常用的半合成头孢菌素类药物

药物名称	化学结构	特点
头孢克洛 (cefaclor)		口服的头孢菌素,临床上用于敏感菌所致的呼吸道、尿道、皮肤和软组织感染以及中耳炎等
头孢呋辛 (cefuroxime)		对革兰氏阴性菌较强,对 β-内酰胺酶稳定,注射给药

药物名称	化学结构	特　　点
头孢曲松 （ceftriaxone）		对革兰氏阳性菌有中度的抗菌作用，对革兰氏阴性菌的作用强，在消化道不吸收

（二）典型药物

→ 典型药物

头孢氨苄　cefalexin

化学名为(6R,7R)-3-甲基-7-[(R)-2-氨基-2-苯乙酰氨基]-8-氧代-5-硫杂-1-氮杂双环[4.2.0]辛-2-烯-2-甲酸一水合物，又称为先锋霉素Ⅳ号、头孢力新。

本品为白色至微黄色结晶性粉末；微臭，在水中微溶，乙醇或乙醚中不溶。在干燥状态下稳定。本品遇热、光、强酸、强碱能降解。

本品具有β-内酰胺环的共同鉴别反应，在氢氧化钠溶液中水解开环，开环物被碘氧化，生成两种酸性化合物。头孢菌素本身不与碘反应，只有开环物才与碘反应。因此，该反应原理可用于头孢氨苄的含量测定。本品为第一代口服头孢菌素，对革兰氏阳性菌效果较好，对革兰氏阴性菌效果较差，临床上主要用于敏感菌所致的呼吸道、扁桃体、咽喉、皮肤、软组织和生殖器官等部位感染的治疗。

头孢氨苄一般采用商品化的中间体7-氨基去乙酰氧基头孢烷酸(7-ADCA)进行半合成制备，首先用三甲基氯硅烷保护 C-2 位羧酸基生成硅酯，然后在 C-7 位以酰氯法引入 α-氨基苯乙酰基，后脱去—Si(CH₃)₃，最终制得头孢氨苄。

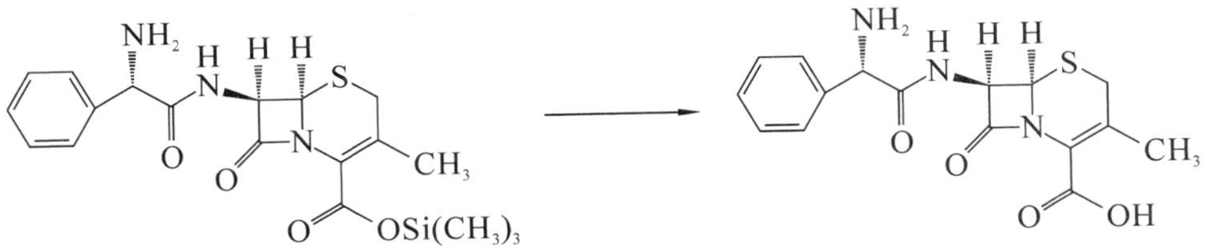

头孢氨苄

知识链接

头孢菌素的构效关系

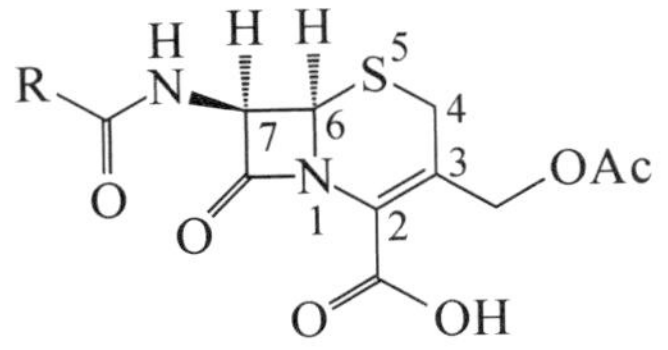

头孢菌素的构效关系与青霉素在某些方面类似,归纳起来有以下几个方面。

(1) R 为亲脂性基团或酰胺基的 α-碳引入极性基团,可扩大抗菌谱;R 为 2-氨基噻唑-α-甲氧氨基乙酰基侧链,对 β-内酰胺酶更稳定;肟型甲氧基改为羧基,可避免交叉过敏。

(2) C-7 位引入甲氧基,增加了对 β-内酰胺酶的稳定性,并提高了对厌氧菌的活性。

(3) C-5 位硫原子若以氧原子或亚甲基取代,活性不会降低而得到另一种类型 β-内酰胺类抗生素。

(4) CH₃COO—被甲基、氮原子或氧杂环取代,活性增强或改变体内药代动力学性质。

(5) 双键移位则失去活性。

三、非典型 β-内酰胺类抗生素

非典型 β-内酰胺类抗生素包括碳青霉烯类、青霉烯类、氧青霉烷类和单环 β-内酰胺类。代表药物见表 8-5。

表 8-5　非典型 β-内酰胺类抗生素

类　别	药物名称	化 学 结 构	作 用 特 点
单环 β-内酰胺类	氨曲南 (aztreonam)	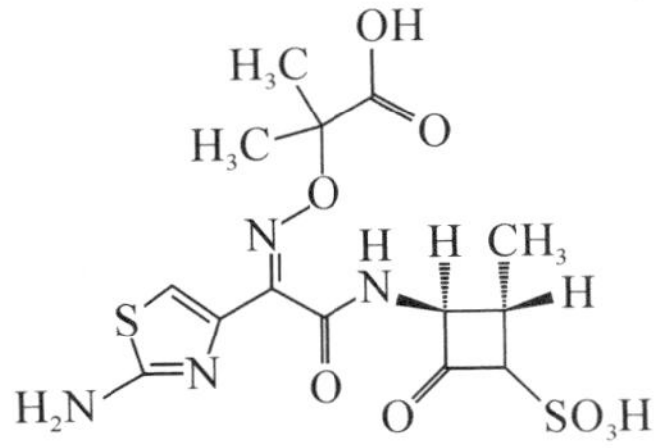	第一个全合成单环 β-内酰胺类抗生素,对酸、碱都比较稳定,对各种 β-内酰胺酶稳定,能透过血脑屏障,副作用少
碳青霉烯类	亚胺培南 (imipenem)	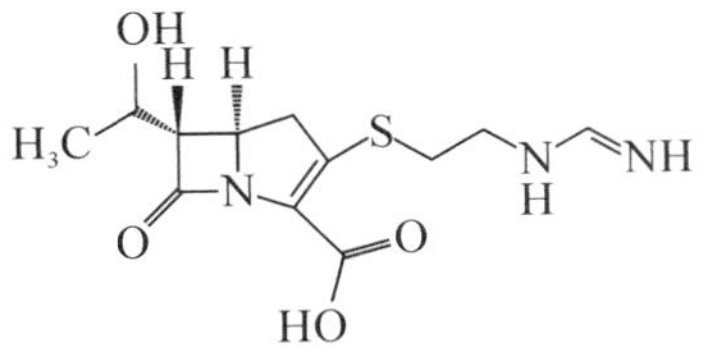	C-6 位的氢原子处于 β-构型,具有抗菌活性高、抗菌谱广、耐酶等特点

续表

类 别	药物名称	化学结构	作 用 特 点
青霉烯类	法罗培南 (faropenem)		比青霉素类及头孢菌素类抗菌谱更广。对β-内酰胺酶稳定,对静态细菌有杀菌作用
氧青霉烷类	克拉维酸 (clavulanic acid)		第一个用于临床的β-内酰胺酶抑制剂,抗菌活性极低,常与β-内酰胺类抗生素联合应用
青霉烷砜类	舒巴坦 (sulbactam)		一种不可逆竞争性β-内酰胺酶抑制剂,口服吸收差

β-内酰胺酶抑制剂也属于非典型β-内酰胺类抗生素,在临床上应用范围最广泛。本类药物对β-内酰胺酶具有很强的抑制作用。β-内酰胺酶是细菌产生的保护性酶,使某些β-内酰胺类抗生素在未到达细菌作用部位之前已水解失活,这是细菌对β-内酰胺类抗生素产生耐药性的主要机制,β-内酰胺酶抑制剂按化学结构分为氧青霉烷类和青霉烷砜类。

➡ **典型药物**

克拉维酸钾 clavulanate potassium

化学名为(Z)-(2S,5R)-3-(2-羟亚乙基)-7-氧代-4-氧杂-1-氮杂双环[3.2.0]庚烷-2-甲酸钾,又名为棒酸钾,属氧青霉烷类。

本品为白色至微黄色结晶性粉末,微臭,极易吸收空气中的水分;在水中极易溶解,甲醇中易溶,乙醇中微溶,不溶于乙醚。

本品抗菌活性极低,单独应用无效,但与β-内酰胺类抗生素合用,能大大增强后者的抗菌效力和减少后者的用量,可使阿莫西林增效 130 倍,使头孢菌素类增效 2~8 倍。临床上使用克拉维酸和阿莫西林组成复方制剂,用于治疗耐药细菌所引起的感染。

第二节 大环内酯类抗生素

一、概述

大环内酯类抗生素(macrolide antibiotics)于 20 世纪 50—70 年代相继问世,是由链霉菌产生的一类弱碱性抗生素,因分子中含有一个十四元或十六元的大环内酯结构而得名。

大环内酯类抗生素可根据环的大小分为十四元环大环内酯类抗生素、十五元环大环内酯类抗生素、十六元环大环内酯类抗生素及十八元环大环内酯类抗生素。临床常用的大环内酯类抗生素有红霉素(erythromycin)、麦迪霉素(midecamycin)、螺旋霉素(spiramycin)、阿奇霉素(azithromycin)等。

　　大环内酯类抗生素具有共同的化学结构特征,均是内酯环上的羟基和去氧氨基糖或6-去氧糖缩合成碱性苷,化学性质相似,具有碱性,可与酸成盐;含有苷键,在酸性条件下易水解;含有内酯结构,碱性条件下易水解开环,从而丧失或降低抗菌活性。

　　大环内酯类抗生素在临床上主要用于革兰氏阳性菌和某些革兰氏阴性菌感染,对葡萄球菌、脑膜炎奈瑟菌、破伤风杆菌有特效,对肺炎支原体、衣原体等感染作用良好,还具有抗寄生虫、抗肿瘤、抗病毒等临床作用。

　　大环内酯类抗生素能与细菌细胞核糖体50S亚基可逆结合,通过阻断tRNA转肽作用及mRNA转位作用;亦可与细菌核糖体50S亚基的L22蛋白质结合,导致核糖体结构破坏,使肽酰tRNA在肽链延长阶段较早地从核糖体上解离,最终选择抑制蛋白质的合成,属于生长期抑菌剂。近年来,由于对本类药物的滥用,耐药菌株日益增多,在本类抗生素之间有密切的交叉耐药性,但与临床常用的其他抗生素之间无交叉耐药性。本类药物毒性较低,无严重不良反应。

二、红霉素及其衍生物

　　红霉素及其衍生物均具有十四元红霉素内酯环,其C-3位通过苷键与克拉定糖(也称红霉糖)相连,C-5位通过苷键与脱氧氨基糖相连。红霉素是一种用于临床的大环内酯类抗生素,由红色链丝菌产生,包括红霉素A、红霉素B、红霉素C三种。

　　红霉素A为抗菌的主要成分,红霉素C的活性较弱,红霉素B不仅活性低且毒性大。通常所说的红霉素指的是红霉素A,红霉素B和红霉素C被视为杂质。《中国药典》采用HPLC法检查"红霉素组分",要求红霉素B和红霉素C的含量不得超过3%。

→ 典型药物

红霉素　erythromycin

　　本品为白色或类白色的结晶或粉末;无臭,味苦;微有引湿性;易溶于甲醇、乙醇或丙酮,极微溶于水;本品无水乙醇溶液的比旋光度为$-78° \sim -71°$(20 mg/mL)。

　　本品在干燥状态或在中性水溶液(pH=7.0左右)中较稳定,在酸性条件下不稳定,易发生分子内脱水环合。红霉素C-6位羟基与C-9位羰基形成半缩酮的羟基,再与C-8位氢消去一分子水,形成8,9-脱水-6,9半缩酮的衍生物,进一步环合、脱水并水解生成红霉胺和红霉糖,使红霉素失去抗菌活性。

脱水物

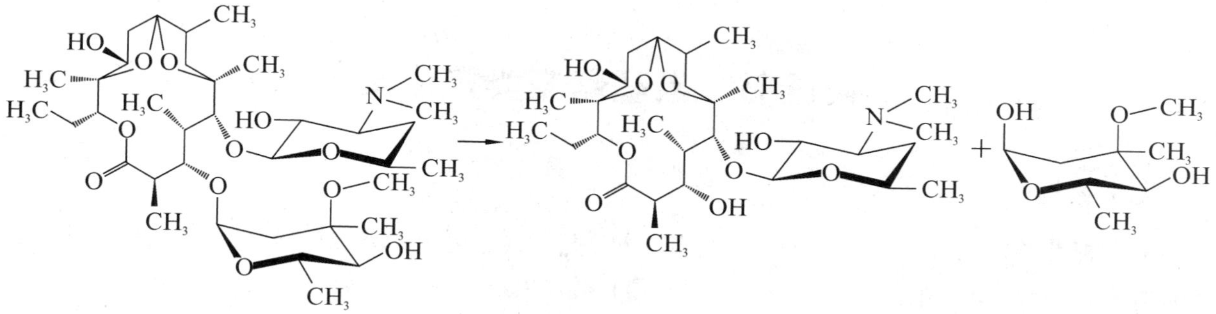

螺旋酮 　　　　　　　　　　　　　　　　　　　　克拉定糖

本品与硫酸作用,即显红棕色;本品的丙酮溶液遇盐酸即显橙黄色,渐变为紫红色,再加三氯甲烷振摇,三氯甲烷层显蓝色。

本品对各种革兰氏阳性菌有很强的抑制作用,但对大多数肠道革兰氏阴性杆菌则无效。本品为耐β-内酰胺类抗生素的金黄色葡萄球菌和溶血性链球菌感染的首选药物,也可用于治疗厌氧菌引起的口腔感染和肺炎支原体、衣原体等病原菌感染所致的呼吸道及泌尿系统感染。与临床常用的其他抗生素之间无交叉耐药性。

由于红霉素具有抗菌谱窄、水溶性小、口服吸收差、对酸不稳定等缺点,故对其结构进行改造,得到了红霉素的衍生物。如表 8-6 所示。

表 8-6　红霉素衍生物

药 物 名 称	化 学 结 构	结构改造方法及特点
罗红霉素 (roxithromycin)	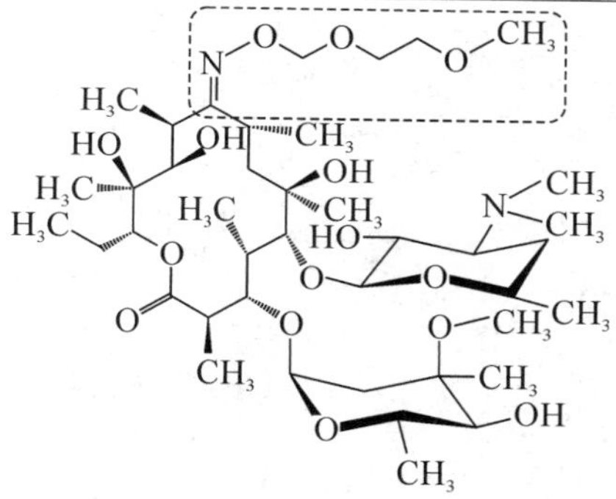	C-9 位羰基转化为肟后,再进一步醚化;对酸稳定,口服吸收迅速,治疗指数高,不良反应小
克拉霉素 (clarithromycin)	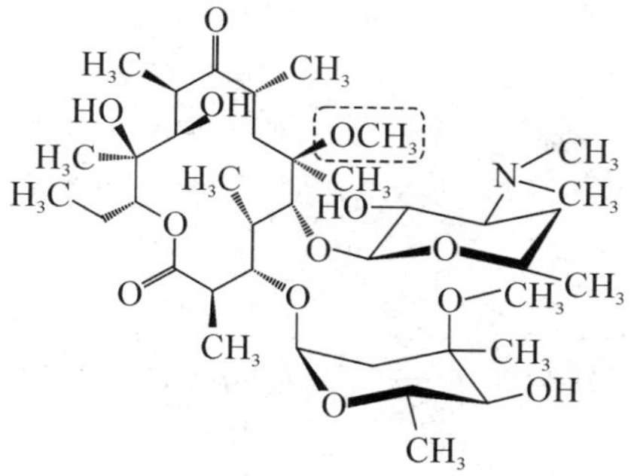	C-6 位羟基甲基化;对酸稳定,且血药浓度高而持久,活性比红霉素强 2~4 倍,毒性小
氟红霉素 (flurithromycin)	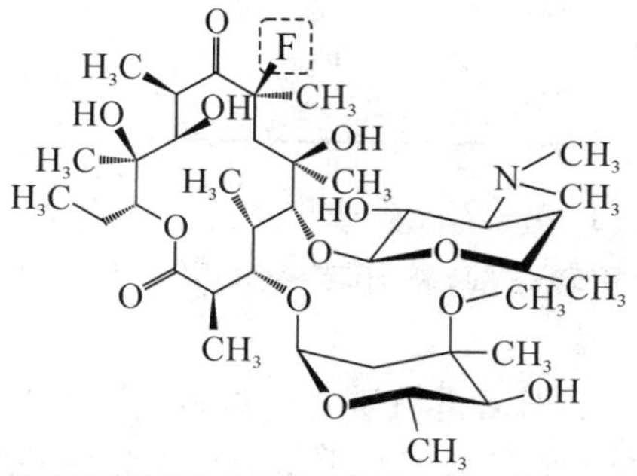	C-8 位氢用氟取代;对酸稳定,对肝脏无毒性

第三节　氨基糖苷类抗生素

一、概述

氨基糖苷类抗生素（aminoglycoside antibiotics）是由链霉菌、小单孢菌和放线菌所产生的具有氨基糖苷结构的抗生素。临床上应用较多的氨基糖苷类抗生素主要有链霉素（streptomycin）、卡那霉素（kanamycin）、庆大霉素（gentamicin）、阿米卡星（amikacin）、依替米星（etimicin）等，如表 8-7 所示。

表 8-7　临床常用的氨基糖苷类抗生素

药 物 名 称	化 学 结 构	作 用 特 点
链霉素 （streptomycin）	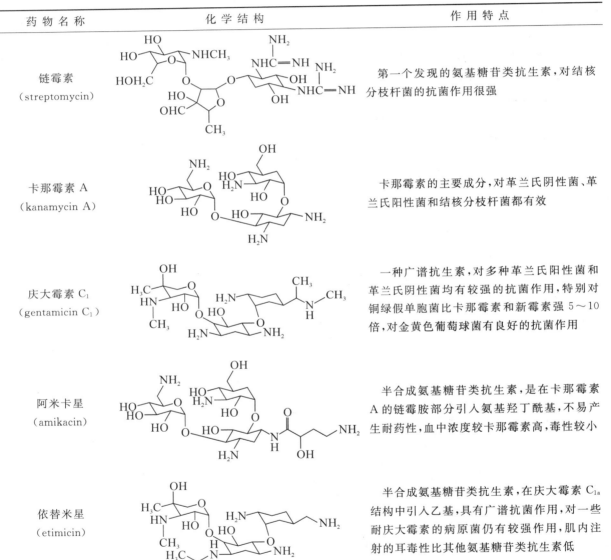	第一个发现的氨基糖苷类抗生素，对结核分枝杆菌的抗菌作用很强
卡那霉素 A （kanamycin A）		卡那霉素的主要成分，对革兰氏阴性菌、革兰氏阳性菌和结核分枝杆菌都有效
庆大霉素 C_1 （gentamicin C_1）		一种广谱抗生素，对多种革兰氏阳性菌和革兰氏阴性菌均有较强的抗菌作用，特别对铜绿假单胞菌比卡那霉素和新霉素强 5～10 倍，对金黄色葡萄球菌有良好的抗菌作用
阿米卡星 （amikacin）		半合成氨基糖苷类抗生素，是在卡那霉素 A 的链霉胺部分引入氨基羟丁酰基，不易产生耐药性，血中浓度较卡那霉素高，毒性较小
依替米星 （etimicin）		半合成氨基糖苷类抗生素，在庆大霉素 C_{1a} 结构中引入乙基，具有广谱抗菌作用，对一些耐庆大霉素的病原菌仍有较强作用，肌内注射的耳毒性比其他氨基糖苷类抗生素低

氨基糖苷类抗生素对革兰氏阴性菌、葡萄球菌、结核分枝杆菌等都有很好的抗菌活性，作用上与青霉素有互补性，但由于细菌产生钝化酶（磷酸转移酶、核苷转移酶、乙酰转移酶），细菌对这类抗生素会产生耐药性。

氨基糖苷类抗生素的作用机制：主要作用于细菌蛋白质合成过程，使蛋白质的合成异常，阻碍已合成的蛋白质的释放，使细菌细胞膜通透性增加而导致一些重要的生理物质外漏，引起细菌死亡。

氨基糖苷类抗生素具有共同的结构特征，都由碱性多元环己醇和氨基糖（单糖或多糖）缩合而成，故表现出共同的理化性质。

（1）属苷类化合物。结构中具有苷键，易发生水解反应。

（2）显碱性。可与酸形成可溶于水的盐类，临床常用其硫酸盐或盐酸盐。

（3）口服给药不易吸收。结构中含多个羟基，分子极性较大，水溶性好，而脂溶性较差，在胃肠道不易吸收，须注射给药。

（4）固体对热稳定。除链霉素中链霉糖上的醛基易被氧化外，本类药物固体性质稳定，粉针剂可热压灭菌。

（5）与血清蛋白结合率低，毒性大。绝大多数在体内不代谢失活，主要以原形经肾小球排出，对肾脏的毒性较大。还对颅脑神经有毒性作用，可造成永久性耳聋，尤其对儿童的影响较大。

二、典型药物

→ 典型药物

硫酸链霉素　streptomycin sulfate

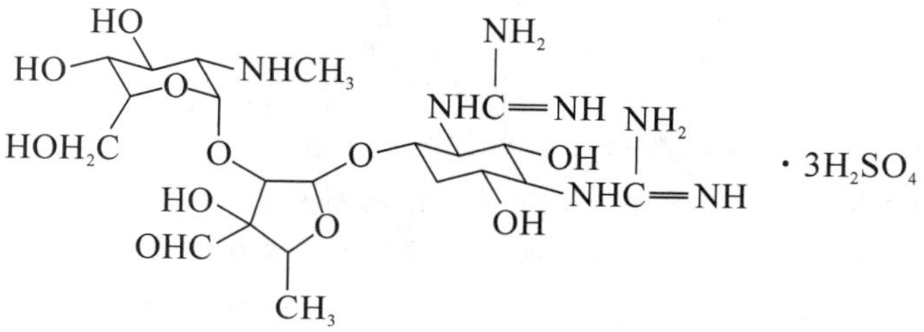

化学名为 O-2-甲氨基-2-脱氧-α-L-葡吡喃糖基-（1→2）-O-5-脱氧-3-C-甲酰基-α-L-来苏呋喃糖基-（1→4）-N^1，N^3-二脒基-D-链霉胺硫酸盐。

本品为白色或类白色的粉末；无臭或几乎无臭；有引湿性；易溶于水，不溶于乙醇。

本品的干燥品稳定，在室温下可长时间放置而不失效，潮解后则易变质。水溶液在 pH 为 5.0～7.5 时最稳定，过酸或过碱均能水解失效。

本品在酸性条件下能分步水解失效，其水解产物为链霉胍和链霉双糖胺，后者又可进一步水解为链霉糖和 N-甲基葡萄糖胺。

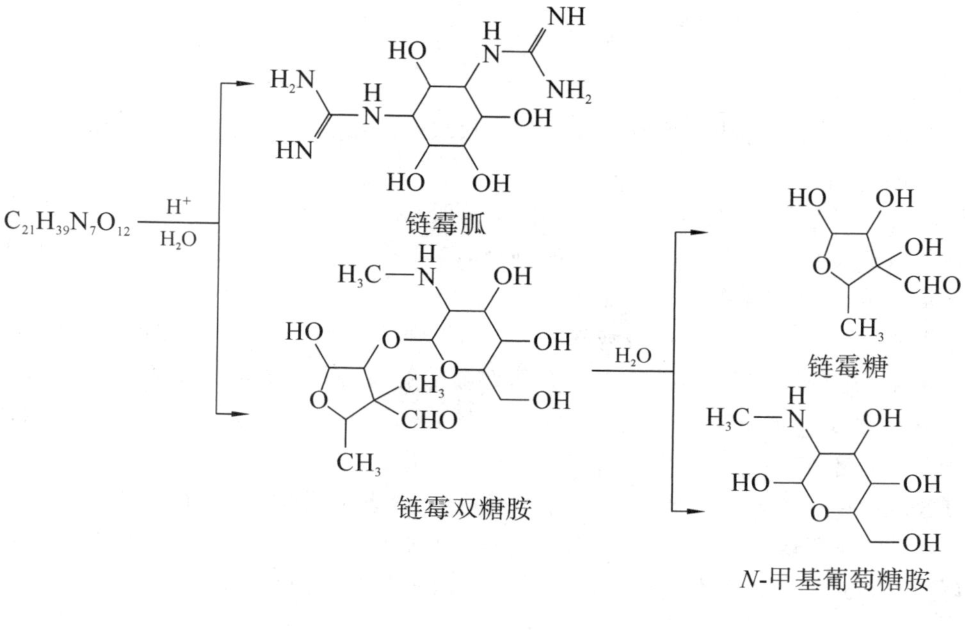

本品在碱性条件下水解产生的链霉糖经脱水重排,产生麦芽酚,在酸性溶液中可与三价铁离子形成紫红色的配合物。此为麦芽酚反应,可用于本品的鉴别。

链霉糖　　　　　　　麦芽酚　　　　　紫红色螯合物

本品在碱性条件下水解生成的链霉胍可与 8-羟基喹啉乙醇液和次溴酸钠试液反应显橙红色,此为坂口反应,可用于本品的鉴别。

本品是第一个发现的氨基糖苷类抗生素,不仅对革兰氏阳性菌有抑制作用,且对多数革兰氏阴性菌也有良好的效果,特别是对结核分枝杆菌的抗菌作用强,主要用于结核病的治疗,尤其是结核性脑膜炎和急性浸润性肺结核,因易产生耐药性,多与其他抗结核药协同使用。本品对尿路感染、肠道感染、败血症等也有效。

知识链接

链霉素的发现

在链霉素发现之前,肺结核是对人类危害较大的传染病之一,20 世纪之后,仍有约 1 亿人死于肺结核。世界各国医生都曾经尝试多种治疗肺结核的方法,但没有一种真正有效,患上结核病就意味着被判了死刑。即使在科赫于 1882 年发现结核分枝杆菌之后,这种情况也长期没有改善。1946 年 2 月 22 日,美国罗格斯大学教授赛尔曼·A. 瓦克斯曼(Selman A. Waksman)宣布其实验室发现了第二种应用于临床的抗生素,该抗生素对抗结核分枝杆菌有特效,人类战胜结核病的新纪元自此开始。瓦克斯曼将该抗生素命名为链霉素,在默克公司的帮助下,其对链霉素进行了大规模生产,临床试验发现链霉素治疗肺结核既安全又有效。链霉素是第一个对革兰氏阴性菌有效的药物,也是第一个用于治疗肺结核的特效药。

第四节　四环素类抗生素

一、概述

四环素类抗生素(tetracycline antibiotics)是由放线菌产生或半合成的一类广谱抗生素,均具有氢化并四苯的基本骨架。

四环素类抗生素包括天然四环素类和半合成四环素类。天然四环素类的代表药为金霉素(chlorotetracycline)、土霉素(oxytetracycline)、四环素(tetracycline);半合成四环素类的代表药为米诺环素(minocycline)、多西环素(doxycycline)。

金霉素是在 1948 年从金色链丝菌培养液中分离得到的第一个天然四环素类抗生素,1950 年从土壤鞑裂丝菌培养液中分离出土霉素,1953 年在研究金霉素和土霉素结构时发现,将金霉素催化氢化脱氯得到了四环素,随后发现用生产金霉素的同一菌种采用不含氯的培养基同样产生了四环素。在构效关系的研究中发现,四环素 C-6 位羟基使得分子极性增加,影响体内吸收,且易消除生成无效的脱水产物,将其除去,并不影响抗菌活性,却增加了脂溶性,改善了吸收,提高了稳定性,如多西环素和美他环素。进一步研究发现,四环素 C-6 位甲基同样不影响抗菌活性,去除后得到去甲氧四环素,在去甲氧四环素 C-7 位引入二甲氨基得到了米诺环素,具有更强的抗菌活性。

	R_1	R_2	R_3	R_4
金霉素	—H	—OH	—CH$_3$	—Cl
土霉素	—OH	—OH	—CH$_3$	—H
四环素	—H	—OH	—CH$_3$	—H
多西环素	—OH	—H	—CH$_3$	—H
美他环素	—OH		=CH$_2$	—H
去甲氧四环素	—H	—H	—H	—H
米诺环素	—H	—H	—H	—N(CH$_3$)$_2$

　　四环素类抗生素结构的共性较大,因此其理化性质也很相近,化学结构中含有碱性的二甲氨基、酸性的酚羟基和烯醇羟基,呈两性化合物的特性。四环素类抗生素在干燥条件下较稳定,遇日光易变色,应避光保存。天然四环素类在不同的酸、碱条件下分别发生脱水、差向异构化、与金属离子的反应及重排反应等,生成脱水物、差向异构体、不溶性螯合物及内酯结构的异构体,导致药效下降或抗菌活性丧失。

　　四环素类抗生素为广谱抗生素,抗菌谱相似,毒副作用较多,细菌对其易产生耐药现象,临床应用受到一定的限制。目前四环素类抗生素已不再作为常见细菌感染的药物,而是发挥其优势,用于立克次体、布氏杆菌、支原体、衣原体、霍乱弧菌、回归热螺旋体等引起的感染性疾病的治疗。

　　对四环素类抗生素进行结构修饰,一方面可以增强其在酸性、碱性条件下的稳定性;另一方面可以解决这类抗生素的耐药问题,得到对酸、碱较稳定的半合成四环素如米诺环素和多西环素,其半衰期延长,抗菌活性增强。

知识链接

四 环 素 牙

　　四环素牙又称染色牙,是由于四环素类抗生素能与钙离子结合成配合物,该配合物在体内呈黄色,可沉积在婴幼儿的骨骼和牙齿上,因此小儿服用后牙齿会变黄,俗称"四环素牙",孕妇服用后其胎儿可能发生牙齿变色,骨骼生长受抑制。

　　因此,从胚胎4个月到儿童7～8周岁换牙前期,应慎用四环素类抗生素;孕妇和哺乳期妇女,也不宜使用该类药物。

不溶性有色金属配合物

二、典型药物

▶ **典型药物**

盐酸四环素　tetracycline hydrochloride

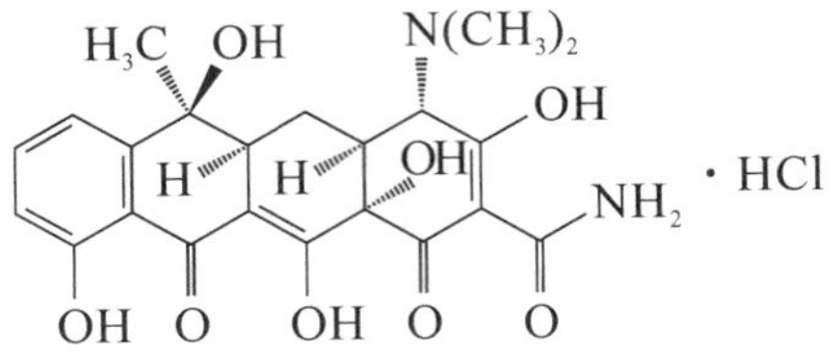

化学名为(4S,4aS,5aS,6S,12aS)-6-甲基-4-(二甲氨基)-3,6,10,12,12a-五羟基-1,11-二氧代-1,4,4a,5,5a,6,11,12a-八氢-2-并四苯甲酰胺盐酸盐。

本品为黄色结晶性粉末;无臭;略有引湿性。溶于水,微溶于乙醇,不溶于乙醚。比旋光度为 $-258°\sim-240°$。

本品分子中的酚羟基及烯醇式羟基为酸性基团,而二甲氨基为碱性基团,故具有酸、碱两性,既可溶于酸又可溶于碱。

本品在干燥条件下较稳定,遇光颜色逐渐变深。其水溶液在酸性及碱性条件下均不稳定,易发生水解。

本品在酸性条件下易脱水形成脱水物,在 pH<2 时,C-6 位上的羟基和相邻碳上的氢发生反式消除反应,生成橙黄色脱水物,使活性降低。

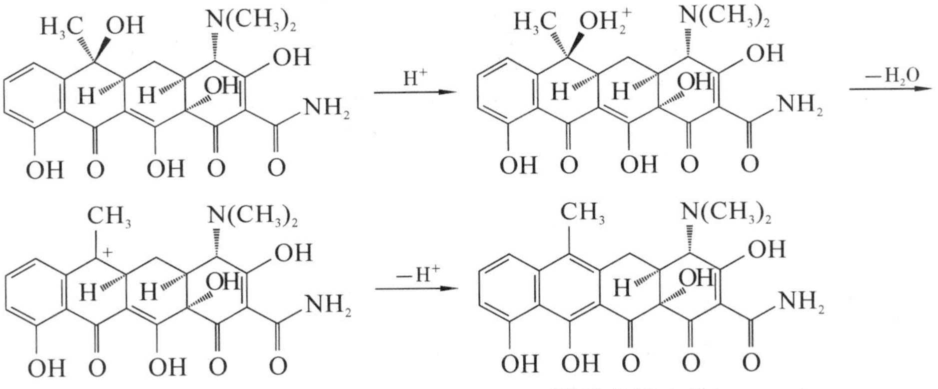

橙黄色脱水物

在 pH 为 2~6 时,四环素 C-4 位上的二甲氨基可发生可逆性的差向异构化反应,生成无抗菌活性的差向异构体,差向异构体在酸性条件下也会进一步脱水生成脱水差向异构体。磷酸根、枸橼酸根、醋酸根等阴离子可促进差向异构体的生成,因此要注意与其配伍的药物酸性不能过强。

在碱性条件下,由于 OH⁻ 的作用,C-6 位上的羟基形成负氧离子,烯醇式变成酮式,11 位羰基的吸电子作用使 11 位碳带正电荷,C-6 位的负氧离子向 C-11 位上的羰基发生分子内亲核进攻,经电子转移,C 环破裂,生成具内酯结构的异构体。多西环素和米诺环素无 C-6 位羟基,因而无脱水和开环反应。

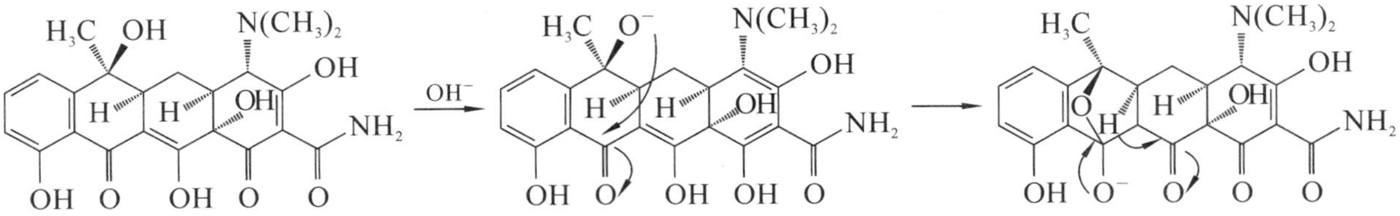

内酯异构体

本品分子中含有许多羟基、烯醇羟基及羧基,在近中性条件下能与多种金属离子形成不溶性螯合物,从而影响药物的吸收与治疗效果。本品用于各种革兰氏阳性菌和革兰氏阴性菌引起的感染,对某些立克次体、滤过性病毒和原虫也有作用。

知识链接

"梅花 K"事件

2001 年 8 月在湖南株洲出现震惊全国的"梅花 K"事件,50 多人因服用"梅花 K"而导致中毒,其中数人甚至因此而终身残疾。"梅花 K"是广西某制药厂生产的中药胶囊,为什么会出现中毒? 原因是在制剂中掺入已变质的四环素,药物降解成为毒性更大的差向四环素和差向脱水四环素,两者的毒性分别是四环素的 70 倍和 250 倍,特别是差向脱水四环素,服用后临床上表现为多发性肾小管功能障碍综合征,从而引起肾小管性酸中毒,导致乏力、恶心、呕吐等症状。由此可看出,防范药物的变质,控制药物的质量,非常重要。

第五节 氯霉素类抗生素

一、概述

氯霉素(chloramphenicol)是 1947 年由委内瑞拉链丝菌培养液中分离出的一种广谱抗生素,因其结构简单,次年即可用化学合成法生产制得,现临床所用的氯霉素均由人工合成。氯霉素类抗生素主要包括氯霉素及其衍生物,如甲砜霉素(thiamphenicol)、琥珀氯霉素(chloramphenicol succinate)、棕榈氯霉素(chloramphenicol palmitate)等,见表 8-8。

表 8-8 临床常用的氯霉素类抗生素

药物名称	化学结构	作用特点
甲砜霉素 (thiamphenicol)		甲砜霉素为氯霉素的合成类似物。将氯霉素中的硝基用强吸电子基甲砜基取代后,抗菌作用增强,水溶性增大,抗菌谱与氯霉素类似。本品临床用于呼吸道感染、尿路感染、败血症、脑炎和伤寒等,不良反应较少
琥珀氯霉素 (chloramphenicol succinate)		本品为氯霉素前药,体内水解为氯霉素而发挥作用。因可消除氯霉素的苦味,故适合儿童服用

续表

药 物 名 称	化 学 结 构	作 用 特 点
棕榈氯霉素 (chloramphenicol palmitate)	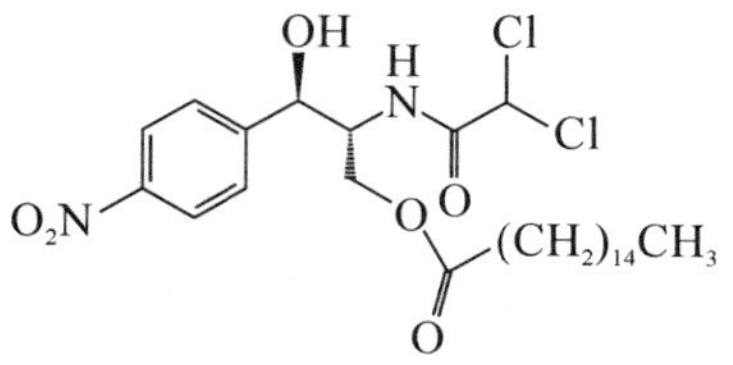	具有酸性,可与碱成盐,制成注射剂使用

二、典型药物

→ 典型药物

氯霉素　chloramphenicol

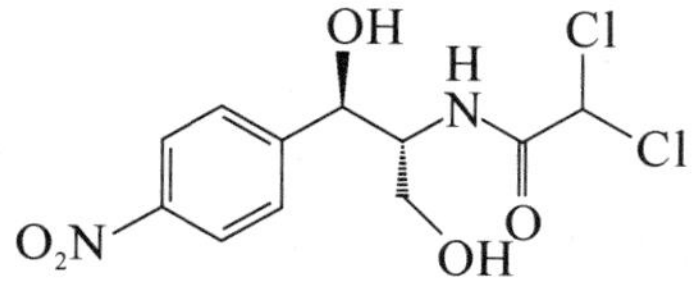

化学名为 D-苏式-(一)-N-[α-(羟基甲基)-β-羟基-对硝基苯乙基]-2,2-二氯乙酰胺。

本品为白色至微带黄绿色的针状、长片状结晶或结晶性粉末;味苦。

本品微溶于水,易溶于甲醇、乙醇、丙酮或丙二醇;熔点为 149~153 ℃;比旋光度为 +18.5°~ +21.5°(50 mg/mL 无水乙醇)。

本品结构中含有对硝基苯基、丙二醇及二氯乙酰氨基,研究认为二氯乙酰氨基与抗菌活性有关。

本品结构中含有两个手性碳原子,有四个旋光异构体,仅 1R,2R(一) 或 D-(一) 苏阿糖型有抗菌活性,为临床使用的氯霉素。合霉素(syntomycin)是氯霉素的外消旋体,活性只有氯霉素的 50%。

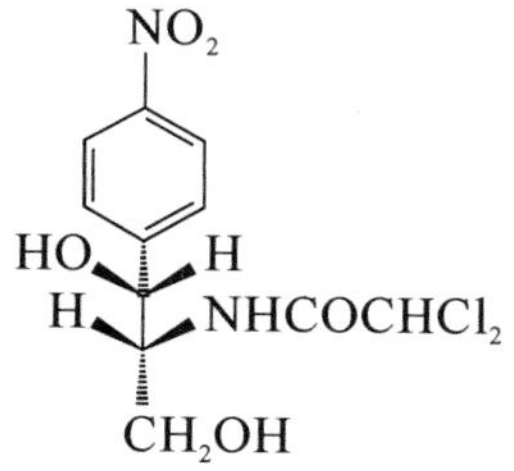

1R, 2R(一) D-(一)-苏阿糖型	1S, 2S(+) L-(+)-苏阿糖型	1S, 2R(+) D-(+)-赤藓糖型	1R, 2S(一) L-(一)-赤藓糖型

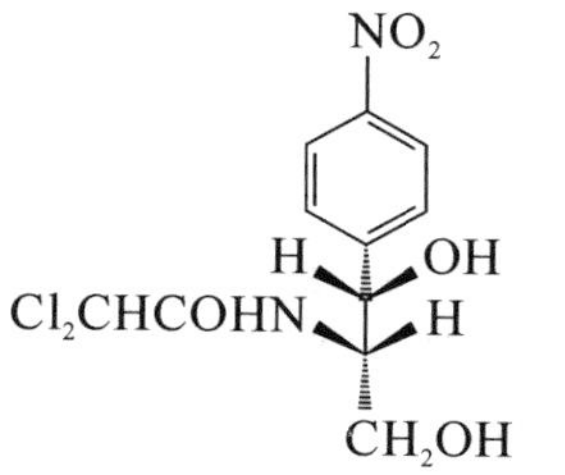

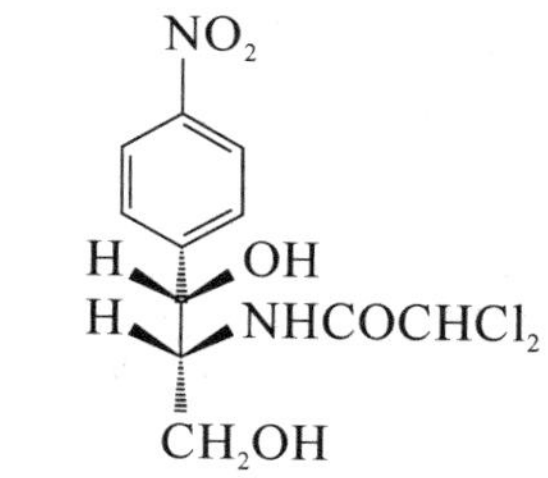

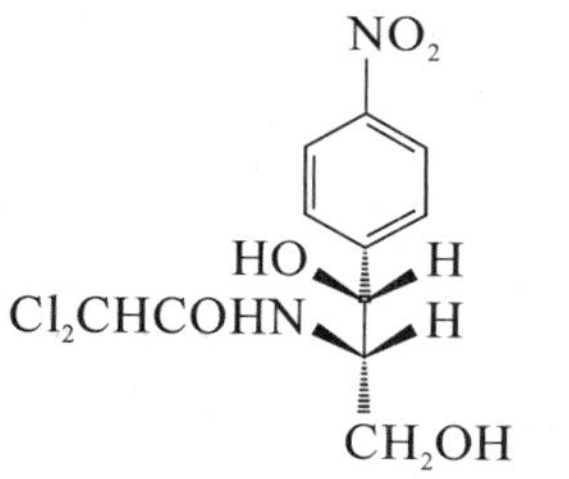

本品性质稳定,耐热,在干燥状态下可保持抗菌活性 5 年以上,水溶液可冷藏几个月,煮沸 5 h 对抗菌活性亦无影响。在中性、弱酸性(pH 4.5~7.5)条件下较稳定,水溶液煮沸 5 h 未见分解。但在强碱性(pH 9 以上)或强酸性(pH 2 以下)溶液中,其结构中的酰胺键和二氯键均可水解失效。

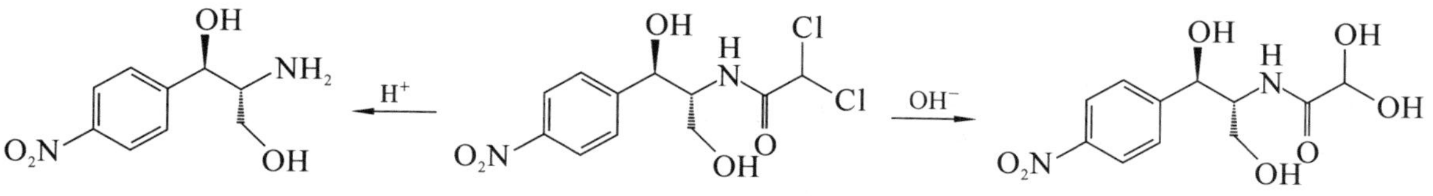

酸水解后的生成物对硝基苯基-2 氨基-1,3-丙二醇与过碘酸作用,氧化生成对硝基苯甲醛;再与 2,4-二硝基苯肼缩合,生成苯腙,此反应可用于本品的鉴别。

本品分子中硝基经氯化钙和锌粉还原成羟胺衍生物,在醋酸钠存在下与苯甲酰氯反应,生成的酰化物在弱酸性溶液中与 Fe^{3+} 生成紫红色配合物。

氯霉素为广谱抗生素,氯霉素的左旋体具有生物活性,对革兰氏阴性菌和革兰氏阳性菌均有抑制作用,对前者的效果强于后者。氯霉素在临床上是治疗伤寒、副伤寒及斑疹伤寒的首选药,是其他抗生素无法替代的;对百日咳、沙眼、细菌性痢疾及尿路感染等也有疗效。氯霉素的不良反应是抑制骨髓造血功能。

本品与其他药物的相互作用:本品系抑菌剂,不宜与繁殖期杀菌剂(如 β-内酰胺类抗生素)同时应用,可拮抗其作用。若确实必需,用药须相隔数小时。

知识链接

灰婴综合征

灰婴综合征是氯霉素严重的不良反应之一。新生儿特别是早产儿,剂量过大可发生致命毒性反应——灰婴综合征。由于新生儿或早产儿的肝肾功能发育不完全,葡萄糖转移酶少,故对氯霉素的解毒能力较低,肾排泄能力也较差,因此易引起药物在体内蓄积中毒,进而干扰线粒体核糖体的功能,导致少食、呼吸抑制、心血管性虚脱、发绀。灰婴综合征由此得名。

最初发病 24 h 内表现为呕吐、拒哺、呼吸不规则且快、腹部膨胀等。24 h 后,患病婴儿身体软弱、转为灰色,体温下降,循环衰竭等。此病死亡率为 40%。故早产儿、新生儿禁用氯霉素。

第六节 其他类抗生素

一、林可霉素及其衍生物

林可霉素(lincomycin)又名洁霉素,属于林可酰胺类抗生素,由链霉菌发酵产生,具有弱碱性,可与酸形成盐供药用。将林可霉素的 C-7 位羟基以氯原子取代得到克林霉素,临床上用其盐酸盐供注射使用。

→ 典型药物

盐酸林可霉素 lincomycin hydrochloride

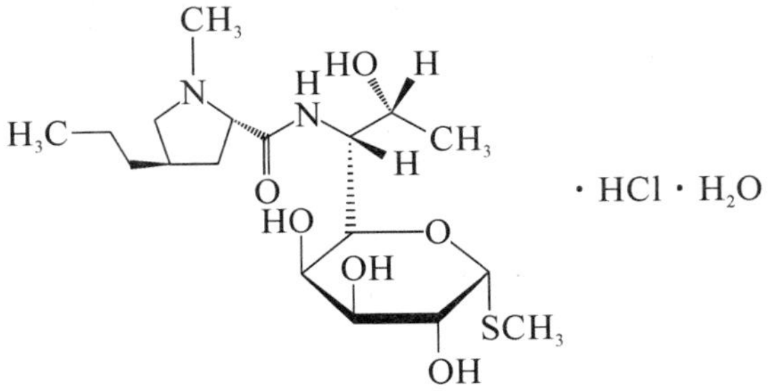

·HCl·H$_2$O

化学名为 6-(1-甲基-反-4-丙基-L-2-吡咯烷甲酰胺基)-1-硫代-6,8-二脱氧-D-赤式-α-D-半乳辛吡喃糖甲苷盐酸盐一水合物。

本品为白色结晶性粉末；有微臭或特殊臭；在水或甲醇中易溶，略溶于乙醇。

本品由 4-丙基-N-甲基吡咯烷酸与氨基辛半乳糖硫代甲苷通过酰胺键相连，结构中含有多个不稳定的基团，在酸、碱及氧化剂的存在下可发生降解反应。

本品为窄谱抗生素，抗菌谱类似于大环内酯类抗生素，对革兰氏阳性球菌具有较好作用，特别是对厌氧菌、金黄色葡萄球菌及肺炎链球菌有高效。本品临床上主要用于敏感菌引起的各种感染，如肺炎、心内膜炎、扁桃体炎、丹毒及泌尿系统感染等。

本品可与红霉素竞争细菌核糖体的肽基转移酶中心，呈现拮抗作用，因此两药不能同时应用。本品口服后不被胃酸破坏，生物利用度可达 90%，半衰期长，但口服吸收较差，易受食物影响。

二、万古霉素

万古霉素（vancomycin）是一种糖肽类抗生素，可用于治疗细菌感染。

→ 典型药物

万古霉素 vancomycin

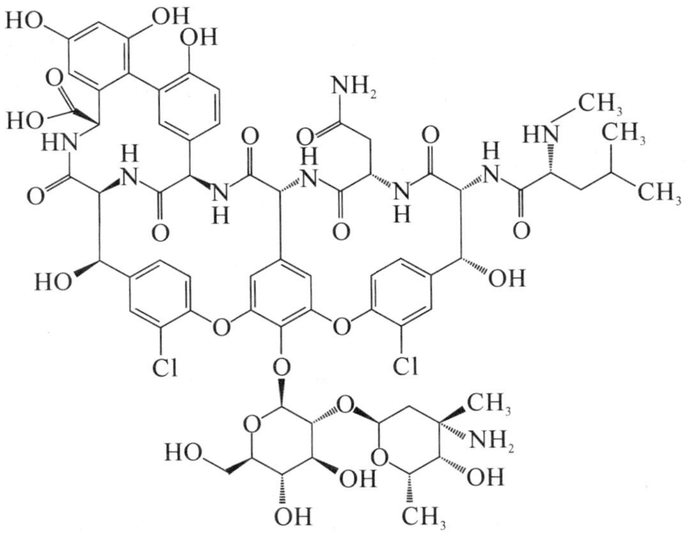

化学名为(3S,6R,7R,22R,23S,26S,36R,38aR)-44-[[2-O-(3-氨基-2,3,6-三脱氧-3-C-甲基-α-L-来苏-己吡喃糖基)-β-D-葡吡喃糖基]氧]-3-(氨基甲酰基甲基)-10,19-二氯-2,3,4,5,6,7,23,24,25,

26,36,37,38,38a-十四氢-7,22,28,30,32-五羟基-6-[(2*R*)-4-甲基-2-(甲氨基)戊酰氨基]-2,5,24,38,39-五氧代-22*H*-8,11：18,21-二亚乙烯基-23,36-(亚氨基亚甲基)-13,16：31,35-二亚甲基-1*H*,16*H*-[1,6,9]氧杂二氮杂环十六烷并[4,5-m][10,2,16]苯并氧杂二氮杂环二十四烷-26-羧酸。

本品为白色或类白色粉末；易吸湿；易溶于水，在甲醇中极微溶解，在乙醇或丙酮中几乎不溶。

万古霉素可治疗耐甲氧西林金黄色葡萄球菌、耐甲氧西林凝固酶阴性葡萄球菌和革兰氏阳性球菌所致的重症感染，包括败血症、肺部感染、皮肤软组织感染，其疗效确切又比较安全。对于耐甲氧西林金黄色葡萄球菌院内肺部感染，万古霉素为首选药物。本品对革兰氏阳性菌有强大的杀菌作用，口服给药对治疗难辨梭状芽孢杆菌假膜性结肠炎有极好疗效。

知识链接

细菌耐药性与"超级细菌"

细菌耐药性又称抗药性，是指细菌对抗菌药物不敏感的现象，是细菌自身生存过程中的一种特殊表现形式。细菌耐药性可分为固有耐药性和获得性耐药性。

固有耐药性又称天然耐药性，是由于细菌结构与化学组成不同，本身对抗菌药物不敏感，如链球菌对氨基糖苷类抗生素天然耐药。天然耐药性是由细菌染色体基因决定的，代代相传，不会改变。获得性耐药性是由于细菌与抗菌药物接触后，由质粒介导，通过改变自身的代谢途径，使其不被抗菌药物杀灭。如金黄色葡萄球菌与淋球菌产生β-内酰胺酶而对β-内酰胺类抗生素产生耐药性。

"超级细菌"泛指那些对多种抗生素具有耐药性的细菌，其准确称呼为"多重耐药性细菌"。这类细菌对抗生素有强大的抵抗作用，能逃避被杀灭的危险。基因突变是产生超级细菌的根本原因。细菌耐药性的产生是临床上广泛应用抗生素的结果，而抗生素的滥用则加速了这一过程。抗生素的滥用使得处于平衡状态的抗菌药物和细菌耐药性之间的矛盾被破坏，具有耐药能力的细菌也通过不断的进化与变异，获得针对不同抗菌药物耐药性的能力，这种能力在矛盾斗争中不断强化，细菌逐步从单一耐药到多重耐药，甚至泛耐药，最终成为超级细菌。目前引起特别关注的超级细菌主要有耐甲氧西林金黄色葡萄球菌（MRSA）、耐多药肺炎链球菌（MDRSP）、耐万古霉素肠球菌（VRE）、多重耐药性结核分枝杆菌（MDR-TB）、多重耐药鲍曼不动杆菌（MRAB）以及最新发现的携带有 NDM-1 基因的大肠杆菌和肺炎克雷伯菌等。大部分抗生素对它们不起作用，超级细菌对人类健康已造成极大的危害。

本章小结

通过对本章知识的学习，掌握 β-内酰胺类抗生素各种类型的基本结构；青霉素钠、头孢氨苄、红霉素、硫酸链霉素、盐酸四环素、氯霉素等典型药物的化学结构、理化性质及临床用途；熟悉抗生素的分类、作用机制和耐药性；氨曲南、克拉维酸钾、林可霉素、万古霉素的化学结构、理化性质及临床用途；了解抗生素的来源、分类、发展状况及细菌对抗生素的耐药性；临床其他常用抗生素的结构及临床用途。

能够熟练应用典型药物的理化性质解决该类药物的调剂、制剂、分析检验、贮存保管及使用等问题，为该类药物的调剂、制剂、分析检验、贮存保管及使用等奠定理论和实践基础。

能力检测

能力检测答案

一、最佳选择题

1. 青霉素在碱性条件下，分解为（　　　）。

A. 青霉醛和青霉胺   B. 6-氨基青霉烷酸   C. 青霉烯酸

D. 青霉酸   E. 青霉二酸

2. 下列关于青霉酸的说法错误的是(   )。

A. 其钠盐为白色结晶性粉末,较易溶于水

B. 其钠盐在酸性条件下发生分子重排而失效

C. 其钠盐遇酸、碱、氧化剂、醇、青霉素酶会迅速失效

D. 主要用于革兰氏阴性菌引起的全身或局部严重感染

E. 本品应严封或熔封,在干燥凉暗处保存

3. 耐酶青霉素的结构特点是(   )。

A. C-6 位酰胺侧链引入强吸电子基团   B. C-6 位酰胺侧链引入供电子基团

C. C-5 位引入大的空间位阻的基团   D. C-5 位引入大的供电基团

E. C-6 位酰胺侧链引入大的空间位阻的基团

4. β-内酰胺类抗生素的作用机制是(   )。

A. 干扰核酸的复制和转录   B. 影响细胞膜的渗透性

C. 抑制黏肽转肽酶的活性,妨碍细菌细胞壁的合成

D. 二氢叶酸还原酶抑制剂   E. 干扰细菌蛋白质的合成

5. 阿米卡星是哪一类型抗生素?(   )

A. 四环素类   B. 氨基糖苷类   C. β-内酰胺类

D. 大环内酯类   E. 利福霉素类

6. 克拉霉素属于哪一种结构类型的抗生素?(   )

A. 大环内酯类   B. 氨基糖苷类   C. β-内酰胺类

D. 四环素类   E. 利福霉素类

7. 引起永久性耳聋的抗生素是(   )。

A. 四环素类抗生素   B. 氨基糖苷类抗生素

C. β-内酰胺类抗生素   D. 红霉素类抗生素   E. 大环内脂类抗生素

8. 下列关于四环素性质的叙述,错误的是(   )。

A. 黄色结晶性粉末

B. 具有酸碱两性

C. 酸性溶液中可发生消除反应生成蓝色脱水物

D. 在碱性条件下可生成具有内酯结构的异构体

E. 在 pH 为 2～6 时,易发生差向异构化反应

9. 盐酸四环素脱去 C-6 位甲基和羟基,并在 C-7 位引入二甲氨基而得到的化合物是(   )。

A. 盐酸土霉素   B. 米诺环素   C. 多西环素   D. 克拉霉素   E. 金霉素

10. 氯霉素有几个旋光异构体?临床使用的构型为(   )。

A. 4 个,$1R,2R$ B. 4 个,$1R,2S$ C. 4 个,$1S,2S$

D. 4 个,$1S,2R$ E. 2 个,$1R,2R$

11. 能够发生麦芽酚反应的药物是(   )。

A. 青霉素钠   B. 链霉素   C. 氯霉素   D. 红霉素   E. 头孢菌素

12. 临床上不宜单独使用而是与 β-内酰胺类抗生素联合应用产生协同作用的是(   )。

A. 克拉维酸   B. 阿米卡星   C. 头孢拉定   D. 头孢氨苄   E. 阿莫西林

二、配伍选择题

[1～4]

A. 硫酸链霉素   B. 头孢氨苄   C. 多环西素   D. 红霉素   E. 琥珀氯霉素

1. 属于四环素类抗生素的是(   )。

2. 属于β-内酰胺类抗生素的是( )。

3. 属于氨基糖苷类抗生素的是( )。

4. 属于大环内酯类抗生素的是( )。

[5～8]

A. 氯霉素　　　B. 氨苄西林　　　C. 克拉维酸　　　D. 四环素　　　E. 阿奇霉素

5. 第一个可口服的广谱青霉素是( )。

6. 第一个用于临床的β-内酰胺酶抑制剂是( )。

7. 在pH<2的酸性条件下易发生消除反应生成无活性橙黄色脱水物的是( )。

8. 孕妇服用后可通过胎盘影响胎儿期发育的乳牙牙色的是( )。

[9～12]

A. 多西环素　　　B. 青霉素钠　　　C. 氯霉素　　　D. 阿米卡星　　　E. 林可霉素

9. 可引起过敏性休克,使用前需要做皮试的是( )。

10. 可抑制骨髓造血功能,用药时应定期检查血常规的是( )。

11. 可对肾脏产生毒性,老年患者用药应酌情减量并定期检查肾功能的是( )。

12. 可与金属离子形成不溶性的盐,不宜与富含微量元素的保健品同时服用的是( )。

三、多项选择题

1. 属于氨基糖苷类抗生素的是( )。

A. 阿米卡星　　　B. 四环素　　　C. 卡那霉素　　　D. 链霉素　　　E. 庆大霉素

2. 属于大环内酯类抗生素的是( )。

A. 红霉素　　　B. 阿奇霉素　　　C. 克林霉素　　　D. 麦迪霉素　　　E. 螺旋霉素

3. 属于四环素类抗生素的是( )。

A. 金霉素　　　B. 土霉素　　　C. 多环西素　　　D. 米诺环素　　　E. 甲砜霉素

4. 下列关于抗生素的叙述正确的是( )。

A. 抗生素主要来源于细菌、真菌或其他微生物通过发酵产生的代谢物

B. 抗生素在很低的浓度下能抑制或杀灭各种病原菌,达到治疗目的

C. 早期抗生素主要用于治疗细菌或真菌感染性疾病,故又称抗菌素

D. 半合成抗生素旨在增加稳定性,降低毒副作用,扩大抗菌谱,减少耐药性,改善生物利用度和提高疗效

E. 结构简单的抗生素可以用合成法制得,如氯霉素

（冯　伟）

第九章

抗肿瘤药

学习目标

扫码
看 PPT

　　掌握　环磷酰胺、噻替哌、顺铂、5-氟尿嘧啶、巯嘌呤、甲氨蝶呤的名称、化学结构、理化性质及临床用途。

　　熟悉　抗肿瘤药的分类,烷化剂的作用机制、结构类型和构效关系,抗代谢药的作用机制及 5-氟尿嘧啶的电子等排原理。

　　了解　抗肿瘤药的发现与设计;金属抗肿瘤药、天然抗肿瘤药的结构特点及作用特点;靶向抗肿瘤药的类型及作用方式。

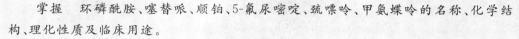

案 例 导 入

格列卫的故事

　　2018 年 7 月,随着电影《我不是药神》上映,"格列卫"这个名字,再次成为公众热议的话题。该影片讲述主角陆勇代购"格列宁",是印度仿制版的靶向药"格列卫","格列卫"原研药由瑞士诺华公司生产。瑞士诺华的格列卫在国内售价 23500 元一盒,而印度的仿制药仅 200 元一盒,使得不少患者铤而走险。这部影片引发人们思考:白血病患者对格列卫的迫切需求原因是什么? 原研药格列卫价格为何如此昂贵? 原研药是否有专利保护的必要?

　　慢性粒细胞白血病传统治疗方法是骨髓移植,仅 20% 左右的患者能够得到治疗。使用分子靶向药格列卫,慢性粒细胞白血病患者 5 年生存率从原来的 30% 提升到 90%,使得患者看到生存的希望。从发现该病靶点到 2001 年靶向药格列卫获批上市,这款可以有效控制慢性粒细胞白血病患者的染色体变异的药物,耗费了近 50 年,原研药企业诺华研发经费投入超过 50 亿美元,正是因为面对漫长的研发周期和巨大的风险投入,药品上市后,需在专利期内收回成本和获得利润,如果没有专利保护,没有充足的利润作为回报,那么未来的创新将很难有效持续。为此,国家医保目录持续更新,一些符合要求的价格昂贵的"救命药"逐步列入可报销范围,让患者用药得到保障,而又不侵犯企业的利益。

　　肿瘤,临床上将其分为良性肿瘤和恶性肿瘤两类。良性肿瘤(benign neoplasm)对机体的影响较小,主要表现为局部压迫和阻塞症状,其影响主要与发生部位和继发变化有关。恶性肿瘤(malignant neoplasm)是机体细胞失去正常调控,引起细胞异常分化与生长的一类疾病,其最基本的生物学特征是分化不成熟、恶性增殖,浸润、破坏器官的结构和功能,并可发生转移,因而对机体影响严重。恶性肿瘤又称癌症,全球的癌症发病率和死亡率逐年上升,世界卫生组织国际癌症研究机构(IARC)发布的数据显示,2020 年全球新发癌症病例达 1929 万例,死亡病例达 996 万例,已经成为威胁人类健康的

168

第一杀手。目前临床治疗肿瘤的方法有手术治疗、放射治疗(防止癌细胞转移)、药物治疗(又称化学治疗,简称化疗)、基因治疗和免疫治疗等。一般采用综合治疗方法,利用多种方法配合治疗以达到良好的治疗效果,其中药物治疗是临床上抗肿瘤治疗的主要手段。

抗肿瘤药(antineoplastic agents)主要指抗恶性肿瘤的药物,即抗癌药。自20世纪40年代氮芥用于临床治疗恶性淋巴瘤以来,抗肿瘤药的研究日益受到重视,现今国内外常用的抗肿瘤药已有100多种,临床上已由单一化疗进入了联合化疗和综合化疗阶段,并获得不少成功案例,患者生命质量也得到明显改善,因此抗肿瘤药在肿瘤治疗中占据越来越重要的地位。随着肿瘤病因学、发病规律、致癌因素、癌变过程及药物构效关系等的深入研究,将有越来越多的化学结构新颖、药效作用机制独特的药物问世。

目前临床使用的抗肿瘤药可分为烷化剂、抗代谢药、天然活性抗肿瘤药及其衍生物、抗肿瘤抗生素和其他类型的抗肿瘤药。

按作用靶点不同,抗肿瘤药可分为直接作用于DNA或干扰DNA及核酸合成的烷化剂、抗代谢药等;以有丝分裂过程为作用靶点的天然活性抗肿瘤药;作用于RNA合成的药物,如抗肿瘤抗生素;通过调节体内激素水平,产生抗肿瘤作用的药物,如激素等。

第一节 烷 化 剂

烷化剂(alkylating agents)又称为生物烷化剂(bioalkylating agents),因其能在体内与大分子化合物发生烷化作用而得名,是临床最早应用于抗肿瘤的一类药物。其作用机制是在体内形成碳正离子或亲电性的活性基团,能以共价键与核酸(DNA、RNA)、某些酶分子中富含电子的基团(如氨基、巯基、羟基、羧基、磷酸基等)相结合,使细胞的结构和功能发生变化,并抑制细胞分裂,从而使肿瘤细胞受到毒害而死亡。

烷化剂是具有细胞毒性的药物,在抑制迅速增殖的肿瘤细胞的同时,对体内如骨髓细胞、肠上皮细胞、毛发细胞和生殖细胞等增殖较快的正常细胞也有抑制和毒害作用,具体表现为用药期间产生恶心、呕吐、骨髓抑制、脱发等多种严重的不良反应。

目前临床常用的烷化剂根据化学结构类型分为氮芥类、乙撑亚胺类金属配合物类、亚硝基脲类、甲磺酸酯类及卤代多元醇类等。

知识链接

氮芥类抗肿瘤药的发现

芥子气,化学名为 β,β'-二氯二乙硫醚,为无色或淡黄色油状液体,因具有挥发性,有像芥末的味道而得名。1886年由德国人梅耶首次人工合成纯净的芥子气,曾作为军用毒气用于第一次世界大战,号称"毒气之王",也称为"黄十字"毒剂。其致死原理是破坏人体正常的淋巴细胞。后来研究发现,其对淋巴瘤有效,但由于对人体毒性较大,未能正式用于临床,后将其结构采用电子等排原理进行改造,用氮原子取代硫原子后形成氮芥类,毒性降低,可供注射使用。采用电子等排原理进行改造,得到一系列的氮芥类抗肿瘤药。

一、氮芥类

氮芥类(nitrogen mustards)药物是双 β-氯乙胺类化合物的总称,其结构分为烷基化部分和载体部分,烷基化部分是抗肿瘤活性的功能基团,载体部分可决定药物在体内的吸收、分布等药代动力学性质,可通过改变载体结构提高药物选择性、稳定性和抗肿瘤活性,并降低其毒性。

芥子气

氮芥类药物

载体部分　烷基化部分

按照不同的载体结构可将氮芥类药物分为脂肪氮芥类、芳香氮芥类、氨基酸氮芥类、甾体氮芥类和杂环氮芥类。

（一）氮芥类药物的分类及发展

脂肪氮芥类是以脂肪烃基作为载体部分的药物，盐酸氮芥（chlormethine hydrochloride）是最早用于临床的抗肿瘤药，主要用于治疗淋巴癌和霍奇金淋巴瘤。本品的最大缺点是只对淋巴瘤有效，且不能口服，选择性差，毒性大。因此为了提高氮芥类药物的选择性，降低毒副作用，将其结构改造，得到其他选择性更高的氮芥类药物（表 9-1）。

芳香氮芥类是将脂肪氮芥类的烃基用芳环替代，芳环使得氮原子上的电子云密度减小，氮芥类的反应性降低，以达到降低毒性的作用，但同时也降低了氮芥类的抗肿瘤活性。苯丁酸氮芥（chlorambucil）用于治疗慢性淋巴细胞白血病和卵巢癌，可口服给药。

氨基酸氮芥类是在芳环侧链上进行取代，引入氨基酸、杂环、甾体作为载体，从而提高药物在肿瘤组织的浓度，使其活性增强，毒性下降。美法仑（melphalan）是以肿瘤细胞生长所必需的苯丙氨酸作为载体设计的药物，用于多发性骨髓瘤、卵巢癌、乳腺癌的治疗，是治疗骨髓瘤的首选药。氮甲（formylmerphalan，甲酰溶肉瘤素）是美法仑结构中苯丙氨酸的氨基甲酰化的衍生物，其选择性高，毒性低于美法仑，可口服给药，用于多发性骨髓瘤、恶性淋巴瘤。两者都含手性碳原子，左旋体活性更强。

表 9-1　氮芥类药物的结构特点及主要用途

结构类型	药物名称	药物结构	主要用途
脂肪氮芥类	盐酸氮芥（chlormethine hydrochloride）		只对淋巴瘤有效
芳香氮芥类	苯丁酸氮芥（chlorambucil）		慢性淋巴细胞白血病，淋巴瘤
氨基酸氮芥类	美法仑（melphalan）		多发性骨髓瘤，晚期卵巢腺癌
	氮甲（formylmerphalan）		精原细胞瘤，骨髓瘤，淋巴瘤
甾体氮芥类	泼尼莫司汀（prednimustine）		急性粒细胞白血病，卵巢癌，淋巴肉瘤，支气管肺癌

续表

结构类型	药物名称	药物结构	主要用途
杂环氮芥类	环磷酰胺 (cyclophosphamide)	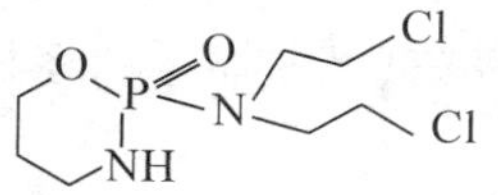	慢性淋巴细胞白血病， 淋巴瘤

（二）氮芥类药物的作用机制

氮芥类药物的作用机制与载体部分相关，脂肪氮芥类的氮原子碱性较强，在游离状态和生理 pH （7.4）时，易发生分子内成环，生成活性较强的乙撑亚胺离子，其具有强亲电性，极易与细胞成分的亲核中心（X^- 和 Y^-）发生烷化反应，使细胞停止分裂。

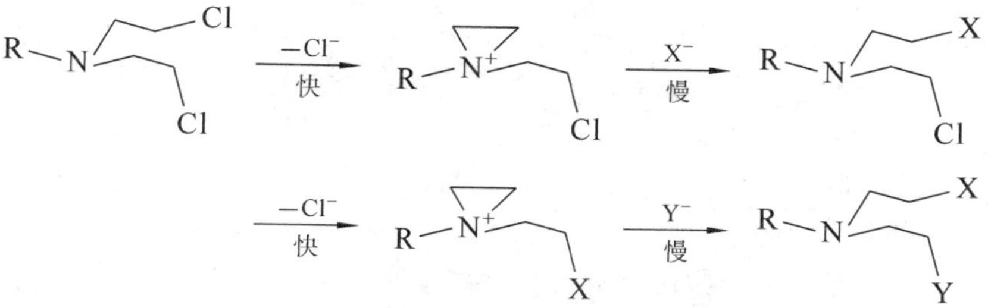

脂肪氮芥类对肿瘤细胞的杀伤力较强，抗瘤谱较广，但选择性较差，毒性比较大。可通过减少氮原子上的电子云密度来降低氮芥的反应性，达到降低其毒性的目的，但也降低了氮芥的抗肿瘤活性。例如，用芳香环代替结构中的脂肪烃基，得到芳香氮芥类。由于芳环与氮原子上孤对电子产生共轭效应，减弱了氮原子的碱性，无法形成乙撑亚胺离子，在体内仅失去氯原子形成碳正离子，再与细胞成分的亲核中心（X^- 和 Y^-）发生烷化反应。

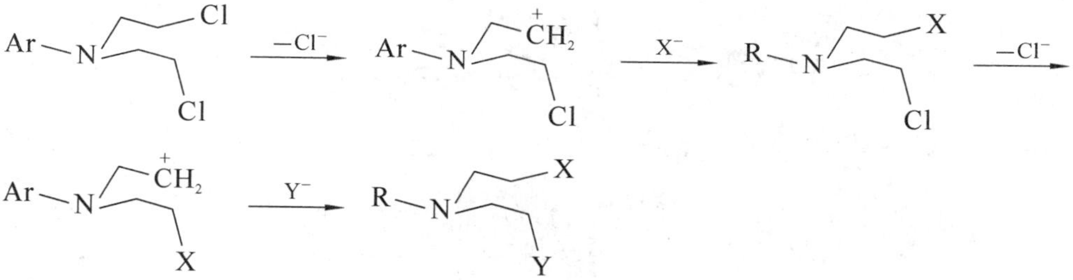

由于烷化历程是单分子亲核取代反应，反应速率取决于烷化剂的浓度，因此芳香氮芥类选择性好，抗肿瘤活性和毒性均较脂肪氮芥类小。

氮芥类药物及其他大多数烷化剂的作用机制是通过与 DNA 上的鸟嘌呤和胞嘧啶碱基发生烷化反应，使 DNA 链内及链间产生交联，导致 DNA 合成受阻，从而抑制肿瘤细胞分裂。

→ 典型药物

环磷酰胺 cyclophosphamide

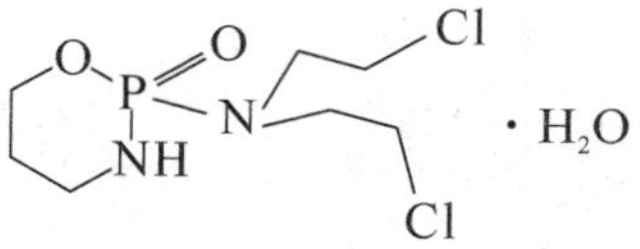

化学名为 N,N-双-(β-氯乙基)-N′-(3-羟丙基)磷酰二胺内酯一水化合物，又名癌得星。

本品为白色结晶或结晶性粉末（失去结晶水即液化）；易溶于乙醇，溶于水或丙酮；熔点为 48.5～52 ℃。

　　本品含有磷酰胺基,使得其2%水溶液在pH 4.0~6.0时不稳定,易水解,遇热更易分解而失效,失去烷基化功能,故常制成片剂,注射用环磷酰胺则制成粉针剂,使用时需现配现用。

　　本品是在氮芥的氮原子上连有一个吸电子的环状磷酰胺内酯。磷酰胺基吸电子基团的存在,可使氮原子上的电子云密度降低,从而降低了氮原子的亲核性,也降低了氯原子的烷基化能力,致使其毒性降低。

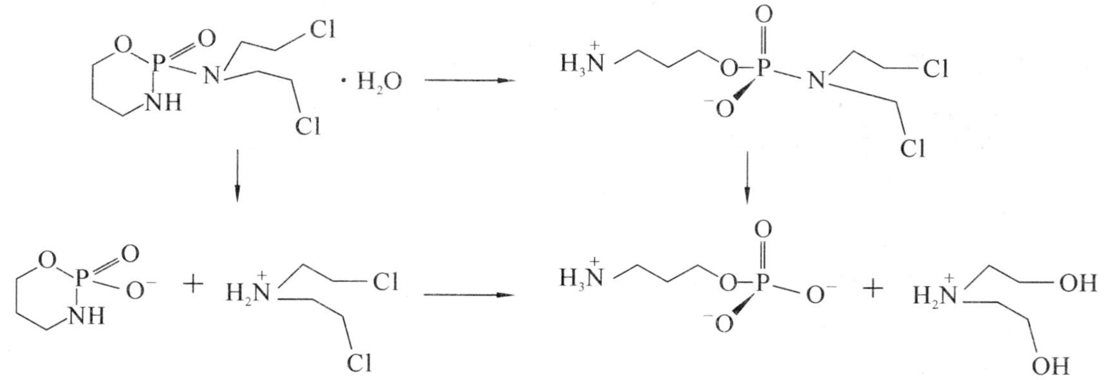

　　本品是一个前体药物,在体外对肿瘤无效,进入体内经代谢和非代谢过程使其结构转化,形成活化构型而发挥作用。环磷酰胺对正常组织和肿瘤细胞具有高度的选择性,在正常组织中借助酶促反应实现去毒作用,即本品进入体内到达肝脏,首先被细胞色素P450氧化酶氧化代谢成4-羟基环磷酰胺,进一步氧化代谢为无毒的4-羧基环磷酰胺;通过互变异构生成开环的醛磷酰胺,并在肝脏中进一步氧化,生成无毒的羧酸化合物。因肿瘤组织中缺乏正常组织所具有的酶,而不能进行上述代谢,只能经非酶促反应的β-消除反应生成丙烯醛和磷酰氮芥。磷酰氮芥及其他代谢物都可经水解生成去甲氮芥。丙烯醛、磷酰氮芥和去甲氮芥均为较强的烷化剂。

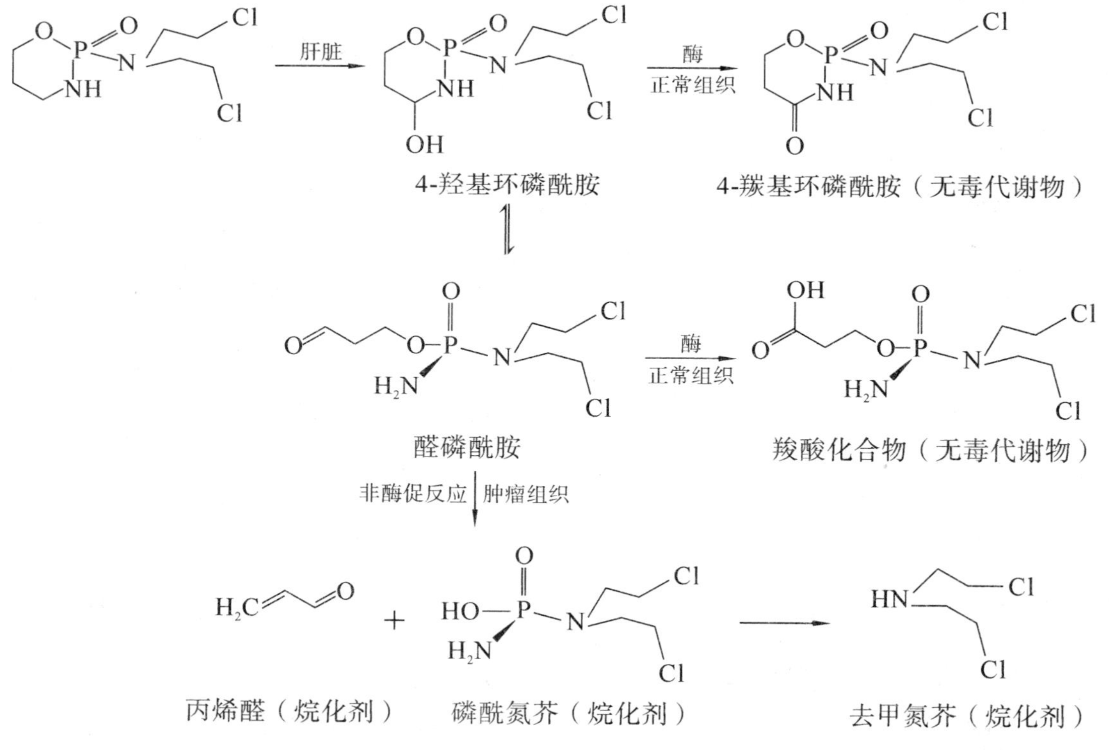

4-羟基环磷酰胺　　　　　4-羧基环磷酰胺(无毒代谢物)

醛磷酰胺　　　　　　　　羧酸化合物(无毒代谢物)

丙烯醛(烷化剂)　　磷酰氮芥(烷化剂)　　去甲氮芥(烷化剂)

　　本品的抗瘤谱较广,临床上主要用于恶性淋巴瘤、急性淋巴细胞白血病、多发性骨髓瘤、肺癌、神经细胞瘤等,对乳腺癌、卵巢癌及鼻咽癌也有疗效。此外,本品也可作为免疫抑制剂,治疗非肿瘤疾病。本品毒性比其他氮芥小,副作用主要表现为膀胱毒性,可能与其代谢物丙烯醛有关。

二、其他类

（一）乙撑亚胺类

研究发现，多数氮芥类药物需要在体内经酶转化为乙撑亚胺结构的中间体而发挥烷基化作用，即乙撑亚胺离子是多数氮芥类药物的活性中间体，基于上述机制的启发，直接合成一些含乙撑亚胺结构的化合物，并在氮原子上引入吸电子基团，从而降低乙撑亚胺基团的反应活性，达到降低药物毒性的作用。例如乙撑亚胺的磷酰胺衍生物，由于吸电子基团的引入，毒性减小的同时抗肿瘤作用可提高，用于临床的有噻替哌(thiotepa)，其在体内代谢成替哌而发挥作用，临床用于治疗乳腺癌、卵巢癌、膀胱癌等。

替哌   噻替哌

典型药物

噻替哌　thiotepa

化学名为 1,1′,1″-硫次膦基三氮丙啶，又名三胺硫磷。

本品为白色结晶性粉末；无臭或几乎无臭；易溶于水、乙醇或三氯甲烷，略溶于石油醚，难溶于己烷；熔点为 52～57 ℃。

本品遇酸不稳定，乙撑亚胺环容易开环生成聚合物而失效，在胃肠道吸收较差，所以须静脉给药。

本品水溶液与硝酸共热后，分解产生磷酸盐，加入钼酸铵试液，产生淡黄色沉淀，放置后变成蓝绿色。若在本品水溶液中加入稀硝酸和高锰酸钾，硫原子被氧化为硫酸盐，加氯化钡则产生白色沉淀。

本品在肝脏中被细胞色素 P450 酶代谢为替哌(tepa)而发挥作用，可以认为噻替哌是替哌的前药。氮杂环丙基能与核苷酸中的腺嘌呤、鸟嘌呤的 3-N 和 7-N 进行烷基化，产生抗肿瘤活性。由于结构中含有体积较大的硫代磷酰基，脂溶性强，进入体内分布迅速。

本品临床上主要用于乳腺癌、膀胱癌和消化道癌，是治疗膀胱癌的首选药物，可直接注射入膀胱内给药，效果好。

（二）金属配合物类

1978 年顺铂(cisplatin)作为抗肿瘤金属配合物应用于临床，其对肿瘤具有很强的抑制作用，吸引科学家相继合成出一系列的铂、金、锡、铑及钌等抗肿瘤金属配合物。这类药物具有高效、低毒及很好的抗肿瘤活性，尤其以铂的配合物得到人们的极大关注。

其中，铂类药物的抗肿瘤机制是药物中含有一个缺电子的金属铂原子，能与 DNA 链中碱基的亲核基团结合，与 DNA 形成螯合物，抑制 DNA 的解螺旋，从而阻止 DNA 的复制和表达。

顺铂作为首个用于临床的抗肿瘤铂配合物，与甲氨蝶呤、环磷酰胺等有协同作用，无交叉耐药性，且有免疫抑制作用。但该药长期使用会产生耐药性，毒性较大，且缓解期短，水溶性差，只能注射给药，为此，人们尝试用不同的胺类(乙二胺、环己二胺等)和各种酸根(无机酸、有机酸)与铂配位，得到一系列铂族配合物。例如第二代铂族抗肿瘤药卡铂(carboplatin,碳铂)，第三代铂族抗肿瘤药洛铂(lobaplatin)和奥沙利铂(oxaliplatin)等(表 9-2)。

表 9-2 铂类抗肿瘤药物

药物名称	化学结构	特点
顺铂 （cisplatin）		具有广谱的抗肿瘤活性，作为治疗睾丸癌和卵巢癌的一线药物
卡铂 （carboplatin）		临床上用于治疗小细胞肺癌、卵巢癌，效果优于顺铂，但对于膀胱癌、头颈部癌效果较差
洛铂 （lobaplatin）		主要用于治疗乳腺癌、小细胞肺癌及慢性粒细胞白血病
奥沙利铂 （oxaliplatin）		首个上市的抗肿瘤手性铂配合物。临床上对结肠癌效果较好，对大肠癌、非小细胞肺癌、卵巢癌及乳腺癌有效
舒铂 （sunpla）		以手性胺为配体的手性铂配合物，主要用于胃癌的治疗，对头颈部癌、肺癌、子宫癌有较好疗效

 典型药物

顺铂 cisplatin

化学名为(Z)-二氨二氯铂，又名顺氯铂氨。

本品为亮黄色或橙黄色的结晶性粉末；无臭；在二甲亚砜中易溶，在二甲基甲酰胺中略溶，在水中微溶，在乙醇中不溶。

本品加硫酸显灰绿色。

本品在室温条件下，不受光和空气影响，加热至 170 ℃时转变为反式结构，溶解度变小，颜色发生改变，继续加热至 270 ℃熔融并分解成金属铂。因此本品可在室温条件下长期贮存。

本品水溶液易水解，生成水合物 Ⅰ 与 Ⅱ，进一步水解生成无抗癌活性且有剧毒的低聚物 Ⅰ 和 Ⅱ，但此两种物质在 0.9% 氯化钠溶液中又能迅速完全转化成顺铂，因此，临床为避免中毒，通常将顺铂配成每毫升含 1 mg 的顺铂、9 mg 氯化钠和 10 mg 甘露醇的溶液，静脉注射给药。

水合物 Ⅰ   水合物 Ⅱ   低聚物 Ⅰ   低聚物 Ⅱ

本品具有广谱的抗肿瘤活性,可用于治疗膀胱癌、前列腺癌、肺癌、头颈部癌、乳腺癌、恶性淋巴瘤和白血病等,现今已作为治疗睾丸癌和卵巢癌的一线药物,也是当前联合化疗中较常用的药物之一。

除了上述提到的种类外,烷化剂还包括亚硝基脲类、甲磺酸酯类及卤代多元醇类。其中亚硝基脲类是一类含 β-氯乙基脲结构的烷化剂,抗瘤谱较广,由于亲脂性较强,能透过血脑屏障进入脑脊液,所以临床常用来治疗脑瘤及其他中枢神经系统肿瘤,但有迟发性和累积性骨髓抑制的副作用。临床常用的药物有卡莫司汀(carmustine)、洛莫司汀(lomustine)、司莫司汀(semustine)、氯脲霉素(chlorozotocin)等(表9-3)。

表 9-3 亚硝基脲类抗肿瘤药物

药 物 名 称	化 学 结 构	R	特 点
卡莫司汀 (carmustine)		∕∖∕Cl	临床上主要用于治疗脑瘤及中枢神经系统肿瘤,对恶性淋巴瘤、多发性骨髓瘤、急性白血病及霍奇金淋巴瘤等有效
洛莫司汀 (lomustine)		(环己基)	临床上用于治疗脑瘤、霍奇金淋巴瘤、肺癌及转移性肿瘤等。用于治疗实体瘤,可与 5-氟尿嘧啶合用治疗胃癌及直肠癌,与甲氨蝶呤、环磷酰胺合用治疗支气管肺癌
司莫司汀 (semustine)	$Cl{-}CH_2CH_2{-}N(NO){-}C(=O){-}NH{-}R$	(甲基环己基) —CH₃	抗肿瘤效果优于卡莫司汀和洛莫司汀,毒性较低,用于恶性淋巴瘤、脑瘤、黑色素瘤、胃肠道肿瘤、肺癌的治疗等
雷莫司汀 (ranimustine)		(糖基 OH OH OCH₃)	以糖为载体的水溶性亚硝基脲类药物。主要用于治疗胶质细胞瘤、骨髓癌、恶性淋巴瘤、慢性髓性白血病等
氯脲霉素 (chlorozotocin)		(糖基 OH OH OH)	以糖为载体,易溶于水,对胰腺的胰岛细胞癌有效,对骨髓毒性较轻

甲磺酸酯类及卤代多元醇类是非氮芥类的烷化剂。经研究证实含有 1~8 个亚甲基的双甲磺酸酯类衍生物具有抗肿瘤活性,其中以含有四个亚甲基的白消安(busulfan,马利兰)活性最强,该类药物的抗肿瘤机制:化合物中的甲磺酸酯基易离去,形成碳正离子,与 DNA 中的鸟嘌呤交联结合并且烷基化,从而抑制肿瘤细胞增殖。临床上甲磺酸酯类用来治疗慢性粒细胞白血病、原发性血小板增多症、骨骼纤维化等。

卤代多元醇类在体内脱去卤化氢形成环氧化物而产生烷化作用,代表药有二溴卫矛醇(mitolactol),用于治疗胃癌、肝癌、乳腺癌及直肠癌等多种实体瘤。

白消安

二溴卫矛醇

第二节 抗 代 谢 药

抗代谢药(antimetabolic agents)是根据代谢拮抗原理设计的一类抗肿瘤药。这类药物通常以嘧啶、嘌呤、叶酸等正常代谢物作为先导化合物，通过生物电子等排原理，用—F 或—CH$_3$ 替代—H，—S— 或—CH$_2$—替代—O— ，—NH$_2$ 或—SH 替代—OH，把药物的化学结构设计成与正常代谢物相似的嘧啶拮抗物、嘌呤拮抗物及叶酸拮抗物。这些代谢拮抗物进入肿瘤细胞，干扰核酸(DNA 或 RNA)的合成，阻断肿瘤细胞的代谢途径，最终使肿瘤细胞无法复制和生存而凋亡，也称为肿瘤细胞致死性合成。

此类药物在肿瘤化学治疗上的比重约占 40%，抗代谢药在临床上主要用于白血病、绒毛膜上皮癌，某些实体瘤等的治疗。理论上，正常细胞与癌细胞的生长分数和代谢途径存在差别，抗代谢药在治疗过程中对肿瘤细胞有较强的选择性，对正常细胞影响较小。但实际应用发现其对骨髓、消化道黏膜等增殖较快的正常组织仍具有一定的毒害作用。

常用的抗代谢药有嘧啶类抗代谢药、嘌呤类抗代谢药及叶酸类抗代谢药等。

一、嘧啶类抗代谢药

嘧啶类抗代谢药(pyrimidine antimetabolites)主要指尿嘧啶和胞嘧啶衍生物。其中尿嘧啶渗入肿瘤组织的速度比其他嘧啶快。根据生物电子等排原理，把氢原子替换成卤原子，合成一系列的卤代尿嘧啶衍生物。如：将尿嘧啶 5 位上的 H 替换成 F，得到抗瘤谱较广的 5-氟尿嘧啶(fluorouracil，5-Fu)。

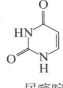
尿嘧啶

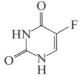
5-氟尿嘧啶

知识链接

5-氟尿嘧啶的作用机制

5-氟尿嘧啶是应用生物电子等排原理，将尿嘧啶 5 位上的 H 替换成 F，而得到的尿嘧啶衍生物。由于 F 与 H 的原子半径相似，两个嘧啶的体积几乎相等，且 C—F 键更加稳定，不易被代谢分解，因此 5-氟尿嘧啶可作为尿嘧啶的代谢拮抗物掺入肿瘤细胞，致使肿瘤细胞死亡。此外，在嘧啶类衍生物中，5-氟尿嘧啶对肿瘤细胞的穿透力较强，因此，具有很高的抗肿瘤活性。

5-氟尿嘧啶可作为抗实体瘤的首选药物应用于临床，但毒副作用大，可引起严重的消化道反应及骨髓抑制作用，因此为降低其毒性，继而研制得到替加氟(tegafur)、双呋氟尿嘧啶(difuradin)、去氧氟尿苷(doxifluridine)及卡莫氟(carmofur)等尿嘧啶类衍生物。其中，替加氟、双呋氟尿嘧啶、去氧氟尿苷和卡莫氟都属于前药，在体内转变为 5-氟尿嘧啶显效，抗瘤谱广，毒性降低，化疗指数增加。双呋氟尿嘧啶作用时间长，不良反应较替加氟小。去氧氟尿苷在体内被尿嘧啶核苷磷酰化酶作用，转化成 5-氟尿嘧啶而发挥药效，该酶在肿瘤细胞的活性高于正常细胞，因此去氧氟尿苷具有选择性抗肿瘤作用(表 9-4)。

表 9-4 尿嘧啶类衍生物

药 物 名 称	化 学 结 构	特 点
替加氟 （tegafur）		在体内转变为 5-Fu 后出现抗癌作用，适应证与 5-Fu 相同，主要用于治疗消化道肿瘤，如胃癌、直肠癌、胰腺癌、肝癌，亦可用于乳腺癌，但毒性较低
双呋氟尿嘧啶 （difuradin）		替加氟的同类药物，在体内转化为 5-Fu 而发挥抗肿瘤作用。作用持续时间较长，不良反应比替加氟轻。临床用于胃癌、直肠癌、乳腺癌、卵巢癌和肝癌等的治疗
去氧氟尿苷 （doxifluridine）		在体内被尿嘧啶核苷磷酰化酶转化成 5-Fu 而发挥作用，用于结肠癌、直肠癌、乳腺癌的治疗
卡莫氟 （carmofur）		在体内缓慢释放出 5-Fu，发挥抗肿瘤作用，抗瘤谱广。临床上用于胃癌、结直肠癌、乳腺癌的治疗，特别是对结直肠癌的疗效较好
卡培他滨 （capecitabine）		在人体肝酯酶的作用下转化为 5'-脱氧-5-氟胞嘧啶，此代谢物在肿瘤组织特有的酶的作用下，转化 5-Fu 而发挥治疗作用。临床用于治疗对紫杉醇等药物产生耐药性的恶性乳腺癌，还可以用于治疗转移性结肠癌、直肠癌、食管癌等

　　胞嘧啶衍生物是将尿嘧啶 4 位的氧用氨基取代，同时以阿拉伯糖替代正常核苷中的核糖或去氧核糖，该类药物抗肿瘤活性较好。如临床上用于白血病治疗的阿糖胞苷（cytarabine）、吉西他滨（gemcitabine）和安西他滨（ancitabine），其中安西他滨是阿糖胞苷衍生物，在体内转变为阿胞糖苷，作用与阿糖胞苷相似，作用时间长，副作用小（表 9-5）。

表 9-5 胞嘧啶类衍生物

药 物 名 称	化 学 结 构	特 点
阿糖胞苷 （cytarabine）		在体内转化成为的活性物质三磷酸阿糖胞苷，抑制 DNA 多聚酶，阻止 DNA 合成，抑制细胞的生长。主要用于治疗急性粒细胞白血病，与其他抗肿瘤药合用，可改善疗效

药物名称	化学结构	特点
吉西他滨 （gemcitabine）	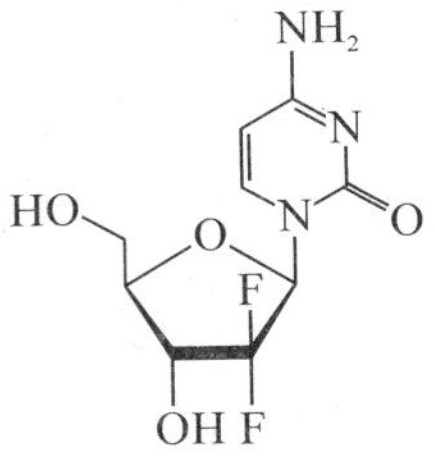	临床上用于治疗胰腺癌和非小细胞肺癌，也可用于治疗膀胱癌、乳腺癌及其他实体肿瘤
安西他滨 （ancitabine）	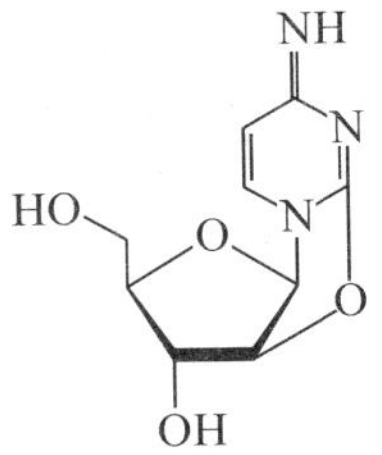	合成阿糖胞苷的中间体，体内代谢比阿糖胞苷慢，作用时间长，副作用轻。临床用于治疗各类急性白血病，也可用于治疗单纯性疱疹病毒角膜炎和虹膜炎

氟尿嘧啶　fluorouracil

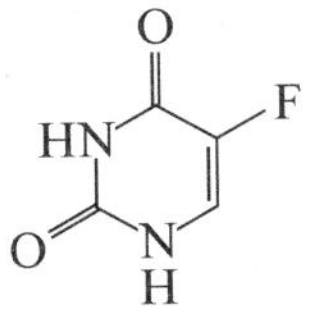

化学名为 5-氟-2,4(1H,3H)-嘧啶二酮，又名 5-氟尿嘧啶，简称 5-Fu。

本品为白色或类白色结晶或结晶性粉末；在水中略溶，在乙醇中微溶，在氯仿中几乎不溶，在稀盐酸或氢氧化钠溶液中可溶；熔点为 281～284 ℃，熔融的同时分解。

本品在空气及水溶液中稳定，在亚硫酸钠溶液中不稳定，分解为 6-磺酸基尿嘧啶，在强碱条件下，开环生成 2-氟-3-脲丙烯酸和氟丙醛酸。

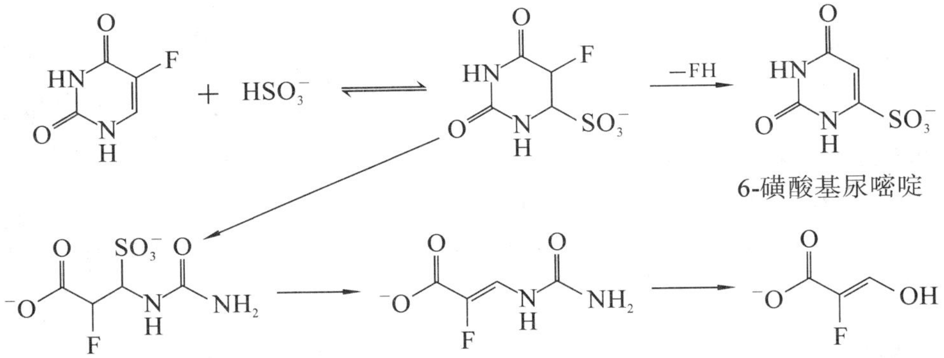

6-磺酸基尿嘧啶

2-氟-3-脲丙烯酸　　　　氟丙醛酸

本品临床用于治疗绒毛膜上皮癌及恶性葡萄胎，亦对结肠癌、直肠癌、胃癌和乳腺癌、头颈部癌等有效，是治疗实体肿瘤的首选药物。

二、嘌呤类抗代谢药

嘌呤类抗代谢药（purine antimetabolites）主要是次黄嘌呤和鸟嘌呤的衍生物。腺嘌呤和鸟嘌呤是核酸（DNA 和 RNA）的重要组成成分，体内生物合成腺嘌呤和鸟嘌呤时有一个重要的中间体是次黄嘌呤。因此可将次黄嘌呤和鸟嘌呤的结构通过生物电子等排原理改造，得到次黄嘌呤和鸟嘌呤的衍生物,由于改造前后的化合物结构相似,在体内会发生特异性的拮抗作用,抑制 DNA、RNA 的合成,影响生物体正常代谢。

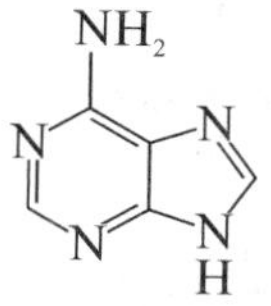

腺嘌呤 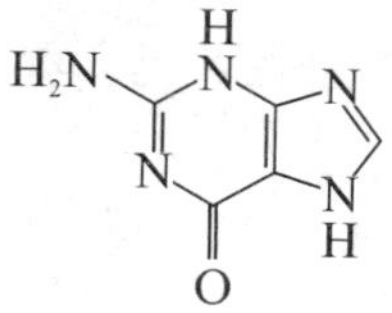　　　　　　　　　鸟嘌呤 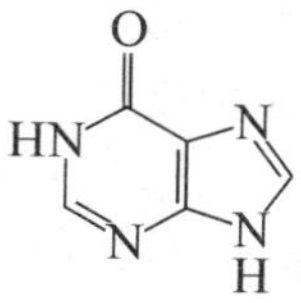　　　　　　　　　次黄嘌呤

临床常用药物有巯嘌呤(mercaptopurine)、硫唑嘌呤(azathioprine)、硫鸟嘌呤(thioguanine,6-TG)、喷司他汀(pentostatin)、氯法拉滨(clofarabine)等,见表 9-6。

表 9-6　嘌呤类抗代谢药

药物名称	化学结构	特点
巯嘌呤 (mercaptopurine)	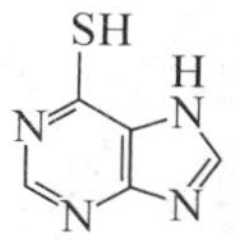	巯嘌呤早期作为抗白血病药,现用作免疫抑制剂,与其他药物联合应用于器官移植患者的排斥反应
硫唑嘌呤 (azathioprine,6-AP)	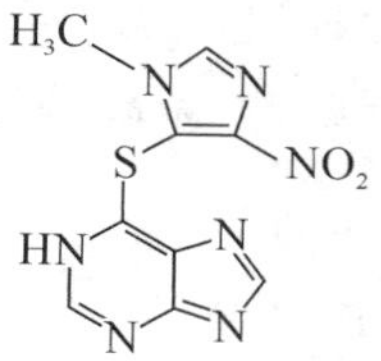	在体内转化为巯嘌呤而显效,口服吸收良好。曾用于白血病治疗,现主要用于免疫抑制治疗,血小板减少性紫癜、红斑狼疮、类风湿性关节炎治疗和器官移植抗排斥等
硫鸟嘌呤 (thioguanine,6-TG)	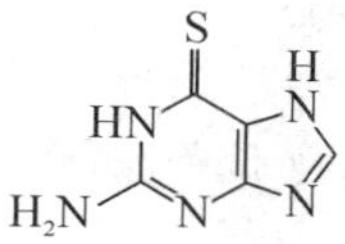	应用生物电子等排原理将鸟嘌呤的氧元素用硫元素取代而得之,主要作用于 S 期,是细胞周期特异性药物。临床用于治疗各种类型的白血病,与阿糖胞苷合用可提高其疗效
喷司他汀 (pentostatin)	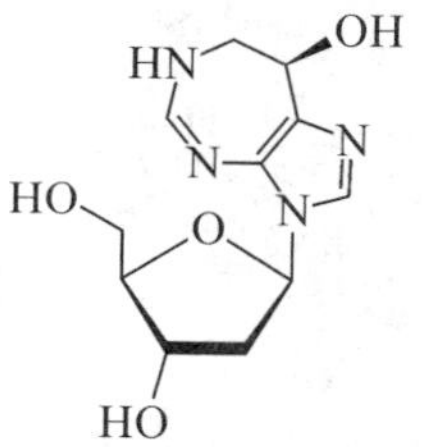	对腺苷酸脱氨酶具有强抑制作用,控制细胞内的腺苷酸水平,阻断 DNA 合成,亦可抑制 RNA 合成。临床主要用于白血病治疗
氯法拉滨 (clofarabine)	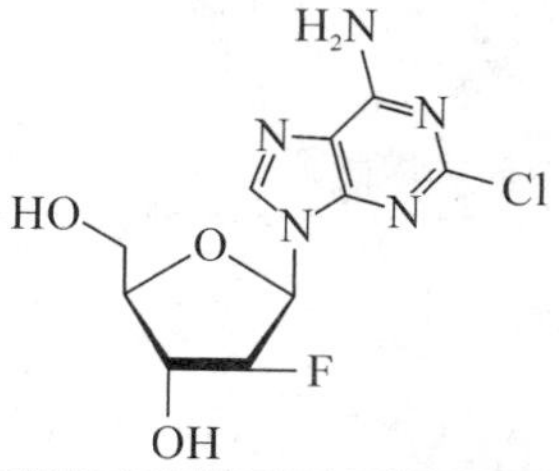	进入体内可代谢生成 5′-三磷酸衍生物,减少细胞内 dNTP 数量,阻碍 DNA 合成。临床用于儿科急性淋巴细胞白血病治疗

→ 典型药物

巯嘌呤　mercaptopurine

· H_2O

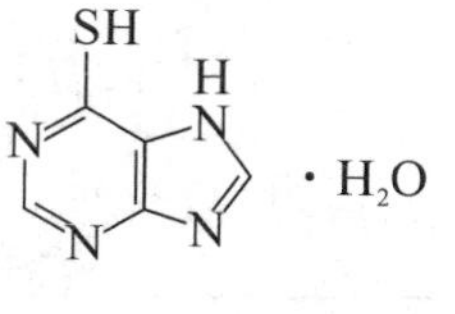

化学名为 6-嘌呤巯醇一水合物,又名乐疾宁,简称 6-MP。

本品为黄色结晶性粉末;无臭,味微甜;在水或乙醇中极微溶解,在乙醚中几乎不溶。

本品具有巯基,遇光易变色,也可被硝酸氧化生成 6-嘌呤亚磺酸,进一步氧化生成黄色的 6-嘌呤磺酸,再与氢氧化钠作用生成 6-嘌呤磺酸钠,呈棕黄色。本品在氨试液中与硝酸银作用可生成巯嘌呤银白色絮状沉淀。

本品主要用于急性白血病的治疗,对绒毛膜上皮癌及恶性葡萄胎等有效。

知识链接

磺巯嘌呤钠(sulfomercaprine sodium,又名溶癌呤)

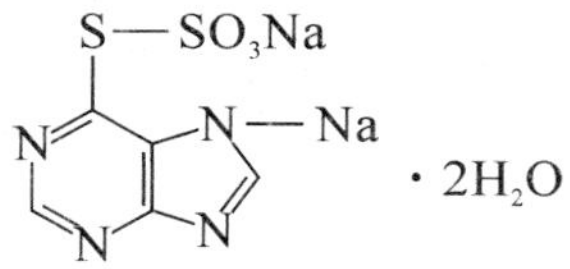

为解决巯嘌呤水溶性差的问题,研究人员从胰岛素的合成得到启发,用亚硫酸钠使巯嘌呤的 S—S 键断裂,得到磺巯嘌呤钠(即溶癌呤),该药为巯嘌呤的前体药物,有很好的水溶性,在酸性条件下与巯基化合物反应释放出 6-MP,发挥抗肿瘤作用。由于肿瘤组织 pH 较低、巯基化合物丰富,因此对肿瘤有一定的选择性。本品的用途同 6-MP,但溶解性好、起效快、毒性低。

三、叶酸类抗代谢药

叶酸(folic acid)为核酸生物合成的重要代谢物,亦是红细胞生长发育的必需因子,临床用于抗贫血、预防胎儿畸形等。当体内缺乏叶酸时,白细胞数目会下降,因此叶酸类抗代谢药能够应用于急性白血病的治疗(表 9-7)。

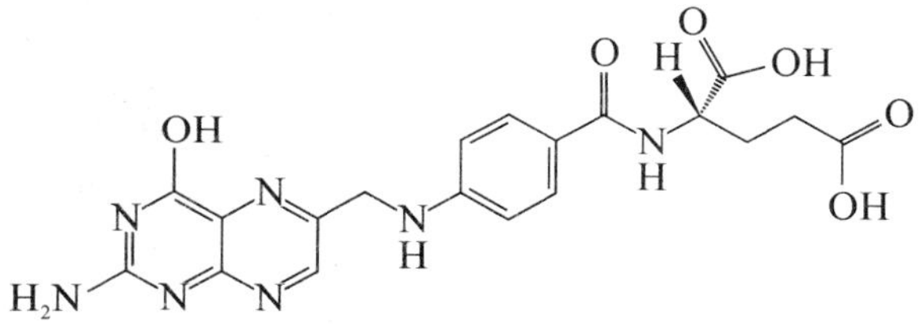

叶酸

表 9-7 叶酸类抗代谢物

药物名称	化学结构	特点
甲氨蝶呤 (methotrexate,MTX)	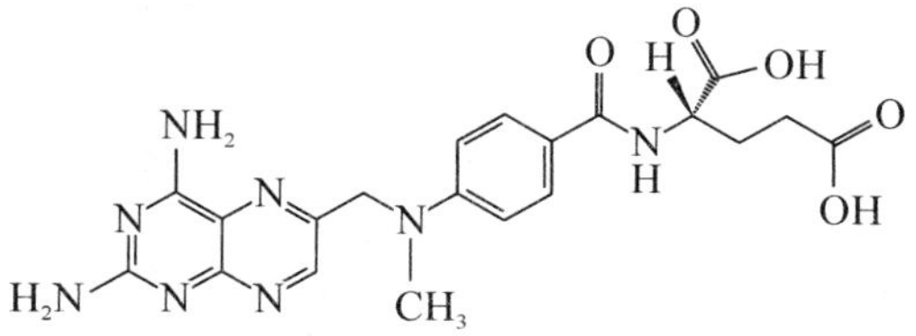	本品用于治疗各种急性白血病、绒毛膜上皮癌和恶性葡萄胎,对头颈部肿瘤等有疗效
普拉曲沙 (pralatrexate)	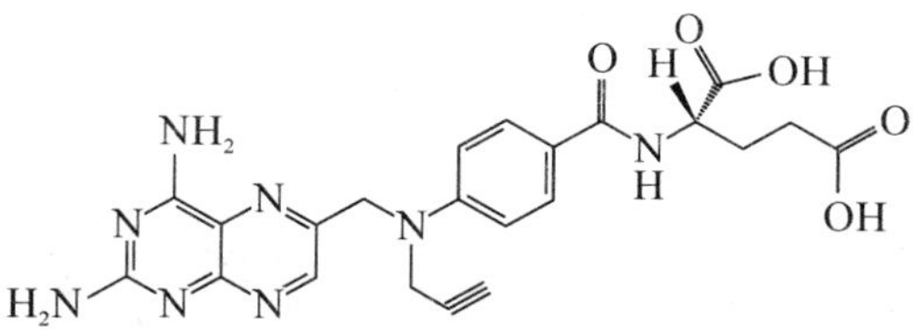	临床用于治疗复发性或难治性外周 T 细胞淋巴瘤(PTCL)

续表

药物名称	化学结构	特 点
雷替曲塞 (raltitrexed)	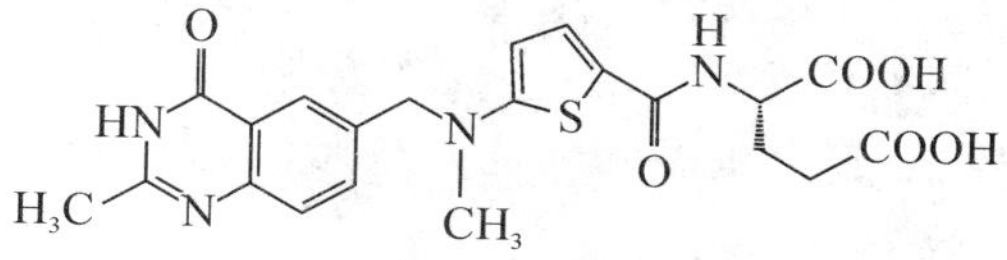	有类似于 5-Fu 的抗肿瘤作用且不良反应较小,临床上用于治疗晚期结肠癌、直肠癌,效果较好
培美曲塞 (pemetrexed)	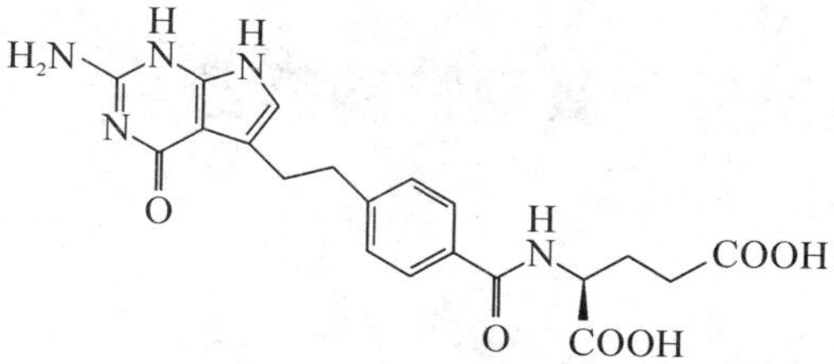	临床上主要用于非小细胞肺癌和耐药性间皮瘤的治疗

叶酸类抗代谢药主要代表药有甲氨蝶呤(methotrexate,MTX)、雷替曲塞(raltitrexed)、培美曲塞(pemetrexed)和普拉曲沙(pralatrexate)等。雷替曲塞、培美曲塞进入细胞后均由聚谷氨酸酸化形成活化物,雷替曲塞活化物能够长时间、较强地抑制胸腺嘧啶合成酶,培美曲塞则是多靶点作用的药物,其活化形式可以抑制胸腺嘧啶合成酶、二氢叶酸还原酶、GARFT、氨基咪唑甲酰胺核苷酸甲酰基转移酶等,影响叶酸代谢途径,阻断嘌呤和嘧啶生物合成。普拉曲沙是一种新型叶酸类代谢物靶向抑制剂,通过完全抑制二氢叶酸酶而阻断胸腺嘧啶生物合成,从而干扰肿瘤细胞 DNA 合成以达到治疗目的,为首个获得批准上市的治疗外周 T 细胞淋巴瘤(PTCL)的药物。

➡️ 典型药物

甲氨蝶呤 methotrexate

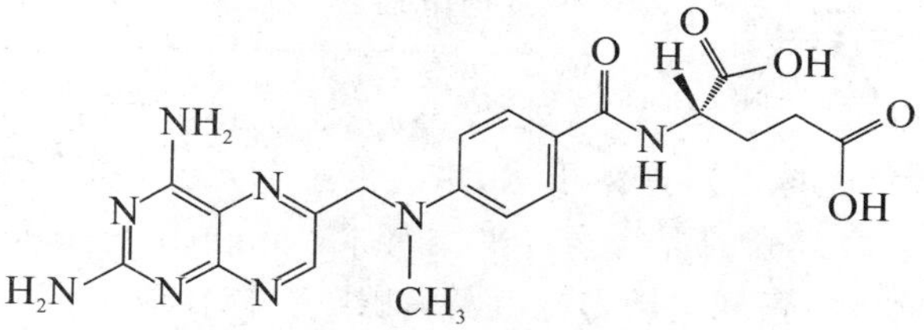

化学名为 L-(+)-N-[4-[[(2,4-二氨基-6-蝶啶基)甲基]甲氨基]苯甲酰基]谷氨酸,简称 MTX。

本品为橙黄色结晶性粉末;几乎不溶于水、乙醇、乙醚或氯仿。

本品具有酸碱两性,可溶于稀碱或稀酸溶液。

本品含酰胺键,在强酸溶液中不稳定,酰胺键水解,生成谷氨酸及蝶呤酸而失去活性。

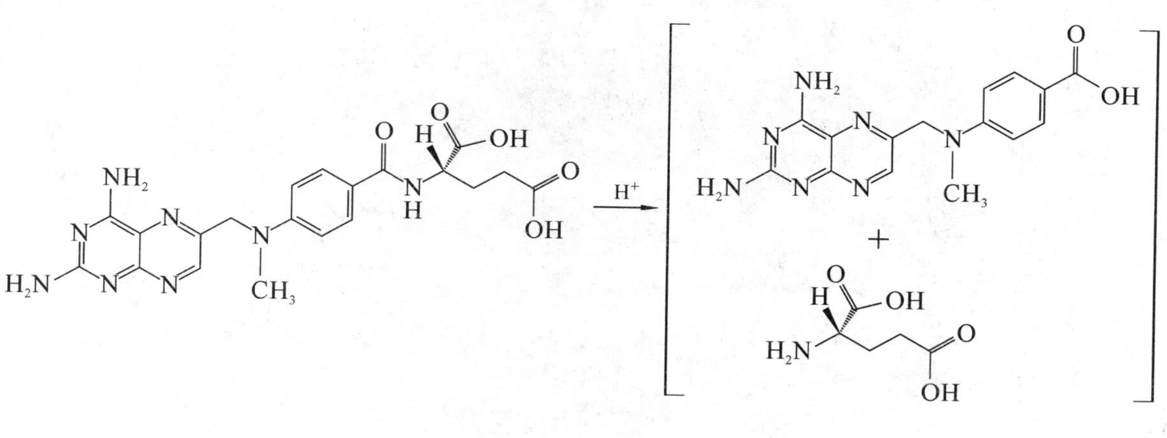

181

本品能与二氢叶酸还原酶不可逆结合,且亲和力比二氢叶酸强 1000 倍,因此能阻断二氢叶酸转化成四氢叶酸,抑制辅酶 F 的生成,也能干扰 DNA 和 RNA 的合成,使癌细胞生长受到阻滞。此外,甲氨蝶呤也能抑制胸腺嘧啶合成酶,因此能阻断所有细胞的核酸代谢。大剂量甲氨蝶呤使用引起的中毒,可以用亚叶酸钙解救。

本品用于治疗各种急性白血病、绒毛膜上皮癌和恶性葡萄胎,对头颈部肿瘤、乳腺癌、宫颈癌、消化道癌和淋巴癌亦有疗效。

第三节　其他抗肿瘤药

一、抗肿瘤抗生素

抗肿瘤抗生素(anticancer antibiotics)指由微生物代谢产生的具有抗肿瘤活性的化学物质。目前已发现的抗肿瘤抗生素多为细胞周期非特异性药物,大部分通过直接破坏 DNA 或嵌入 DNA 而干扰转录功能,以达到杀死肿瘤细胞的目的。常用抗肿瘤抗生素主要有多肽类和蒽醌类。

(一)多肽类抗生素

放线菌素 D(dactinomycin D,更生霉素),由母核部分通过羧基与两个多肽酯环相连而成。放线菌素 D 与 DNA 可逆结合,结合能力较强,抑制以 DNA 为模板的 RNA 多聚酶,阻止 mRNA 的生物合成。放线菌素 D 临床用于治疗恶性淋巴瘤、肾母细胞瘤、神经母细胞瘤、横纹肌肉瘤以及睾丸癌和绒毛膜上皮癌等。

博来霉素(bleomycin,争光霉素),易溶于水,水溶液呈弱碱性,较稳定,属于糖肽抗生素,临床上使用的是以 A-2 和 B-2 为主要成分的混合物。平阳霉素(pingyangmycin)是由我国生产的将博来霉素分离所得的纯品 A-5。博来霉素和平阳霉素阻断胸腺嘧啶核苷酸掺入 DNA,使 DNA 断裂和裂解,最终导致肿瘤细胞死亡。本品主要用于鳞状上皮细胞癌、宫颈癌和脑癌。

（二）蒽醌类抗生素及其衍生物

蒽醌类抗生素是 20 世纪 70 年代发展起来的抗肿瘤抗生素，代表药有多柔比星（doxorubicin）、柔红霉素（daunorubicin）、表柔比星（epirubicin），它们都属于蒽环糖苷抗生素。多柔比星和柔红霉素的差异只在 C-9 位侧链上为—OH 和—H，两者的毒性主要表现为骨髓抑制和心脏毒性，其原因可能与醌环被还原成半醌自由基相关。表柔比星的骨髓抑制和心脏毒性比多柔比星约低 1/4。

药物名称	R_1	R_2	R_3	用途
多柔比星	—OH	—H	—OH	乳腺癌、甲状腺癌、肺癌
柔红霉素	—H	—H	—OH	急性粒细胞白血病
表柔比星	—OH	—OH	—H	白血病和其他实体瘤

蒽环类抗肿瘤药是以多柔比星为先导化合物，对其进行结构修饰，成功得到的药物，包括米托蒽醌（mitoxantrone）、比生群（bisantrene），在此结构中仍以蒽醌为母核结构，但将侧链氨基糖用其他氨基或烃氨基取代，既保留抗肿瘤活性且增加药物稳定性，又降低心脏毒性（表 9-8）。

表 9-8 其他蒽环类抗肿瘤药

药物名称	化学结构	特点
米托蒽醌 （mitoxantrone）		本品抗肿瘤活性比多柔比星强 5 倍，可用于治疗非霍奇金淋巴瘤、晚期乳腺癌和成人急性非淋巴细胞白血病复发。其优点是心脏毒性和血液毒性较小
比生群 （bisantrene）		本品与米托蒽醌有相似的抗瘤谱，对卵巢癌、恶性淋巴瘤、肺癌、黑色素瘤、肾癌和急性白血病有效，无明显的心脏毒性
丝裂霉素 C （mitomycin C）		本品又称自力霉素，是由放线菌培养液中分离得到的一种醌类抗生素，对胃癌、胰腺癌、直肠癌、乳腺癌等各种腺癌有效，对骨髓性白血病也有效。其会引起骨髓抑制的严重不良反应，故较少单独使用

二、抗肿瘤植物有效成分及其衍生物

抗肿瘤植物药是指来源于植物的具有抗肿瘤作用的活性成分。国内外科学家都把希望通过从植物中寻找到具有抗肿瘤活性的成分作为重要研究方向,将天然的活性结构作为先导化合物,进行结构修饰改造,得到治疗效果更好、选择性更高、毒性更低的半合成衍生物。该方法是合成研究抗肿瘤药的重要方法之一。

(一) 喜树碱类

从中国独有的珙桐科植物喜树中提取得到的具有五环内酯结构的生物碱:喜树碱(camptothecin)和羟基喜树碱(hydroxycamptothecine)。该类药物的作用靶点是 DNA 拓扑异构酶Ⅰ,使 DNA 复制、转录等受阻,最终导致 DNA 的断裂。喜树碱类药物临床用于治疗白血病和消化系统肿瘤。但由于其难溶于水,几乎不溶于有机溶剂,碱性较弱难以与酸成盐,其临床应用受到限制。拓扑替康(topotecan)和伊立替康(irinotecan)是喜树碱的半合成衍生物,拓扑替康的盐酸盐具有较好的水溶性,可制备成注射剂,用于治疗转移性卵巢癌,对小细胞肺癌、乳腺癌也有较好疗效。伊立替康属于前体药物,在体外抗癌活性小,在体内经过特异性酶的代谢,成为有活性的 10-羟基喜树碱 SN-38。喜树碱类药物临床上对结肠癌、胸癌、小细胞肺癌和白血病疗效显著,主要不良反应是中性粒细胞减少和腹泻。

药 物 名 称	R_1	R_2	R_3
喜树碱	—H	—H	—H
羟基喜树碱	—OH	—H	—H
拓扑替康	—OH	—CH$_2$N(CH$_3$)$_2$	—H
伊立替康		—H	—C$_2$H$_5$

(二) 鬼臼生物碱类

鬼臼毒素(podophyllotoxin)是从桃儿七(Sino podophyllum hexandrum)或北美桃儿七(Sino podophyllum peltatum)的根茎中提取的具有抗肿瘤活性的生物碱,但由于毒性太大限制了其应用于临床。将其结构进行改造得到依托泊苷(etoposide)和替尼泊苷(teniposide)。在同等剂量时,替尼泊苷的活性更好,由于其具有较强的脂溶性,能穿透血脑屏障,可作为脑瘤的首选药物。依托泊苷的化疗指数较高,为临床上小细胞肺癌的首选药,还用于治疗淋巴瘤、睾丸癌等。

R= —OH

鬼臼毒素　　依托泊苷　　替尼泊苷

(三) 长春碱类

长春碱类(vinca alkaloids)药物是从夹竹桃科植物长春花中提取获得的具有抗肿瘤活性的生物

碱,例如长春碱(vinblastine,VLB)、长春新碱(vincristine,VCR),可分别用于各种实体瘤和儿童急性白血病的治疗。将长春碱结构中的羧酸甲酯改造成酰胺,可得到半合成衍生物长春地辛(vindesine,VDS;长春酰胺),其疗效比长春碱更好,临床上用于治疗急性淋巴细胞白血病及慢性粒细胞白血病,对小细胞及非小细胞肺癌、乳腺癌等也有显著疗效。长春瑞滨(vinorelbine,去甲长春新碱)是较后期开发的长春碱衍生物,作用近似于长春新碱,对非小细胞肺癌、乳腺癌、卵巢癌等有效;其具有神经毒性低的优点。

长春碱类抗肿瘤药的靶点是微管蛋白。此类药物通过阻止微管蛋白聚合或诱导微管解聚,使得纺锤体不能形成,细胞停止于分裂中期,从而抑制癌细胞分裂增殖。长春碱和长春新碱干扰 RNA 的合成、蛋白质的合成及氨基酸的转运。

	R_1	R_2	R_3	
	—OCH$_3$	—COCH$_3$	—CH$_3$	长春碱
	—OCH$_3$	—COCH$_3$	—CHO	长春新碱
	—NH$_2$	—H	—CH$_3$	长春地辛

(四) 紫杉烷类

紫杉醇(taxol)最早是从美国西海岸的短叶红豆杉(*Taxus breviolia*)的树皮中分离得到的二萜类化合物,经研究发现其对卵巢癌、乳腺癌及非小细胞肺癌有显著疗效。紫杉醇在应用过程中存在两个主要难题:第一,资源非常稀缺,红豆杉植物生长速度缓慢,紫杉醇在红豆杉树皮中含量极低,平均每棵红豆杉树皮中含紫杉醇 0.02%~0.07%;第二,紫杉醇水溶性很差,难以制成合适的制剂。为突破难题,科学家做了很多努力,包括全合成和半合成紫杉醇原料的寻找等。寻找到高效适合的方法是从浆果紫杉(*Taxus baccata*)的新鲜叶子中分离得到紫杉醇前体 10-去乙酰浆果赤霉素Ⅲ,并将其结构修饰得到紫杉特尔(taxotere),又称多西他赛(docetaxel),其水溶性较好,毒性低,抗瘤谱广,活性优于紫杉醇,对除肾癌、直肠癌、结肠癌以外的其他实体瘤都有效。

R_1	R_2	
—COCH$_3$	(苯基)	紫杉醇
—H	—OC(CH$_3$)$_3$	紫杉特尔

紫杉烷类药物的抗肿瘤作用机制独特,对很多耐药患者有效,通过诱导和促使微管蛋白聚合成微管,同时抑制所形成的微管解聚,从而导致微管束的排列异常,使细胞在有丝分裂时不能形成正常的有丝分裂纺锤体,从而抑制细胞的分裂和增殖,导致细胞死亡。

知识链接

紫杉醇的半合成路线

法国学者 Potier 等最先报道了紫杉醇的半合成方法,Denis 等从浆果紫杉的新鲜叶子中分离得到紫杉醇前体 10-去乙酰浆果赤霉素Ⅲ,通过选择性保护 C-7 位羟基和酯化 C-10 位羟基,加上保护的侧链,去掉保护基团即得到紫杉醇,总收率能达 50% 左右。

10-去乙酰浆果赤霉素Ⅲ

紫杉醇

三、靶向抗肿瘤药

随着分子生物学和蛋白质工程的研究进展，人们对基因、蛋白质、细胞的合成、功能、调控有了更深入的认识。对肿瘤的发生、生长及发展有了更深入的了解，为抗肿瘤药的研究提供了新的作用靶点。与传统抗肿瘤药相比，靶向抗肿瘤药能选择性地将癌细胞特有的分子结构作为攻击靶标，治疗更具针对性、靶向性和有效性。

（一）蛋白酪氨酸激酶抑制剂

蛋白酪氨酸激酶（protein tyrosine kinase，PTK）是催化ATP的磷酸基转移到蛋白酪氨酸残基上的激酶，能催化多种底物蛋白酪氨酸残基磷酸化，在细胞生长、增殖和分化中有重要作用。若PTK异常表达，会导致细胞增殖调节紊乱，致使肿瘤发生，与肿瘤侵袭、转移、肿瘤新生血管生成以及抗肿瘤的化疗抗药性密切相关。故以此作为抗肿瘤细胞的靶点，研发出一批蛋白酪氨酸激酶抑制剂的抗肿瘤药（表9-9）。

甲磺酸伊马替尼（imatinib mesylate）是人类发现的第一个分子靶向肿瘤生成机制的抗癌药，为小分子酪氨酸激酶抑制剂，能选择性地抑制BCR-ABL、PDGFR/C-kit等酪氨酸激酶的活性，临床用于治疗慢性粒细胞白血病、胃肠道间质瘤、急性淋巴细胞白血病等，显著延长患者的生存时间，并改善预后。在使用过程中发现患者体内的ABL激酶的氨基酸发生改变，产生耐药性。针对耐药性情况，紧接着开发了第二代药物尼罗替尼（nilotinib）、达沙替尼（dasatinib）等。

吉非替尼（gefitinib）是表皮生长因子受体（EGFR）酪氨酸激酶抑制剂，其结构中含有喹唑啉结构，对EGFR不但有强抑制性，还具有较高的选择性，在多种肿瘤细胞系中，均能有效阻止EGFR的自身磷酸化作用，临床用于非小细胞肺癌。

舒尼替尼是一个多靶点的酪氨酸激酶抑制剂，具有抗肿瘤和抗血管生成的双重作用，一方面可以选择性地抑制血管内皮因子受体、血小板衍生因子受体、干细胞因子受体等多种酪氨酸激酶靶点，另一方面可以通过抑制肿瘤新血管生成，阻断为肿瘤生长提供必需物质的途径，达到"饿死"肿瘤的效果。

表 9-9　蛋白酪氨酸激酶抑制剂

药物名称	化学结构	特点
甲磺酸伊马替尼 (imatinib mesylate)		临床一线治疗各期慢性粒细胞白血病（CML）患者，为治疗 CML 的金标准，还用于治疗胃肠道间质瘤（GIST）等
尼罗替尼 (nilotinib)		本品对 90% 以上的难治性白血病有效，对大多数晚期 CML 患者有效，临床用于对伊马替尼耐药的 CML 的治疗
达沙替尼 (dasatinib)		临床上用于治疗伊马替尼耐药或不能耐受的慢性粒细胞白血病，亦可用于对其他疗法不敏感或无效的慢性粒细胞白血病、费城染色体阳性的急性淋巴母细胞白血病
吉非替尼 (gefitinib)		临床上主要用于非小细胞肺癌的治疗，被称为晚期非小细胞肺癌治疗的最后一道防线
舒尼替尼 (sunitinib)		临床上用于治疗标准治疗无效或不能耐受的恶性胃肠道间质瘤或转移性肾细胞癌

 典型药物

吉非替尼　gefitinib(GFB)

化学名为 N-(3-氯-4-氟苯基)-7-甲氧基-6-(3-吗啉-4-丙氧基)-4-喹唑啉胺,又名易瑞沙(iressa)。

本品为白色或类白色粉末,具有弱碱性,在水中溶解度随 pH 的改变而变化,当 pH 在 4～6 的范围内增大时,其溶解度会迅速下降;pH 大于 1 时,会出现部分不溶解的现象;pH 为 1 时,表现为微溶解。在非水溶液中,本品易溶于二甲亚砜和冰醋酸;微溶于甲醇、乙醇、乙腈、二氯甲烷等溶剂。

本品是一种合成的苯胺喹唑啉化合物,其结构中含有喹唑啉结构,对 EGFR 不但有强抑制性,还具有较高的选择性。本品含有吗啉环,通过吉非替尼与受体的结合模式研究,发现吉非替尼中的吗啉环位于非结合区域,起到了增加化合物水溶性的作用。

本品作为二线或三线抗肿瘤药,用于治疗既往接受化疗(主要指铂类和紫杉烷类)失败的局部晚期转移性非小细胞肺癌。常见的药物不良反应为腹泻和皮肤反应(包括皮疹、痤疮、皮肤干燥和瘙痒),一般见于服药后的第一个月内,通常是可逆性的。

知识链接

慢性粒细胞白血病发病机制

慢性髓细胞样白血病(chronic myelocytic leukemia,CML)是一种造血干细胞克隆增生性疾病,骨髓以髓系增生、外周血白细胞增多及脾脏肿大为主要特征,也称慢性粒细胞白血病。

CML 患者的染色体发生异常:第 9 号染色体的末端 ABL 和第 22 号染色体的首端 BCL 发生易位,形成 BCL-ABL 融合基因,这样产生的染色体称为"费城染色体"。BCL-ABL 融合基因表达的 BCL-ABL 融合蛋白具有异常激活酪氨酸激酶的特性,导致自身酪氨酸残基及许多重要的底物蛋白磷酸化,从而激活多条信号转导途径,使细胞在不依赖细胞因子的情况下,发生恶性转化、过度增殖和分化,并使细胞的凋亡受到抑制。其结果干扰了骨髓白细胞的正常制造,造成白细胞恶性增生。因此 BCL-ABL 蛋白激酶被认为是治疗 CML 的药物作用靶标。甲磺酸伊马替尼就是以 BCL-ABL 蛋白激酶为靶标的 CML 治疗药物。

(二)蛋白酶体抑制剂

蛋白酶体(proteasome)是一种大分子蛋白质复合物,普遍分布于真核细胞的细胞质与细胞核中,主要作用是催化细胞受到损伤的蛋白质降解,是调节细胞代谢的重要物质。蛋白酶体抑制剂(proteasome inhibitors)通过阻断泛素-蛋白酶体通路,抑制细胞内多个周期蛋白的降解,促使癌细胞死亡。

硼替佐米(bortezomib)是第一个在临床应用的蛋白酶体抑制剂,多用于治疗多发性骨髓瘤和复发或难治性套细胞淋巴瘤。

硼替佐米

(三)肿瘤免疫治疗

免疫系统和癌症之间的相互作用是建立在复杂的生物通路网络上的,人们期望免疫系统会根据其独特且广泛的特征,自动将癌细胞视为"外来细胞"并进行杀灭,但事实上癌细胞有特殊的受体抑制免疫细胞的作用,实现免疫逃逸。肿瘤免疫治疗(immuno-oncology therapy)是通过激活机体免疫系统实现对肿瘤细胞的杀灭和抑制增殖的一种疗法,是目前抗肿瘤药研究最前沿的方向。根据不同的作用机制,免疫治疗药物可分为六类:靶向 T 细胞免疫调节剂(CLA4 或者 PD1 的单克隆抗体)、细胞疗法(CAR-T 细胞疗法或 TCR 疗法)药物、肿瘤疫苗、溶瘤病毒、CD3 靶向双特异性抗体,及其他免疫调剂剂(TLR 或干扰素-α/β 受体 1 的激动剂)。以下简要介绍靶向 T 细胞免疫调节剂和细胞疗法药物。

机体内常见的免疫细胞有细胞毒性 T 细胞蛋白 4(CTLA-4)和程序性细胞死亡蛋白 1(PD-1),而肿瘤细胞有 PD-L1 配体,一旦 PD-1 和配体 PD-L1 结合,即可启动 T 细胞的程序性死亡,使肿瘤细胞获得免疫逃逸。PD-1 免疫疗法作用机制是针对 PD-1 或 PD-L1 设计特定的蛋白质抗体,阻止 PD-1 和 PD-L1,部分恢复 T 细胞的功能,杀灭肿瘤细胞。目前此类产品已在国内外上市,部分代表药如表 9-10 所示。

表 9-10　靶向 T 细胞免疫调节剂

药物名称	研发单位	上市时间	作用特点及适应证
伊匹单抗 (ipilimumab)	百时美施贵宝	2011 年	作用于 CTLA-4 靶点,治疗转移性或不能手术切除的黑色素瘤
派姆单抗 (pembrolizumab)	默沙东	2014 年	作用于 PD-1 靶点,治疗黑色素瘤、非小细胞肺癌及头颈部鳞状细胞癌
阿特珠单抗 (atezolizumab)	罗氏	2016 年	作用于 PD-L1 靶点,治疗晚期膀胱癌、转移性的非小细胞肺癌
德瓦鲁单抗 (durvalumab)	阿斯利康	2017 年	作用于 PD-L1 靶点,治疗尿路上皮癌、非小细胞肺癌
塞米普利单抗 (cemiplimab)	再生元/赛诺菲	2018 年	作用于 PD-1 靶点,治疗皮肤鳞状细胞癌
卡瑞利珠单抗 (carrellizumab)	恒瑞医药	2019 年	作用于 PD-1 靶点,治疗复发性或难治性经典型霍奇金淋巴瘤
派安普利单抗 (peramprizumab)	康方生物/ 中国生物制药	2021 年	作用于 PD-1 靶点,用于二线经典型霍奇金淋巴瘤

嵌合抗原受体 T(CAR-T)细胞免疫疗法是通过基因工程技术,在 T 细胞上"安装"能定位导航的肿瘤嵌合抗原受体(CAR),专门识别体内肿瘤细胞,并通过免疫作用释放大量效应因子,高效杀灭肿瘤细胞,达到治疗恶性肿瘤的效果。此种方法属于个体化方案,需提取患者体内 T 细胞,设计并嵌合特异性的肿瘤抗原,使其可以攻击体内肿瘤细胞,将改造完的 T 细胞体外培养扩增,再输入患者体内,如此即可特异性地识别和攻击杀伤肿瘤细胞。

2017 年国外上市了两个此类型药物,作用靶点均是 CD19,Kymriah 由诺华研发,适用于儿童和年轻人(2~25 岁)急性淋巴细胞白血病,一次治疗费用 47.5 万美元。Yescarta 是吉利德研发的,适用于复发或难治性大 B 细胞淋巴瘤,一次费用 37.3 万美元。在国内此类药物的研发也有进展,2021 年 6 月国家药品监督管理局批准复星凯特生物技术有限公司申报的阿基仑赛注射液(商品名:奕凯达)上市。该药品为我国首个批准上市的细胞治疗类产品(即 CAR-T 制剂),用于治疗既往接受二线或以上系统性治疗后复发或难治性大 B 细胞淋巴瘤成人患者,包括弥漫性大 B 细胞淋巴瘤非特指型、原发纵隔大 B 细胞淋巴瘤、高级别 B 细胞淋巴瘤和滤泡淋巴瘤转化的弥漫性大 B 细胞淋巴瘤。

CAR-T 细胞免疫疗法多用于血液肿瘤,个性化治疗,治疗费用昂贵。故开发通用型 CAR-T 细胞,生产即用型治疗剂,开发可治疗实体瘤的 CAR-T,是未来的发展方向。

能力检测答案

→ 本章小结

通过对本章知识的学习,要求掌握代表药物环磷酰胺、噻替哌、顺铂、氟尿嘧啶、巯嘌呤、甲氨蝶呤的名称、化学结构、作用特点、理化性质及用途;熟悉各类药物的分类及共性;了解每类药物的发展、构效关系及作用机理。能熟练应用药物的理化性质解决该类药物的制备、调剂、分析检验、保管贮存、使用等实际问题。

→ 能力检测

一、最佳选择题

1. 下列哪一种药物是烷化剂?(　　　)

A. 顺铂　　　　　B. 5-氟尿嘧啶　　　C. 环磷酰胺　　　D. 紫杉醇　　　E. 甲氨蝶呤

2. 噻替哌是属于哪一种结构类型的烷化剂?(　　　)

A. 氮芥类　　　　B. 乙撑亚胺类　　　C. 甲磺酸酯类　　D. 多元醇类　　E. 亚硝基脲类

3. 脂肪氮芥类抗肿瘤的作用机制是(　　　)。

A. 形成乙撑亚胺离子　　　　　B. 形成碳正离子　　　　　　C. 形成环氧乙烷

D. 抑制肿瘤细胞有丝分裂　　　E. 应用代谢拮抗原理抗肿瘤

4. 氮芥类药物抗肿瘤的功能基团是(　　　)。

A. 整个分子　　　B. 叔胺氮　　　　　C. 载体　　　　　D. 烷基化部分　　E. 氯原子

5. 下列哪一种药物是金属配合物类抗肿瘤药?(　　　)

A. 环磷酰胺　　　B. 卡莫司汀　　　　C. 鬼臼毒素　　　D. 阿糖胞苷　　E. 顺铂

6. 环磷酰胺的毒性较小的原因是(　　　)。

A. 在肿瘤组织中的代谢速率快　　　B. 在正常组织中,经酶代谢成无毒的代谢物

C. 在体内的代谢速率很快　　　　　D. 在体外的代谢速率很快

E. 烷化作用强,使用剂量少

7. 属于抗代谢药的是(　　　)。

A. 巯嘌呤　　　　B. 喜树碱　　　　　C. 白消安　　　　D. 顺铂　　　E. 吉非替尼

8. 在抗代谢药 5-氟尿嘧啶分子产生过程中,采用电子等排原理的结构是(　　　)。

A. 以硫代替碳　　　　　　　　B. 以羟基代替羧基　　　　　　C. 以氟代替氢

D. 以氯代替碳　　　　　　　　E. 以吡啶环代替苯环

9. 紫杉醇的结构不包括(　　　)。

A. 一个八元环　　　　　　　　B. 一个含氧五元环

C. 两个六元环　　　　　　　　D. 四个酯基

10. 属于抗生素类抗肿瘤药的是(　　　)。

A. 博来霉素　　B. 头孢菌素　　　C. 紫杉醇　　　　D. 红霉素　　　E. 卡莫司汀

11. 下列哪一种药物是通过诱导和促使微管蛋白聚合成微管,同时抑制所形成的微管解聚而产生抗肿瘤活性的?(　　　)

A. 盐酸多柔比星　　　　　　　B. 紫杉醇　　　　　　　　　C. 伊立替康

D. 鬼臼毒素　　　　　　　　　E. 长春新碱

12. 慢性粒细胞白血病发病机制是(　　　)。

A. 病毒感染导致　　　　　　　B. BCL-ABL 融合基因形成

C. 细菌感染导致　　　　　　　D. 先天性基因缺陷

13. 下列关于吉非替尼的描述,错误的是(　　　)。

A. 用于治疗经含有铂类或多西他赛治疗失败的晚期非小细胞肺癌患者

B. 常见典型不良反应是皮肤毒性、腹泻

C. 与传统化疗药存在交叉耐药

D. 与细胞毒类药物如铂类、紫杉烷类有协同作用

E. 属于酪氨酸激酶小分子抑制剂

二、配伍选择题

[1~4]

A. 干扰叶酸生物合成 B. 直接或间接破坏 DNA 结构和功能

C. 干扰 RNA 转录 D. 影响蛋白质合成和功能

E. 抑制体内酪氨酸激酶作用

1. 甲氨蝶呤( )。

2. 长春新碱( )。

3. 多柔比星( )。

4. 伊马替尼( )。

[5~9]

A. 抗代谢药 B. 生物烷化剂 C. 抗肿瘤抗生素

D. 抗肿瘤植物药 E. 金属铂配合物抗肿瘤药

5. 奥沙利铂为( )。

6. 丝裂霉素为( )。

7. 紫杉醇为( )。

8. 环磷酰胺为( )。

9. 5-氟尿嘧啶为( )。

[10~11]

A. 卡莫司汀 B. 5-氟尿嘧啶 C. 环磷酰胺

D. 巯嘌呤 E. 盐酸阿糖胞苷

10. 代谢后产生丙烯醛,引起膀胱毒性的药物是( )。

11. 利用生物电子等排原理,以氟原子代替尿嘧啶 5 位上的氢原子得到的药物是( )。

[12~14]

A. 甲氨蝶呤 B. 巯嘌呤 C. 噻替哌 D. 卡莫司汀 E. 白消安

12. 具有亚硝基脲结构的是( )。

13. 具有蝶啶环结构的是( )。

14. 含有磺酸酯基结构的是( )。

三、多项选择题

1. 抗代谢药的结构类型有( )。

A. 嘧啶类 B. 叶酸类 C. 嘌呤类 D. 亚硝基脲类 E. 乙烯亚胺类

2. 氮芥类抗肿瘤烷化剂载体部分的功能有( )。

A. 降低毒性 B. 提高稳定性

C. 改善药物体内过程 D. 提高选择性

E. 改变药物生物活性

3. 有关甲氨蝶呤的叙述,正确的是( )。

A. 叶酸的拮抗剂 B. 强酸中溶解 C. 显酸碱两性

D. 抑制 DNA 和 RNA 的合成 E. 与亚叶酸钙合用降低毒性

4. 属于前药的是( )。

A. 环磷酰胺　　B. 噻替哌　　C. 甲氨蝶呤　　D. 磺巯嘌呤钠　　E. 5-氟尿嘧啶

5. 下列属于抗肿瘤天然植物药的是（　　）。

A. 青蒿素　　B. 蒿甲醚　　C. 长春新碱　　D. 喜树碱　　E. 紫杉醇

（郭晓敏）

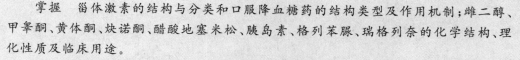

第十章

内分泌系统药

扫码
看 **PPT**

学习目标

　　掌握　甾体激素的结构与分类和口服降血糖药的结构类型及作用机制；雌二醇、甲睾酮、黄体酮、炔诺酮、醋酸地塞米松、胰岛素、格列苯脲、瑞格列奈的化学结构、理化性质及临床用途。

　　熟悉　己烯雌酚、醋酸氢化可的松、盐酸二甲双胍、左甲状腺素、丙硫氧嘧啶的临床用途。

　　了解　甲状腺素与抗甲状腺药、前列腺素类化合物和调节骨代谢与形成药的临床用途。

案 例 导 入

滥用激素类药物危害大

　　激素类药物在临床上应用广泛，但滥用会损害身体健康。专家提醒，使用激素类药物要遵医嘱，严格控制用量和用药时间，尽量避免擅自使用。患者郭某 10 多年前患上了慢性炎症性皮肤病——银屑病，久治不愈。4 年前，他开始口服激素，并外用激素药。刚开始效果明显，然而，只要一停药，病情就会反复，甚至加重，身体还出现其他不适。近日，在济南市某骨科医院，郭某被确诊为股骨头坏死Ⅱ期。该院关节科主任说，激素导致的股骨头坏死病例很常见，发病率仅次于酒精性股骨头坏死。有的患者患上皮肤病却不愿去医院就诊，身上一有皮疹就擅自使用激素类药膏。长期使用此类药物，容易引起肌无力、肌萎缩、青光眼、多毛、水肿、高血压、高脂血压等多种疾病。

　　激素（hormones），又称荷尔蒙，是由内分泌腺上皮细胞分泌，经血液或淋巴到靶器官作用的化学信使物质，对人类的繁殖、生长、发育、代谢等方面具有明确而很强的生理作用，且具有高度的选择性。本章主要介绍甾体激素类药、降血糖药和其他激素。

第 一 节 　 甾 体 激 素

　　甾体激素是一类含有甾体母核基本结构的激素，其母核基本结构由四个环组成，其中 A、B 和 C 环为六元环，D 环为五元环，即环戊烷并多氢菲母核。按其药理作用，甾体激素可分为性激素与肾上腺皮质激素，其中，性激素又分为雌激素、雄激素和孕激素。

甾烷

根据甾烷上取代基不同,又可将其分为雌甾烷、雄甾烷和孕甾烷三大类。所有的碳原子都按特殊规定编号。C_{10}、C_{13} 位上的甲基,又称为角甲基,编号分别为 C_{19} 和 C_{18};C_{17} 位上如有乙基,2 个碳的编号分别为 C_{20}、C_{21}。

雌甾烷　　　　　　　　　雄甾烷　　　　　　　　　孕甾烷

甾体激素类药(steroid hormone drugs)主要是一类用于内分泌系统失调所致病的药物,它在维持生命、调节性功能、调节免疫、治疗皮肤疾病和控制生育等方面具有重要的医药价值,其主要包括雌激素类及相关药物、雄激素类及相关药物、孕激素类及相关药物和肾上腺皮质激素类药物。

一、雌激素类及相关药物

雌激素(estrogen)是最早被发现的甾体激素,其作用是促进雌性动物第二性征的发育和生殖器官的成熟,并具有与孕激素一起完成性周期、妊娠、哺乳等的作用。临床上主要用于治疗雌激素缺乏症、性周期障碍、绝经期综合征、骨质疏松症、乳腺癌及前列腺癌等,并常与孕激素组成复方避孕药。

天然雌激素有雌二醇(estradiol)、雌酮(estrone)和雌三醇(estriol),结构特征为 A 环为芳香环,C_3 位上具有酚羟基。在酶的作用下三者在体内可相互转化,其中雌二醇的生物活性最强,雌酮次之,雌三醇的活性最小,三者的活性比是 1:0.3:0.1。

雌二醇　　　　　　　　　雌酮　　　　　　　　　雌三醇

雌二醇有极强的生物活性,浓度为 $10^{-10} \sim 10^{-8}$ mol/L 时,对靶器官即能表现出作用,但雌二醇在胃内和肝脏极易被破坏,口服无效,因而设计口服和长效制剂是对雌二醇结构改造的主要方向。在雌二醇的 17α-位引入乙炔基,增大空间位阻,从而阻碍肝脏中酶对药物的代谢破坏,在胃肠道中也可抵御微生物降解,得到了口服有效的炔雌醇(ethinylestradiol),其口服活性是雌二醇的 10~20 倍,现已成为口服甾体避孕药中最常用的雌激素类药。进一步将炔雌醇的 3-羟基醚化,如环戊醚化后得到炔雌醚(quinestrol),不但保留了口服活性,而且醚化产物的脂溶性增加,能贮存在脂肪组织中,缓慢降解释放出 3-羟基化合物而发挥作用,是可以口服的长效雌激素。同理,将雌三醇 17α-位引入乙炔基、3-羟基醚化得到尼尔雌醇(nilestriol),均为口服的长效雌激素。

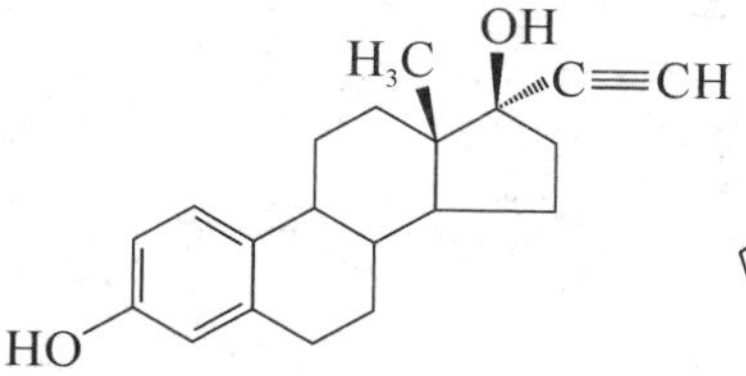

炔雌醇 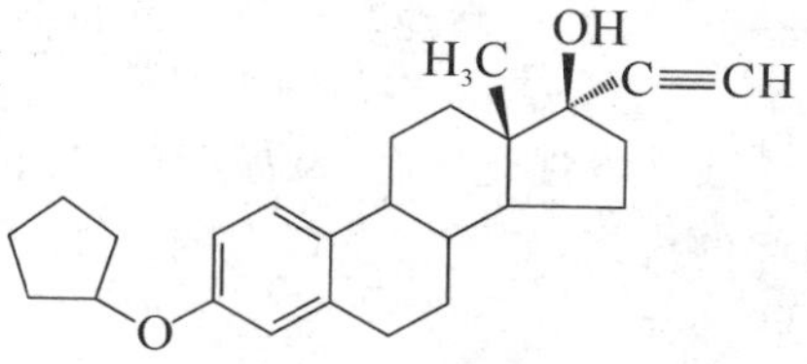　　　　　　　　　炔雌醚 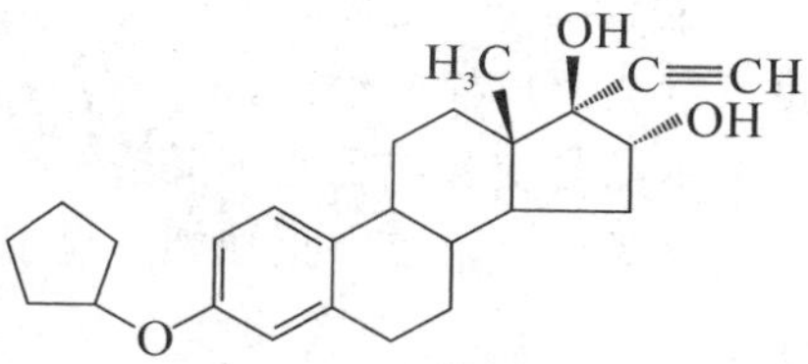　　　　　　　　　尼尔雌醇

　　将雌二醇的 3-位或 17β-位羟基酯化制成前药,则其脂溶性增强,给药后酯键在体内可缓慢水解释放出雌二醇而发挥作用,从而延长作用时间。如苯甲酸雌二醇(estradiol benzoate)和戊酸雌二醇(estradiol valerate)。

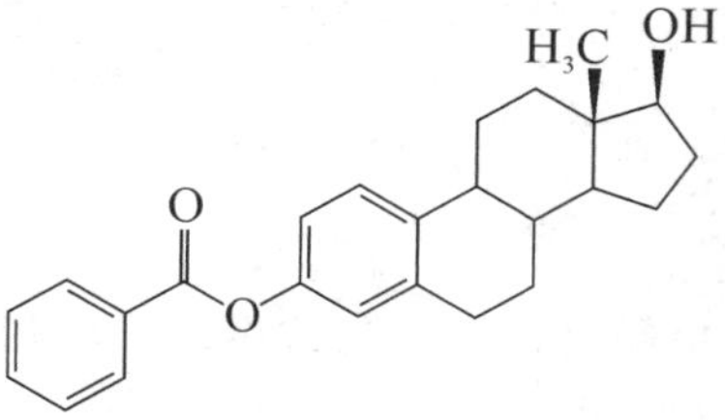

苯甲酸雌二醇 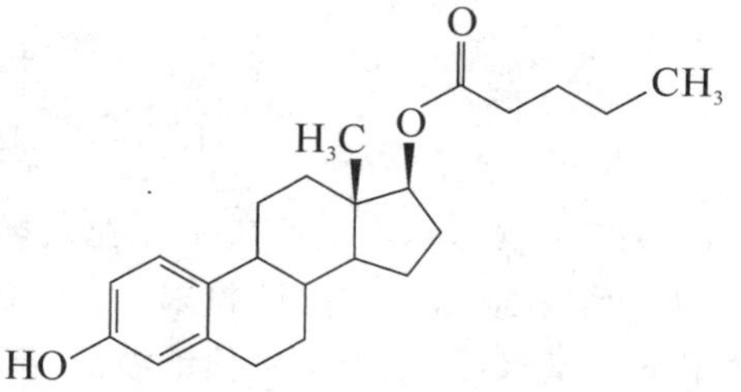　　　　　　　　　　　　戊酸雌二醇

　　通过对雌激素构效关系的研究发现,甾核是活性非必需基团,而 C_3 位和 C_{17} 位的含氧功能基团才是雌激素的药效基团。天然雌激素来源有限且合成非常复杂,促使人们寻找结构简单、制备方便的具有雌激素作用的合成代用品,研究发现二苯乙烯类化合物具有雌激素活性,如己烯雌酚(diethylstilbestrol)的反式异构体具有与雌二醇相等的作用,价格便宜且可口服,已成为临床应用的非甾体雌激素。在此后的研究中发现,三苯乙烯类化合物对雌激素有弱的激动与强的拮抗双重作用,因没有严重的不良反应而被广泛应用于不育症和乳腺癌的治疗中。如氯米芬(clomifene)、他莫昔芬(tamoxifen)。

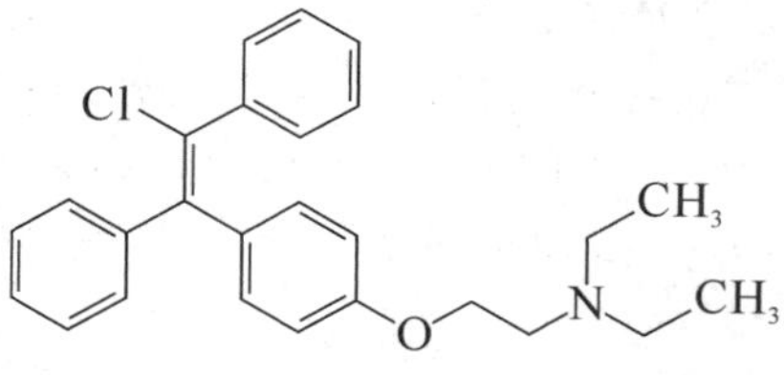

氯米芬 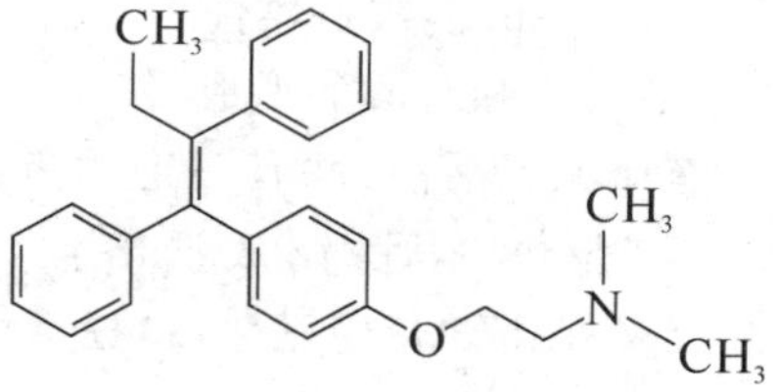　　　　　　　　　　　　　　他莫昔芬

> 典型药物

雌 二 醇　estradiol

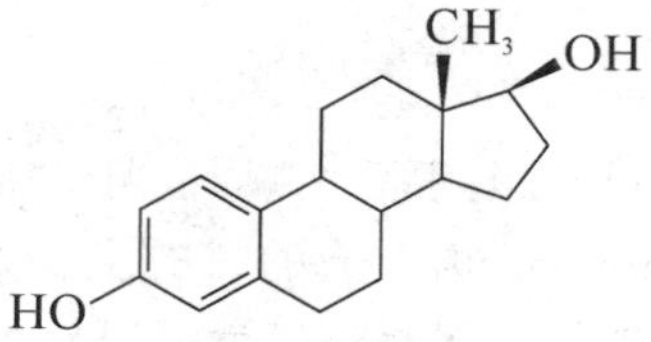

　　化学名为雌甾-1,3,5(10)-三烯-3,17β-二醇。
　　本品为白色或类白色结晶性粉末;无臭;溶于丙酮,略溶于乙醇,不溶于水;熔点为 175~180 ℃,比旋光度为+76°~+83°(10 mg/mL 乙醇溶液)。
　　本品与硫酸作用显黄绿色荧光,加三氯化铁即显草绿色,再加水稀释,溶液变为红色。

本品口服后在肝及胃肠道中迅速失活,故口服无效。本品常制成霜剂或透皮贴剂通过皮肤吸收,也可制成阴道栓剂给药。

本品与硫酸或葡萄糖醛酸结合生成水溶性化合物,从尿液中排出。

本品用于治疗卵巢功能不全引起的病症,如子宫发育不全、月经不调和更年期障碍等。

→ 典型药物

己烯雌酚　diethylstilbestrol

化学名为(E)-4,4′-(1,2-二乙基-1,2-亚乙烯基)双苯酚。

本品为无色结晶或白色结晶性粉末,几乎无臭;易溶于甲醇,溶于乙醇、乙醚或脂肪油,微溶于三氯甲烷,几乎不溶于水;溶于稀氢氧化钠溶液;熔点为169~172 ℃。

本品为反式己烯雌酚,顺式无效。

本品具有酚羟基结构,本品的稀乙醇溶液加入三氯化铁即生成绿色配合物,缓缓变为黄色。

本品加硫酸溶解后,即显橙黄色;加水稀释后,橙黄色消失。

本品口服吸收迅速,在肝中代谢较慢,故多制成口服片剂应用,也可制成油溶性注射剂。

本品为合成的非甾体雌激素,口服作用为雌二醇的2~3倍,用于卵巢功能不全或垂体功能异常引起的各种疾病,如闭经、子宫发育不全、功能性子宫出血、绝经期综合征、老年性阴道炎等,也用于不能进行手术治疗的前列腺癌。

二、雄激素类及相关药物

雄激素(androgen)能维持雄性生殖器官的发育及第二性征的成熟,同时也具有蛋白同化作用,即能促进蛋白质的合成和骨质的形成,使肌肉增长,体重增加。天然的雄激素为睾丸素(testosterone),又称睾酮,具有雄激素活性,并有一定的蛋白同化作用。睾酮作用时间短且口服后易在消化道被破坏。将睾酮17β-位酯化后,制成油溶性注射剂,可以延长作用时间,如丙酸睾酮(testosterone propionate);将睾酮17α-位甲基化后,稳定性增加,可以口服使用,如甲睾酮(methyltestosterone)。

睾酮　　　　　丙酸睾酮　　　　　甲睾酮

对雄激素进行结构改造可得到一些雄激素活性减弱,但蛋白同化作用增强的化合物,这些化合物称为蛋白同化激素。目前,对雄激素进行结构改造的目的主要是获得蛋白同化激素。如对睾酮的结构稍加变动,C_{19}位去甲基、A 环取代以及 A 环骈环等就可得到蛋白同化作用增强的化合物,如苯丙酸诺龙(nandrolone phenylpropionate)、司坦唑醇(stanozolol)等,但仍具有雄激素活性,这是蛋白同化激素的主要不良反应。

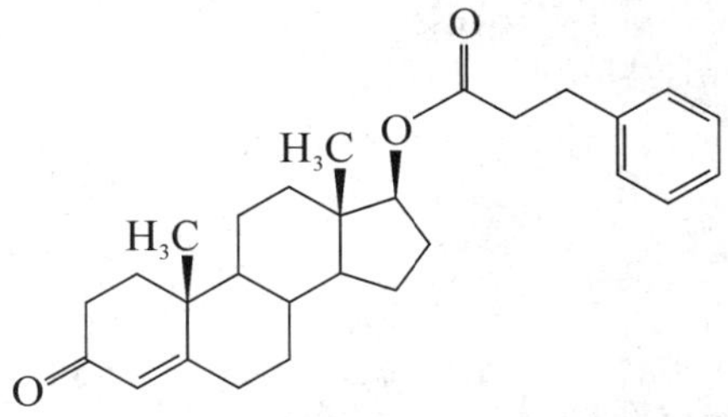

苯丙酸诺龙 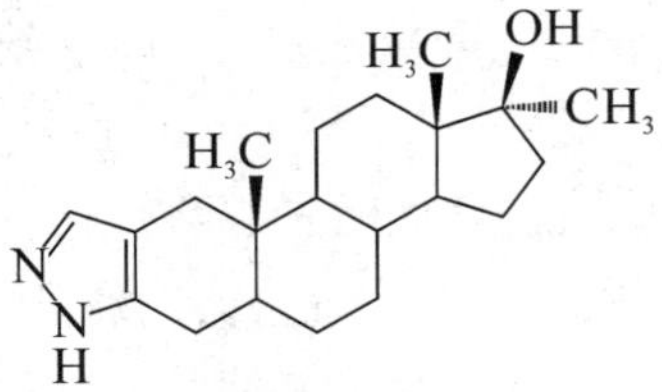　　　　　　　　　　　司坦唑醇

知识链接

蛋白同化激素与兴奋剂

　　蛋白同化激素又称蛋白同化制剂,俗称合成类固醇,具有促进蛋白质合成和减少氨基酸分解的特征,可促进肌肉增生,提高动作力度和增强男性的性特征。蛋白同化激素和肽类激素伴随着现代竞技体育运动的发展而出现滥用问题,并日趋严重。但是,蛋白同化激素和肽类激素滥用会带来危害。全球将蛋白同化制剂、肽类激素作为兴奋剂中的重点品种,加强管制。兴奋剂事件已被国际上公认为一种"丑闻",严重损害国家的形象和声誉。

甲睾酮　methyltestosterone

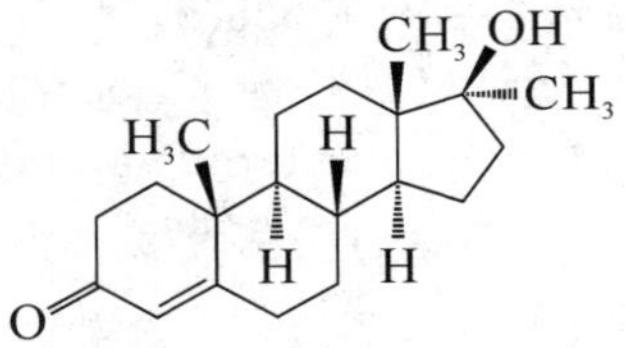

　　化学名为17α-甲基-17β-羟基雄甾-4-烯-3-酮,又名甲基睾丸素。

　　本品为白色或类白色结晶性粉末;无臭,无味;微有引湿性;易溶于乙醇、丙酮或三氯甲烷,略溶于乙醇,微溶于植物油,不溶于水;熔点为163～167 ℃;比旋光度为＋79°～＋85°(10 mg/mL 乙醇溶液)。

　　本品用硫酸-乙醇溶解,即显黄色并带有黄绿色荧光。

　　本品遇硫酸铁铵溶液,显橘红色,后变为樱红色

　　本品用于男性性功能减退症、无睾症及隐睾症;绝经期妇女晚期乳腺癌姑息性治疗。

→ 典型药物

苯丙酸诺龙　nandrolone phenylpropionate

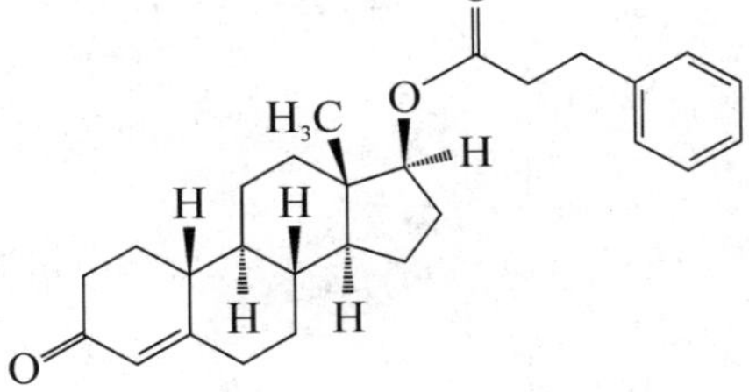

　　化学名为17β-羟基雌甾-4-烯-3-酮-3-苯丙酸酯。

本品为白色或类白色结晶性粉末;有特殊臭味;溶于甲醇或乙醇,略溶于植物油,几乎不溶于水;熔点为 93～99 ℃;比旋光度为 +48°～+51°(10 mg/mL 二氧六环溶液)。

本品用于慢性消耗性疾病、严重灼伤、术前或术后、骨折不易愈合和骨质疏松症、儿童发育不良等。

三、孕激素类及相关药物

孕激素(progestin)为雌性动物卵泡排卵后形成的黄体所分泌的激素,也称黄体激素。孕激素与雌激素共同维持女性生殖周期及女性生理特征。目前孕激素主要用于保护妊娠,它与雌激素配伍用作口服避孕药,也用在雌激素替补治疗中,作为抵消副作用的用药。

黄体酮(progesterone)是最早发现的天然孕激素,又称孕酮,其口服后迅速在肝脏代谢失活。因此,获得可口服的孕激素成为其结构改造的主要目的。第一个口服有效的孕激素是炔孕酮(ethisterone),并不是黄体酮的衍生物,而是睾酮的衍生物。睾酮 17α-位引入乙炔基后,其雄激素活性减弱而口服后孕激素活性比黄体酮强 15 倍。将炔孕酮 C_{19} 位甲基去掉得到炔诺酮(norethisterone),活性比炔孕酮更高。

黄体酮　　　　　炔孕酮　　　　　炔诺酮

为获得能口服、长效的孕激素,对黄体酮做了大量的结构改造工作。发现黄体酮 C_{17} 位引入羟基并酯化后,孕激素活性增强,作用时间延长;将黄体酮 C_9 位双键、甲基或卤素及 C_{17} 位引入羟基并酯化,得到可以口服的醋酸甲羟孕酮(medroxyprogesterone acetate)、醋酸甲地孕酮(megestrol acetate)和醋酸氯地孕酮(chlormadinone acetate),其活性分别是黄体酮的 20、12 和 50 倍。

醋酸甲羟孕酮　　　　　醋酸甲地孕酮　　　　　醋酸氯地孕酮

抗孕激素药物也称孕激素受体拮抗剂,主要品种有米非司酮(mifepristone),作为抗早孕药物,不但促进了抗孕激素及抗皮质激素药物的发展,而且在甾体药研究历史上起着里程碑的作用。米非司酮的 C_9、C_{10} 位间双键的引入,使整个甾体母核共轭性增加,11β-二甲氨基苯基的引入是导致具有抗孕激素活性的主要原因,而 17α-丙炔基的引入不仅保持口服活性,还使其稳定性增加。后来上市的奥那司酮(onapristone)作用强度为米非司酮的 3～10 倍,作为口服抗孕酮药,临床用于终止妊娠,还可用于治疗子宫内膜异位症及激素依赖性肿瘤。

米非司酮　　　　　奥那司酮

→ 典型药物

黄体酮　progesterone

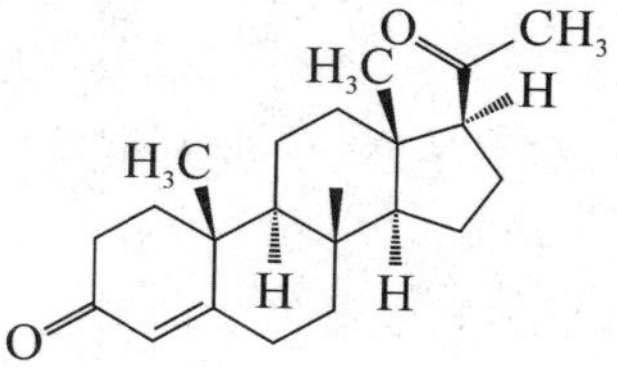

化学名为孕甾-4-烯-3,20-二酮,又名孕酮。

本品为白色或类白色的结晶性粉末;无臭;极易溶于三氯甲烷,溶于乙醇、乙醚或植物油,不溶于水;熔点为 $128\sim131\ ℃$;比旋光度为 $+186°\sim+198°$(10 mg/mL 乙醇溶液)。

本品的甲醇溶液,在碳酸钠及醋酸铵的存在下,能与亚硝基铁氰化钠反应生成蓝紫色的复合物。该反应为黄体酮特有的专属反应。

本品的甲醇溶液与异烟肼在酸性条件下反应缩合生成黄色的异烟腙。

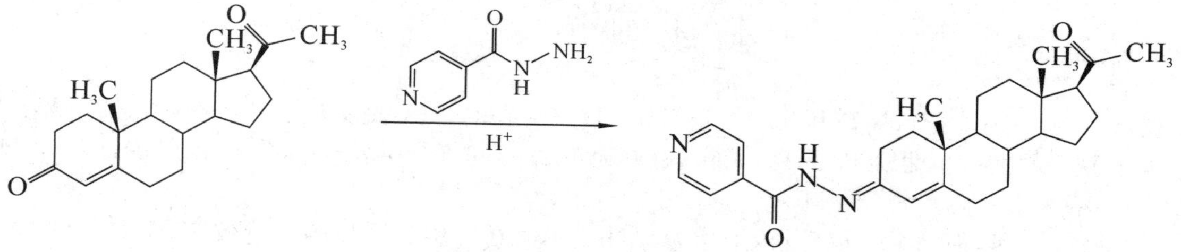

本品口服经 $1\sim3\ h$ 血药浓度达峰值,由于迅速代谢而失活,故一般采用注射给药,但舌下含服或阴道、直肠给药也有效。

本品用于习惯性流产、痛经、月经失调等,与雌激素类药物合用可作为避孕药。

→ 典型药物

炔诺酮　norethisterone

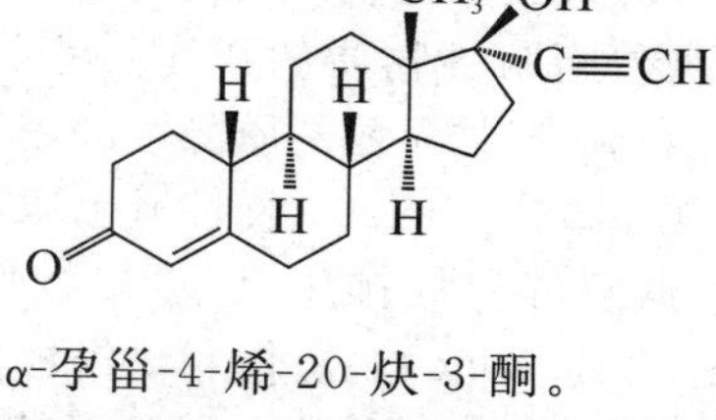

化学名为17β-羟基-19-去甲-17α-孕甾-4-烯-20-炔-3-酮。

本品为白色或类白色粉末或结晶性粉末;无臭;溶于三氯甲烷,微溶于乙醇,略溶于丙酮,不溶于水;熔点为 $202\sim208\ ℃$,比旋光度为 $-37°\sim-32°$(10 mg/mL 丙酮溶液)。

本品的乙醇溶液,加入硝酸银试液,生成白色沉淀。

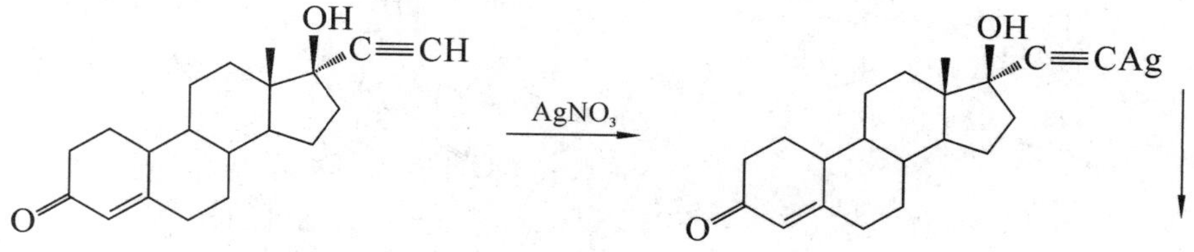

本品与盐酸羟胺及醋酸钠共热,生成炔诺酮肟,熔点约为 115 ℃。

$$\xrightarrow[\text{CH}_3\text{COONa}]{\text{NH}_2\text{OH} \cdot \text{HCl}}$$

本品用于治疗功能性子宫出血、妇女不孕症、子宫内膜异位等,并与炔雌醇合用作为短效口服避孕药。

▷ 典型药物

米非司酮　mifepristone

化学名为 11β-[4-(N,N-二甲氨基)-1-苯基]-17β-羟基-17α-(1-丙炔基)-雌甾-4,9-二烯-3-酮。

本品为淡黄色结晶性粉末,无臭,无味;熔点为 192～196 ℃;易溶于甲醇、二氯甲烷,溶于乙醇、乙酸乙酯,不溶于水。

本品吸收迅速,消除半衰期较长,平均为 34 h。本品在肝中有明显的首过效应,主要代谢物 N-去甲基化物仍然具有一定的生物活性,抗早孕活性是米非司酮的 1/3。

本品可竞争性地作用于孕激素和皮质激素受体,具有抗孕激素和抗皮质激素作用,与子宫内膜上的孕激素受体的亲和力比黄体酮高出约 5 倍,可在靶细胞上抑制孕激素黄体期和妊娠期的激素,妊娠早期可诱发流产。

本品与前列腺素合用是终止早孕的最佳方法,如口服 200 mg 后,再口服米索前列醇 1 mg,对孕早期可获得 90%～95% 的完全流产率。

四、肾上腺皮质激素类药

肾上腺皮质激素(adrenocortical hormones)是肾上腺皮质所分泌的甾体激素的总称,按生理作用特点可分为盐皮质激素和糖皮质激素两大类。盐皮质激素主要调节机体的水、盐代谢和维持电解质平衡。糖皮质激素主要影响糖、蛋白质、脂肪等物质的代谢过程,但仍保留部分影响水、盐代谢的作用,可使钠离子从体内排出困难而发生水肿,此为糖皮质激素的副作用。

糖皮质激素的作用广泛而复杂,临床主要用于急、慢性肾上腺皮质功能减退症,严重感染或炎症,自身免疫性疾病,过敏性疾病,休克,器官移植的排斥反应,接触性皮炎等。盐皮质激素临床用途很少。常见的糖皮质激素有可的松(cortisone)、氢化可的松(cortisol);盐皮质激素以皮质酮(corticosterone)和醛固酮(aldosterone)为代表。天然皮质激素均为甾体化合物,有孕甾烷基本母核和 4-烯-3,20-二酮、21-羟基的功能基团,糖皮质激素具有 17α-羟基。

可的松　　　　　　　　　　　　　氢化可的松

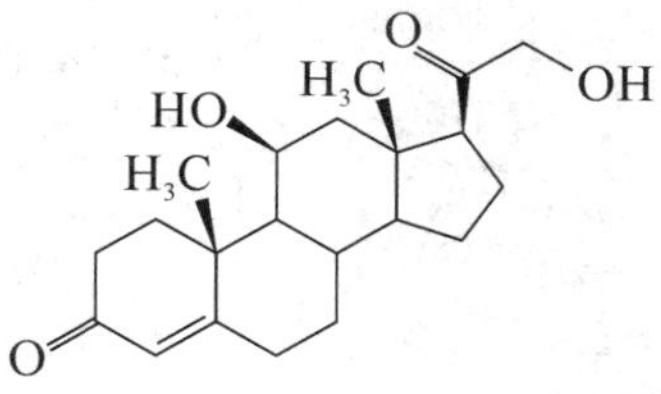

皮质酮

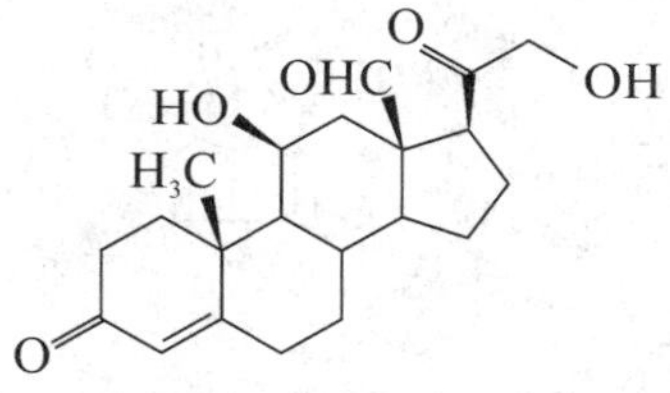

醛固酮

知识链接

糖皮质激素的常见不良反应与应用期间的定期检查

1. 常见不良反应

①糖皮质激素副作用和并发症多可见医源性皮质醇增多症、撤药综合征、疾病反跳等；②使用不当引起消化性溃疡或使原有溃疡复发或恶化；③影响儿童生长和骨骼成熟；④导致骨质疏松、自发性骨折和无菌性骨坏死；⑤白细胞计数增高、淋巴细胞减少等。

2. 定期检查项目（老年人尤应注意）

①血糖、尿糖或糖耐量试验，尤其是有糖尿病或糖尿病倾向者；②小儿应定期监测生长和发育情况；③眼科检查，注意白内障、青光眼或眼部感染的发生；④血清电解质和大便隐血；⑤高血压和骨质疏松有关项目的检查。

糖皮质激素化学结构修饰的主要目的是将糖、盐两种活性分开，以减少副作用。将氢化可的松的 C_{21} 位羟基用醋酸进行酯化得到前药醋酸氢化可的松（hydrocortisone acetate），稳定性增强，作用时间延长。在可的松、氢化可的松的 $C_{1(2)}$ 位引入双键，分别得到泼尼松（prednisone）和泼尼松龙（prednisolone），其副作用减小而抗炎作用大大增加。

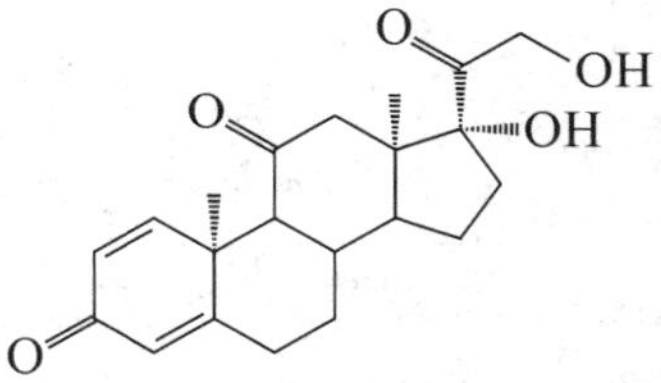

泼尼松

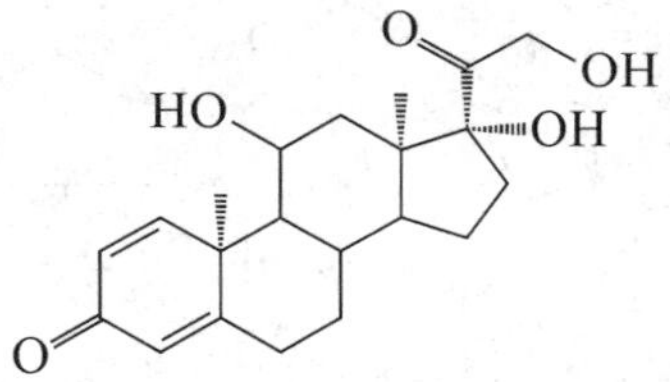

泼尼松龙

在泼尼松龙 6α-、9α-位引入氟原子、16α-位引入羟基，并将 16α-羟基和 17α-羟基与丙酮缩合，抗炎作用大幅度增加，而钠潴留副作用减轻。如醋酸氟轻松（fluocinolone acetonide）、曲安奈德（triamcinolone acetonide）等。

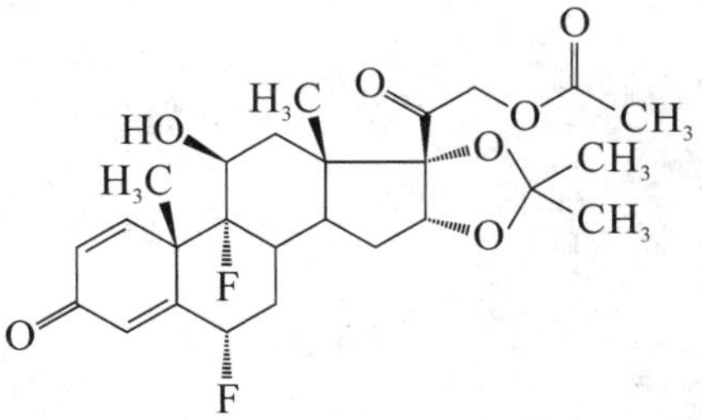

醋酸氟轻松

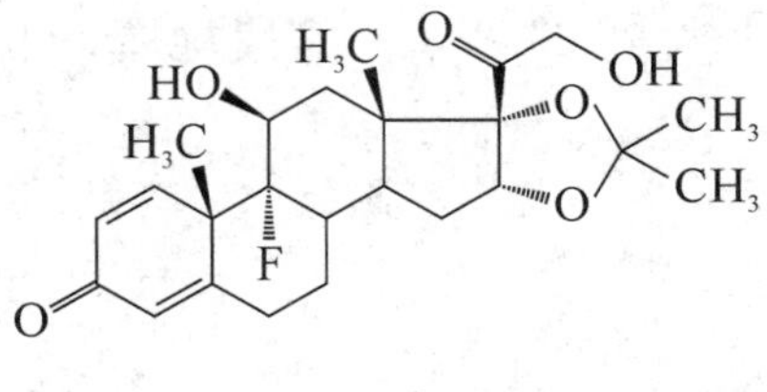

曲安奈德

在泼尼松龙 9α-位引入氟原子、C_{16} 位引入甲基，其抗炎活性增加，钠潴留作用减轻，如地塞米松（dexamethasone）和倍他米松（betamethasone）。

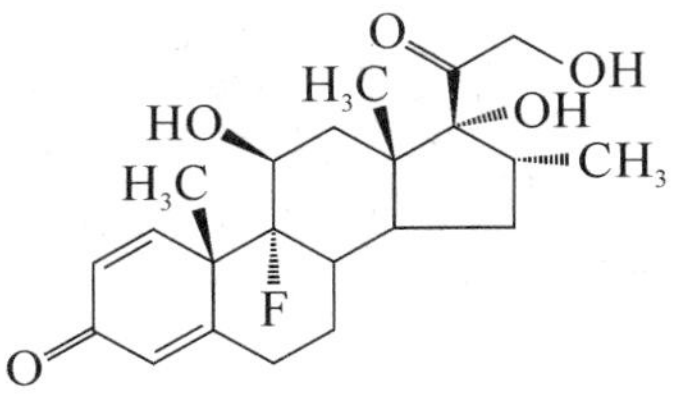

地塞米松 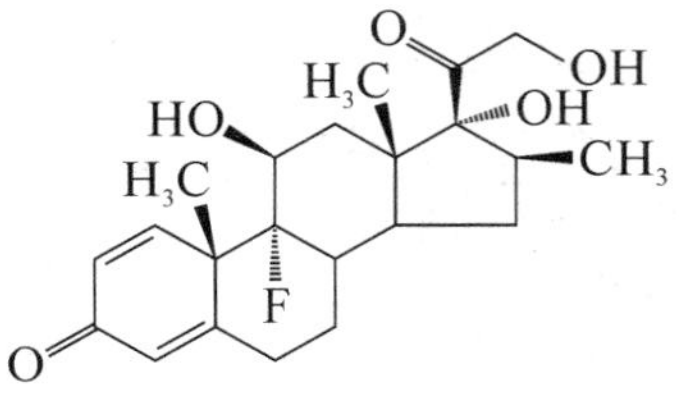   倍他米松

→ 典型药物

醋酸氢化可的松　hydrocortisone acetate

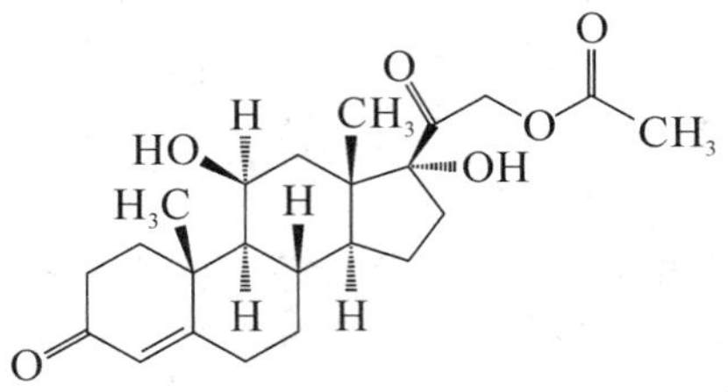

化学名为 11β,17α,21-三羟基孕甾-4-烯-3,20-二酮-21-醋酸酯。

本品为白色或类白色结晶性粉末;无臭;微溶于甲醇、乙醇或三氯甲烷,不溶于水。比旋光度为 +158°～+165°(10 mg/mL 二氧六环溶液)。

本品加乙醇溶解后,加新制的硫酸苯肼试液,加热即显黄色。

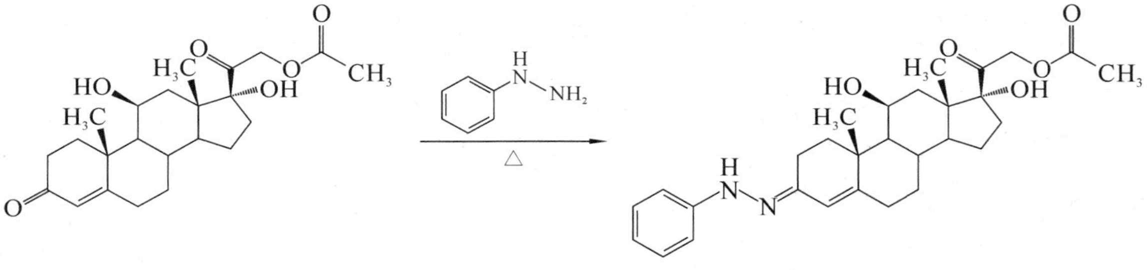

本品加硫酸溶解后,即显黄色至棕黄色,并带绿色荧光。

本品用于过敏性皮炎、脂溢性皮炎。眼科用于虹膜睫状体炎、角膜炎、上虹膜炎、结膜炎等。

→ 典型药物

醋酸地塞米松　dexamethasone acetate

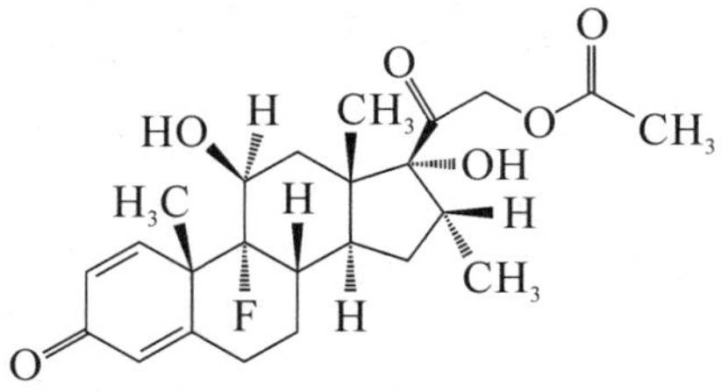

化学名为 16α-甲基-11β,17α,21-三羟基-9α-氟孕甾-1,4-二烯-3,20-二酮-21-醋酸酯。

本品为白色或类白色结晶或结晶性粉末;无臭;易溶于丙酮,溶于甲醇或无水乙醇,略溶于乙醇或三氯甲烷,极微溶于乙醚,不溶于水。比旋光度为 +82°～+88°(10 mg/mL 二氧六环溶液)。

本品的甲醇溶液与碱性酒石酸铜试液作用,生成红色沉淀。

本品加乙醇-氢氧化钾试液,水浴加热,冷却,加硫酸溶液煮沸,即产生乙酸乙酯的香气。

本品经有机破坏后,可发生氟离子的鉴别反应。

本品口服后 4 h 内有 15% 自尿中排泄,其中 50% 以葡萄糖苷酸形式排泄,50% 以非结合形式排泄。

本品是目前临床上使用的较强的糖皮质激素之一,用于过敏性、自身免疫性、炎症性疾病,如结缔组织病、活动性风湿病、类风湿性关节炎、严重支气管哮喘及严重皮炎等。

第二节 降血糖药

糖尿病是一组由胰岛素分泌和(或)作用缺陷引起的以慢性高血糖为特征的代谢性疾病。长期糖类、脂肪、蛋白质代谢紊乱可引起多系统损害,导致眼、肾、神经、心脏、血管等组织器官的慢性进行性病变、功能减退及衰竭;病情严重或应激时可发生急性严重代谢紊乱,如糖尿病酮症酸中毒、高血糖高渗状态等。糖尿病临床分为胰岛素依赖型(即Ⅰ型糖尿病)和非胰岛素依赖型(即Ⅱ型糖尿病)两种类型。胰岛素依赖型患者的体内胰岛素细胞受损,致使血浆胰岛素水平远低于正常水平,主要用胰岛素及代用品的制剂进行治疗。90% 以上的糖尿病患者属非胰岛素依赖型,患者的体内胰岛素分泌障碍较轻,血浆中胰岛素水平正常或稍低,机体内靶组织对胰岛素的反应不敏感,因胰岛素相对不足,造成相应的高血糖症状,宜用口服降血糖药以治疗。

目前临床常用的降血糖药:①胰岛素及胰岛素类似物;②口服降糖药。

一、胰岛素及胰岛素类似物

胰岛素(insulin)是由胰脏内的胰岛 β 细胞受内源性或外源性物质如葡萄糖、乳糖、核糖、精氨酸、胰高血糖素等刺激而分泌的一种蛋白质激素,是体内唯一降血糖的激素。胰岛素于 1921 年由加拿大人 F. G. 班廷和 C. H. 贝斯特首先发现。1922 年开始用于临床,使过去无法治愈的糖尿病患者得到救治。1955 年英国 F. 桑格小组测定了牛胰岛素的全部氨基酸序列,开辟了人类认识蛋白质分子化学结构的道路。1965 年 9 月 17 日,中国科学家人工合成了具有全部生物活力的结晶牛胰岛素,它是第一个在实验室中用人工方法合成的蛋白质。

临床常用的胰岛素品种繁多,可按来源、制备工艺、作用时间等分类。

胰岛素根据其来源不同,分为人胰岛素、牛胰岛素和猪胰岛素。猪胰岛素与人胰岛素结构类似,仅有一个氨基酸不同。牛胰岛素与人胰岛素有三个氨基酸不同。

胰岛素根据其制备工艺不同,分为由动物胰腺提取的胰岛素、半合成或全合成胰岛素、胰岛素类似物。人胰岛素可以猪胰岛素为原料,经过酶修饰后得到;生物合成人胰岛素是通过重组 DNA 技术,利用经过基因修饰的细菌产生的人胰岛素。

胰岛素根据其作用时间不同,分为超短效胰岛素、短效胰岛素、中效胰岛素、长效胰岛素、超长效胰岛素、预混胰岛素。预混胰岛素是指含有两种胰岛素的混合物,可同时具有短效胰岛素和长效胰岛素的作用。

胰岛素类似物(insulin analogues)是利用 DNA 重组技术,通过对人胰岛素的氨基酸序列进行修饰生成的、具有胰岛素功能的、可模拟正常胰岛素分泌时相和作用的一类物质。

> 典型药物

胰岛素　insulin

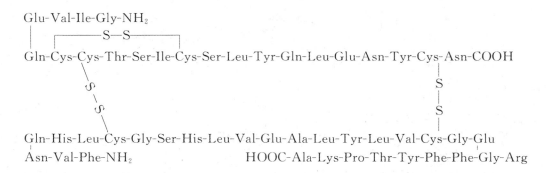

人胰岛素的化学结构由 16 种 51 个氨基酸组成,分为 A、B 两个肽链,A 链含 11 种 21 个氨基酸,B 链含 15 种 30 个氨基酸。两链的 A7 和 B7、A20 和 B19 四个半胱氨酸中的巯基形成两个二硫键,使 A、B 两链连接起来。此外,A6 和 A11 也以两个半胱氨酸的二硫键连接成环。

本品为白色或类白色结晶粉末,直径通常在 10 μm 以下;易溶于无机酸或氢氧化钠溶液,几乎不溶水、乙醇、三氯甲烷或乙醚。它与氧化锌共存时,形成由 2 个 Zn^{2+} 与 6 个胰岛素分子组成的金属蛋白质复合物,称胰岛素锌结晶,该结晶随 pH 变化得到不同的晶形,在水溶液中又解离成单体而发挥作用。结晶熔点为 233 ℃(分解)。

本品有典型的蛋白质性质,酸碱两性,等电点为 pH 5.35~5.45;在微酸性(pH 2.5~3.5)条件下较稳定,在碱性溶液中遇热不稳定。

本品在体内发挥调节糖代谢作用,是治疗糖尿病的有效药物。由于胰岛素是蛋白质类药物,可被胰岛素酶、胃蛋白酶、糜蛋白酶水解破坏,因此口服无效,必须注射。

> 知识链接

哪些患者需要胰岛素治疗

Ⅰ型糖尿病患者:由于体内不能产生胰岛素或胰岛素量不能满足身体需要,而必须终身注射胰岛素治疗。

Ⅱ型糖尿病患者:①已经采用适当的饮食控制与运动疗法,并口服降血糖药治疗,但仍无效时;这时有两种情况,一是口服降血糖药治疗之初即不能有效控制血糖,称为口服降血糖药原发性失效;二是口服降血糖药开始阶段有效,应用一段时间(往往数年)后不再能有效控制血糖,称为口服降血糖药继发性失效。②出现严重的感染或需手术时,此时需用胰岛素治疗,当感染控制或手术痊愈后,可恢复以前所用的口服降血糖药治疗。③出现急性并发症时,如酮症酸中毒、高渗性昏迷等情况。④妊娠时。⑤合并肺结核时。

二、口服降血糖药

(一)胰岛素分泌促进剂

1. 磺酰脲类降血糖药

氨苯磺丁脲(carbutamide)是第一个应用于临床的磺酰脲类降血糖的药物,由于其骨髓抑制及肝毒性等副作用而被停用。此后相继合成了约 12000 个磺酰脲类化合物,其中发现了一些药效好而毒副作用小的降血糖药。根据发现时间的先后,该类药物分为第一代磺酰脲类降血糖药,20 世纪 50 年代发现的,代表药物为甲苯磺丁脲(tolbutamide);第二代磺酰脲类降血糖药,20 世纪 70 年代发现的,代表药物为格列本脲(glibenclamide)、格列吡嗪(glipizide)等。第三代磺酰脲类降血糖药,20 世纪 80 年代发现的,代表药物为格列美脲(glimepiride)。表 10-1 所示为常用磺酰脲类降血糖药。

表 10-1 常用磺酰脲类降血糖药

药物名称	R_1	R_2	半衰期/h	作用特点
甲苯磺丁脲(tolbutamide)	—CH_3	—C_4H_9	4~7	作用持续约 10 h,作用温和,近期疗效好,继发性失效率高,长期使用可导致肝肾功能异常,临床已少应用
格列本脲(glibenclamide)			10	作用持续 16~24 h,降血糖强度为甲苯磺丁脲的 200 倍,继发性失效率低,使用不当可引起严重低血糖,老年人慎用,有对抗血小板聚集的作用
格列吡嗪(glipizide)			2~4	作用持续 24 h,降血糖强度为甲苯磺丁脲的 100 倍,疗效与格列本脲相似,有抗血小板凝聚,增加蛋白溶解酶活性和降低甘油三酯、胆固醇水平的作用
格列齐特(gliclazide)	—CH_3		10~12	作用持续 24 h,降血糖强度为甲苯磺丁脲的 10 倍,疗效弱于格列本脲,作用温和、耐受性好、有对抗血小板聚集和黏附作用
格列美脲(glimepiride)			5~8	作用持续 24 h,疗效与格列本脲相似,具有增加组织对胰岛素敏感性的作用,适用于其他磺酰脲类失效的患者

▶ **典型药物**

甲苯磺丁脲 tolbutamide

化学名为 1-丁基-3-(对甲苯基磺酰基)脲素。

本品为白色结晶或结晶性粉末;无臭,无味;易溶于丙酮或三氯甲烷,溶于乙醇,几乎不溶于水;熔点为 126～130 ℃。

本品的分子结构中含磺酰脲结构,不稳定,在酸性溶液中受热易水解,析出对甲苯磺酰胺而产生白色沉淀,用水重结晶后熔点为 138 ℃。滤液中的硫酸正丁胺用氢氧化钠溶液加热中和,可产生正丁胺的臭味。此性质可用于本品的鉴别。

本品在氢氧化钠溶液中易溶,故可采用酸碱滴定法进行含量测定。

本品主要通过刺激胰岛素分泌,减少肝脏对胰岛素的清除,从而降低血糖,对正常人及糖尿病患者均有降糖作用。甲苯磺丁脲降糖作用较弱,但安全有效,临床用于治疗轻中度 Ⅱ 型糖尿病,尤其是老年糖尿病患者。

→ **典型药物**

格列本脲 glibenclamide

化学名为 N-[2-[4-[[[(环己氨基)羰基]氨基]磺酰基]苯基]乙基]-2-甲氧基-5-氯苯甲酰胺,又名优降糖。

本品为白色结晶性粉末;几乎无臭;略溶于三氯甲烷,微溶于甲醇或乙醇,不溶于水或乙醚。熔点为 170～174 ℃,熔融的同时分解。

本品在室温的条件下比较稳定,但对湿度比较敏感。其结构中脲部分不稳定,在酸性溶液中受热易水解。

本品是第二代磺酰脲类降血糖药的代表药物,属于强效降糖药,服后 2～5 h 血药浓度达峰值,与蛋白质结合率高达 95%,持续时间长,在肝脏代谢,代谢反应与第一代磺酰脲类降血糖药不同,发生在磺酰脲的脲基末端环己环上,其主要代谢物是仍具 15% 活性的反式-4′-羟基格列本脲和顺式-3′-羟基格列本脲,代谢物一半由胆汁经肠道排泄,另一半由肾脏排泄。由于其代谢物仍具有生物活性,肾功能不良者因排出减慢可能导致低血糖。

本品主要用于治疗 Ⅱ 型糖尿病。

临床如何选择磺酰脲类降血糖药

（1）磺酰脲药物对Ⅰ型糖尿病患者无效。

（2）对其他磺酰脲失效者，用格列美脲可能有效。

（3）第二代磺酰脲类降血糖药虽然很多，降血糖强度不同，但经调整各种药物的剂量后，每片药的降血糖效果基本相当，降血糖的净效相似。

（4）长效制剂如格列本脲降低空腹血糖效果较短效药好，而格列吡嗪等短效药使餐后血糖下降较明显。

（5）使用方法从小剂量开始，于餐前半小时服用。

（6）超过最大推荐剂量也不会取得进一步的降血糖效果，应该改用其他方法。

（7）一般不应将两种磺酰脲类降血糖药同时应用。

（8）年龄大、肝肾功能受损者，避免选用长效磺酰脲类降血糖药。

（9）有轻、中度肾功能损害的患者用格列喹酮较安全，因其主要从肝胆排泄。

2. 非磺酰脲类降血糖药

非磺酰脲类降血糖药通过与胰岛β细胞膜上的磺酰脲受体结合，刺激胰腺在进餐后更快、更多地分泌胰岛素，从而有效地控制餐后高血糖。非磺酰脲类降血糖药与磺酰脲受体结合和解离的速率均较迅速，促进胰岛素分泌的作用快而短，降血糖作用起效迅速，口服吸收快。代表药物为瑞格列奈（repaglinide）和那格列奈（nateglinide）。

瑞格列奈　　　　　　　　　　　　那格列奈

瑞格列奈　repaglinide

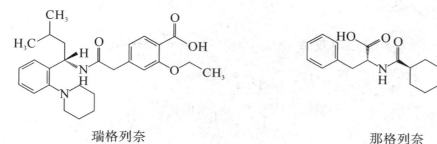

化学名为(S)-2-乙氧基-4-[2-[[甲基-1-[2-(1-哌啶基)苯基]丁基]氨基]-2-氧代乙基]苯甲酸，又名诺和龙。

本品为白色或类白色结晶性粉末；无臭；易溶于三氯甲烷，略溶于乙醇或丙酮，几乎不溶于水；熔点为130～131 ℃，比旋光度为+7.6°～+9.2°(20 mg/mL乙醇溶液)。

本品是氨基甲酰甲基苯甲酸衍生物，具有一个手性碳原子，S构型异构体的活性是R构型异构体的100倍，临床上使用S构型异构体。

本品口服吸收快,达峰值迅速,能改善餐后血糖,较少发生低血糖,且能改善早时相胰岛素分泌,从而抑制胰高血糖素的产生,降低游离脂肪酸含量,有利于解除高糖、高脂毒性作用。因此,尤为适合新诊断和病程较短的Ⅱ型糖尿病患者。

(二)胰岛素增敏剂

1. 双胍类降血糖药

双胍类降血糖药于 20 世纪 50 年代应用于临床,此类降血糖药能明显降低患者血糖水平,但对正常人血糖无影响。其作用机制与磺酰脲类降血糖药不同,不是刺激胰岛 β 细胞分泌胰岛素,而是促进组织对葡萄糖的摄取,减少经肠道吸收的葡萄糖,增加肌肉组织中糖的无氧氧化,减少肝内糖异生而使肝葡萄糖生成减少,增加胰岛素与其受体的结合能力,从而抑制胰高血糖素的释放。此外,双胍类降血糖药还能降低高脂血症患者的低密度脂蛋白、极低密度脂蛋白、甘油三酯和胆固醇,可能延缓糖尿病患者血管并发症的发生。因此它是肥胖伴胰岛素抵抗的Ⅱ型糖尿病患者的首选药。代表药物为苯乙双胍(phenformin)、二甲双胍(metformin)和丁福明(buformin)。化学结构均由一个双胍母核连接不同的侧链而构成。

苯乙双胍　　　　　　　　二甲双胍　　　　　　　　丁福明

→ 典型药物

盐酸二甲双胍　metformin hydrochloride

化学名为 1,1-二甲基双胍盐酸盐。

本品为白色结晶或结晶性粉末;无臭;易溶于水,溶于甲醇,微溶于乙醇,不溶于三氯甲烷或乙醚;熔点为 220~225 ℃。

本品具有胍基,显强碱性,其 pK_a 为 12.4。其盐酸盐的 1% 水溶液的 pH 为 6.68,呈近中性。

本品水溶液显氯化物的鉴别反应。

本品水溶液加 10%亚硝基铁氰化钠溶液-铁氰化钾试液-10%氢氧化钠溶液,3 min 内溶液呈红色。

本品吸收快,半衰期为 1.5~2.8 h,很少在肝脏代谢,也不与血浆蛋白结合,几乎全部以原形由尿排出。因此肾功能损害者禁用,老年人慎用。

本品首选用于单纯饮食控制及体育锻炼治疗无效的Ⅱ型糖尿病,特别是肥胖的Ⅱ型糖尿病。

2. 噻唑烷二酮类降血糖药

噻唑烷二酮类(thiazolidinediones,TZD)降血糖药与磺酰脲类不同,不刺激胰岛素分泌,而是通过减少胰岛素抵抗而发挥作用。此类药物可增加人体组织对胰岛素的敏感性,增强胰岛素的作用,从而增加肝脏对葡萄糖的摄取,抑制肝糖的输出。代表药物为罗格列酮(rosiglitazone)和吡格列酮(pioglitazone)。

罗格列酮　　　　　　　　　　　　　　　　　吡格列酮

（三）α-葡萄糖苷酶抑制剂

食物中的糖类经口腔唾液、胰淀粉酶消化成含少数葡萄糖分子的寡糖以及双糖与三糖,进入小肠后须在 α-葡萄糖苷酶作用下分解为单个葡萄糖,才能被小肠吸收。

α-葡萄糖苷酶抑制剂通过竞争性抑制位于小肠的各种 α-葡萄糖苷酶,使糖类分解为葡萄糖的速率减慢,从而减缓肠道内葡萄糖的吸收,降低餐后高血糖。代表药物为阿卡波糖(acarbose)、伏格列波糖(voglibose)等,它们的化学结构均为糖或多糖衍生物。

阿卡波糖　　　　　　　　　　　　　　　　　伏格列波糖

第三节　其　他　类

一、甲状腺素与抗甲状腺药

甲状腺激素由甲状腺滤泡上皮细胞所分泌,是维持机体正常代谢和生长发育所必需的激素,包括甲状腺素(四碘甲状腺原氨酸,thyroxin,T_4)和三碘甲状腺原氨酸(triiodothyronine,T_3)。体内甲状腺素水平低下或过高可导致甲状腺功能低下或亢进,进而引起各种症状。

左甲状腺素(levothyroxine)为人工合成的四碘甲状腺原氨酸,临床常用其钠盐,具有维持人体正常生长发育、促进代谢、增加产热和提高交感-肾上腺系统感受性等作用,口服吸收率约为 50%,起效缓慢,作用平稳,半衰期为 6～7 天,体内贮量大,近似于生理激素。左甲状腺素适用于甲状腺激素缺乏的替代治疗。

左甲状腺素

甲状腺功能亢进症简称甲亢,是由多种病因导致的甲状腺激素分泌过多引起的以代谢紊乱为特征的临床综合征,临床治疗包括手术疗法,也可用抗甲状腺药抑制甲状腺激素的合成和分泌,暂时缓解或长期消除甲亢的症状。临床常用的抗甲状腺药有硫脲类、碘化物、放射性碘及 β 受体阻断药。

硫脲类抗甲状腺药主要通过抑制甲状腺过氧化酶活性来减少甲状腺激素的合成,纠正甲状腺激素过多所致的甲亢。根据化学结构特点,硫脲类抗甲状腺药可分为硫氧嘧啶类,代表药为甲硫氧嘧啶(methylthiouracil)、丙硫氧嘧啶(propylthiouracil);咪唑类,代表药为甲巯咪唑(thiamazole)、卡比马唑(carbimazole)。

甲硫氧嘧啶　　　　　丙硫氧嘧啶　　　　　甲巯咪唑　　　　　卡比马唑

→ 典型药物

丙硫氧嘧啶　propylthiouracil

化学名为 6-丙基-2-硫代-2,3-二氢-4(1H)嘧啶酮。

本品为白色或类白色结晶或结晶性粉末;无臭;在乙醇中略溶,在水中极微溶解;在氢氧化钠试液或氨试液中溶解。熔点为 218～221 ℃。

本品为抗甲状腺药,能抑制甲状腺激素的合成。本品临床用于甲亢、甲亢的术前准备或放射性碘治疗的准备工作、甲状腺危象等。结节性甲状腺肿大合并甲亢者、甲状腺癌患者禁用,对丙硫氧嘧啶过敏者禁用。

→ 典型药物

甲巯咪唑　thiamazole

化学名为 1-甲基咪唑-2-硫醇,又名他巴唑。

本品为白色至淡黄色结晶性粉末;有特臭。本品在水、乙醇或三氯甲烷中易溶,在乙醚中微溶。熔点为 144～147 ℃。

本品水溶液加氢氧化钠试液,再滴加亚硝基铁氰化钠试液 3 滴,即显黄色;数分钟后,转为黄绿色或绿色;再加醋酸即呈蓝色。

本品临床用于甲亢、甲亢的术前准备或放射性碘治疗、甲状腺危象等。结节性甲亢、甲状腺癌患者禁用,对甲巯咪唑过敏者禁用。

二、前列腺素

前列腺素(prostaglandin,PG)是一类具有广泛生物活性的不饱和脂肪酸,分布于身体各组织及体液。结构中具有一个五元环,根据五元环上取代基和官能团的不同,前列腺素可分为前列腺素 A、前列腺素 B、前列腺素 C、前列腺素 D、前列腺素 E、前列腺素 F 等,用 PGA 等表示,分子中侧链双键数则标在 E 或 F 的右下角。各类型的前列腺素对不同的细胞可产生完全不同的作用。例如,PGE 和 PGF 类衍生物可使妇女子宫强烈收缩,可用于妊娠和催产;PGE$_1$、PGE$_2$ 和 PGA 能抑制胃液的分泌,保护胃壁细胞,可用于治疗胃溃疡、出血性胃炎及肠炎;PGI$_2$ 对血小板功能有多种生理作用,是当前抗血栓形成药物研究的重要对象;PGs 为炎症介质。此外,PG 与排卵、黄体生成和萎缩、卵和精子的运输等生殖功能也有密切关系。常见的前列腺素化合物如下：

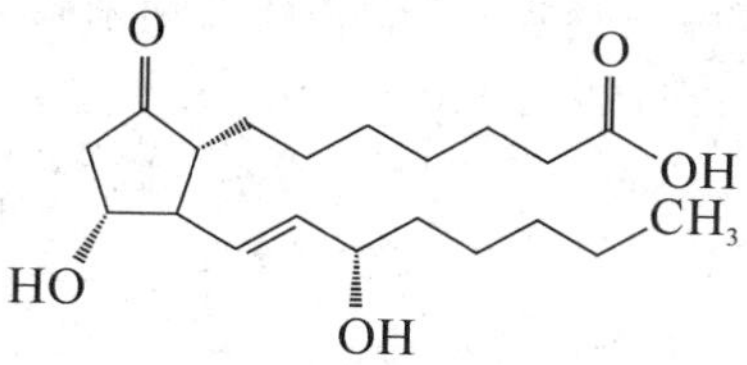

PGE₁ PGE₂ PGE₂α

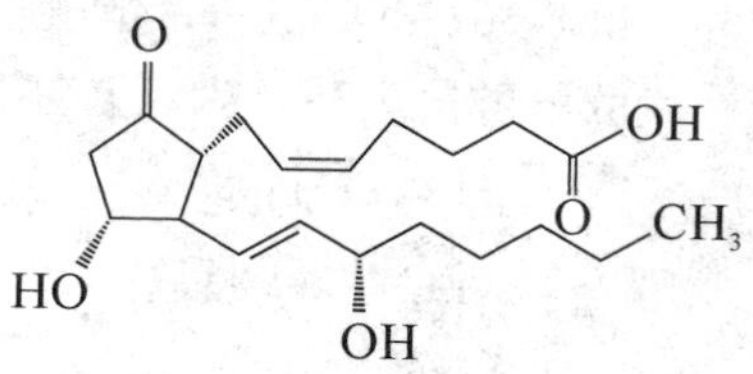

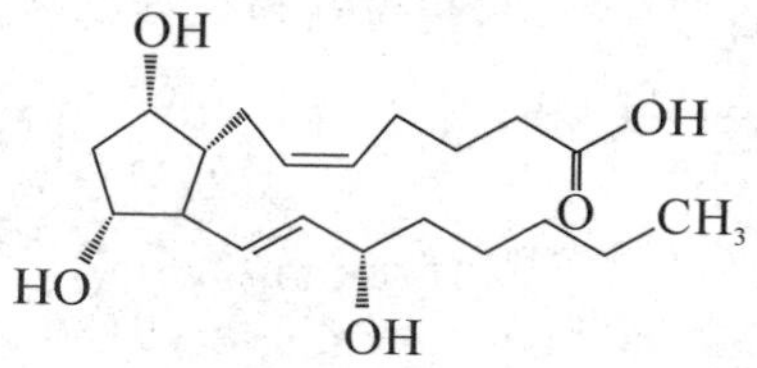

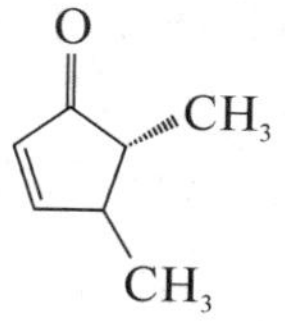

PGA 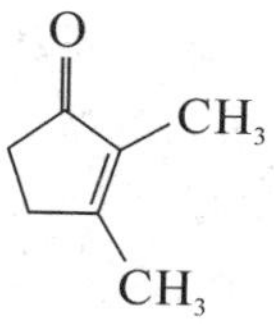 PGB 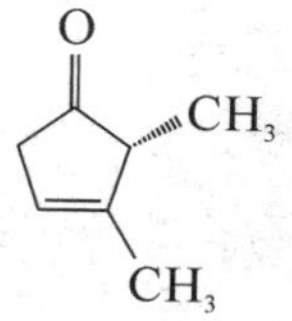 PGC 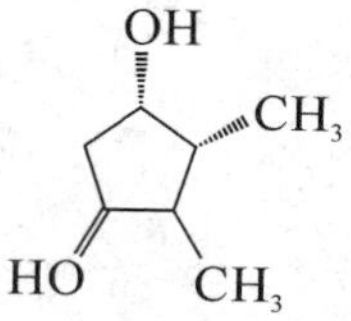 PGD 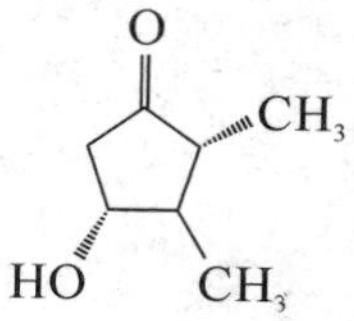 PGE PGFα PGFβ

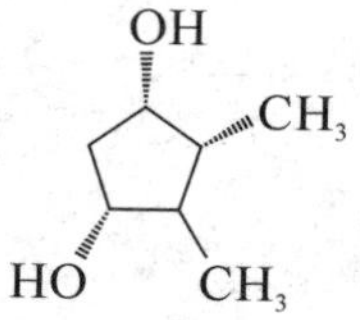

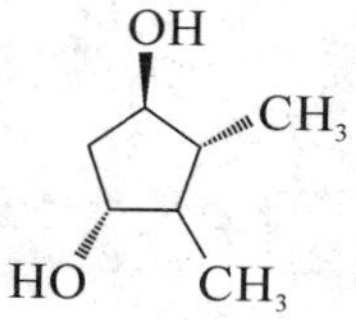

　　用于临床的前列腺素有地诺前列酮(dinoprostone,PGE₂)和地诺前列素(dinoprost,PGF₂α)，还合成了多种前列腺素衍生物，代表药有硫前列酮(sulprostone)、卡前列甲酯(carboprost methylate)和米索前列醇(misoprostol)。

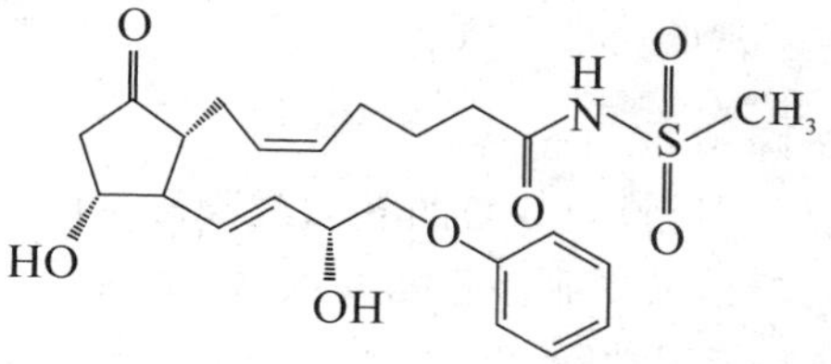

硫前列酮 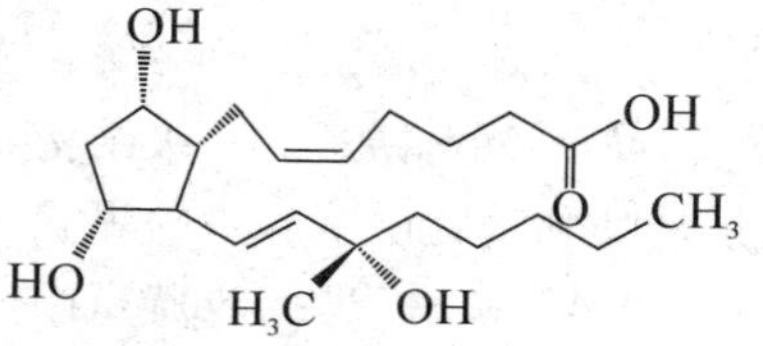 卡前列甲酯

→ 典型药物

米索前列醇 misoprostol

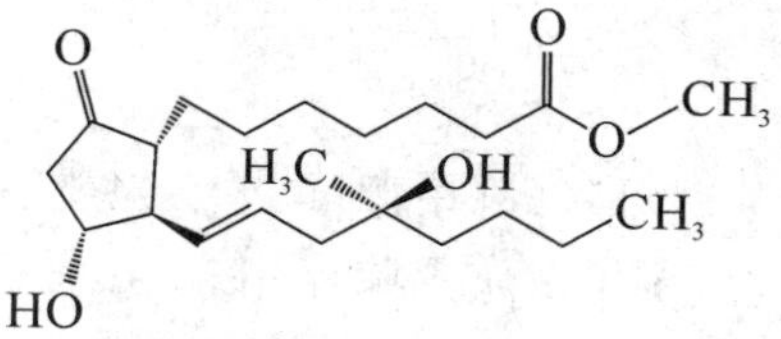

　　化学名为(±)-11α,16-二羟基-16-甲基-9-氧前列烷-13-(反式)烯酸甲酯。

　　本品为淡黄色油状物；无臭无味；极易溶于二氯甲烷，易溶于甲醇、乙醇、乙醇乙酯，几乎不溶于水。

　　本品是一种合成PGE₁类衍生物，药用品是两对消旋体的混合物(1：1)，其中11R、16S构型的异构体是药效成分。

　　本品在室温下性质很不稳定，经差向异构化成C₈差向异构体。在酸、碱条件下，11α-羟基与邻近氢脱水成PGA类衍生物，并可以异构化PGB类衍生物。

　　本品临床用于预防和治疗消化道性疡及妊娠早期流产。

三、调节骨代谢与形成药

　　代谢性骨病是指机体因先天或后天性因素，破坏或干扰了正常骨代谢和生化状态，导致生化代谢障碍而发生的骨疾病，典型病症有佝偻病。

　　双膦酸盐类药是近20年来发展起来的抗代谢性骨病的一类新药，用于治疗骨质疏松症、变形性骨炎、恶性肿瘤骨转移引起的高钙血症和骨痛症等。根据其发展时间，双膦酸盐类药可分为第一代双膦酸盐类药，代表药为依替膦酸二钠（etidronate disodium）；第二代双膦酸盐类药，代表药为帕米磷酸二钠（pamidronate disodium）；最新一代双膦酸盐类药，代表药为阿仑膦酸钠（alendronate sodium）。

依替膦酸二钠　　　　　　帕米膦酸二钠　　　　　　阿仑膦酸钠

→ **典型药物**

降钙素　calcitonin

此结构式为鲑鱼降钙素的一级结构，是最早上市的降钙素产品。

降钙素是哺乳动物甲状腺中的甲状腺滤泡旁细胞（C-细胞）中分泌的多肽激素。由 14 种 32 个氨基酸组成，其中 A1 和 A7 两个半胱氨酸通过二硫键形成环，有一个酸性氨基酸（Glu）及一个碱性氨基酸（Arg），另有一组氨酸（His）及氨基端的存在，故本品略带碱性。

本品为白色粉末，易溶于水及碱性溶液，不溶于丙酮、乙醇、三氯甲烷和乙醚。

降钙素的分泌与流经甲状腺的血液中钙浓度有关。因此，血钙浓度增加可引起降钙素分泌增加和抑制骨吸收，使高钙血症患者的血钙浓度下降。它通过对骨的作用，与甲状旁腺素（parathyroid hormone，PTH）一起调节体内钙平衡。

本品临床用于治疗高钙血症及骨质疏松症。

→ **本章小结**

通过对本章知识的学习，要求掌握雌二醇、甲睾酮、苯丙酸诺龙、黄体酮、炔诺酮、醋酸地塞米松、格列苯脲、盐酸二甲双胍的化学结构、理化性质及临床用途；熟悉己烯雌酚、醋酸氢化可的松、甲苯磺丁脲、米索前列醇的化学结构、理化性质及临床用途；了解激素类药物的构效关系。能够熟练应用典型药物的理化性质解决该类药物的调配、制剂、分析检验、贮存保管及使用等问题，并能够写出雌二醇、甲睾酮、苯丙酸诺龙、黄体酮、炔诺酮、醋酸地塞米松、格列苯脲、盐酸二甲双胍的化学结构。认识己烯雌酚、醋酸氢化可的松、甲苯磺丁脲、米索前列醇的化学结构，为该类药物的调配、制剂、分析检验、贮存保管及使用等奠定理论和实践基础。

→ **能力检测**

能力检测答案

一、最佳选择题

1. 甾体激素药的基本结构是（　　）。

A.环戊烷并多氢菲　　　　　B.丙二酰脲结构　　　　　C.苯并噻嗪

D.黄嘌呤结构　　　　　　　E.异喹啉结构

2. 黄体酮属于哪一类甾体药物？（　　）

A. 雌激素　　　　B. 雄激素　　　　C. 孕激素　　　　D. 盐皮质激素　　E. 糖皮质激素

3. 睾酮在 17α-位上增加一个甲基,其设计的主要考虑是(　　)。

A. 可以口服　　　　　　　　　B. 蛋白同化作用增强

C. 雄激素作用增强　　　　　　D. 雄激素作用降低

E. 增强脂溶性,有利于吸收

4. 化学结构中含有孕甾母核并含有乙炔基的药物是(　　)。

A. 雌二醇　　　　　　　　B. 黄体酮　　　　　　　　C. 甲睾酮

D. 炔诺酮　　　　　　　　E. 醋酸地塞米松

5. 下列哪一项与盐酸二甲双胍不符合?(　　)

A. 易溶于水　　　　　　　　B. 其分子呈中性

C. 肝功能损害者禁用　　　　D. 肾功能损害者禁用

E. 属于胰岛素增敏剂类降血糖药

6. 胰岛素主要用于治疗(　　)。

A. 高钙血症　　　B. 骨质疏松症　　C. 糖尿病　　　D. 高血压　　　E. 不孕症

7. 下列属于 α-葡萄糖苷酶抑制剂类降血糖药的是(　　)。

A. 胰岛素　　　　B. 甲苯磺丁脲　　C. 二甲双胍　　　D. 阿卡波糖　　　E. 己烯雌酚

8. α-葡萄糖苷酶抑制剂降低血糖的作用机制是(　　)。

A. 增加胰岛素分泌　　　　　　　B. 减少胰岛素清除

C. 增加胰岛素敏感性　　　　　　D. 抑制 α-葡萄糖苷酶,加快葡萄糖生成速率

E. 抑制 α-葡萄糖苷酶,减慢葡萄糖生成速率

9. 下列有关甲苯磺丁脲的叙述不正确的是(　　)。

A. 结构中含磺酰脲,具酸性,可溶于氢氧化钠溶液,因此可采用酸碱滴定法进行含量测定

B. 结构中脲部分不稳定,在酸性溶液中受热易水解

C. 可抑制 α-葡萄糖苷酶

D. 可刺激胰岛素分泌

E. 可减少肝脏对胰岛素的清除

10. 阿仑膦酸钠为(　　)。

A. 调血脂药　　　　　　　　B. 抗肿瘤药　　　　　　　　C. 骨吸收抑制剂

D. 平喘药　　　　　　　　　E. 降血糖药

二、配伍选择题

[1～2]

A. 胰岛素　　　　　　　　B. 马来酸罗格列酮　　　　　　C. 格列本脲

D. 瑞格列奈　　　　　　　E. 二甲双胍

1. 具有噻唑烷二酮结构的药物是(　　)。

2. 由 51 个氨基酸组成的药物是(　　)。

[3～5]

A. 雌激素类药物　　　　　　B. 孕激素类药物

C. 蛋白同化激素类药物　　　D. 糖皮质激素类药物

E. 雄激素类药物

3. 雌二醇为(　　)。

4. 苯丙酸诺龙为(　　)。

5. 醋酸地塞米松为(　　)。

[6~10]

A. 雌二醇   B. 甲睾酮   C. 炔诺酮

D. 醋酸地塞米松   E. 黄体酮

6. 加三氯化铁呈草绿色,再加水稀释,则变为红色的是（   ）。

7. 遇到硝酸银,生成白色银盐沉淀的是（   ）。

8. 用硫酸-乙醇(2：1)溶解,即显黄色并带有黄绿色荧光的是（   ）。

9. 甲醇溶液与碱性酒石酸铜试液作用,生成红色沉淀的是（   ）。

10. 加甲醇溶解后,加亚硝基铁氰化钠、碳酸钠及醋酸铵,显蓝紫色的是（   ）。

三、多项选择题

1. 雌激素类药物结构上的共性是（   ）。

A. A 环为芳香环   B. C_3 位上有酚羟基

C. 具有 4-烯-3-酮基   D. 17β-位上有 α-醇酮

E. 具有雌甾烷的母核

2. 属于肾上腺皮质激素的药物有（   ）。

A. 醋酸甲地孕酮   B. 醋酸可的松   C. 醋酸地塞米松

D. 己烯雌酚   E. 苯丙酸诺龙

3. 甾体激素类药物按其结构特点可分为（   ）。

A. 性激素   B. 肾上腺皮质激素   C. 雌甾烷

D. 雄甾烷   E. 孕甾烷

4. 下列甾体药物中具有 4-烯-3-酮结构的是（   ）。

A. 黄体酮   B. 雌二醇   C. 醋酸地塞米松

D. 甲睾酮   E. 醋酸氢化可的松

5. 格列本脲具有下列哪些结构特点?（   ）

A. 含磺酰脲结构   B. 含酰胺键   C. 有甲苯基

D. 含吡嗪环   E. 有环己氨基

（顾宏霞）

维生素

学习目标

　　掌握　维生素 A、维生素 E、B 族维生素、维生素 C 等维生素的理化性质和临床用途。

　　熟悉　常用维生素的化学结构特点和命名。

　　了解　各类维生素的发展状况。

案 例 导 入

易变质的维生素

　　张大爷家餐桌靠近暖气，12 月的一天，他发现餐桌上的维生素 C 片由白色变为黄色，是什么原因导致维生素 C 变黄？其实，许多家庭或多或少都存有维生素片剂，不管对于成年人还是处于成长期的儿童来说，维生素都是维持机体正常代谢和身体健康必不可少的低分子有机化合物。如果保存不当，暴露于空气或放在潮湿的地方，都会使药片变黄，影响药效，甚至分解产生有害物质。即使密封保存，也同样难以避免这样的结果。特别是维生素 C，相比其他维生素，在很潮湿的环境中，维生素 C 甚至在一周内就会完全溶解。一旦维生素发生变质，其表面会生出褐色斑点，甚至变黄，此时就得赶紧扔掉，否则吃下去不仅无效，甚至还可能损害身体。

　　维生素（vitamin）又名维他命，是维持机体正常代谢与生理功能所必需的一类微量活性物质，在调节机体物质代谢、维持生理功能和促进生长发育等方面发挥着不可替代的作用，也是人体六大营养要素（糖、脂肪、蛋白质、盐、维生素和水）之一。大多数维生素必须从食物中获取，仅少数可在体内合成或由肠道细菌产生。

　　人体对维生素的需求量甚微，当存在膳食摄入不足、消化吸收障碍、分解破坏增加、生理需求增大及细菌合成障碍时，会导致维生素缺乏症，从而出现营养不良或出现疾病。维生素的各类制剂主要用于维生素缺乏症患者及补充特殊需求，也可与许多药物联合使用，以增强药物的作用或降低药物的副作用，达到辅助治疗的作用。

　　目前已发现的维生素有 60 多种，并已阐明其化学结构，绝大部分维生素可以人工合成。维生素种类繁多、功能各异，现一般多采用溶解度分类法，将其分为脂溶性维生素和水溶性维生素两大类。其命名多按发现先后以英文字母排序，如维生素 A、维生素 C、维生素 D、维生素 E、维生素 K 等，也有根据其生理功能命名，如视黄醇、抗坏血酸、生育酚等。脂溶性维生素包括维生素 A、维生素 D、维生素 E、维生素 K 等；水溶性维生素包括如 B 族维生素（维生素 B_1、维生素 B_2、维生素 B_6、烟酰胺、维生素 B_{12}、叶酸等）、维生素 C、肌醇等。

第一节　脂溶性维生素

脂溶性维生素(fat soluble vitamins)包括维生素 A、维生素 D、维生素 E、维生素 K,不溶于水,易溶于大多数有机溶剂,常存在于食物中与脂类共存,并随脂类一同被吸收,当脂类吸收不良时其吸收也减少,甚至缺乏。脂溶性维生素排泄较慢,长期使用可引起蓄积过量,引起中毒。

一、维生素 A

1913 年,McCollum 等学者发现在脂溶性食物如鱼肝油、蛋黄和黄油中存在一种能显著改善动物生长的营养物质,将其命名为维生素 A(vitamin A)。1931 年 Karrer 又从鱼肝油中分离出维生素 A,并确定其化学结构,即现在的维生素 A_1。后来人们又从淡水鱼的肝脏中分离得到另一种维生素 A,称为维生素 A_2。维生素 A_1、维生素 A_2 化学结构类似,均为共轭多烯醇,维生素 A_2 较维生素 A_1 的环己烯环的 C_3 位多一个双键。维生素 A_1 又称为视黄醇,维生素 A_2 又称为 3-脱氢视黄醇,其生物活性仅为视黄醇的 $30\% \sim 40\%$。

维生素A_1　　　　　　　　　　　维生素A_2

维生素 A 主要存在于鱼类、动物的肝、奶及蛋黄中。而植物中仅含有能在动物体内转变成维生素 A 的 β-胡萝卜素、玉米黄素等,称为维生素 A 原。人体营养中约 2/3 的维生素 A 来自 β-胡萝卜素,一分子 β-胡萝卜素在体内酶的作用下可转化为两分子维生素 A_1。

β-胡萝卜素

知识链接

胡萝卜素血症

胡萝卜素血症又称柑皮症,是一种因血内胡萝卜素含量过高引起的肤色黄染症,多见于手掌和足趾部,有时也出现在鼻翼、鼻唇沟、口周、眼睑,与黄疸型肝炎的症状相似,唯一不同的是胡萝卜素血症患者巩膜不黄染。

胡萝卜、柑橘、番茄、南瓜等都是富含胡萝卜素的果蔬,虽对身体有益,但过量进食,肝脏不能及时将胡萝卜素转化为维生素A,便会引起胡萝卜素血症。一旦患上胡萝卜素血症,无须太恐慌,轻微的胡萝卜素血症一般不需特殊治疗,只要停用胡萝卜素含量丰富的食物后,短期内可自行消退;如果伴有恶心、呕吐、食欲减退、乏力等症状,一定要及时就医并对症治疗。

维生素 A 分子中含有共轭多烯醇的侧链,所以其化学性质不稳定,对紫外线不稳定,且易被空气中的氧所氧化,加热或重金属离子均可促进氧化的发生,生成无生物活性的环氧化物。环氧化物在酸性介质中可发生重排,生成呋喃型氧化产物,此产物亦无生物活性。

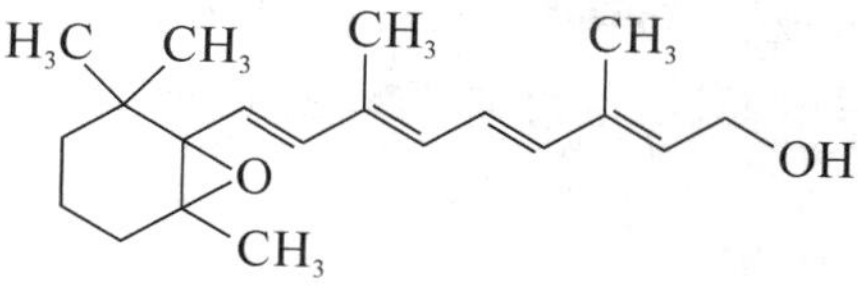

环氧化物

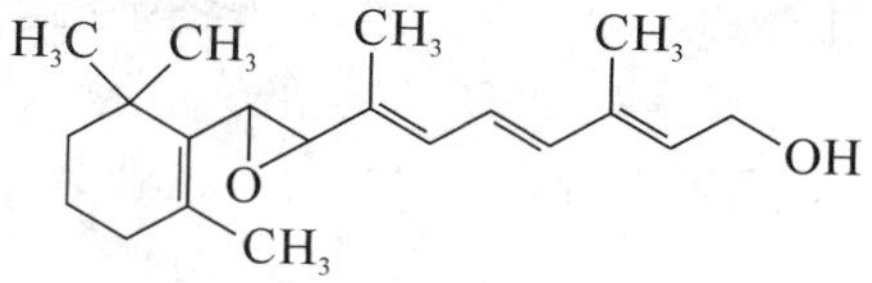

环氧化物

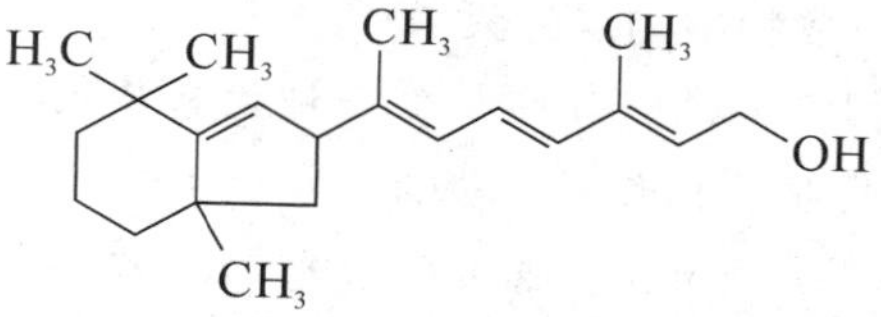

呋喃型氧化产物

但在无氧条件下,维生素 A 加热到 120 ℃才能被破坏。因此,维生素 A 应贮存于铝制容器内或其他适宜的容器内,充氮气、密封置于凉暗干燥处保存,也可加入抗氧剂以增加其稳定性。

→ 典型药物

维生素 A 醋酸酯　vitamin A acetate

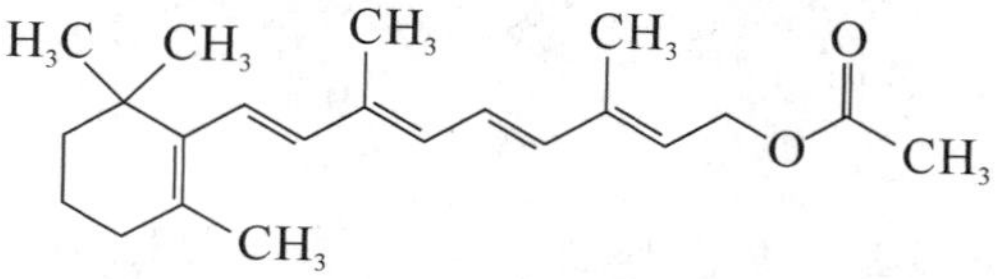

化学名为(全-E 型)-3,7-二甲基-9-(2,6,6-三甲基-1-环己-1-烯基)-2,4,6,8-壬四烯-1-醇醋酸酯。

本品为淡黄色油溶液或结晶与油的混合物(加热到 60 ℃为澄清溶液);无臭;在空气中易被氧化,遇光易变质;极易溶于三氯甲烷、乙醚、环己烷或石油醚,微溶于乙醇,不溶于水。

本品为酯类化合物,化学稳定性较维生素 A 高,故《中国药典》中收载的维生素 A 为维生素 A 醋酸酯。

本品具有酯键结构,在酸或碱催化下易发生水解生成维生素 A_1 和醋酸,维生素 A 分子中含烯丙醇结构,遇酸(如无水氯化氢乙醇液或 Lewis 酸)不稳定,易发生脱水反应,生成脱水维生素 A,其生物活性仅为维生素 A 的 0.4%。

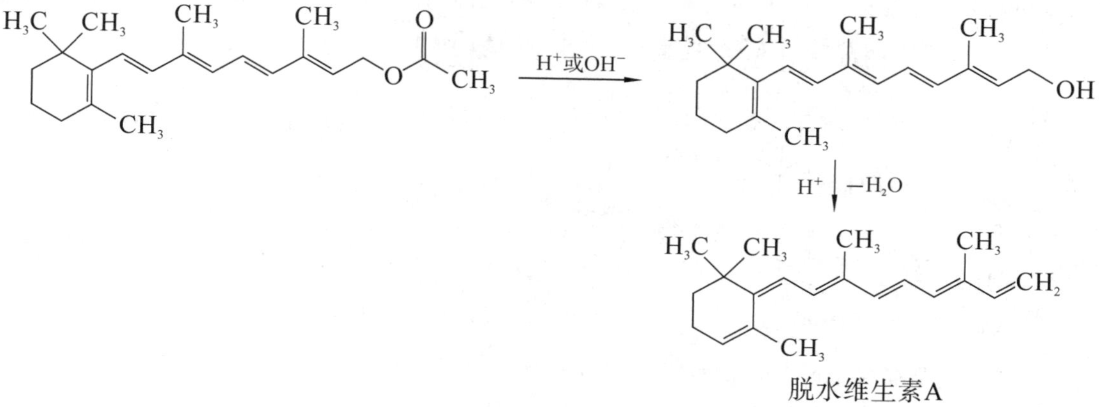

脱水维生素A

本品的三氯甲烷溶液,加三氯化锑后发生反应,显深蓝色,逐渐变成紫红色。维生素 A 在油溶液中比在空气中稳定,故常制成油溶液制剂。临床常将维生素 A 醋酸酯或维生素 A 棕榈酸酯溶于植物油中应用,其用途同维生素 A。

本品主要用于治疗维生素 A 缺乏所引起的角膜软化、夜盲症、皮肤干裂、粗糙及黏膜抗感染能力低下等症状。维生素 A 还具有预防和治疗多种癌症的作用,但维生素 A 防癌变的剂量较大,易引起皮肤瘙痒、食欲不振、脱发、骨痛等维生素 A 过多症。

知识链接

食物中的维生素 A

维生素 A 在空气中容易被氧化,但食物中的维生素 A 即使在加热状态下亦不会被破坏,其原因可能是在食物中同时存在具有抗氧化作用的维生素 E。

维生素 A 的生物效价常用单位(U)表示,一般用全反式维生素 A 醋酸酯或全反式维生素 A 醇作为测定效价的标准。

→ **典型药物**

维 A 酸 tretinoin

化学名为 3,7-二甲基-9-(2,6 三甲基-1-环己烷基)-2,4,6,8-壬四烯酸,又名维生素 A 酸。

本品为黄色至淡橙色的结晶性粉末;微溶于乙醇、异丙醇或三氯甲烷,在水中几乎不溶。

本品遇光、热均不稳定,在空气中易吸潮,故应密闭、避光、冷藏保存。

本品在临床上主要用于治疗寻常痤疮、扁平苔藓、黏膜白斑、脂溢性皮炎、鱼鳞病、毛囊角化病以及其他角化异常皮肤病,对银屑病、恶性上皮癌、皮肤基底细胞癌、光化性唇炎癌等有效,是目前治疗急性早幼粒细胞白血病的首选药物。

二、维生素 D

早在 1800 年,人们就知道儿童佝偻病与日光照射有关,直到 1922 年,McCollum 发现了鱼肝油中存在对热不稳定的且不能被皂化的甾体化合物,该化合物对佝偻病有效,随后这种物质被命名为维生素 D(vitamin D)。维生素 D 是抗佝偻病维生素的总称,目前有十几种,其中维生素 D_2 和维生素 D_3 较为重要,它们均为固醇的开环衍生物,只是 C_{17} 位侧链结构不同。

开环固醇

骨化三醇

维生素 D_3 主要存在于肝、奶、蛋黄中,以鱼肝油中含量最为丰富。植物油和酵母中含有不被人体吸收的麦角固醇,经日光或紫外线照射,转变为可被人体吸收的维生素 D_2,因此麦角固醇称为维生素 D_2 原。而体内的胆固醇转变为 7-脱氢胆固醇贮存在人体皮肤中,经日光或紫外线照射后可转化为维生素 D_3,因此 7-脱氢胆固醇称为维生素 D_3 原。所以多晒太阳是预防维生素 D 缺乏的主要方法之一,故维生素 D 有"阳光维生素"的美称。一般情况下,人体暴露于日光下的面部和手臂的皮肤光照 10

min，所合成的维生素 D_3 足够维持机体需要。

维生素 D_2 和 D_3 具有相似的生理功能和代谢途径，但其本身没有生物活性，必须经过肝脏和肾脏羟化酶代谢，生成骨化三醇(calcitriol)才具有生物活性。

→ 典型药物

维生素 D_2　vitamin D_2

化学名为 9,10-开环麦角甾-5,7,10(19),22-四烯-3β-醇，又名麦角骨化醇、骨化醇。

本品为无色针状结晶或白色结晶性粉末；无臭，无味；极易溶于三氯甲烷，易溶于乙醇、丙酮或乙醚，略溶于植物油，不溶于水；熔点为115～118 ℃，熔融的同时分解；比旋光度为＋102.5°～＋107.5°(4％无水乙醇溶液)和＋79.5°～＋83.5°(1.6％丙酮溶液)。

本品分子中含多个双键，对光敏感，在空气和日光下易氧化变质，遇酸或氧化剂均能发生氧化而变质，失去药理活性，毒性增加。故制备时应控制紫外线照射时间且遮光、充氮、密封保存。

本品的三氯甲烷溶液，加少许醋酐浓硫酸试剂反应，振摇后，溶液初显黄色，渐变为红色，立即变为紫色，最后成为绿色。这是甾体化合物的通性。

本品为维生素类药，可以促进人体对钙和磷的吸收，并帮助骨骼钙化，临床用于预防和治疗佝偻病和骨质软化病及老年性骨质疏松。

→ 典型药物

维生素 D_3　vitamin D_3

化学名为 9,10-开环胆甾-5,7,10(19)-三烯-3β-醇，又名胆骨化醇。

本品为无色针状结晶或白色结晶性粉末；无臭，无味；极易溶于乙醇、丙酮、三氯甲烷或乙醚，略溶于植物油，不溶于水。比旋光度为＋105°～＋112°(0.5％无水乙醇溶液)。

本品与维生素 D_2 化学结构上的区别是侧链上无双键、C_{24} 位上无甲基，故稳定性高于维生素 D_2，但遇光或空气也容易发生变质。故本品应遮光，充氮，密封保存。

本品的三氯甲烷溶液，加醋酐浓硫酸试剂振摇反应后，初显黄色，渐变为红色，立即变为紫色、蓝绿色，最后变为绿色。

本品主要用于调节钙、磷代谢，用途与维生素 D_2 相同。

"阳光维生素"——健康又防癌

　　美国科学家一项为期 40 年的研究发现,每天服用 1000 国际单位(25 μg)维生素 D 能把罹患乳腺癌、结肠癌、卵巢癌的风险降低一半。癌症患者体内细胞过度繁殖,维生素 D 对调节细胞繁殖起到关键作用。癌症专家发现,躲避阳光照射,是维生素 D 缺乏的一种普遍存在现象,罹患癌症的风险也较高。进行户外运动,阳光照射在皮肤上,身体就会产生维生素 D,这部分维生素 D 占身体维生素 D 供给的 90%。

→ 典型药物

阿法骨化醇　alfacalcidol

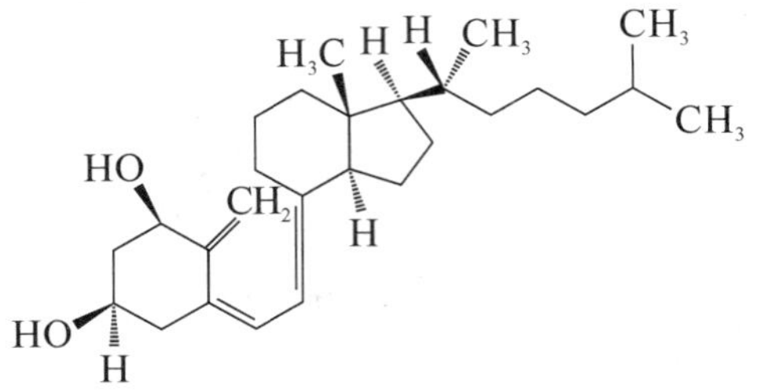

　　化学名为(5Z,7E)-9,10-开环胆固-5,7,10(19)-三烯-1α,3β-二醇,又名 α-骨化醇。

　　本品为维生素 D_3 的 C_1 位上 α-羟基的取代物,1973 年由 Bortou 等人率先合成,并于 1981 年开发成功而用于临床。

　　本品在临床上主要用于慢性肾衰竭合并骨质疏松症、甲状旁腺功能低下及抗维生素 D 的佝偻病患者等。

→ 典型药物

骨化三醇　calcitriol

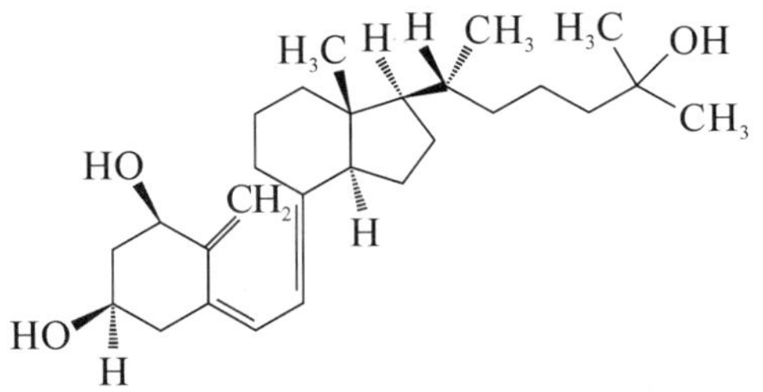

　　化学名为(5Z,7E)-(1S,3R)-9,10-开环固醇-5,7,10(19)-三烯-1,3,25 三醇,又名 1,25-二羟基维生素 D_3。

　　本品在体内可由维生素 D_3 经过两步代谢氧化得到,即第一步是在肝内质网上被维生素 D 的 25-羟化酶氧化生成 25-羟基维生素 D_3;第二步则是在肾线粒体中被维生素 D 的 1α-羟化酶催化生成骨化三醇,它被认为是真正起作用的活性维生素 D_3。

　　本品临床上主要用于绝经后及老年骨质疏松症、肾性骨营养不良症、手术后甲状旁腺功能低下、特发性甲状旁腺功能低下、假性甲状旁腺功能低下、血液透析患者的肾性营养不良、维生素 D 依赖性佝偻病及低血磷性抗维生素 D 佝偻病。

三、维生素 E

维生素 E 是一类具有抗不孕作用的脂溶性物质的总称,1922 年两位科学家发现一类具有抗不育作用的脂溶性物质,将其命名为维生素 E。从结构上看,它们均为苯并二氢吡喃衍生物,且苯环上含有一个酚羟基,又与生育功能有关,因此维生素 E 又名生育酚(tocopherol)。

目前已知自然界中存在的维生素 E 有 8 种,根据 C_2 位上 16 碳侧链的饱和程度不同分为生育酚和生育三烯酚,它们又各有 α、β、γ、δ 四个同类物,其中 α-生育酚活性最强,故常以 α-生育酚代表维生素 E,维生素 E 大多存在于植物中,以麦胚油、花生油、玉米油、豆类及蔬菜中含量较为丰富。天然维生素 E 均为右旋体,人工合成品为消旋体,其生物活性为右旋体的 40% 左右。

部分维生素 E 见表 11-1。

从化学结构上看,维生素 E 对光线和氧化剂较敏感,若遇氧化剂三氯化铁或空气中的氧,则可被氧化成黄色的 α-生育酚对苯醌,生成稳定的血红色配合物。《中国药典》中收载的维生素 E 为维生素 E 醋酸酯。

表 11-1 部分维生素 E

化 学 结 构	取 代 基		化 学 名 称
	R_1	R_2	
	—CH_3	—CH_3	α-生育酚
	—CH_3	—H	β-生育酚
	—H	—CH_3	γ-生育酚
	—H	—H	δ-生育酚
	—CH_3	—CH_3	α-生育三烯酚
	—CH_3	—H	β-生育三烯酚
	—H	—CH_3	γ-生育三烯酚
	—H	—H	δ-生育三烯酚

▶ 典型药物

维生素 E 醋酸酯　vitamin E acetate

化学名为(±)-2,5,7,8-四甲基-2-(4,8,12-三甲基十三烷基)-6-苯并二氢吡喃醇醋酸酯,又名 α-生育酚醋酸酯。

本品为微黄色至黄色透明的黏稠状液体;几乎无臭,遇光颜色变深;易溶于无水乙醇、丙酮、乙醚或石油醚,不溶于水;折光率为 1.494～1.499。

为了增强维生素 E 的稳定性,临床多制成维生素 E 醋酸酯或维生素 E 烟酸酯。《中国药典》收载的维生素 E 为天然型或合成型维生素 E 的醋酸酯。

本品结构中有三个手性碳原子,天然的 α-生育酚的三个手性碳原子均为 R 型,人工合成的多为消旋体,其生物活性仅为天然品的 40%。

本品对空气和紫外线稳定。在无氧条件下,与酸或碱共热,水解生成游离的消旋 α-生育酚。α-生育酚具有较强的还原性,一旦遇氧气或弱氧化剂如三氯化铁,则被氧化生成对生育醌和二价亚铁离子,后者与 2,2'-联吡啶作用生成血红色配离子,此反应可用于本品的鉴别。

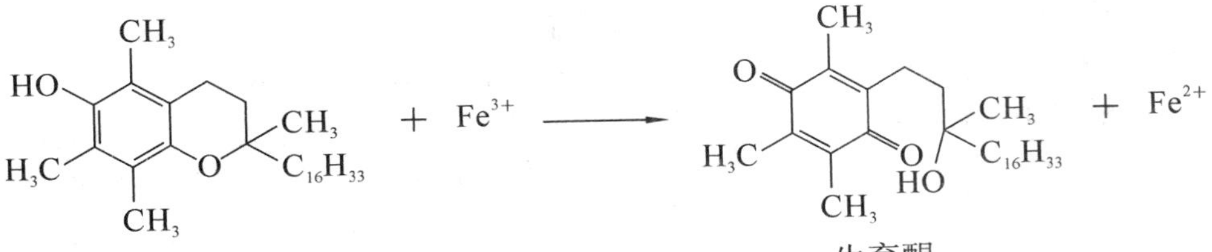

生育醌

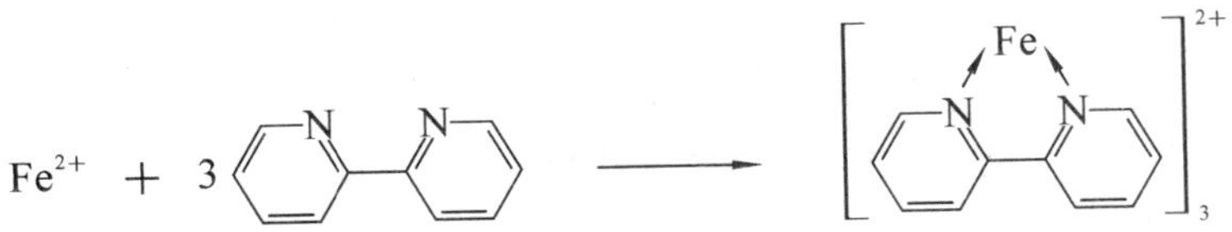

本品的乙醇溶液,加硝酸共热,生成生育红,溶液显橙红色。

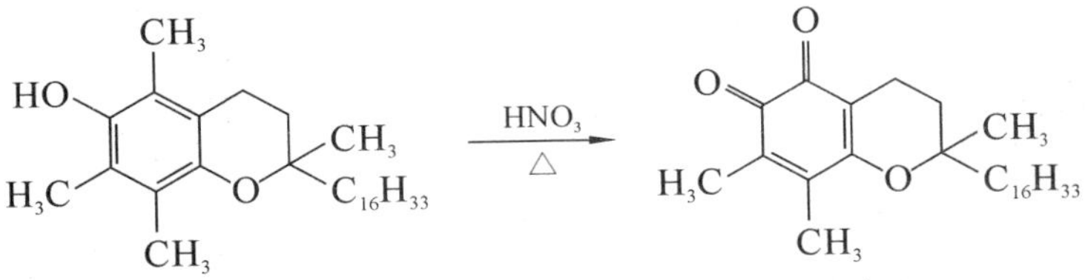

生育红

本品具有较强的还原性,易被光、空气中的氧气氧化,故应避光密封保存,且维生素 E 常作为脂溶性的抗氧剂使用。

本品与动物的生殖功能有关,临床用于习惯性流产、不孕症、进行性肌营养不良及动脉粥样硬化等疾病的防治;还用于未进食强化奶或有严重脂肪吸收不良母亲所生的新生儿、早产儿,预防溶血性贫血;还可用于延缓衰老。长期服用过量维生素 E 可引起反胃、眩晕、视物模糊,并可导致血小板聚集及血栓形成。

课程思政

案例

某患者因病长期服用钙剂和人造补血药,但同时又服用维生素 E,请问药物之间是否相互影响? 能否达到相应疗效?

分析

维生素 E 的分子结构中含有羟基,能与钙离子发生络合反应,生成维生素 E-钙的络合物,导致维生素 E 在肠道内吸收减少而使维生素 E 的疗效降低。部分含钙的食物如牛奶、豆腐等对维生素 E 也有此影响。人造补血药为枸橼酸铁铵的复方制剂,枸橼酸铁铵中的铁为 3 价铁,能与维生素 E 发生氧化还原反应生成对醌式化合物而失效。故维生素 E 不能与钙剂和人造补血药同时服用,应分别间隔 2~3 h 服用。

四、维生素 K

维生素 K(vitamin K)是一类具有凝血作用的维生素的总称。目前已发现的维生素 K 有七种,其中维生素 K_1~维生素 K_4 为 2-甲基-1,4-萘醌衍生物;维生素 K_5~维生素 K_7 为萘胺衍生物。维生素 K 广泛存在于绿色植物如菠菜、萝卜、卷心菜、苜蓿中,动物肝脏中含量也较多。人体肠道内的大肠杆菌亦能合成维生素 K,并能吸收利用,一般不会引起维生素 K 缺乏。

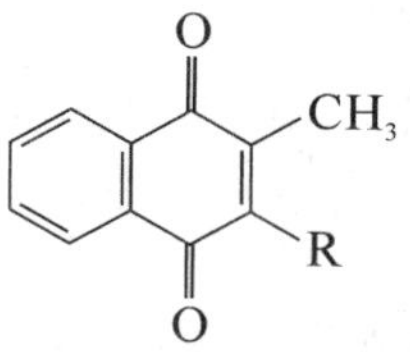

维生素K_1　$R=—CH_2CH=C(CH_3)(CH_2CH_2CH_2CH(CH_3))_3CH_3$

维生素K_2　$R=—CH_2(CH=C(CH_3)CH_2CH_2)_3CH=C(CH_3)CH_3$

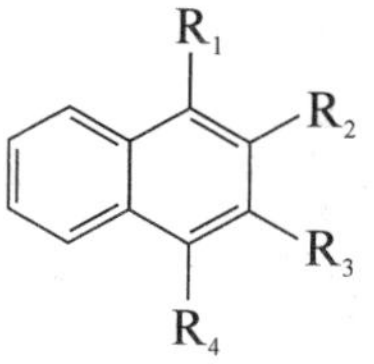

	R_1	R_2	R_3	R_4
维生素K_4	—OH	$—CH_3$	—H	—OH
维生素K_5	—OH	$—CH_3$	—H	$—NH_2$
维生素K_6	$—NH_2$	$—CH_3$	—H	$—NH_2$
维生素K_7	—OH	—H	$—CH_3$	$—NH_2$

典型药物

维生素 K_3　vitamin K_3

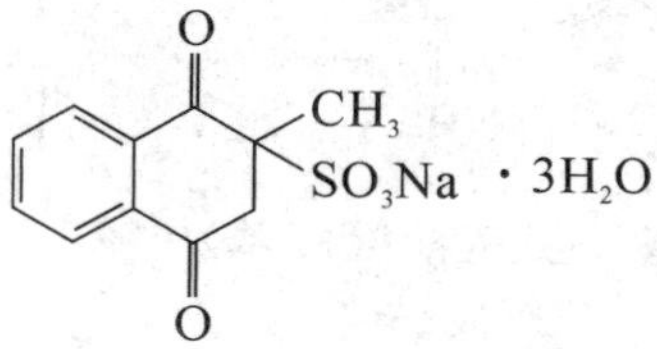

化学名为1,2,3,4-四氢-2-甲基-1,4-二氧-2-萘磺酸钠盐三水合物，又名亚硫酸氢钠甲萘醌。

本品为白色结晶或结晶性粉末；几乎无臭；有吸湿性。易溶水，微溶于乙醇，几乎不溶于乙醚和苯等有机溶剂。其水溶液对石蕊试纸呈中性。

本品水溶液遇光和热，部分可发生异构化，产物为2-甲基-1,4-萘氢醌-3-磺酸钠和2-甲基-1,4-萘氢醌，活性降低。为防止这一反应发生，可将本品的溶液保持pH在2～5，并加入稳定剂亚硫酸氢钠。

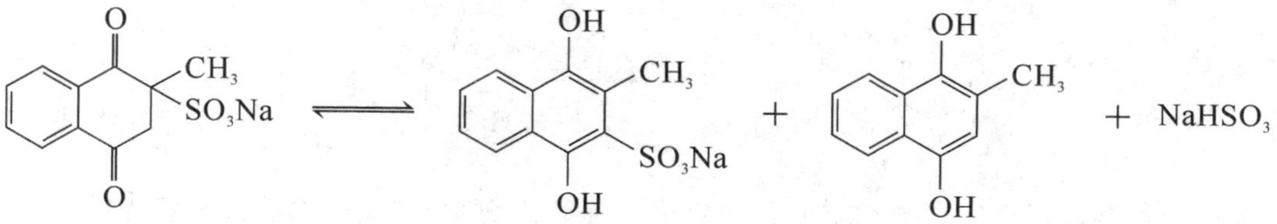

本品水溶液与甲萘醌和亚硫酸氢钠间存在动态平衡，若水溶液遇空气中的氧气或遇氢氧化钠将析出黄色甲萘醌沉淀；若遇稀盐酸析出黄色甲萘醌沉淀，亚硫酸氢钠分解并放出二氧化硫气体。光和热也可促进药物的分解，因此本品水溶液不宜久存。

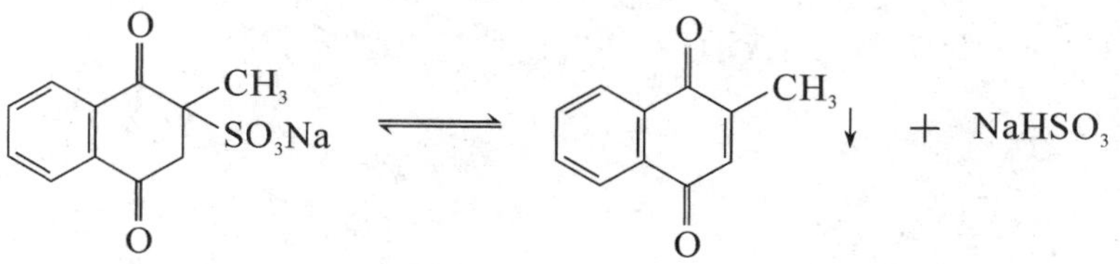

甲萘醌

本品临床上主要用于凝血酶原过低症、维生素K缺乏症及新生儿出血症的防治。

本品应遮光、密封，在干燥处保存。

第二节　水溶性维生素

水溶性维生素(water soluble vitamins)是一类能溶于水而不溶于油脂的维生素,但部分水溶性维生素可以微溶于有机溶剂。水溶性维生素几乎不在体内贮存,因此摄入过多并不会造成蓄积中毒。水溶性维生素包括 B 族维生素和维生素 C。

一、B 族维生素

B 族维生素(vitamin B)包括维生素 B_1(硫胺)、维生素 B_2(核黄素)、维生素 B_6(吡哆素)、维生素 B_{12}(氰钴胺)、烟酸及烟酰胺、生物素、叶酸等。此类维生素最初从同一来源(如肝、酵母、米糠)中分离得到,但化学结构及生理功能差异颇大。

→ 典型药物

维生素 B_1　　vitamin B_1

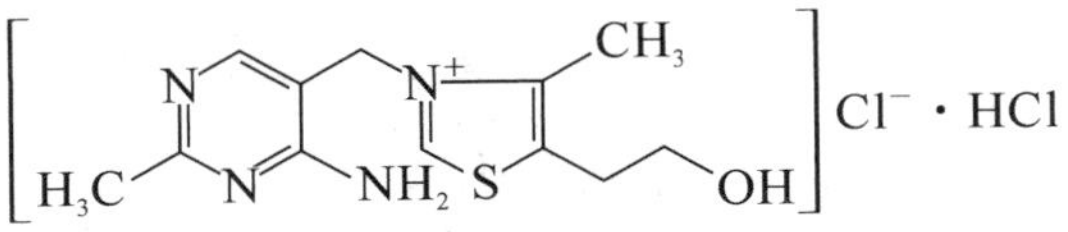

化学名为氯化 4-甲基-3-[(2-甲基-4-氨基-5-嘧啶基)甲基]-5-(2-羟基乙基)噻唑鎓盐酸盐,又称盐酸硫胺。

本品为白色结晶或结晶性粉末;有微弱的特臭,味苦,有吸湿性;易溶于水,微溶于乙醇,不溶于乙醚;熔点为 245~250 ℃,熔融的同时分解。

本品 1%~1.5% 的水溶液 pH 为 2.8~3.3。

本品干燥固体性质稳定,在密闭容器中长期放置,无明显变化;在酸性溶液中性质也较稳定,随溶液 pH 进一步升高,分解速率加快。在碱性溶液中,噻唑环被破坏,生成硫醇型化合物而失活,所以本品不宜与碱性药物(如苯巴比妥钠、苯妥英钠、氨茶碱等)配伍使用。

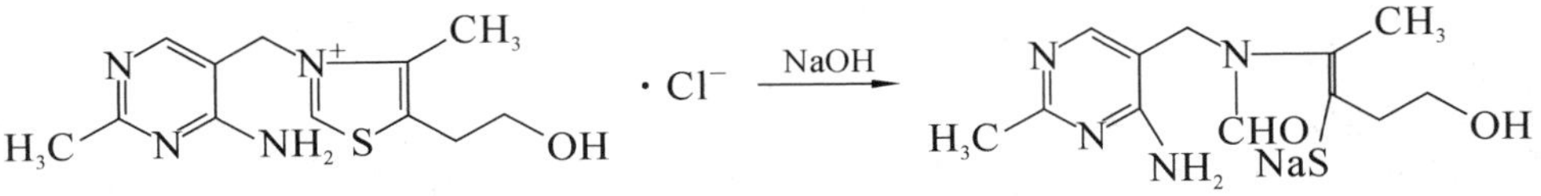

本品的碱性溶液遇空气中的氧或加入铁氰化钾等氧化剂时,可氧化生成具有荧光的硫色素而失去活性。本品遇光及重金属都可加速其氧化反应的进行。生成的硫色素可溶于正丁醇中,显蓝色荧光,加酸至溶液呈酸性,荧光消失,碱化后荧光又复显。

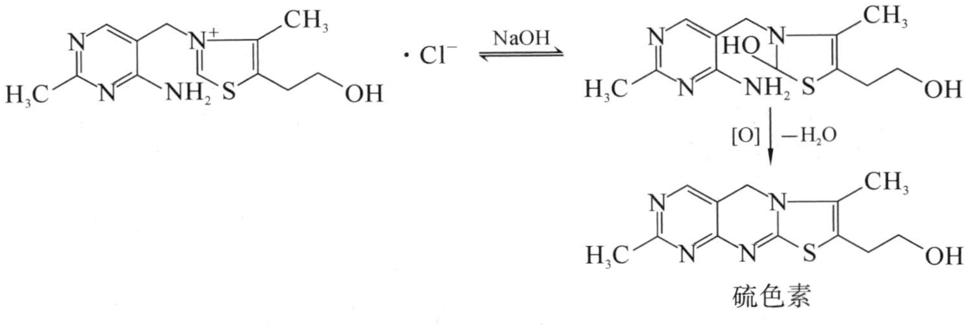

硫色素

因分子中存在于嘧啶亚甲基与噻唑环氮原子间的 C—N 键缺电子,本品水溶液在 pH 5~6 时,易受碳酸氢根或亚硫酸氢根等阴离子的进攻而断裂,故本品的制剂不能用碳酸氢钠或亚硫酸氢钠作为稳定剂。

$$\underset{\text{H}_3\text{C}}{\overset{\text{N}}{\bigcirc}}\underset{\text{NH}_2}{\overset{\text{CH}_3}{\bigcirc}}\cdot\text{Cl}^- \xrightarrow{\text{NaHSO}_3} \underset{\text{H}_3\text{C}}{\overset{\text{N}}{\bigcirc}}\text{SO}_3\text{Na} + \underset{\text{OH}}{\overset{\text{N}}{\bigcirc}}\overset{\text{CH}_3}{\bigcirc}$$

本品分子结构中含有嘧啶环和噻唑环 2 个杂环,可以与多种生物碱沉淀试剂反应。如与碘生成红色沉淀($B \cdot HI \cdot I_2$);与碘化汞钾试剂生成淡黄色沉淀($B \cdot H_2HgI_4$);与三硝基苯酚生成黄色扇形结晶($B \cdot 2HI \cdot HgI_2$)。

本品广泛存在于种子的外皮和胚芽中,如米糠和麸皮,也可由人工合成。本品具有维持糖代谢及神经传导的正常功能。在体内吸收较慢,并易被硫胺酶破坏而失效。

本品主要用于防治维生素 B_1 缺乏症引起的脚气病,各种疾病的辅助治疗(如全身感染、多发性神经炎、糖尿病、脊髓灰质炎后遗症及小儿遗尿症、心肌炎、消化功能不良、甲状腺功能亢进症等)。对解除某些药物如链霉素、庆大霉素等引起的听觉障碍有帮助。

→ **典型药物**

维生素 B_2 vitamin B_2

化学名为 7,8-二甲基-10-[(2S,3S,4R)-2,3,4,5-四羟基戊基]-3,10-二氢苯并蝶啶-2,4-二酮。又名核黄素。

本品为橙黄色结晶性粉末;微臭,味微苦;熔点为 280 ℃,熔融的同时分解;极微溶于水,几乎不溶于乙醇、三氯甲烷,不溶于乙醚、丙酮和苯;在稀氢氧化钠溶液中溶解。

知识链接

维生素 B_2 的发现

1879 年,英国著名化学家布鲁斯发现牛奶的上层乳清中存在一种黄绿色的荧光色素,他尝试用各种方法提取,试图发现其化学本质,但都没能成功。几十年中,尽管世界上许多科学家从不同来源的动植物中都发现了这种黄色物质,但都无法识别。1933 年,美国科学家哥尔倍格等从 1000 多千克牛奶中得到 18 mg 这种物质,后来人们因其结构式中有一个核糖醇结构,命名为核黄素。

本品的化学结构中含有酰亚胺和叔胺结构,故为酸碱两性化合物,$K_a = 6.3 \times 10^{-12}$,$K_b = 0.5 \times 10^{-12}$,可溶于酸和碱;其饱和溶液 pH 为 6。

本品水溶液为非解离型,显黄绿色荧光,pH 为 6~7 时荧光最强,加入无机酸或碱后解离,荧光即消失。

本品固体在干燥时性质稳定,在室温下遮光密闭保存 5 年,没有明显变化。

本品在光照及紫外线照射下引起不可逆的分解,分解速率随温度上升和 pH 增大而加快。

本品水溶液遇光极易分解,且分解速率随温度 pH 升高而加快。在酸性或中性溶液中分解为光化色素(蓝色荧光素),在碱性溶液中分解为感光黄素(光化黄),如本品的 1% 氢氧化钠溶液,在 24 h 内即可完全分解。此外,在酸性或碱性溶液中还生成微量的核黄素-10-乙酸。

| 光化色素 | 感光黄素 | 核黄素-10-乙酸 |

异咯嗪母核的 N_1 和 N_5 间存在活泼共轭双键,具有氧化还原性,遇一般的弱氧化剂比较稳定,但遇强氧化剂如高锰酸钾则被氧化;遇强还原剂如连二亚硫酸钠可被还原成无荧光的二氢核黄素,并从水中析出,二氢核黄素又能被空气中的氧气氧化成核黄素。

| 核黄素 | 二氢核黄素 |

人体所需的维生素 B_2 主要依赖食物供给,动物的肝肾、牛奶、鸡蛋中含维生素 B_2 比较丰富,绿色蔬菜和豆类中也有。

本品主要用于治疗维生素 B_2 缺乏所引起的口角炎、唇炎、舌炎、眼结膜炎、脂溢性皮炎、阴囊炎等。

→ **典型药物**

维生素 B_6　vitamin B_6

化学名为 6-甲基-5-羟基-3,4-吡啶二甲醇盐酸盐,又名盐酸吡哆辛。

在自然界存在的维生素 B_6 包括吡哆醇、吡哆醛和吡哆胺。在体内均以磷酸酯的形式存在,最终被代谢成无活性的吡哆酸。由于最早分离得到的是吡哆辛,故一般以它作为维生素 B_6 的代表,临床用其盐酸盐。

| 吡哆醛 | 吡哆胺 | 吡哆酸 |

本品为白色或类白色的结晶或结晶性粉末;无臭,味苦酸;遇光渐变质;易溶于水,微溶于乙醇,不

溶于三氯甲烷或乙醚;熔点为205～209 ℃,熔融的同时分解;有升华性。

本品的干燥固体对光和空气稳定,水溶液遇空气易氧化变色,且氧化速率随溶液碱性增强而加快。本品在酸性溶液中稳定,但在中性或碱性溶液中遇光发生分解而失活。如本品的中性溶液加热至120 ℃,可发生聚合生成双分子的聚合物而失活。

本品分子中烯醇型羟基可与三氯化铁试液显红色,其分子中两个醇羟基可被酯化。

本品与2,6-二氯对苯醌氯亚胺试液作用生成蓝色化合物,几分钟后即消失,后转变为红色。该反应为对位未取代的酚类所共有的反应。

本品进入体内后,在酶的作用下被ATP磷酸化,再经氧化得到具有生物活性的5′-磷酸吡哆醛和5′-磷酸吡哆胺。它们均为氨基转移酶、氨基酸脱羧酶的辅酶,并参与氨基酸和神经递质的代谢。

5′-磷酸吡哆醛　　　　　　　　　5′-磷酸吡哆胺

本品在肝脏、谷粒、肉、鱼、蛋、豆类及花生中含量较多。

本品临床用于减轻抗肿瘤药和放射治疗引起的恶心、呕吐或妊娠呕吐,防治因大量或长期服用异烟肼和肼苯哒嗪等引起的周围神经炎、失眠不安,治疗婴儿惊厥、白细胞减少症。

二、维生素C

维生素C广泛存在于绿色蔬菜和新鲜水果中,特别是在番茄、柑橘、山楂、猕猴桃等物质中,含量较为丰富。维生素C为胶原和细胞间质合成所必需的原料,当摄入不足时可导致维生素C缺乏症。药用品多为化学合成得到。此外,维生素C也被广泛用作制药和食品工业的抗氧剂或添加剂。

知识链接

坏血病与维生素C

几百年前的欧洲,远洋商船、军舰上的海员们经常出现身体软弱无力,肌肉和关节疼痛难忍,牙龈肿胀出血,甚至皮肤淤血和渗血,最后痛苦地死去,当时,人们并不知道这是什么病,以为是一种传染性瘟疫,并根据症状起名为坏血病。直到18世纪末,一位英国医生发现,给病情严重的患者每天吃一个柠檬,这些人竟像吃了仙丹一样迅速见效,半个月全都康复。柠檬为什么会有如此神奇的本领?经过长期研究,科学家发现在新鲜的水果和蔬菜中存在某种能治疗坏血病的物质,即维生素C(又叫抗坏血酸),并证实坏血病就是维生素C缺乏症。

维生素 C   vitamin C

化学名为 L(＋)-苏阿糖型-2,3,4,5,6-五羟基-2-己烯酸-4-内酯,又名 L-抗坏血酸。

本品为白色结晶或结晶性粉末;无臭,味酸;易溶于水,略溶于乙醇,不溶于三氯甲烷或乙醚;熔点为 190～192 ℃;熔融的同时分解;比旋光度为＋20.5°～＋21.5°。

本品分子中含两个手性碳原子,故有四个光学异构体。其中 L-(＋)-抗坏血酸活性最强,D-(一)-异抗坏血酸的活性仅为其 1/20,D-(一)-抗坏血酸和 L-(＋)-异抗坏血酸几乎无效。

L-（＋）-抗坏血酸　　D-（一）-抗坏血酸　　D-（一）-异抗坏血酸　　L-（＋）-异抗坏血酸

本品分子中存在连二烯醇结构,烯醇羟基容易释放出氢质子,故呈酸性。但 C_2 位上的羟基可与 C_1 位的羰基形成分子内氢键,故 C_2 位羟基酸性极弱(pK_a 为 11.57);C_3 位上的羟基由于受共轭效应的影响,酸性较强(pK_a 为 4.17)。故维生素 C 一般表现为一元酸,C_3 上的羟基可与 $NaHCO_3$ 或稀 NaOH 溶液反应,生成 C_3 烯醇钠盐。但遇强碱如浓 NaOH 溶液,则内酯环被水解,生成开链的酮酸钠盐。

酮酸钠盐　　　　　　　　　　　　　　　　　　　　　3-烯醇钠盐

本品分子中的连二烯醇结构容易释放出氢质子而具有很强的还原性,易被空气中的氧所氧化,生成去氢维生素 C。维生素 C 被氧化成去氢维生素 C 后,分子中共轭体系被破坏,加上 C_2 和 C_3 位羰基的吸电子作用,使 C_1 的正电性增强,更易水解,生成 2,3-二酮古罗糖酸,并可进一步被氧化为苏阿糖酸和草酸而失活。在空气中被氧化的速率由 pH 和氧气的浓度决定,重金属离子等可催化上述反应。

去氢维生素C　　2,3-二酮古罗糖酸　　苏阿糖酸　　草酸

知识链接

维生素 C 的配伍禁忌

（1）维生素 C 不宜与维生素 B_2 配伍混合口服。维生素 C 具有较强的还原性，在水溶液中尤其在碱性溶液中容易被氧化。维生素 B_2 为两性化合物，氧化性大于还原性。当维生素 C 与维生素 B_2 配伍混合口服时，会因发生氧化还原反应而失效。

（2）维生素 C 不宜与碳酸氢钠配伍使用。维生素 C 因分子结构中含有连二烯醇结构，显弱酸性，其水溶液不稳定，在碱性溶液中更易被破坏，在空气中易氧化失效。若维生素 C 与碳酸氢钠配伍使用，碳酸氢钠为碱性药物，在碱性溶液中维生素 C 极易氧化而脱去两个氢原子，形成去氢维生素 C，失去原来的药理作用。另外氨茶碱、谷氨酸钠（钾）等碱性药物也不能和维生素 C 合用。

此外，硝酸银、碱性酒石酸铜、氯化铁、碘及 2,6-二氯靛酚等也能氧化维生素 C 生成去氢维生素 C。去氢维生素 C 在还原剂的作用下，又生成维生素 C。二者可以相互转化，具有等同的生物活性。

本品在酸性条件下可被碘氧化，故可用碘量法测定含量。

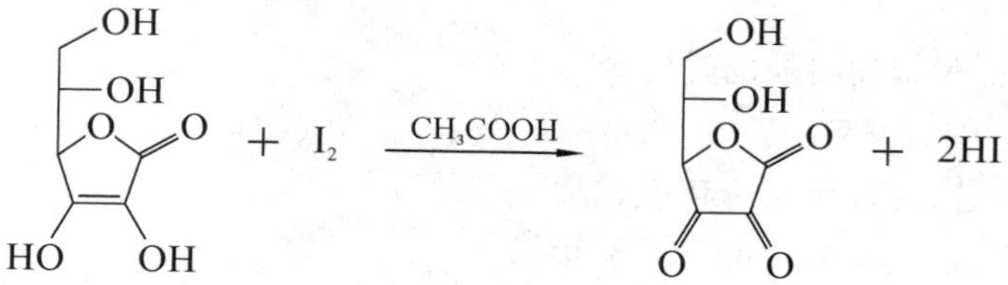

本品水溶液加硝酸银试液可发生银镜反应，即生成单质银的黑色沉淀。

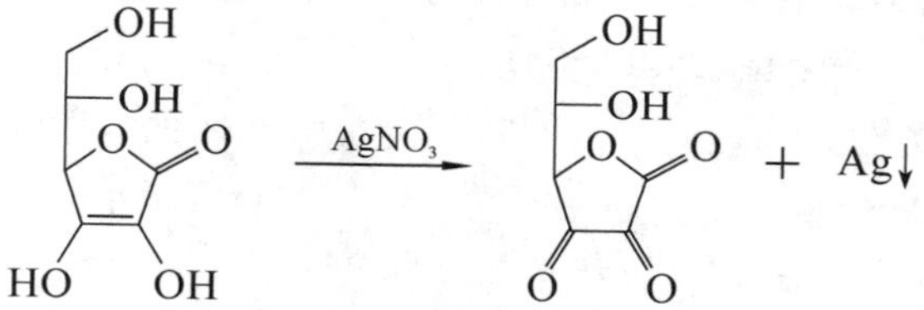

本品水溶液加入 2,6-二氯靛酚试液少许，试液的颜色即消失。

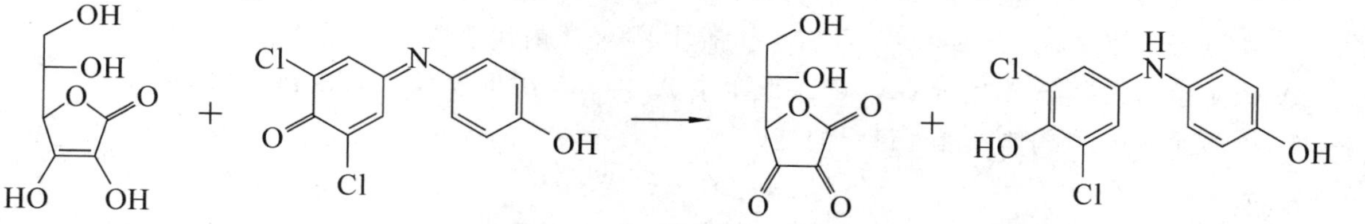

去氢维生素 C 在无氧条件下容易脱水和水解。在酸性介质中受质子催化经脱水、水解、脱羧反应生成糠醛（即呋喃甲醛），糠醛聚合而呈现黄色斑点。这是维生素 C 在生产贮存过程中变色的主要原因，空气、光线、热及金属离子都可加速上述反应的进行。故本品应避光密闭保存。配制注射液时，应使用 CO_2 饱和的注射用水，严格控制 pH 在 5～6 之间，并加入 EDTA-Na_2 和焦亚硫酸钠或半胱氨酸等作为稳定剂。

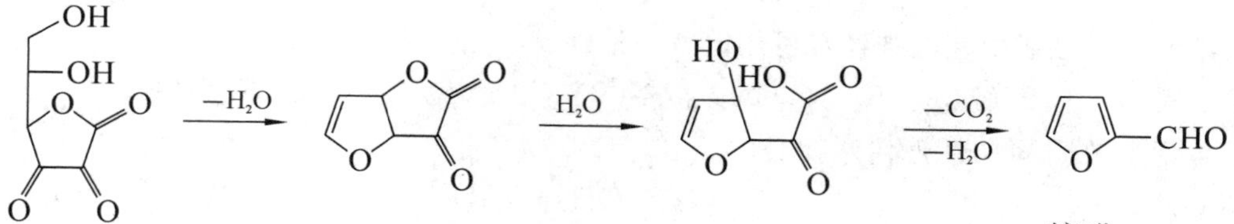

糠醛

本品临床用于预防和治疗维生素 C 缺乏症,预防冠心病。大剂量注射本品可用于治疗克山病。本品也用于尿液的酸化、高铁血红蛋白血症、各种急慢性传染病(肝硬化、急性肝炎等)和许多其他疾病,亦广泛用作药物和食品中的抗氧剂和添加剂。

本章小结

通过对本章知识的学习,要求掌握维生素 A、维生素 E、B 族维生素(维生素 B₁、维生素 B₂、维生素 B₆)、维生素 C 的理化性质和临床用途,熟悉维生素的分类、命名及维生素 D₂ 的理化性质及临床用途;了解维生素的概念及来源。能够熟练应用维生素类典型药物的理化性质解决该类药物的调剂、制剂、分析检验、贮存保管及使用等问题。并能够写出维生素 A 醋酸酯、维生素 E 醋酸酯、维生素 K₃、维生素 B₁、维生素 C 的化学结构,认识维生素 D、维生素 K₃、维生素 B₂、维生素 B₆ 的化学结构,为该类药物的调配、制剂、分析检验、贮存保管及使用等奠定理论和实践基础。

能力检测

能力检测答案

一、最佳选择题

1. 下列关于维生素 A 叙述错误的是(　　)。

A. 极易溶于三氯甲烷、乙醚

B. 含共轭多烯醇侧链,易被氧化为环氧化物

C. 对紫外线不稳定,易被空气中的氧所氧化

D. 与维生素 E 共存时更易被氧化

E. 应装于铝制或其他适宜的容器内,充氮气密封,在凉暗处保存

2. 维生素 B₆ 不具有下列哪个性质?(　　)

A. 白色或类白色结晶性粉末　　　　　　　　B. 水溶液显碱性

C. 含有酚羟基,遇三氯化铁呈红色　　　　　D. 易溶于水

E. 水溶液易被空气氧化而变色

3. 能与三氯化锑的三氯甲烷溶液作用显蓝色后渐变为红色的维生素是(　　)。

A. 维生素 A　　　B. 维生素 B　　　C. 维生素 C　　　D. 维生素 D　　　E. 维生素 E

4. 下列维生素中,(　　)自身不具有生物活性,须经体内代谢活化后,才有活性。

A. 维生素 K　　　B. 维生素 B　　　C. 维生素 A　　　D. 维生素 C　　　E. 维生素 E

5. 在维生素 E 异构体中活性最强的是(　　)。

A. α-生育三烯酚　　　　　　　　B. β-生育三烯酚　　　　　　　　C. α-生育酚

D. β-生育酚　　　　　　　　　　E. γ-生育酚

6. 维生素 C 结构中酸性最强的羟基位于(　　)。

A. 2 位　　　　B. 3 位　　　　C. 4 位　　　　D. 5 位　　　　E. 6 位

7. 维生素 K₃ 又称为(　　)。

A. 亚硫酸氢钠甲萘醌　　　　　B. 盐酸硫胺　　　　　　　　　C. 盐酸吡哆辛

D. 骨化醇　　　　　　　　　　E. 生育酚

8. 长期服用异烟肼引起的神经炎可用(　　)治疗。

A. 维生素 A　　　B. 维生素 B₂　　　C. 维生素 C　　　D. 维生素 K　　　E. 维生素 B₆

9. 维生素 D 在肝肾的活性代谢物是(　　)。

A. 25-OH-VitD　　　　　　B. 24,25-(OH)₂-VitD　　　　　　C. 1,25-(OH)₂-VitD

D. 1,24-(OH)₂-VitD　　　　E. 24-OH-VitD

二、配伍选择题

[1~4]

A. 遇酸可发生脱水反应生成脱水产物　　　B. 氧化后可生成硫色素
C. 肠道细菌可以合成的　　　　　　　　　D. 有吡哆醇、吡哆醛和吡哆胺三种形式
E. 氧化生成多聚糠醛,是该物质变色的主要原因

1. 维生素 K (　　)。

2. 维生素 B_1 (　　)。

3. 维生素 B_6 (　　)。

4. 维生素 C (　　)。

[5~9]

A. 维生素 A 醋酸酯　　　　　B. 维生素 B_2　　　　　C. 维生素 K_3
D. 维生素 D　　　　　　　　E. 维生素 E

5. 用于预防佝偻病、骨软化病的是(　　)。

6. 用于口角炎、舌炎、脂溢性皮炎的是(　　)。

7. 用于习惯性流产、不孕症、间歇性跛行的是(　　)。

8. 用于治疗干眼症、夜盲症、皮肤干燥等的是(　　)。

9. 用于凝血酶原过低症、新生儿出血症的是(　　)。

三、多项选择题

1. 属于水溶性维生素的有(　　)。

A. 维生素 A　　　B. 维生素 C　　　C. 维生素 K_3　　　D. 吡哆素　　　E. 核黄素

2. 维生素 C 结构中含有连二烯醇结构,因此具有(　　)。

A. 酸性　　　B. 碱性　　　C. 氧化性　　　D. 还原性　　　E. 水不溶性

3. 贮存时应遮光、密封的维生素是(　　)。

A. 维生素 A　　　B. 维生素 K_3　　　C. 维生素 B_1　　　D. 维生素 C　　　E. 维生素 E

(赵　坤)

第十二章

药物的变质反应与药物的代谢

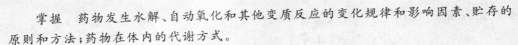

学习目标

　　掌握　药物发生水解、自动氧化和其他变质反应的变化规律和影响因素、贮存的原则和方法;药物在体内的代谢方式。

　　熟悉　药物化学结构与变质反应的关系;各种代谢反应类型的特点。

　　了解　药物变质反应的类型、机制;药物代谢的生物效应。

案 例 导 入

服用过期药品危害多

　　案例一:69 岁的张伯,近日不小心吃了一颗过期的治疗心脏病的药,吃了之后,张伯脸色发青、呼吸困难,幸好家属及时发现,并送医院,花了数百元进行治疗。

　　案例二:小黄的女儿发烧了,她赶紧拿出家中自备的退烧药给女儿服下,但是女儿高烧仍然不退。第二天,小黄赶紧将女儿送到了医院。医生看了小黄给她女儿吃的退烧药后告诉她该药失效一个多月,好在没有什么危险,如果时间长了,吃了就有可能会危及生命。

　　有的人认为,药品过期了,药效降低了,没有关系,多吃几颗就可以了。但是药品过期并不是药效降低那么简单,有的药品甚至会成为毒药。药品一旦过期就成为劣药,不仅意味着失效,还可能发生霉变,不但达不到预期的疗效,还可能加大药品的毒副作用,服用后直接危害人体健康。在买药、用药之前,一定要仔细阅读说明书,对过期、发霉、粘连和分不清用途的药物,坚决不用。家中存放的药品不可过多,最好的办法还是要合理购药。药品应集中保存在一个药品盒或抽屉里,放置在避光、干燥、通风和温度较低的地方。

第一节　药物的变质反应

　　研究药物的稳定性和发生变质反应的变化规律、防止药物变质对于安全用药具有非常重要的意义。药物在生产、制剂、贮存、调配和使用等各个环节均可能由于药物的化学结构受到外界因素的影响而发生变质反应。药物的变质反应会直接导致药物疗效的降低或失效,甚至产生毒副作用,进而影响用药的安全性、有效性和经济性。

　　药物的变质反应主要有水解反应、氧化反应、还原反应、异构化反应、脱羧反应及聚合反应等。其中,水解反应和氧化反应较为常见。另外,空气中的二氧化碳对药物的质量也有一定的影响。因此,应探讨并掌握药物变质反应的规律,采用适当的措施,防止或延缓药物变质,确保药物安全有效。

一、药物的水解反应

药物的水解反应是一类常见而重要的药物变质反应，易发生水解反应的药物的化学结构中都含有易被水解的基团。常见易发生水解反应的药物结构有酯类、酰胺类、酰脲类、酰肼类、苷类、盐类、缩氨酸类及活泼卤化物类等。其中，以酯类、酰胺类、盐类和苷类药物的水解较为常见。

（一）药物水解反应的类型

1. 酯类药物的水解

酯类药物的水解反应最普遍。酯类药物主要包括无机酸酯、有机酸酯及内酯类药物。酯类药物在酸性、中性或碱性条件下均可发生水解反应，尤其在碱性条件下水解速率更快、更完全，生成相应的酸和羟基化合物。如解热镇痛药阿司匹林含酚酯结构，在湿、酸、碱、受热及微量金属离子催化下易水解成水杨酸和醋酸。

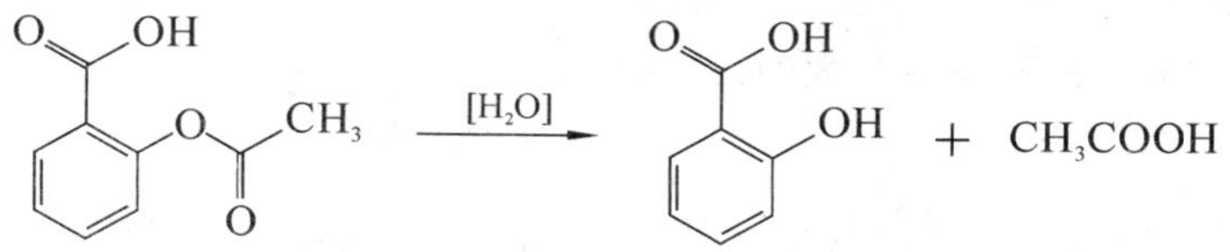

酯类药物在酸催化下的水解为可逆过程：

$$R-\overset{\overset{O}{\|}}{C}-OR' + H_2O \xrightleftharpoons{H^+} R-\overset{\overset{O}{\|}}{C}-OH + R'OH$$

酯类药物在碱催化下的水解为不可逆过程：

$$R-\overset{\overset{O}{\|}}{C}-OR' + H_2O \xrightarrow{OH^-} R-\overset{\overset{O}{\|}}{C}-OH + R'OH$$

2. 酰胺类药物的水解

酰胺类包括脂肪酰胺、芳（杂）酰胺和内酰胺类。酰胺类药物的水解机制与酯类相似，可在酸、碱催化和加热条件下水解生成羧酸和氨基化合物。其衍生物酰肼类、酰脲类也都易水解。如对乙酰氨基酚、异烟肼及巴比妥类的水解等。

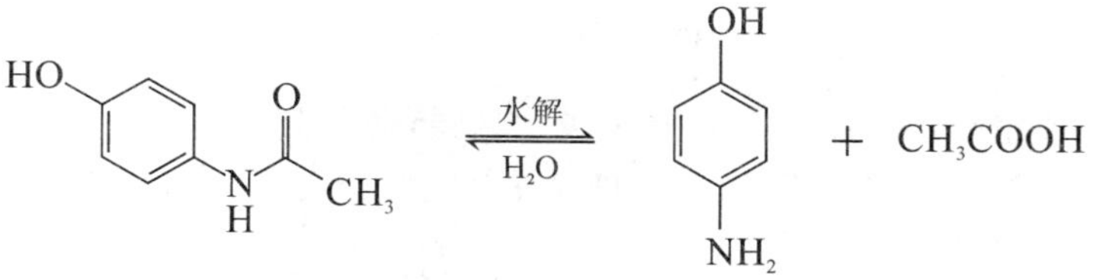

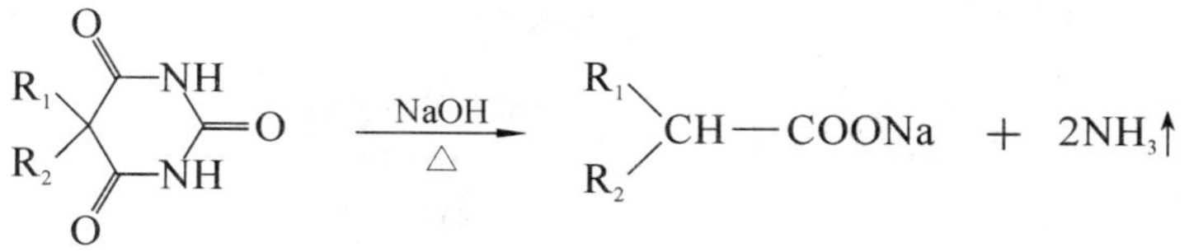

3. 苷类药物的水解

苷类是由糖或糖的衍生物与非糖物质（苷元）通过脱水形成苷键缩合而成的一类化合物。苷类药物如氨基糖苷类、苯海拉明等，含有类似的结构（R—O—R′）。其在酶或酸性条件下较易水解为糖和苷元。

4. 盐类药物的水解

盐类的水解是指盐和水作用生成酸和碱的反应。盐类药物的水解一般不发生变质，但会破坏溶液的稳定性，使溶液出现沉淀或变浑浊，从而影响制剂的使用。盐类的水解一般可逆，若生成的酸或碱是难溶于水的沉淀，水解反应就向右进行，几乎可以完全水解。

$$BA + H_2O \Longrightarrow BOH + HA$$

有机药物的强酸强碱盐在水中只电离而不水解。易发生水解的盐类有弱酸强碱盐、强酸弱碱盐和弱酸弱碱盐。如磺胺嘧啶钠注射液吸收空气中的 CO_2 发生水解反应,生成磺胺嘧啶沉淀。

磺胺嘧啶钠　　　　　　　　　磺胺嘧啶

5. 其他结构类型药物的水解

除上述几种结构类型的药物易水解外,还有其他一些易发生水解的结构类型,如酰脲结构的巴比妥类药物、含酰肼结构的异烟肼、多肽结构的胰岛素等,在一定条件下均可发生水解。异烟肼在酸或碱存在下易水解,生成异烟酸和毒性较大的游离肼。

异烟肼　　　　　　　　　　异烟酸　　　　　肼

（二）影响药物水解的结构因素

药物的水解主要由其化学结构决定。易水解基团的特性及其邻近取代基的电子效应和空间效应是影响药物水解的内因。如羧酸衍生物类药物（RCOX）水解的难易,主要取决于 R 和 X 的电子效应和空间效应。

1. 电子效应

羧酸衍生物类药物（RCOX）的水解难易程度取决于酰基碳原子所带正电荷的多少,若 R 和 X 使酰基碳所带正电荷增多,则有利于亲核试剂进攻,水解速率加快;反之,则水解速率减慢。

当 RCOX 水解时,C—X 键断裂,X^- 为离去基团,X^- 和 H^+ 形成的 HX 为离去酸。

（1）当 RCOX 的 R 相同,X 不同时,离去酸酸性越强,药物越容易水解,离去酸酸性大小顺序是 $HOAr > HOR > H_2NCONHR > H_2NNH_2 > NH_3$,所以羧酸衍生物类药物水解速率快慢顺序是酚酯 > 醇酯 > 酰脲 > 酰肼 > 酰胺。

（2）当 RCOX 的 X 相同,R 不同时,即不同羧酸与同一种化合物组成的羧酸衍生物,羧酸的酸性越强,则越易水解。

（3）脂肪酸酯比相应的芳香酸酯易水解。因为 R 为苯环时,苯环与酰基碳氧双键形成 $\pi\text{-}\pi$ 共轭效应,使酰基碳原子所带正电荷减少更多。若在芳香酸酯的苯环上引入吸电子基团（如—NO_2,—X 等）使酰基碳原子所带正电荷增多,水解速率加快;反之,若引入供电子基团（如—NH_2,—R 等）则水解速率减慢。

（4）无机酸酯比羧酸酯易水解,是因为无机酸酯极性较大,易与水分子结合。

2. 空间效应

（1）空间效应是指在水解基团邻位引入具有较大体积的取代基,产生较强的空间掩蔽作用,不利于亲核试剂的进攻,减缓水解反应的速率。如异丁基水杨酸比阿司匹林稳定,前者水解反应的速率较后者慢 90%;利多卡因因酰胺键的邻位有两个甲基产生空间位阻而不易水解。

（2）邻助作用加速水解。酰基邻近有亲核基团时,发生分子内亲核进攻,可起催化作用,加速水解,称为邻助作用。

（三）影响药物水解的外界因素

影响药物水解的外界因素主要有水分、温度、溶液的酸碱性及重金属离子。

1. 水分

水分是药物发生水解反应的必要条件。易水解的药物在生产、贮存和使用过程中都要注意防水,以免药物发生水解。易水解药物可考虑制成固体制剂使用,如片剂、糖衣片及胶囊剂等。若要制成溶液剂,则通常制成粉针剂,密封或严封保存,并严格控制水分含量,使用前稀释。如《中国药典》规定青霉素钠检查"干燥失重"不得超过 0.5%。

2. 温度

对于化学反应来说,温度每升高 10 ℃,反应速率增大 2～4 倍。药物的水解反应速率大多随温度的增高而加快。因此,对于受热易水解的药物,在药物的生产和贮存过程中要注意控制温度,防止温度过高而加快水解。例如制备注射剂时应严格控制灭菌温度和灭菌时间,并在《中国药典》指定的温度范围内贮存。

3. 溶液的酸碱性

通常溶液的酸碱性对药物的水解反应的影响较为明显。酯类、酰胺类和苷类药物的水解均受溶液 pH 的影响,酸和碱均可以催化水解反应。一般情况下,药物的水解反应速率随溶液 pH 增大而加快。例如,在 100 ℃,30 min 内,盐酸普鲁卡因在 pH 为 3.0 时,其水解率为 0,当 pH 为 6.5 时,其水解率则增大至 18.4%～19.0%。

4. 重金属离子

重金属离子主要来自药物生产过程中的原料、辅料、容器及溶剂等,以微量杂质的形式存在于药物之中。一些重金属离子（Cu^{2+}、Fe^{3+}、Zn^{2+} 等）可以促进药物（青霉素钠、维生素 C 等）水解,为了避免重金属离子对水解反应的催化作用,常加入金属离子配合剂乙二胺四乙酸二钠（EDTA-Na_2）。

二、药物的氧化反应

很多药物具有还原性,能发生氧化反应。药物的氧化反应分为化学氧化反应和自动氧化反应。一般来说,药物发生氧化反应时主要发生化学氧化反应,主要用于药物制备和药物质量分析。药物贮存过程中与空气中的氧发生的反应是引起药物变质的重要反应之一。发生自动氧化反应的药物结构类型主要包括碳碳双键类、酚类与烯醇类、芳伯氨基类、巯基类及其他类。

（一）药物自动氧化反应的类型

1. 碳碳双键类

含有不饱和双键的药物易发生氧化反应生成环氧化物,如维生素 A。

维生素A

2. 酚类与烯醇类

含有酚羟基的药物易被氧化,酚羟基越多,越容易被氧化。氧化产物多为有色醌类物质。烯醇类的自动氧化与酚类相似。如去甲肾上腺素红,进一步聚合为棕色的多聚体。

常见的含酚羟基的药物有苯酚、水杨酸钠、肾上腺素、对氨基水杨酸钠、盐酸吗啡、维生素 E 等。

3. 芳伯氨基类

含有芳伯氨基的药物易氧化生成醌类化合物、偶氮化合物和氧化偶氮化合物。如普鲁卡因、磺胺类药物等。

普鲁卡因   磺胺嘧啶

4. 巯基类

脂肪或芳香巯基都具有还原性,由于硫原子的电负性小于氧,易给出电子,故巯基比酚羟基或醇羟基易于氧化生成二硫化物。常见的含巯基的药物有卡托普利、巯嘌呤、丙硫氧嘧啶、半胱氨酸等。

卡托普利   半胱氨酸

5. 其他类

醛类、仲醇类药物易自动氧化为相应的酸和酮。如含有醛基结构的硫酸链霉素、含有连二烯醇结构的维生素 C 等,都可以在一定条件下发生自动氧化反应,导致药物变色变质。

(二)影响药物自动氧化反应的结构因素

从自动氧化机制来看,如果药物结构有利于 C—H 键的均裂和 C—H 键、N—H 键和 S—H 键的异裂,则自动氧化反应就容易发生。现分述如下。

1. C—H 键的自动氧化

一般情况下,C—H 键的解离能越小,则越易均裂为自由基,越易发生自动氧化。醛基的 C—H 键、苯环侧链烷基的 C—H 键以及醇、醚、胺、烯烃的 α 位 C—H 键,因受邻位极性基团的吸电子诱导效应影响,C—H 键电子云密度减少,致使键合能力减弱,解离能较小,故易均裂氧化。其中,含醛基的药物最易发生自动氧化反应。

2. O—H 键的自动氧化

(1)酚类药物易被氧化 这是由于苯环与氧原子之间存在 p-π 共轭,使电子云偏向苯环,O—H 键易断裂形成苯氧负离子,故易发生异裂自动氧化反应。儿茶酚胺类药物中,凡是含邻二酚结构的拟肾上腺素类药物,由于羟基数目的增多,更容易发生自动氧化反应。苯环上若引入氨基、羟基、烷氧基及烷基等供电子基团时,易发生自动氧化,如吗啡、维生素 E 等;若引入羧基、硝基、磺酸基及卤素原子等吸电子基团则较难发生自动氧化反应。

(2)烯醇与酚类相似,易发生 O—H 键的异裂自动氧化,如维生素 C 有连二烯醇结构,相当于邻苯二酚类药物,易氧化变色。

3. N—H 键的自动氧化

芳香胺比脂肪胺还原性强,更容易发生自动氧化反应。因为芳香胺的 N 原子与苯环之间的 p-π 共轭,使苯环的电子云密度增大,故易氧化。若在芳香苯环上引入强吸电子基团,可降低苯环的电子云密度,不易被氧化,稳定性增加。如磺胺类药物的芳伯氨基,因对位磺酰胺基的吸电子效应,还原能力明显不如苯胺强。

4. S—H 键的自动氧化

巯基的 S—H 键比酚类或醇类的 O—H 键更易自动氧化,是由于硫原子的半径比氧原子大,其原子核对核外电子的约束力较弱,易给出电子。含脂肪或芳香巯基的药物一般都具有还原性,均易发生自动氧化。如半胱氨酸极易被氧化,常用作油性抗氧剂。

知识链接

苯酚久置变色

苯酚是一种有机化合物,化学式为 C_6H_5OH,是具有特殊气味的无色针状晶体。苯酚的分子结构中含有酚羟基,久置常显粉红色,这是因为酚羟基结构接触到空气中的氧气易被氧化,从而发生氧化反应产生醌,呈粉红色。因此,苯酚应密封、避光保存。

(三)影响药物自动氧化反应的外界因素

1. 氧气

氧气是药物发生自动氧化反应的必要条件。许多具有还原性的药物可被空气中的氧慢慢氧化而失效,通常氧的浓度越大,氧化反应越快,氧化程度也越深,如含有酚羟基、芳伯氨基、碳碳双键、吩噻嗪环等结构的药物。为了减轻氧对药物稳定性的影响,应尽量减少药物与氧的接触。

2. 温度

自动氧化反应的速率受温度的影响较大,一般温度升高,氧化反应速率加快。因此,在药物的生产、制剂、贮存中应注意控制温度。

3. pH

自动氧化反应一般在碱性条件下易发生,在酸性条件下不易发生。故将药液调至酸性,是延缓氧化的有效方法。

4. 光线

日光是使药物变色、气味散失、挥发、风化的又一因素。在日光的直接或间接照射下,很多药物会发生颜色变化而降低疗效,特别是那些对光敏感的药物。日光由不同波长的光线组成,不同波长的光线促进药物发生自动氧化反应的能力不同,其中以 420 nm 以下波长的紫外线影响最大。

5. 重金属离子

常见的重金属离子如 Cu^{2+}、Fe^{3+}、Pb^{2+}、Mn^{2+} 等,它们对药物的自动氧化反应起到催化作用。为避免其对药物的自动氧化的影响,故常加入适量的金属离子配合剂 EDTA-Na_2。

三、药物的其他反应

(一)药物的异构化反应

一些药物在制备和贮存过程中,由于受到热、光照、溶液 pH 的改变等外界因素影响,会发生异构化的变质反应,使得药物的活性降低或丧失。异构化反应指一个化合物转变为其异构体的反应,分为光学异构化和几何异构化两种。光学异构化又分为消旋化和差向异构化。消旋化是指具有旋光性的化合物在物理或化学因素(如加压、溶解、光、热、某些试剂)的作用下转变为外消旋体的过程。差向异构化是指含有两个或两个以上手性中心的化合物分子中某手性中心的构型通过化学反应转换成其相反构型的过程,所形成的两种非对映异构体,称为差向异构体。

光学异构化对药物的疗效有很大影响。如四环素类抗生素在 pH 2～6 时,发生差向异构化,C_4

位的二甲氨基构型改变,生成无活性的差向异构体。

有活性   pH 2～6   无活性

(二)药物的脱羧反应

某些药物在一定条件下会发生脱羧或脱水反应而变质,导致药物的疗效降低或丧失,甚至产生有毒物质。如普鲁卡因水解后生成对氨基苯甲酸,进一步发生脱羧反应生成毒性较大的苯胺。

普鲁卡因   对氨基苯甲酸   苯胺

(三)药物的聚合反应

聚合反应是同种药物的分子间相互结合生成大分子的反应。发生聚合反应往往产生沉淀、变色现象,影响药物的质量。如维生素 B_6 聚合形成双分子化合物。如维生素 K_3 光照后变为紫色,是由分解并聚合成的双分子化合物而引起的。青霉素类药物在一定条件下,β-内酰胺环开环后发生聚合反应,聚合物是引起青霉素类药物过敏反应的主要成分,聚合度越高,越易引起过敏反应。

(四)药物的还原反应

具有氧化性的药物比具有还原性的药物少,因此发生还原反应的药物较少。一般结构中含有氧化性基团的药物具有氧化性,遇还原剂发生还原反应。如氯霉素结构中的硝基与氯化钙、锌粉反应,被还原为羟胺化合物。

知识链接

二氧化碳对药物稳定性的影响

空气中存在二氧化碳,且极易溶于水。某些药物的水溶液吸收二氧化碳后产生沉淀或变浑浊,从而导致药物变质,影响药物质量。这是因为二氧化碳溶于水后形成碳酸,使溶液的酸性增强,可导致酸性比碳酸还弱的有机弱酸强碱盐类析出游离弱酸;另外,碳酸部分解离出的 CO_3^{2-} 可与某些金属离子结合成难溶性的碳酸盐,如氧化钙溶液、氯化钙溶液、葡萄糖酸钙溶液等吸收二氧化碳后均会产生碳酸钙沉淀。

四、药物的贮存保管

(一)药物贮存的原则

药物应遵照药品质量标准规定的贮存方法进行贮存。根据药物理化性质选择适当的贮存条件,采取适当的保护措施,并定期检查药品,缩短药品周转周期。

(二)药物贮存的方法

(1)避光贮存 用不透明的溶液盛装药品的贮存方法。如用棕色容器或黑纸包裹的无色透明、半透明溶液贮存药品。凡是遇光易氧化或分解的药物均需采取本法贮存。如硝苯地平片。

(2)密闭贮存 将容器密闭,以防止尘土或异物进入的贮存方法。凡理化性质较稳定、不易受空气等外界因素影响的药物,可采用本法贮存。

（3）密封贮存 将容器密封,以防止风化、吸潮、挥发或异物进入的贮存方法。凡易风化、潮解、挥发、串味的药物可采用本法。

（4）熔封或严封贮存 将容器熔封或用适当的材料严封,以防止空气与水分侵入并防止污染的贮存方法。凡极易被空气中的氧氧化或吸水而水解的药物应采用本法贮存。

（5）阴凉处贮存 在不超过20 ℃的温度下贮存药物的方法。凡易升华、低熔点、易挥发的药物以及温度升高而易被氧化分解的药物均需采用本法贮存。

（6）凉暗处贮存 在避光并不超过20 ℃的温度下贮存药物的方法。通常既受温度升高影响又遇光加速氧化、分解的药物应采用本法贮存。

（7）冷处贮存 在2～10 ℃温度范围内贮存药物的方法。大多数生物制品应采用本法贮存。

（8）干燥处贮存 一般指将药物置于相对湿度不超过40％(冬季)至70％(夏季)的地方贮存的方法。凡吸潮吸湿后易引起潮解、稀释、发霉、氧化或分解的药物需采用本法贮存。

（9）避免冻结或避免冰冻贮存 需要在冷处保存,但又防止冷冻的贮存方法。凡冰冻后可变性失效的药物,如某些生物制品,需要采用此种方法贮存。

（10）防冻贮存 在正常温度下贮存,但在天气变冷时需要防冻的贮存方法。如某些药物制剂冻结后体积膨胀可使容器破裂等。

通常来说,一种药物往往受多种外界因素的影响,因此需要同时采用几种贮存方法。

第二节　药物的代谢

当药物进入人体后,一方面药物对机体产生诸多生理药理作用,另一方面机体也对药物进行吸收、分布、代谢和排泄等。药物的代谢反应是指药物分子被机体吸收后,在体内酶系的作用下所发生的一系列化学反应,生成的代谢物往往极性和水溶性增加,最后经机体正常系统排出体外。

药物在体内的代谢反应分为第Ⅰ相代谢反应和第Ⅱ相代谢反应。第Ⅰ相代谢反应主要是通过氧化、还原、水解、羟基化等反应,在药物分子中引入或使药物分子暴露出极性基团,如羟基、羧基、巯基、氨基等,从而增加其水溶性,以利于排泄;第Ⅱ相代谢反应主要是通过结合反应,将第Ⅰ相中药物产生的极性基团与体内的内源性成分,如葡萄糖醛酸、硫酸、甘氨酸或谷胱甘肽,经共价键结合,生成极性大、易溶于水和易排出体外的结合物。

一、药物的代谢类型

（一）第Ⅰ相代谢反应

第Ⅰ相代谢反应又称为药物官能团化反应,主要发生在药物的官能团上或分子结构中活性较高、位阻较小的部位,包括引入新的官能团及改变原有的官能团。第Ⅰ相代谢反应主要包括氧化反应、还原反应和水解反应等。

1. 氧化反应

氧化反应是药物代谢中最重要的反应,通过该反应在药物结构上引入极性基团。通过氧化反应,在药物的环系结构或脂肪链结构的碳上引入羟基或羧基。如非甾体抗炎药保泰松代谢为羟布宗。

保泰松　　　　　　　　　　　　　羟布宗

含有烯烃的药物经环氧化酶催化生成环氧化物,如雌激素合成代用品已烯雌酚的代谢。

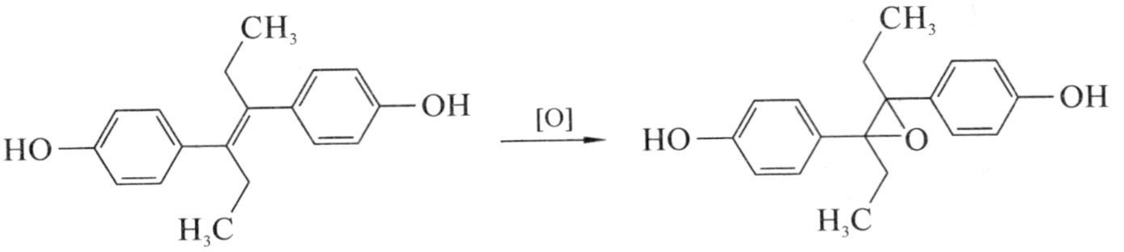

己烯雌酚

含伯醇基的药物在体内脱氢酶的催化下被氧化成醛,如维生素 A 代谢为维生素 A 醛。

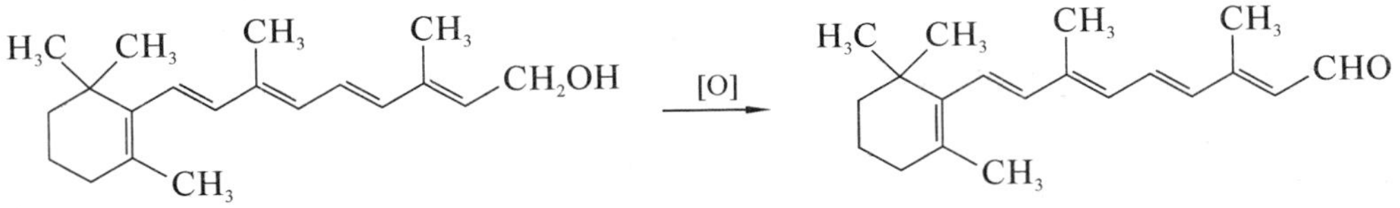

维生素A   维生素A醛

在氮、氧、硫原子上脱烃基或生成氮氧化物、硫氧化物等。如非那西丁的脱烷基反应;氯丙嗪在体内代谢生成 S-氧化代谢物。

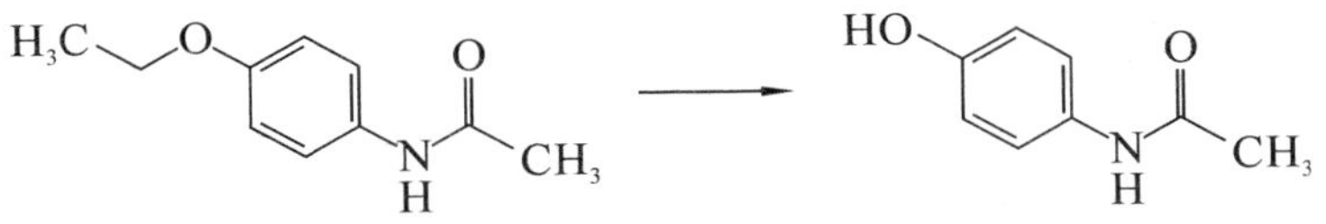

非那西丁   对乙酰氨基酚

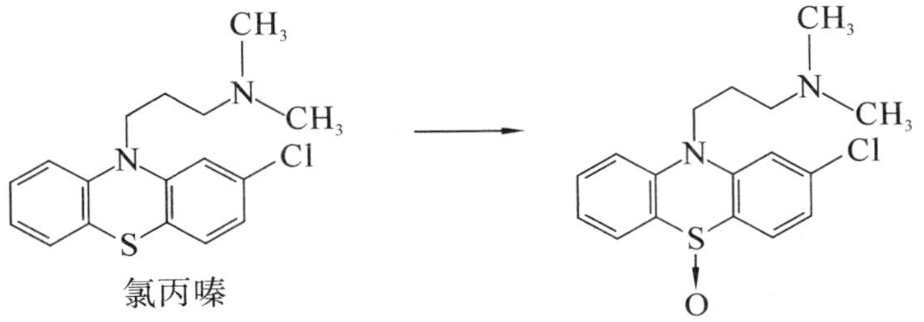

氯丙嗪

2. 还原反应

还原反应是药物在体内又一重要的代谢反应,药物在体内经还原代谢后,分子中往往引入羟基、氨基等易代谢结合的基团,便于排出体外。如硝西泮的结构中的芳香硝基可发生还原反应得到芳香氨基;萘丁美酮结构中的羰基可还原得到含羟基的仲醇类代谢物。

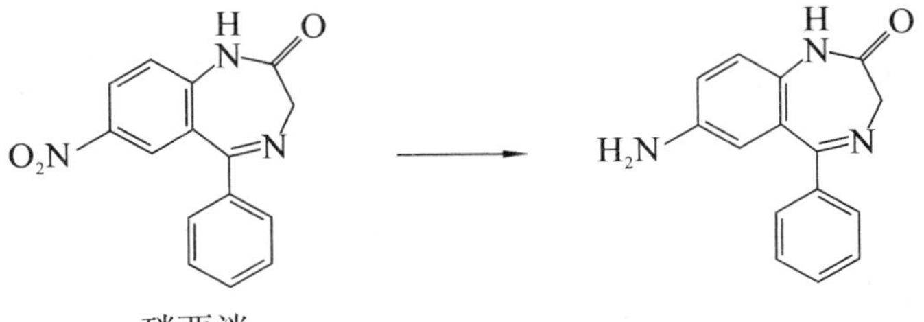

硝西泮

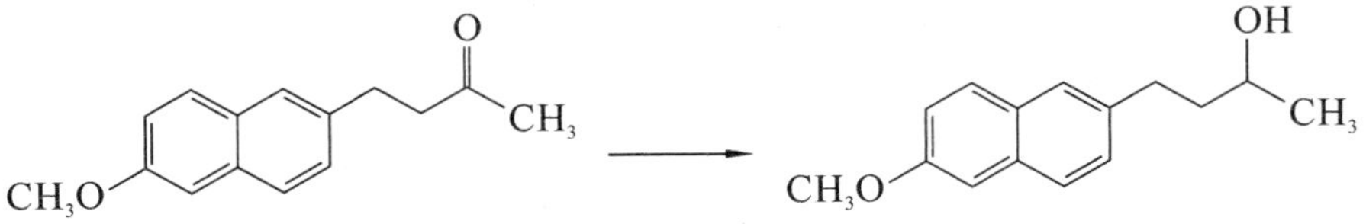

萘丁美酮

3. 水解反应

药物进入体内后与水和脂质等一起转运,所以水解反应亦是常见的药物代谢反应。体内常见的水解代谢反应是酯类和酰胺类的水解。含酯和酰胺结构的药物在代谢中被水解为羧酸、醇(酚)或胺等。如阿司匹林的水解。

阿司匹林   水杨酸

药物在体内的水解反应与体外发生的水解反应类似,不同的是体内的水解反应多是在水解酶的参与下进行的。一般情况下,酯的水解速率受结构的空间效应和电子效应的影响较为明显;酰胺的水解较相应的酯的水解速率要慢。

由于水解酶在体内广泛分布于各组织中,因此人们利用药物在体内易水解这一特性,常把含有羧基、醇羟基或酚羟基的药物制成酯类前药,在体内通过酯酶水解,释放出原药发挥作用。

> **知识链接**
>
> **酒精(乙醇)在体内的代谢及醉酒**
>
> 酒精(乙醇)在体内的分解主要依靠两种酶:乙醇脱氢酶和乙醛脱氢酶。乙醇脱氢酶能使乙醇氧化变成乙醛,而乙醛脱氢酶则能使乙醛被分解为二氧化碳和水。人体内若是具备这两种酶,就能较快地分解乙醇,中枢神经就较少受乙醇的作用,喝了一定量的酒后也能恢复正常。一般人体中都存在乙醇脱氢酶,数量基本相等,但有较多的人缺乏乙醛脱氢酶,导致酒精不能完全被分解为二氧化碳和水,而乙醛继续留存在体内,使人喝酒后产生恶心欲吐、昏迷不醒等醉酒症状。如果饮酒过多、过快而超过两种酶的分解能力,也会发生醉酒。

(二) 第 II 相代谢反应

第 II 相代谢反应又称结合反应,是在酶催化作用下将含有极性基团(羟基、氨基、羧基、杂环氮原子及巯基等)的药物或第 I 相生物转化代谢物与体内的内源性成分(葡萄糖醛酸、硫酸、甘氨酸或谷胱甘肽等)结合,使药物去活化以及产生水溶性代谢物,有利于从尿液和胆汁中排出体外。

1. 与葡萄糖醛酸结合

药物或其代谢物与葡萄糖醛酸结合是药物代谢中最普遍的结合反应,生成的结合产物含有可离解的羧基和多个羟基,无生物活性,易溶于水和排出体外。含羟基、羧基、氨基、巯基的药物或代谢物能与葡萄糖醛酸结合,形成葡萄糖醛酸苷结合物。如对乙酰氨基酚的酚羟基与葡萄糖醛酸结合形成醚形 O-葡萄糖苷酸。

2. 与硫酸结合

具有羟基、氨基、羟氨基的药物或代谢物在磺基转移酶的催化下,由体内活化型的硫酸化剂 3'-磷酸腺苷-5'-磷酰硫酸(PAPS)提供活性硫酸基,形成硫酸酯。结合产物水溶性大,毒性降低,易排出体外。如支气管扩张药沙丁胺醇结构中的酚羟基形成硫酸酯化结合物。

沙丁胺醇　　　　　　　　　　　　沙丁胺醇硫酸酯

3. 与氨基酸结合

含羧基的药物或代谢物如脂肪酸、芳基烷酸、芳香羧酸、杂环羧酸类药物能与氨基酸（甘氨酸最为常见）结合，结合物水溶性增加。如阿司匹林在第Ⅰ相反应水解生成水杨酸，继而进入第Ⅱ相代谢反应与甘氨酸结合（其中有少部分与葡萄糖醛酸结合），生成水杨酸甘氨酸结合物，经肾脏排出体外。

阿司匹林

4. 与谷胱甘肽结合

谷胱甘肽（GSH）含巯基、氨基，是强亲核基团，可与带有强亲电基团的药物或其代谢物结合，形成S-取代的谷胱甘肽结合物。谷胱甘肽在体内可以清除由于代谢产生的有害的亲电性物质。此外，谷胱甘肽还有氧化还原性质，对药物及代谢物的转变起重要的作用。

谷胱甘肽和酰卤的反应是体内解毒反应，当多卤代物和氯仿在体内代谢生成酰卤时，会对体内生物大分子进行酰化产生毒性。谷胱甘肽通过和酰卤代谢物反应后生成酰化谷胱甘肽，解除了这些代谢物对人体的毒害。

5. 乙酰化结合

乙酰化结合反应是在体内 N-乙酰化转移酶的催化下，以乙酰辅酶 A 为辅酶，进行乙酰基的转移，这是含有氨基、磺酰胺基、酰肼基等官能团的药物和代谢物的一条重要的代谢途径。乙酰化反应是将体内亲水性的氨基结合形成水溶性较小的酰胺，因此，乙酰化结合后药物的水溶性降低。如含有芳伯氨基的抗心律失常药普鲁卡因胺，大约 25% 经肝脏代谢为活性产物 N-乙酰普鲁卡因胺。

普鲁卡因胺　　　　　　　　　　　　N-乙酰普鲁卡因胺

6. 甲基化结合

甲基化结合反应是药物生物转化中较为少见的一种代谢途径。参与甲基化反应的基团有酚羟基、氨基、巯基等。该反应对一些内源性的活性物质如儿茶酚胺的生成和灭活，起着重要的作用。反应大多需在特异性或非特异性的甲基化转移酶催化下进行，如多巴胺的反应。

多巴胺

二、代谢与药物活性

药物代谢的本质是机体组织对外来化合物（药物）进行作用，去毒、去活化，并设法将其排出体外的自我保护反应。药物经体内代谢后化学结构发生变化,其理化性质和生物活性一般也会发生改变,可归纳为如下几种情况。

（一）代谢使药物活性减弱或失活

进入体内的大多数药物经代谢转化为代谢物后,药理活性减弱,以至完全失活,分子的极性和水溶性增加,更容易排出体外,使药物在体内很快被清除,疗效不能持久或不能发挥应有的疗效。如硝苯地平在体内代谢为无活性的吡啶衍生物。

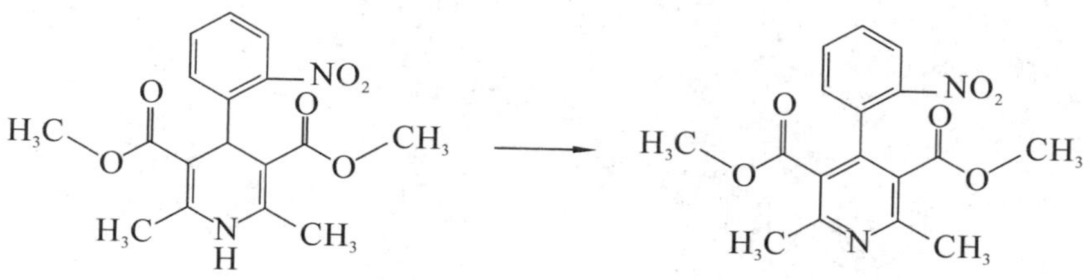

硝苯地平 → 吡啶衍生物

（二）代谢增强药物活性或激活

少数药物的代谢物要比母体药物的药理活性更强,如氯雷他定的代谢物去乙氧酰基氯雷他定的抗组胺作用大于母体药物。

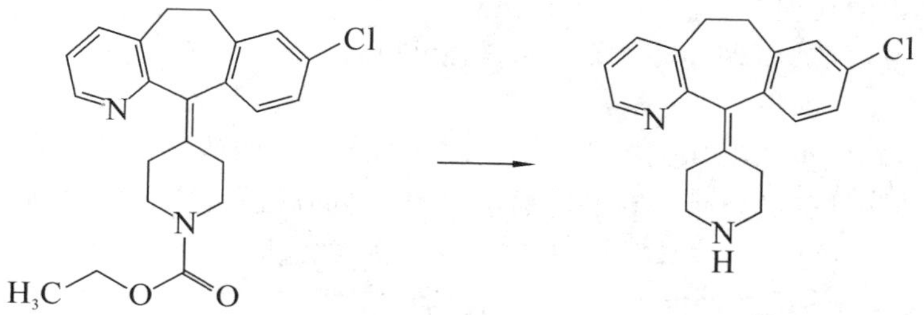

氯雷他定 → 去乙氧酰基氯雷他定

某些药物本身没有药理活性,经代谢后激活,如体外无活性的贝诺酯,在体内水解后产生阿司匹林与对乙酰氨基酚而起作用。

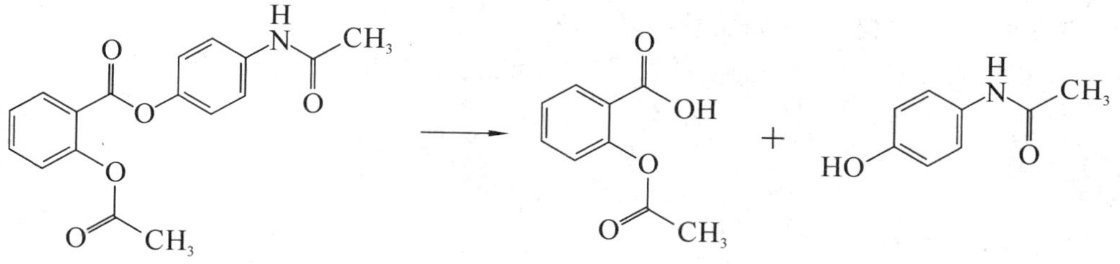

贝诺酯 → 阿司匹林 + 对乙酰氨基酚

（三）代谢使药物活性不变

某些药物经过体内代谢的产物与代谢前药相比,药物活性变化很小,如普鲁卡因胺在体内被代谢为 N-乙酰普鲁卡因胺,两者具有相当的抗心律失常活性。

（四）代谢使药物毒性增加

体内某些药物经代谢产生毒性物质,可导致机体的损伤。如对乙酰氨基酚在体内生成多种代谢物,其中 N-乙酰亚胺醌是对乙酰氨基酚导致肝毒性的主要代谢物。

对乙酰氨基酚 → N-乙酰亚胺醌

（五）代谢使药物药理活性发生变化

某些药物经生物转化后，其代谢物的药理作用发生改变，如抗抑郁药异烟酰异丙肼在体内代谢后生成具有抗结核活性的异烟肼。

异烟酰异丙肼 → 异烟肼

本章小结

通过本章的学习掌握药物发生水解、自动氧化和其他变质反应的变化规律和影响因素、贮存的原则和方法、药物在体内的代谢方式。常见的药物变质反应有水解反应、氧化反应、异构化反应、脱羧反应、聚合反应及还原反应等。其中，水解反应和氧化反应较为常见。

常见易发生水解反应的药物结构有酯类、酰胺类、酰脲类、酰肼类、苷类、盐类、缩氨酸类及活泼卤化物类等。药物的水解性主要由其化学结构所决定。易水解基团的特性及其邻近取代基的电子效应和空间效应是影响药物水解的内因。影响药物水解的外界因素主要有水分、溶液的酸碱性、温度及重金属离子。药物发生氧化反应的结构类型主要包括碳碳双键类、酚类与烯醇类、芳伯氨基类、巯基类及其他类。从自动氧化机制来看，如果药物结构有利于形成 C—H 键的均裂和 C—H 键、N—H 键和 S—H 键的异裂，则自动氧化反应就容易发生。影响药物自动氧化反应的外界因素包括氧气、温度、pH、光线及重金属离子。药物贮存应遵照药品质量标准规定的贮存方法进行。根据药物理化性质选择适当的贮存条件，采取适当的保护措施，一般应密封、避光、阴凉处保存。

药物的代谢是指药物分子被机体吸收后，在机体内各种酶的催化作用下，发生一系列的化学反应，使之结构发生变化的过程。其实质是对进入体内的药物分子进行结构改造，以利于药物的排泄，从而达到消除药物的目的。代谢使药物活性发生增强、减弱、失活、激活或药理活性改变等变化。

能力检测

能力检测答案

一、最佳选择题

1. 下列结构中，最易发生水解反应变质的是（　　　）。

A. 酰脲类　　　B. 酯类　　　C. 酰胺类　　　D. 醚类　　　E. 卤代烃类

2. 易发生水解的药物，为了提高稳定性可以（　　　）。

A. 加入氧化剂　　　　　　B. 加入抗氧剂

C. 加入重金属离子　　　　D. 调节 pH　　　　E. 高温加热

3. 含芳环的药物主要发生以下哪种代谢？（　　　）

A. 水解代谢　　　　　　B. 开环代谢

C. 脱烷基氧化代谢　　　D. 氧化代谢　　　　E. 还原代谢

4. 酚类药物苯环上引入（　　　），自动氧化能力下降。

A. 羟基　　　B. 甲基　　　C. 氨基　　　D. 硝基　　　E. 甲氧基

5. 体内最普遍的结合反应是（　　）。

A. 与硫酸基的结合　　　　　　B. 与氨基酸的结合

C. 与葡萄糖醛酸的结合　　　　D. 与谷胱甘肽的结合　　　　　E. 甲基化结合

6. 以下对药物发生结合反应描述正确的是（　　）。

A. 在酶的催化作用下进行　　　B. 形成水难溶性代谢物

C. 形成的代谢物极性变小　　　D. 无须在酶的催化下进行

E. 所结合的物质均为药物第Ⅰ相生物转化的代谢物

二、配伍选择题

[1～3]

A. 酰胺类　　　　B. 芳伯氨基　　　　C. 重金属离子

1. 易发生自动氧化的药物结构是（　　）。

2. 易发生水解变质的药物结构是（　　）。

3. 能同时催化药物水解和氧化变质的是（　　）。

[4～6]

A. 可发生代谢灭活的药物　　　　B. 可发生代谢活化的药物

C. 代谢后药物的药理作用发生改变

4. 异烟酰异丙肼代谢后生成异烟肼,这属于（　　）。

5. 硝苯地平体内代谢为吡啶衍生物,这属于（　　）。

6. 氯雷他定代谢为去乙氧酰基氯雷他定,这属于（　　）。

三、多项选择题

1. 影响药物水解反应的外界因素有（　　）。

A. 温度　　　　B. pH　　　　C. 金属离子　　　　D. 水分　　　　E. 压强

2. 药物中常见的易发生自动氧化反应的基团有（　　）。

A. 芳伯氨基　　B. 苯环　　　　C. 烯醇　　　　D. 酚羟基　　　　E. 酯键

（冯　伟）

新药研究与开发

学习目标

　　掌握　新化学实体、先导化合物、前药和软药的概念。

　　熟悉　新药开发的基本途径,先导化合物及其来源和先导化合物的优化方法,药物化学结构修饰的目的和新药开发的基本过程。

　　了解　新药开发的有关知识。

案 例 导 入

　　近 10 年来(2010—2020 年),FDA 共批准 300 多个新化合物(NCE)或生物制品成为新药,这些药物的使用有利于解决或缓解临床疾病所带来的健康问题,也有利于提高人们的生活质量,为人类寿命的延长做出贡献。很多新药是经过数十年时间,耗费数十亿美元而研发成功的。究竟新药是如何研究与开发的?本章简单讲述新药研发的特点、新药研究过程及方法。

第一节　新药研发及特点

　　新药研发是药物化学的重要内容之一,新药设计与开发的关键是发现新药,也就是要发现结构新颖的、有自主知识产权保护的新化学实体(new chemical entities,NCE)。NCE 是指在以前的文献中没有报道过,并能以安全、有效的方式治疗疾病的新化合物。

　　一个新药从发现到上市主要经过两个阶段,即新药发现阶段和开发阶段。新药发现(drug discovery)通常分为四个阶段:靶分子的确定和选择、靶分子的优化、先导化合物的发现和先导化合物的优化。药物化学研究的重点是后两个阶段。

　　先导化合物的发现是指在选择和确定治疗靶标后,获得与所选择的靶标能相互作用的具有确定生物活性的化合物;先导化合物的优化,即对先导化合物的结构进行修饰和改造,通过优化来提高化合物的活性和选择性,降低毒性,建立构效关系,理解分子的作用模式,评估化合物的药代动力学性质,确定候选药物。对候选药物进行开发,即按照规定要求进行较为系统的临床前研究和临床研究。临床前研究主要包括药学(原料药和制剂)研究、药效学研究、药代动力学研究和安全性(一般毒理、长期毒性、特殊毒性和生殖毒性)评价等;临床研究是在人体内进行的药物系统性研究,以确证新药的疗效和安全性,大致分为Ⅰ~Ⅳ期。完成Ⅲ期临床研究,将研究资料整理后向国家药品管理部门提出新药注册申请,获得批准后即可上市。

知识链接

药物临床研究

Ⅰ期临床试验：通常在健康志愿者身上进行，主要评价新药的安全性、耐受性（剂量和副作用），在人体中的药代动力学性质和药理学作用。

Ⅱ期临床试验：在患者身上进行，主要评价供试药物有效性、安全性、最佳治疗方案（剂量、给药途径、给药次数、疗程等）、药物的不良反应及其危险性。

Ⅲ期临床试验：通过随机、双盲对照试验的方法，进行大规模、多中心的临床试验，确证药物的疗效，监测药物的不良反应。

Ⅳ期临床试验：新药上市后由申请人进行的应用研究阶段，主要考察在广泛使用条件下的药物疗效和不良反应。

新药研究与开发是一个复杂的系统性工程，随着科技的进步与药物质量安全要求的不断提高，药物研发难度日益增大，成功率越来越低。一个成功上市的化学药品，是从约 10000 个化合物中筛选出来的，需要化学、生物、医学、药学等多门学科的科学技术人员协同配合，其间花费时间 10～20 年，花费的经费平均 10 亿美元，因此药物研发具有高科技、高成本、高风险、周期长的特点。但同时药物研发也是一项利润极高、经济效益和社会效益明显的事业。成功的新药，不仅给人类防病治病带来新的希望，还会给制药企业带来可观的经济效益。

第二节　先导化合物的发现

先导化合物（lead compound）简称先导物，又称原形物（prototype compound），具有所期望的生物或药理活性，但会存在一些其他不合适的性质，如较高的毒性、其他生物活性、较小的溶解度或药物代谢的问题。先导化合物的发现是新药研究的起点。先导化合物的发现有多种途径和方法。

一、从天然产物得到先导化合物

天然产物包括从植物、动物、微生物及矿物中得到的化合物。

青蒿素（artemisinin）是从中药青蒿中分离出的抗疟有效成分，青蒿素为新型结构的倍半萜过氧化物。实验证明其对耐氯喹的疟原虫有极高的杀灭作用。后采用结构修饰的方法合成了抗疟效果更好的蒿甲醚（artemether）和青蒿素琥珀酯（artesunate），疗效比青蒿素高 5 倍，且毒性比青蒿素低。

青蒿素　　　　　　　蒿甲醚　　　　　　　青蒿素琥珀酯

从微生物资源的开发中，能获得新药和供研究用的先导化合物，近代应用超敏菌株与特异靶方法发现了许多新的抗生素，例如用对 β-内酰胺类抗生素特别敏感的菌株，并用不同 β-内酰胺酶做区别实验，发现了 β-内酰胺酶抑制剂克拉维酸（clavulanic acid）。从桔青霉菌（*Penicillium citrinum*）的代谢物中发现羟甲戊二酰辅酶 A（HMG-CoA）还原酶抑制剂美伐他汀（mevastatin），为新型降血脂药的发现奠定了基础，洛伐他汀（lovastatin）、普伐他汀（pravastatin）相继问世。

屠呦呦与青蒿素

　　1969 年,中国中医研究院接受抗疟药研究任务,屠呦呦领导课题组从系统收集整理历代医籍、本草、民间方药入手,在收集 2000 余味方药基础上,对 200 多种中药开展实验研究,历经 380 多次失败,利用现代医学和方法进行分析研究、不断改进提取方法,终于在 1971 年获得抗疟药青蒿素的开发成功。

　　因青蒿素这种可以有效降低疟疾患者死亡率药品的发现,屠呦呦获 2015 年诺贝尔生理学或医学奖,这是中国科学家在中国本土进行的科学研究而首次获诺贝尔奖,是中国医学界迄今为止获得的最高奖项,深刻反映了以屠呦呦为代表的本土药物研究人员深厚的民族责任感与持之以恒、勇于探索的科研精神。

克拉维酸　　　　　　洛伐他汀　　　　　　普伐他汀

二、以现有药物作为先导化合物

(一)由药物副作用发现先导物

　　药物对机体常有多种药理作用,用于治疗的称治疗作用,其他的作用通常称为副作用。在某些情况下,药物的副作用可能对另一种疾病有治疗作用。观察临床药物的副作用,发现先导化合物可开发出具有新的治疗作用的药物。如阿司匹林是使用 100 多年的药物,在临床应用过程中发现,长期服用阿司匹林的患者伤口不易愈合,引起流血不止。研究证实,阿司匹林有抑制血小板凝聚的作用,现在小剂量的阿司匹林用于治疗和预防脑血栓。吩噻嗪类抗精神失常药氯丙嗪(chlorpromazine)及其类似物,是由结构类似的抗组胺药异丙嗪(promethazine)的镇静副作用发展而来的。

氯丙嗪　　　　　　　　　　　　　　异丙嗪

(二)通过药物的代谢研究发现先导化合物

　　药物进入体内后经过吸收、转运、分布、代谢、排泄,在体内发生化学转化。大多数药物在体内代谢的结果主要是失活和排出体外,但有些药物经代谢转化成一些新的仍有活性、毒副作用小的化合物,这样的代谢物可成为先导化合物。研究药物代谢物是寻找先导化合物的有效途径。例如偶氮化合物百浪多息在体外无抑菌活性,但在人体中可以抑制葡萄球菌感染。经深入研究后发现,百浪多息在体内经酶催化转变成活性代谢物磺胺,磺胺成为磺胺类抗菌药的先导化合物。磺胺类药物大多具有对氨基苯磺酰胺的基本母核,磺酰胺的氨基上的一个氢被各种不同的杂环所取代,得到抗菌活性与作用时间不同的磺胺类抗菌药。

氨磺丁脲   甲磺丁脲

再如,抗抑郁药丙米嗪(imipramine)和阿米替林(amitriptyline)的代谢物地昔帕明(desipramine)和去甲替林(nortriptyline),抗抑郁作用比原药强,且有副作用小、起效快的优点。又如,羟布宗(oxyphenbutazone)是保泰松(phenylbutazone)的活性代谢物,奥沙西泮(oxazepam)是地西泮(diazepam)的活性代谢物等。

去甲替林   羟布宗   保泰松

奥沙西泮   地西泮

(三) 以现有突破性药物作为先导化合物

近年来,随着对生理生化机制的深入研究,得到了一些治疗疾病的突破性的药物,这些药物在医疗效果与医药市场方面均取得了较大的成功,这些药物通常被称为原药(prototype drugs)。

随之出现了大量的"me-too"药物。"me-too"药物是指对已有药物的化学结构稍做改变而得到的与已有药物的结构非常相似的一类药物。有时可能得到比原"突破性"药物活性更好或有药代动力学特色的药物。例如兰索拉唑(lansoprazole)及其他的拉唑类药物,是以奥美拉唑(omeprazole)为先导物研究的,其活性比奥美拉唑更强。

"me-too"药物的研究对于我国的新药研究有特别重要的意义。知识产权的保护促进了更多的高水平的新药研究,推动了药物研究的发展。

三、用内源性活性物质作为先导化合物

各种细胞、组织组成了人体的统一机体,人体通过各种生化反应和生理过程来调节机体的正常功能。研究这些生化反应和生理过程,可发现内源性的神经递质、受体或酶的底物等内源性活性物质,这些内源性活性物质可作为先导化合物。例如,避孕药炔诺孕酮(norgesterone)和 17α-炔雌醇(ethynylestradiol)的先导化合物是甾体激素黄体酮(progesterone)和 17β-雌二醇(estradiol)。以炎症介质 5-羟色胺为先导化合物研发了抗炎药吲哚美辛(indomethacin)。

四、利用组合化学和高通量筛选得到先导化合物

组合化学(combinational chemistry)是 20 世纪 80 年代以来发展起来的新合成技术与方法。组合化学的化合物库的构建是将一些基本小分子,如氨基酸、核苷酸、单糖等通过化学或生物合成的手段装配成不同的组合,由此得到大量具有结构多样性的化合物分子。同时配合高通量筛选(high-throughput screening,HTS),可实现快速高效、大规模地寻找先导化合物。

五、计算机辅助药物设计

计算机辅助药物设计(computer-aided drug design,CADD)就是利用计算机的快速计算功能、全方位的逻辑判断功能、一目了然的图形显示功能,将量子化学、分子力学、药物化学、生命科学、计算机图形学和信息科学等学科交叉融合,从药物分子的作用机制入手进行药物设计。

计算机辅助药物设计就是利用计算机技术研究发现能够与靶酶或受体结合的新配体,因此,也称为计算机辅助配体设计(computer-aided ligand design)。如果靶酶或受体的三维结构已知,可进行直接药物设计(direct drug design);如果受体的三维结构未知,可采用间接药物设计(indirect drug design)。

第三节 先导化合物的优化

在新药研究过程中,发现的先导化合物一般不能作为药物直接应用于临床,其可能存在某些缺陷,如活性不够高、化学结构不稳定、毒性较大、选择性不高、药代动力学性质不适宜等,需要对先导化合物进行结构修饰或改造,使之成为理想的药物,这一过程称为先导化合物的优化。

先导化合物的优化有多种方法,大体可分为两大类:传统方法和现代方法。现代方法指利用计算机辅助药物设计的手段和定量构效关系的方法,这些新方法在药物设计中发挥的作用越来越重要,是发现和优化先导化合物的常用手段。

一、生物电子等排原理

在先导化合物结构优化研究中,生物电子等排(bioisosterism)原理是应用较多的一种方法。生物电子等排体是具有相似的分子形状和体积、相似的电荷分布,并由此表现出相似的物理性质(如疏水性),对同一靶标产生相似或拮抗的生物活性的分子或基团。

生物电子等排体可分为经典生物电子等排体和非经典的生物电子等排体两类。

经典的生物电子等排体包括外层价电子相同的原子或基团、元素周期表中同一主族的元素以及环等价体。

非经典的生物电子等排体指具有相似的空间排列、电性或其他性质的分子或基团,相互替换产生相似或相反的生物活性的分子或基团。

经典的生物电子等排体如下。

(1) 一价电子等排体 如—F、—Cl、—OH、—NH_2、—CH_3 等。

(2) 二价电子等排体 如—O—、—NH—、—CH_2—、—S—等。

(3) 三价电子等排体 如—N=、—CH=等。

(4) 四价电子等排体 如=C=、=N^+=等。

非经典的生物电子等排体如下。

(1) 可相互替代性基团 如—CH=CH—、—S—、—O—、—NH—、—CH_2—。

(2) 环与非环结构的相互替代 如用吡咯环代替利多卡因分子中的二乙氨基,得到吡咯卡因,其局部麻醉作用与利多卡因相似。

利用生物电子等排体对先导化合物中的某一个基团逐个进行替换得到一系列的新化合物,是药物化学家设计研究药物的经典方法,有许多成功例子。

例如,将 H_2 受体拮抗剂西咪替丁(cimetidine)结构中的咪唑环用呋喃环和噻唑环替换得到雷尼替丁(ranitidine)和法莫替丁(famotidine),它们的 H_2 受体拮抗作用均比西咪替丁强。

西咪替丁

雷尼替丁

法莫替丁

二、前药原理

前药(prodrug)的概念最初由 Albert 提出,用来描述经过生物转化后才能显示药理作用的化合物。这一广泛定义包括偶然发现的前药、活性代谢物和为改善活性化合物的药代动力学性质而制备的化合物。

基于这一观点,Harper 提出了药物潜伏化的概念来表达前药设计的意图。药物潜伏化(drug latentiation)是通过对生物活性化合物的化学修饰形成新的化合物,该新化合物在体内酶的作用下释放出母体药物(parent drug)而发挥作用。这个概念尽管广泛,但在对大量专业文献调查的基础上,将前药分为两大类:载体前药和生物前体。

载体前药(carrier prodrugs)是活性药物与载体部分连接构成的在体外无活性或活性较小、在体内经酶或非酶的转化释放出活性药物而发挥药效的化合物。

生物前体(bioprecursors)是经过代谢能转化为有活性的新化合物或者经进一步代谢成为活性药物的化合物。

载体前药是将一个活性药物连接到一个载体上;生物前体的结构与活性药物的结构不同,简单地从前药断裂某个基团不能转变为活性药物。

前药设计是对先导物优化的一种方法,可以修正候选药物的某些缺陷。利用前药原理,可使先导化合物的药代动力学性质得到改善,但一般不增加其活性。

概括起来前药设计的目的主要有增加药物的代谢稳定性或改变转运特点,使药物定向靶细胞,提高作用选择性,延长药物作用时间,或降低药物的副作用,或消除不适气味,或改变溶解度以适应剂型的需要。

应用前药原理增加活性化合物的体内代谢稳定性,如雌二醇(estradiol)等天然雌激素在体内迅速代谢,作用时间短暂。其与长链脂肪酸形成的酯类,因不溶于水而贮存于体内脂肪组织中成为延效制剂。如戊酸雌二醇酯及苯甲酸雌二醇酯可在体内缓慢水解,释放出母体药物而延长疗效,作用时间可持续数周。

雌二醇 雌二醇戊酸酯 苯甲酸雌二醇

利用作用部位的某些特异的物理及化学或生物学特性,应用前药原理设计前体药物,可使药物在某些特定靶组织中定位,这样可以提高药物作用的选择性及疗效。

如果化合物具有较高毒性,但对病理组织细胞有良好治疗作用,则可以在药物分子上引入一个载体,使药物转运到靶组织细胞部位,而后通过酶的作用或化学环境的差异使前药在该组织部位分解,释放出母体药物,以达到治疗目的。许多有效的抗癌药物就是根据这种设想而设计的。

例如氮芥(chlormethine)是一个有效的抗癌药,但其选择性差,毒性大。由于发现肿瘤组织细胞中酰胺酶含量和活性高于正常组织,于是设想合成酰胺类氮芥,期望它进入机体后转运到肿瘤组织时被酰胺酶水解，释放出氮芥发挥抗癌作用，于是合成了一系列酰胺类化合物，其中环磷酰胺（cyclophosphamide）已证明是临床上最常用的毒性较低的细胞毒类抗癌药。它本身不具备细胞毒活性，而是通过在体内的代谢转化，经肝微粒体混合功能氧化酶活化才有烷基化活性。它对肿瘤细胞的选择性是基于正常组织和肿瘤组织代谢酶系的差异。

氮芥 环磷酰胺

另外某些易于参与体内代谢的物质或选择性基团与生物功能基团结合，有可能提高药物对靶细胞的选择性，降低毒副作用。氨基酸、糖类、甾体、嘌呤、嘧啶等内源性物质，由于其主动转运功能而常用作氮芥、亚硝基脲等细胞毒类抗肿瘤药物的载体。

许多药物由于味觉不良而限制了其应用，例如苦味是化合物溶于口腔唾液中，与味觉感受器苦味受体产生相互作用的缘故。克服苦味的方法，除制剂上的糖衣法、胶囊之外，还可利用前体药物的方法来解决，即制成具有生物可逆性的结构衍生物。由于这些药物的溶解度很小，因此在唾液中几乎不能溶解，故无苦味的感觉。

许多抗生素有强烈的苦味，例如氯霉素、红霉素等，就是利用结构中的羟基酰化作用来遮蔽苦味的，常用的前体药物有琥珀氯霉素（chloramphenicol succinate）、红霉素碳酸乙酯和硬脂酸酯等。

氯霉素 琥珀氯霉素

有的药物由于分子中缺少亲水基团而水溶性太小，解决的办法之一就是利用前药原理，在分子中引入一些亲水性基团，增加其水溶性，以利于注射给药。如甾体抗炎药倍他米松、地塞米松、氢化可的松等通过分子中的羟基与磷酸或有机二元酸成酯，制成有良好水溶性的盐类，可以制成针剂。在体内通过酶解而重新释放出母体化合物发挥作用。

抗肿瘤药依托泊苷（etoposide）因为水溶性小，制剂中需加入表面活性剂吐温80、聚乙二醇和乙醇，这些物质都有一定毒性。将依托泊苷转变为依托泊苷磷酸酯（etoposide phosphate）后，就可在没有加入有害辅料的条件下，在较短时间内以更高的浓度在体内转运。

托泊苷 依托泊苷磷酸酯

三、软药设计

在历史上曾有人试图设计一类在体内不会经历代谢或化学转化而有效的药物,称之为"硬药"(hard drug),以避免有害代谢物的产生,实际上"硬药"并未取得应有的效果。

另一方面,设计出容易代谢失活的药物,使药物在完成治疗作用后,按预先规定的代谢途径和可以控制的速率分解、失活并迅速排出体外,从而避免药物的蓄积毒性。这类药物被称为"软药"(soft drug),软药设计的方法可减少药物蓄积的副作用,所以得到广泛应用。

根据对氯筒箭毒碱(tubocurarine chloride)类肌肉松弛药的构效关系研究,这类非去极化型肌肉松弛药具有双季铵结构,两个季铵氮原子相隔10~14个原子。作为麻醉辅助使用的肌肉松弛药,希望在手术开刀后即能尽快代谢,避免蓄积中毒。在此基础上设计了阿曲库铵(atracurium)。

阿曲库铵的双季铵结构间由13个原子的链联结。链上具有双酯结构,而且在季氮原子的β位含有强吸电子的酯基。阿曲库铵在生理pH和体温下,由于季氮原子的β位上的强吸电子作用,可进行Hofmamn消除,生成N-甲基四氢罂粟碱和其他代谢物,链上的双酯也可被血浆中的酯酶水解,这种性质避免了肌肉松弛药的蓄积中毒副作用。

阿曲库铵

四、定量构效关系

定量构效关系(quantitative structure-activity relationship,QSAR)是药物活性与化学结构之间的定量关系。定量构效关系研究是对药物分子的化学结构与其生物活性之间的关系进行定量分析,找出药物的化学结构与生物活性之间的量变规律,或得到构效关系的数学方程,以函数关系来表达,为进一步结构优化提供理论依据。

$$A = f(x)$$

式中,A为药物的生物活性;x为化合物的分子特征,如疏水性参数、电性参数、立体参数等。

(一)Hansch方法

Hansch方法在优化先导化合物并预测同源物的生物活性、药代动力学研究及了解药物作用机制等方面均取得了一定成绩。

Hansch方法的一般操作过程分四个步骤。第一,从先导化合物出发,设计并合成首批化合物,测得生物活性。第二,查表确定或计算化合物及取代基的各种理化参数。第三,用适当的计算机程序,输入结构参数及活性数据,回归分析计算得到多个Hansch方程,从中选择一个或几个显著相关的方程。第四,用Hansch方程定量地设计第二批新化合物,并预测活性,从中选择预测值高的化合物进行合成及活性测定,可检验第三步研究结果的准确性,并指导新一轮的新药设计。

(二)三维定量构效关系

20世纪80年代,计算化学的发展和计算机图形工作站的出现为三维定量构效关系的实现提供了平台。随后陆续出现的多种考虑药物分子与靶点结合时三维结构性质的定量构效关系研究方法,统称为三维定量构效关系(three-dimensional quantitative structure-activity relationships,3D-QSAR)。

3D-QSAR与Hansch分析法的最大不同在于考虑了药物的三维结构信息,从而能够准确地反映出药物分子与靶点作用时的真实图像,更加深刻地揭示出生物活性分子与靶点的结合机制。

在建立3D-QSAR模型时,一般遵循以下步骤:选择一组对特定靶点具有生物活性的化合物;确定药效构象并按一定方式将分子叠加;计算空间参数;将分子的空间参数与对应的生物活性进行回归分析得到 3D-QSAR;检验 3D-QSAR 模型的预测能力。

→ 本章小结

新药研究是药物化学的重要内容之一,新药设计与开发的关键是发现新药,是一个长期、系统而复杂的工程。本章主要介绍新药研究的基本情况及特点、先导化合物的发现与优化的方法。学习本章要求掌握新化学实体、先导化合物、前药和软药的概念;熟悉新药开发的基本途径,先导化合物及其来源和先导化合物的优化方法,药物化学结构修饰的目的和新药开发的基本过程;了解新药开发的有关知识;具备一定的先导化合物寻找和优化等进行新药开发与研究的初步能力。

→ 能力检测

能力检测答案

一、最佳选择题

1. 下列哪一项不能用药物化学修饰方法来解决?(　　)

A. 延长药物的作用时间　　　　　　B. 提高药物的稳定性

C. 改善药物的吸收　　　　　　　　D. 改变药物的作用类型

E. 改善药物的不良味觉

2. 通常前药设计不用于(　　)。

A. 增加极性大的药物的脂溶性以改善吸收和分布

B. 将易变结构改变为稳定结构,提高药物的化学稳定性

C. 改变药物的作用受体

D. 在体内逐渐分解释放出原药,延长作用时间

E. 提高药物的选择性

3. 下列哪种说法与前体药物的概念相符合?(　　)

A. 用酯化方法做出的药物是前体药物

B. 用酰胺化方法做出的药物是前体药物

C. 在体内经简单代谢而失活的药物是前体药物

D. 前体药物是药效潜伏化的药物

E. 进入体内后活性变弱的药物

4. 用氟原子置换尿嘧啶 5 位上的氢原子,其设计思想是(　　)。

A. 生物电子等排置换　　　　　　　B. 起生物烷化剂作用

C. 立体位阻增大　　　　　　　　　D. 改变药物的理化性质,有利于进入肿瘤细胞

E. 改变药物的作用靶点

5. 基于受体结构的设计用于下列哪种情况?(　　)

A. 受体的结构已知　　　　　　　　B. 小分子结构已知

C. 受体作用机制已知　　　　　　　D. 小分子的作用机制已知

E. 受体的结构有待探究

6. 下列不正确的说法是(　　)。

A. 前药进入体内后需转化为原药再发挥作用

B. 软药是易于被代谢和排泄的药物

C. 生物电子等排置换可产生相似或相反的生物活性

D. 先导化合物仅能从天然产物中寻找

E. 先导化合物一般不能作为药物直接应用于临床

7. 含羟基的原药修饰成前药时可以制成(　　)。

A. 酰胺　　　B. 酯　　　　C. 亚胺　　　　D. 肟　　　　E. 酰脲

8. 来源于天然产物(植物)活性成分的先导化合物是(　　)。

A.组胺　　　　B.青蒿素　　　　C.磺胺　　　　D.异丙嗪　　　　E.黄体酮

9.下列哪种药物是应用生物电子等排原理设计开发的?（　　）

A.青霉素　　　B.洛伐他汀　　　C.雷尼替丁　　　D.卡托普利　　　E.阿司匹林

（二）配伍选择题

[1～5]

A.新化学实体　　　　　　B.先导化合物　　　　　　C."me-too"药物

D.硬药　　　　　　E.软药

1.对已有药物的化学结构稍做改变而得到的与已有药物的结构非常相似的一类药物为（　　）。

2.在完成治疗作用后,按预先规定的代谢途径和可以控制的速率分解、失活并排出体外的药物是（　　）。

3.以前的文献中没有报道过,并能以安全、有效的方式治疗疾病的新化合物为（　　）。

4.在体内不会经历代谢或化学转化而有效的药物是（　　）。

5.一般而言,新药研究的起始点是发现（　　）。

[6～9]

A.Ⅰ期临床试验　　　　　　B.Ⅱ期临床试验

C.Ⅲ期临床试验　　　　　　D.Ⅳ期临床试验

6.通过随机、双盲对照试验的方法,进行大规模、多中心的临床试验,确证药物的疗效,监测药物的不良反应对应的研究阶段是（　　）。

7.通常在健康志愿者身上进行,主要评价新药的安全性、耐受性（剂量和副作用）,在人体中的药代动力学性质和药理学作用对应的研究阶段是（　　）。

8.在患者身上进行,主要评价供试药物有效性、安全性、最佳治疗方案（剂量、给药途径、给药次数、疗程等）、药物的不良反应及其危险性对应的研究阶段是（　　）。

9.新药上市后由申请人进行的应用研究阶段,主要考察在广泛使用条件下的药物疗效和不良反应对应的研究阶段是（　　）。

（三）多项选择题

1.先导化合物可来源于（　　）。

A.计算机辅助药物筛选　　　　B.组合化学和高通量筛选相互配合

C.天然产物活性成分　　　　D.正在临床使用的药物　　　　E.活性代谢物

2.前药的特征有（　　）。

A.前药与原药一般有相同的作用靶点

B.前药在体内只有经水解才能成为原药,并发挥疗效

C.前药一般无活性或活性低于原药

D.前药一般药代动力学性质优于原药

E.前药一般不如原药稳定性

3.新药发现通常分为哪几个阶段?（　　）

A.靶分子的确定和选择　　　　B.靶分子的优化

C.先导化合物的发现　　　　D.先导化合物的优化　　　　E.代谢物的研究

4.前药设计的目的主要有（　　）。

A.增加药物的代谢稳定性　　　　B.提高药物作用选择性

C.减小药物的副作用　　　　D.消除不适气味　　　　E.改变溶解性

（胡　伟）

第十四章

药物化学实训

实训一 药物化学实训基本知识

一、实验室规则

在进行化学实验时,由于操作的疏忽,可能会引发火灾、爆炸、中毒、腐蚀等事故,因此要求实验者应随时提高警惕,仔细操作,维护实验室的安全,以求实验顺利进行。

（1）实验开始前应检查仪器是否完整无损,装置是否正确稳妥,征得教师同意之后,才可进行实验。

（2）实验进行时,不得随意离开岗位,要时刻注意反应进行的情况和装置有无漏气、破裂。

（3）当进行有可能发生危险的实验时,要根据实验情况采取必要的安全措施,如戴防护眼镜、面罩或橡皮手套等。

（4）使用易燃易爆药品时,应远离火源。

（5）严禁在实验室内吸烟或饮食,实验结束后要洗净双手。

（6）熟悉安全用具(如灭火器材、沙桶以及急救箱等)的放置地点和使用方法。

二、实验事故的预防

1. 火灾的预防

实验室中使用的有机溶剂大多是易燃的,火灾是实验室常见事故之一。预防火灾的基本原则是使火源与溶剂距离尽量远,尽量不用明火直接加热。盛有易燃有机溶剂的容器不得靠近火源。数量较多的易燃有机溶剂应放在危险品橱内,而不存放在实验室内。

回流或蒸馏液体时应放沸石,以防溶液因过热暴沸而冲出。若在加热后发现未放沸石,应停止加热,待稍冷后再放。否则在过热溶液中放入沸石会导致液体突然沸腾,冲出容器外而引发火灾。

冷凝水要保持通畅,在反应中添加或转移易燃有机溶剂时,应暂时熄火或远离火源。切勿用敞口容器存放、加热或蒸除有机溶剂。因事离开实验室时,一定要关闭自来水和热源。

2. 爆炸的预防

在实验室里一般预防爆炸的措施如下。

（1）蒸馏装置安装必须正确,不能造成密闭体系,应使装置与大气相通,减压蒸馏时,要用圆底烧瓶或吸滤瓶作为承接的容器,不可用三角烧瓶。

（2）使用乙醚时,必须检查有无过氧化物的存在,如发现存在时,应立即用硫酸亚铁除去过氧化物,才能使用。同时使用乙醚时应在通风较好的地方或在通风橱内进行。

（3）对于易爆炸的固体,如重金属乙炔化物、苦味酸金属盐、三硝基甲苯等不能重压或撞击,以免引起爆炸,对于这些危险品的残渣,必须小心销毁。

3. 中毒的预防

（1）剧毒药品应妥善保管,不许乱放。实验中所用的剧毒物质应有专人负责收发,并向使用有毒物质者提出必须遵守的操作规程。实验后的有毒残渣必须做有效而妥善的处理。

（2）有些剧毒物质会深入皮肤,因此,接触这些有毒物质者必须戴橡皮手套,操作后立即洗手,切勿让有毒物质沾及五官及伤口。

（3）反应过程中可能生成有毒或有腐蚀性气体，所以实验应在通风橱内进行，使用后的器具应及时清洗。使用通风橱时，实验开始后不要把头伸入橱内。

4. 触电的预防

使用电器时，应避免人体与电器导电部分直接接触，不能用湿手或用手握湿的物体接触插头。为了防止触电，装置和设备的金属外壳等都应连接地线，实验后应切断电源，再将电源插头拔下。

三、实验事故的处理和急救

1. 割伤

割伤时，如无特定的要求，应用水充分清洗伤口，并取出伤口中的碎玻璃或残留固体，用无菌绷带或创可贴进行包扎、保护。大伤口应注意压紧伤口或主血管，进行止血，并急送医院进行处理。

2. 烫伤

因火焰或触及灼热物体所致的小范围的轻度烫伤、烧伤，可通过立即将受伤部位浸入冷水或冰水中约 5 min 以减轻疼痛，涂上烫伤膏或鞣酸油膏。重度的大范围的烫伤或烧伤应立即去医院进行救治。

3. 化学试剂灼伤

（1）酸　立即用大量水冲洗，再用 3%～5% 碳酸氢钠溶液淋洗，最后水洗 10～15 min。严重者将灼伤部位拭干包扎好，送到医院治疗。

（2）碱　立即用大量水冲洗，再用 1% 硼酸溶液淋洗，以中和碱，最后再水洗 10～15 min。

（3）有机物　用乙醇擦洗可以除去大部分有机物，然后再用肥皂和温水洗涤即可。如果皮肤被酸等有机物灼伤，将灼伤处浸在水中一段时间，然后送医院处置。

四、常用玻璃仪器

1. 玻璃仪器使用注意事项

（1）使用时要轻拿轻放，以免弄碎。

（2）除烧杯、烧瓶和试管外，均不能用火直接加热。

（3）锥形瓶、平底烧瓶不耐压，不能用于减压系统。

（4）带活塞的玻璃器皿用过洗净后，在活塞与磨口之间垫上纸片，以防粘连而打不开；万一打不开时，可用超声波振荡仪来清洗让其自然松动分开。

（5）温度计的水银球玻璃很薄，易碎，使用时应小心。不能将温度计当搅拌棒使用；温度计使用后应先冷却再冲洗，以免破裂；测量范围不得超出温度计刻度范围。

2. 安装实验装置注意事项

（1）所用玻璃仪器和配件要干净，大小要合适。

（2）搭建实验装置时应考虑水源和电源的位置，按照从下到上、从中间向两边的原则，逐个装配。

（3）拆卸时，则按从右到左、从两侧向中间、从上到下的原则，逐个拆除。

（4）常压下进行的反应的装置，应与大气相通，不能密闭。

（5）实验装置要求做到严密、正确、整齐、稳妥、端正，磨口连接处要呈一直线，其轴线应与实验台边沿平行。

3. 玻璃仪器的清洗

玻璃仪器用毕后应立即清洗，一般的清洗方法是将玻璃仪器和毛刷淋湿，蘸取肥皂粉或洗涤剂，洗刷玻璃器皿的内外壁，除去污物后用水冲洗；当洁净度要求较高时，可依次用洗涤剂、纯化水（或去离子水）清洗；也可用超声波振荡仪来清洗。

4. 玻璃仪器的干燥方法

（1）自然干燥：将仪器倒置，使水自然流下，晾干。

（2）烘干：将仪器放入烘箱内烘干，仪器口朝上；也可用气流干燥器烘干或用电吹风吹干。

（3）有机溶剂干燥：急用时可用有机溶剂助干，用少量 95％乙醇或丙酮荡涤，把溶剂倒回至回收瓶中，然后用电吹风吹干。

五、废品的销毁

碎玻璃等废物不要丢入废纸篓中；不要把任何用剩的试剂倒回试剂瓶中，以免对试剂造成污染，影响其他人的实验结果；不要把易燃及挥发性溶剂、不溶于水的试剂和有毒的化学品倾入废物箱或水槽内，应将它们分类集中后处理；对能与水混溶，或能被水解或腐蚀性液体，必须用大量的水冲洗。

六、实验的预习、记录和报告

进行药物化学实验时要了解每个实验是怎样设计的，如何构成的，熟悉实验的整体构架，把握实验的全过程，熟悉实验的安排与操作，并在操作中逐渐理解实验的设计思想，不断进入"学习佳境"。

1. 实验预习

在实验前应仔细阅读相应的实验内容及相关的内容，认真完成预习报告，并结合实验操作步骤，细读实验内容。预习工作包括反应原理、可能发生的副反应、反应机制、实验操作的原理和方法，产物提纯的原理和方法，注意事项及实验中可能出现的危险及处置办法，应给出详细的预习报告。同时，还要了解反应中化学试剂的化学计量学用量，对化学试剂和溶剂的理化常数等要记录在案，以便查询。

2. 操作与记录

实验者要亲自动手，完成各项实验操作，逐步提高实验技能。要仔细观察与比较实验现象，并如实做好记录。实验记录应记在专门的实验记录本上，所有观察到的现象、实验时间、原始数据、操作和后处理方法、步骤均应及时、准确、客观、真实、详细地记录在实验记录本上，并签名，以保证实验记录的完整性、连续性和原始性。

3. 实验报告

实验报告是学习者获得实验成果的一种书面反映，也是对整个实验的一个总结、回顾过程，实验报告包括产物的颜色、状态、物理常数、产量、产率等。还可通过回答实验中提出的问题和讨论实验中观察到的现象，充分表现实验者的想法、建议及改进意见。所以，撰写实验报告也是一次新的学习过程，学习者应当予以足够的重视。做好实验记录和实验报告是每一个科研人员必备的基本素质。

（周振华）

实训二 外周神经系统药的性质

【实训目的】

（1）掌握 常用外周神经系统药的重要性质和鉴别方法。

（2）掌握 定性实验操作的基本方法。

【实训原理】

1. 盐酸普鲁卡因

本品分子结构中具有芳伯氨基和酯键，芳伯氨基在酸性条件下与亚硝酸钠发生重氮化偶联反应，产生红色沉淀；酯键能水解，在受热、酸性、碱性条件下水解更易进行，生成对氨基苯甲酸白色沉淀和二乙氨基乙醇，加热后二乙氨基乙醇挥发，可使湿润的红色石蕊试纸变蓝。

2. 盐酸利多卡因

本品结构中具有酰胺键和叔胺结构，水溶液能与苦味酸作用，生成复盐，可以用测定衍生物熔点的方法鉴别；碱性条件下水溶液能与硫酸铜试液作用，生成配合物而显色。

3. 马来酸氯苯那敏

本品分子中具有叔胺结构,与枸橼酸醋酐试液在水浴中加热,即显红紫色;马来酸具有不饱和双键,能使酸性高锰酸钾试液紫色褪去。

4. 肾上腺素

本品遇三氯化铁试液即显翠绿色,再加氨试液即变为紫色,最后变为紫红色;肾上腺素的稀盐酸溶液加过氧化氢试液后煮沸,即显血红色。

【实训材料】

1. 试剂

盐酸普鲁卡因、盐酸利多卡因、马来酸氯苯那敏、肾上腺素、稀盐酸、0.1 mol/L 亚硝酸钠液、碱性 β-萘酚试液、10％氢氧化钠试液、稀硝酸、硝酸银试液、氨水、三硝基苯酚试液、碳酸钠试液、硫酸铜试液、三氯甲烷、枸橼酸醋酐试液、高锰酸钾试液、过氧化氢试液等。

2. 器材

试管、天平、酒精灯、漏斗、研钵、滤纸、水浴锅、量筒、烧杯、蒸发皿、恒温水浴锅等。

【操作步骤】

1. 盐酸普鲁卡因

(1) 取本品约 50 mg,滴加稀盐酸 1 mL,振摇,再滴加 0.1 mol/L 亚硝酸钠液 4～5 滴,充分振摇后,滴加碱性 β-萘酚试液数滴,即生成红色沉淀。

(2) 取本品约 100 mg,加水 2 mL 溶解后,加 10％氢氧化钠试液 1 mL,即生成白色沉淀,再在试管口覆盖一片用水湿润过的红色石蕊试纸,然后水浴加热,红色石蕊试纸变蓝。

(3) 取本品约 10 mg,加水 2 mL 溶解后,加稀硝酸 1 mL,再加硝酸银试液,即产生白色沉淀,向沉淀中加入氨水后沉淀溶解。

2. 盐酸利多卡因

(1) 取本品约 20 mg,加入适量三硝基苯酚试液,即生成浅黄色沉淀。

(2) 取本品约 50 mg,加入碳酸钠试液 2 mL 和硫酸铜试液 4～5 滴,即显蓝紫色;加三氯甲烷 2 mL,振摇后放置,三氯甲烷层显黄色。

(3) 取本品约 10 mg,加水 2 mL 溶解后,加稀硝酸 1 mL,加硝酸银试液,即产生白色沉淀,向沉淀中加入氨水后沉淀又溶解。

3. 马来酸氯苯那敏

(1) 取本品约 10 mg,置于干燥试管中,加枸橼酸醋酐试液 1 mL,水浴加热,即显红紫色。

(2) 取本品约 20 mg,加稀硫酸 1 mL,滴加高锰酸钾试液,红色即消失。

4. 肾上腺素

(1) 取本品注射液 1 支,加入三氯化铁试液 1 滴,即显翠绿色;再加氨试液 1 滴,即变为蓝色,然后变成红色。

(2) 取本品注射液 1 支,加过氧化氢试液 10 滴,煮沸,即显血红色。

【注意事项】

盐酸普鲁卡因具有游离的芳伯氨基,见光、遇铁器等易发生颜色的变化,所以,在取用时应注意避免接触铁器,并注意密封保存。

【实训思考】

为什么盐酸普鲁卡因能发生重氮化偶联反应? 重氮化偶联反应需要哪些试剂?

(黄仕芳)

实训三　中枢神经系统药的性质

【实训目的】

（1）掌握　几种常用中枢神经系统药的主要理化性质和实验原理及在鉴别上的应用。

（2）熟悉　药物的理化性质分析方法和基本操作。

【实训原理】

1. 苯巴比妥钠

本品具有丙二酰脲结构,在碳酸钠溶液中与硝酸银试液作用,生成可溶性的一银盐,加入过量的硝酸银试液可生成不溶性的二银盐沉淀;可与吡啶-硫酸铜试液作用发生类似双缩脲的颜色反应,显紫色或生成紫色沉淀;碱性条件下易水解,水解产生的氨气可使湿润的红色石蕊试纸变蓝。

本品具有苯环结构,可与亚硝酸钠-硫酸试液作用,即显橙黄色,随即转橙红色;与甲醛-硫酸试液反应,在两液层交界处生成玫瑰红色环。

2. 地西泮

本品具有内酰胺及亚胺结构,在酸性或碱性溶液中受热易发生 1,2 位和 4,5 位水解反应而失效,生成 2-甲氨基-5-氯-二苯甲酮和甘氨酸。

本品与碘化铋钾在酸性条件下反应生成橙红色复盐沉淀,放置后颜色渐深;加硫酸,振摇溶解后,在紫外光灯(365 nm)下检视,显黄绿色荧光。

3. 苯妥英钠

本品具有内酰脲结构,与氯化汞试剂作用后,生成白色汞盐沉淀,此沉淀在氨水中不溶;与吡啶-硫酸铜试剂作用后,生成蓝色配合物。

4. 盐酸氯丙嗪

本品具有吩噻嗪环结构,易被氧化,加硝酸后可显红色,渐变为淡黄色;本品与三氯化铁试剂作用后显红色。

5. 盐酸美沙酮

本品为镇痛药,属于氨基酮类化合物;与甲基橙试剂产生黄色沉淀。

6. 咖啡因

本品具有黄嘌呤生物碱类的特征反应——紫脲酸铵反应,即与盐酸和氯酸钾在水浴上共热蒸干,剩余残渣遇氨气后生成紫色的四甲基紫脲酸铵,滴加氢氧化钠溶液数滴,紫色消失。

本品的饱和水溶液中加入碘试液后再加稀盐酸,即生成红棕色沉淀;加入过量的氢氧化钠溶液,该沉淀复溶。

【实训材料】

1. 试药

苯巴比妥钠、地西泮、苯妥英钠、盐酸氯丙嗪、盐酸美沙酮、咖啡因、碳酸钠试液、硝酸银试液、吡啶试液(1→10)、吡啶-硫酸铜试液、10%氢氧化钠溶液、硫酸、亚硝酸钠、甲醛试液、盐酸(1→2)、亚硝酸钠试液、碱性 β-萘酚试液、氯化汞试液、氨试液、硝酸、三氯化铁试液、甲基橙指示液、氯酸钾、碘试液等。

2. 器材

试管、天平、漏斗、研钵、滤纸、量筒、烧杯、玻璃杯、恒温水浴锅等。

【操作步骤】

1. 苯巴比妥钠

（1）取本品约 100 mg,加入碳酸钠试液 1 mL 和水 10 mL,振摇 2 min 后过滤,滤液中逐滴加入硝酸银试液,即生成白色沉淀,振摇即沉淀溶解,继续滴加过量硝酸银试液,再次生成白色沉淀且不再溶解。

（2）取本品约 50 mg，加吡啶（1→10）试液 5 mL，溶解后加吡啶-硫酸铜试液 1 mL，即生成紫色沉淀。

（3）取本品约 50 mg，加入 10％氢氧化钠溶液 2 mL，加热煮沸，产生的气体能使湿润的红色石蕊试纸变蓝。

（4）取本品约 10 mg，加入硫酸 2 滴、亚硝酸钠 5 mg，混合，即显橙黄色，随即变为橙红色。

（5）取本品约 50 mg，置于试管中后加入甲醛试液 1 mL，加热煮沸，冷却后沿管壁缓慢加入硫酸 0.5 mL，水浴加热，在两液层交界处显玫瑰红色。

2．地西泮

（1）取本品约 10 mg，加盐酸（1→2）10 mL，水浴中缓缓煮沸 15 min，放冷后加 0.1 mol/L 的亚硝酸钠试液 4～5 滴，再滴加碱性 β-萘酚试液数滴，不生成红色偶氮沉淀。

（2）取本品 10 mg，加硫酸 3 mL，振摇使其溶解，在紫外光灯（365 nm）下检视，显黄绿色荧光。

3．苯妥英钠

取本品约 100 mg，加水 2 mL 溶解后，滴加数滴氯化汞试液，即生成白色沉淀，向其中加入过量氨试液，白色沉淀不溶解。

4．盐酸氯丙嗪

（1）取本品约 10 mg，加水溶解后，滴加 5 滴硝酸即显红色，之后渐变为淡黄色。

（2）取本品约 10 mg，加水溶解后，滴加三氯化铁试液，即显红色。

5．盐酸美沙酮

取本品约 10 mg，加水 2 mL 使其溶解，加甲基橙指示液 2 mL，即生成黄色沉淀。

6．咖啡因

（1）取本品约 10 mg，加盐酸 1 mL 和氯酸钾 100 mg，在水浴中蒸干，残渣遇氨气即显紫色，再滴加几滴氢氧化钠试液，紫色消失。

（2）取本品的饱和水溶液 10 mL，加碘试液数滴，不生成沉淀，再向其中加入几滴稀盐酸即生成棕红色沉淀，该棕红色沉淀能溶于过量的氢氧化钠试液。

【注意事项】

（1）药物如为盐酸盐形式，均可进行氯化物的检测。

（2）重氮化反应在酸性条件下进行，偶尔反应需在碱性条件下方可观察到阳性结果。

（3）所有药品取用量不必称取且以少量为宜。

【实训思考】

（1）简述区别苯巴比妥钠和苯妥英钠的化学方法。

（2）盐酸氯丙嗪在贮存时需要注意哪些？

（周振华）

实训四　解热镇痛药和非甾体抗炎药的性质

【实训目的】

（1）掌握　常用解热镇痛药和非甾体抗炎药的主要理化性质和实验原理及在鉴别上的应用。

（2）熟悉　药物的理化性质分析方法和基本操作。

【实训原理】

1．阿司匹林

本品具有羧基和酚酯结构：①在碳酸钠溶液中溶解，同时酯键水解生成水杨酸钠和醋酸钠，加热时水解更快，加过量的稀硫酸酸化，即析出水杨酸白色沉淀，并产生醋酸气味；②水溶液煮沸，水解生成水杨酸,加三氯化铁试液 1 滴,溶液即显紫堇色。

2. 对乙酰氨基酚

本品具有酰胺和酚羟基结构:①在酸性条件下酰胺水解,水解产物对氨基苯酚具有芳伯氨基,可发生重氮化偶联反应;②结构中的酚羟基,可与三氯化铁试液反应显色。

3. 安乃近

本品具有 N-亚甲基磺酸钠结构:①在酸性溶液中,加入次氯酸钠试液,可被氧化为黄色物质。②与稀盐酸共热,分解产生特臭气味。

4. 吲哚美辛

本品具有酰胺结构和吲哚环:碱溶液与重铬酸钾试液共热后,用硫酸酸化并缓缓加热,显紫色;如碱溶液与亚硝酸钠溶液共热后,用盐酸酸化,显绿色,放置后,渐变为黄色。

5. 吡罗昔康和美洛昔康

本品具有烯醇式结构,可与三氯化铁试液反应显色。

6. 别嘌醇

本品具有嘌呤环,与碱性碘化汞钾试液共热,生成黄色沉淀。

【实训材料】

1. 试药

阿司匹林、对乙酰氨基酚、安乃近、吲哚美辛、吡罗昔康、美洛昔康、别嘌醇、碳酸钠试液、稀硫酸、三氯化铁试液、稀盐酸、亚硝酸钠试液、碱性 β-萘酚试液、次氯酸钠试液、乙醇、三氯甲烷、20%氢氧化钠溶液、0.03%重铬酸钾溶液、0.1%亚硝酸钠溶液、5%氢氧化钠溶液、碱性碘化汞钾试液。

2. 器材

试管、天平、漏斗、研钵、滤纸、量筒、烧杯、玻璃杯、恒温水浴锅等。

【操作步骤】

1. 阿司匹林

(1) 取本品约 0.1 g,加水 10 mL,煮沸,放冷,再加三氯化铁试液 1 滴,溶液即显紫堇色。

(2) 取本品约 0.5 g,加碳酸钠试液 10 mL,煮沸 2 min 后,放冷,加过量的稀硫酸,立即析出白色沉淀,并产生醋酸的臭气。

若供试品为片剂。

(1) 取本品的细粉适量(约相当于阿司匹林 0.1 g),加水 10 mL,煮沸,放冷,再加三氯化铁试液 1 滴,溶液即显紫堇色。

(2) 取本品的细粉适量(约相当于阿司匹林 0.5 g),加碳酸钠试液 10 mL,振摇后放置 5 min,过滤,取滤液煮沸 2 min,冷却后,加入过量的稀硫酸,立即析出白色沉淀,并产生醋酸臭气。

2. 对乙酰氨基酚

(1) 取本品约 0.1 g,加稀盐酸 5 mL,置于水浴中加热 40 min,放冷,取 0.5 mL,滴加亚硝酸钠试液 5 滴,摇匀,加水 3 mL 稀释,加碱性 β-萘酚试液 2 mL,振摇,即显红色。

(2) 取本品约 20 mg,加水 2~3 mL,滴加三氯化铁试液 1~2 滴,即显蓝紫色。

若供试品为片剂,取本品的细粉适量(约相当于对乙酰氨基酚 0.5 g),用乙醇 20 mL 分次研磨使对乙酰氨基酚溶解,过滤,合并滤液,蒸干,将残渣按照上述步骤(1)、(2)进行实验。

3. 安乃近

(1) 取本品约 20 mg,加稀盐酸 1 mL 溶解后,加次氯酸钠试液 2 滴,产生瞬即消失的蓝色,加热煮沸后变成黄色。

(2) 取本品约 0.2 g,加稀盐酸 8 mL 溶解后,加热,即产生二氧化硫的臭气,然后产生甲醛的臭气。

若供试品为片剂,取本品的细粉适量,照上述步骤(1)、(2)进行实验。

4. 吲哚美辛

取本品约 10 mg,加水 10 mL 与 20％氢氧化钠溶液 2 滴,溶解,取溶液 1 mL,加 0.03％重铬酸钾溶液 0.3 mL,加热至沸,放冷,加硫酸 2～3 滴,置于水浴上缓缓加热,显紫色;另取溶液 1 mL,加0.1％亚硝酸钠溶液 0.3 mL,加热至沸,放冷,加盐酸 0.5 mL,显绿色,放置后,渐变为黄色。

若供试品为片剂,取本品的细粉适量(约相当于吲哚美辛 10 mg),加水 10 mL 振摇浸透后,加20％氢氧化钠溶液 2 滴,振摇溶解,过滤,取滤液,照上述步骤进行实验。

5. 吡罗昔康和美洛昔康

(1)取吡罗昔康约 30 mg,加三氯甲烷 1 mL 溶解后,加三氯化铁试液 1 滴,即显玫瑰红色。

若供试品为片剂,取吡罗昔康的细粉适量(约相当于吡罗昔康 40 mg),加三氯甲烷 10 mL,振摇使吡罗昔康溶解,过滤,取滤液,照上述步骤进行实验。

(2)取美洛昔康约 10 mg,加三氯甲烷 5 mL 溶解后,加三氯化铁试液 1 滴,振摇,放置后,三氯甲烷层显淡紫红色。

6. 别嘌醇

取本品约 50 mg,加 5％氢氧化钠溶液 5 mL,溶解,加碱性碘化汞钾试液 1 mL,加热至沸,放置后生成黄色沉淀。

若供试品为片剂,取别嘌醇的细粉适量(约相当于别嘌醇 0.1 g),加 5％氢氧化钠溶液 10 mL,搅拌使别嘌醇溶解,过滤,取滤液 5 mL,照上述步骤进行实验。

【注意事项】

(1)若供试品为制剂,应先进行处理,然后称取适量的样品,照上述方法进行,实验现象应与原料药相同;若供试品为注射液,则可直接取注射液进行实验。

(2)在重氮化偶联反应中,为了避免亚硝酸和重氮盐分解,须在低温下进行。实验过程中必须保持酸性,盐酸的量要多于药物 3 倍,碱性 β-萘酚试液应为临用新配。

(3)对乙酰氨基酚易氧化,遇光、铁器可加速氧化变色,因此在实验中要注意避光和避免接触铁器。

【实训思考】

(1)按化学结构不同,解热镇痛药可分为几类?

(2)如何区别阿司匹林与对乙酰氨基酚?

(孟彦波)

实训五 循环系统药的性质

【实训目的】

(1)掌握 常用循环系统药的主要理化性质、反应原理和实验方法。

(2)学会 吲哚的呈色反应和巯基的呈色反应。

【实训原理】

1. 硝酸异山梨酯

(1)硝酸异山梨酯被硫酸破坏后生成硝酸,加入硫酸亚铁后生成硫酸氧氮合亚铁,在两液层界面呈棕色环。

(2)硝酸异山梨酯经硫酸水解后,生成亚硝酸,可与儿茶酚作用生成对亚硝基儿茶酚,在硫酸溶液中变成醌肟,又与过量的儿茶酚缩合生成暗绿色靛酚类化合物。

(3)硝酸异山梨酯被硫酸水解后,生成的硝酸与金属铜作用,会产生二氧化氮蒸气。

2. 利血平

（1）利血平为吲哚类生物碱，具有吲哚的呈色反应。与钼酸钠的硫酸溶液作用立即显黄色，约 5 min 后变为蓝色。

（2）利血平与香草醛试液作用，显玫瑰红色。

（3）利血平在醋酸和硫酸溶液中，与对二甲氨基苯甲醛作用，显绿色，再加冰醋酸则变为红色。

3. 卡托普利

卡托普利结构中含有巯基，与亚硝酸作用，生成红色的亚硝酰硫醇酯而呈红色。

4. 盐酸胺碘酮

（1）盐酸胺碘酮分子中的羰基结构，可与 2,4-二硝基苯肼反应，生成黄色的胺碘酮-2,4-二硝基苯腙黄色沉淀。

（2）盐酸胺碘酮与硫酸共热，苯环结构上的碘原子分解逸出紫色的碘蒸气。

【实训材料】

1. 试剂

硫酸、硫酸亚铁试液、10％儿茶酚试液、乙醇、稀硫酸、香草醛试液、0.1％钼酸钠试液、对二甲氨基苯甲醛、冰醋酸、亚硝酸钠、三氯甲烷、2,4-二硝基苯肼高氯酸试液、铜丝、硝酸异山梨酯、利血平、卡托普利、盐酸胺碘酮等。

2. 器材

试管、天平、酒精灯、漏斗、滤纸、抽滤瓶、布氏漏斗、量筒、真空泵、小烧杯、干燥箱、恒温水浴箱、研钵等。

【操作步骤】

1. 硝酸异山梨酯

（1）取本品约 10 mg，置于试管中，加水 1 mL 与硫酸 2 mL，注意混匀溶解后放冷，沿管壁缓缓加入硫酸亚铁试液 3 mL，不能振摇，使成两液层，接界面显棕色。

（2）取本品约 2 mg，加新制的 10％儿茶酚试液 3 mL，摇匀，注意慢慢滴加硫酸 6 mL，即显暗绿色。

（3）取本品约 10 mg，置于试管中，加水 1 mL 溶解后，加硫酸与铜丝（或铜屑），加热，即产生红棕色的蒸气。

2. 利血平

（1）取本品约 10 mg，加 0.1％钼酸钠硫酸试液 3 mL，即显黄色，约 5 min 后转变为蓝色。

（2）取本品约 10 mg，加新制的香草醛试液 2 mL，约 2 min 后显玫瑰红色。

（3）取本品约 50 mg，加对二甲氨基苯甲醛 50 mg、冰醋酸 2 mL 与硫酸 2 mL，混匀，即显绿色；再加冰醋酸 1 mL，转变为红色。

3. 卡托普利

取本品约 25 mg，加乙醇 2 mL 溶解后，加亚硝酸钠结晶少许与稀硫酸 10 滴，溶液显红色。

4. 盐酸胺碘酮

（1）取本品约 20 mg，加乙醇 2 mL 使其溶解，加 2,4-二硝基苯肼高氯酸试液（取 2,4-二硝基苯肼 1.2 g，加 30％高氯酸溶液 50 mL，使其溶解）2 mL，加水 5 mL，有黄色沉淀析出。

（2）取本品约 50 mg，加硫酸 1 mL，微热，即产生紫色的碘蒸气。

【注意事项】

（1）硝酸异山梨酯在室温及干燥状态下较稳定，但遇强热或撞击下会发生爆炸，实验中须加注意。

（2）卡托普利具有巯基结构，有类似蒜的特臭。

（3）利血平遇光色渐变深，故应遮光密封保存。

（4）在盐酸胺碘酮与 2,4-二硝基苯肼的反应中，高氯酸是与醇和水互溶的 2,4-二硝基苯肼溶剂，不参与反应。

（5）若供试品为片剂，可将片剂研细，取片剂细粉适量（约相当于硝酸异山梨酯 20 mg、利血平 2.5 mg、卡托普利 50 mg、盐酸胺碘酮 25 mg），用适宜溶剂振摇提取（硝酸异山梨酯用三氯甲烷 10 mL、利血平用三氯甲烷 10 mL、卡托普利用乙醇 4 mL、盐酸胺碘酮用三氯甲烷 10 mL），提取液过滤；卡托普利用滤液直接进行鉴别反应，其余 3 种药品，可将滤液蒸干，用残渣进行鉴别。

【实训思考】
（1）循环系统药分为哪几类？各类有哪些主要药物？
（2）鉴别吲哚类化合物的呈色反应有哪些？

（钟　霞）

实训六　消化系统药的性质

【实训目的】
（1）掌握　常用消化系统药的主要理化性质、反应原理和实验方法。
（2）学会　利用药物的理化性质进行化学鉴别和各项操作。

【实训原理】

1. 西咪替丁

（1）本品水溶液，在氨碱性条件下可与硫酸铜试液作用，即生成蓝灰色铜盐沉淀，该沉淀可在过量的氨试液中溶解。

（2）本品结构中含有机硫，经灼热产生硫化氢气体，能使湿润的醋酸铅试纸显黑色，这是含硫化合物的鉴别反应。

2. 盐酸雷尼替丁

本品结构中含有机硫，经灼热产生硫化氢气体，能使湿润的醋酸铅试纸显黑色，这是含硫化合物的鉴别反应。

3. 甲氧氯普胺

本品在硫酸酸性条件下，小火加热可使溶液显紫黑色，溶液用水稀释后，即显绿色荧光；若碱化则荧光消失。

4. 奥美拉唑

本品溶于氢氧化钠碱性溶液中，加硅钨酸试液反应并摇匀，再用盐酸酸化即产生白色絮状沉淀。

5. 地芬尼多

（1）本品水溶液用硫酸酸化后显黄色，摇匀黄色消失。

（2）本品结构中含有叔胺，水浴中加热可与枸橼酸的醋酐溶液反应，溶液显玫瑰红色。

【实训材料】

1. 试剂

西咪替丁、盐酸雷尼替丁、甲氧氯普胺、奥美拉唑、地芬尼多、氨试液、硫酸铜试液、醋酸铅试纸、硫酸、0.1 mol/L 氢氧化钠溶液、硅钨酸试液、稀盐酸、1% 枸橼酸的醋酐溶液。

2. 器材

试管、天平、酒精灯、胶头滴管、量筒、小烧杯、干燥箱、药匙、镊子、试管夹、恒温水浴箱、紫外线灯等。

【操作步骤】

1. 西咪替丁

（1）取本品约 50 mg，加水 10 mL，微热使其溶解，加氨试液 1 滴与硫酸铜试液 2 滴，即生成蓝灰色沉淀；再加过量的氨试液，沉淀即溶解。

（2）取本品约 50 mg 于试管中，炽灼，产生的气体能使湿润的醋酸铅试纸显黑色。

2. 盐酸雷尼替丁

取本品约 0.2 g，置于试管中，用小火缓缓加热，产生的气体能使湿润的醋酸铅试纸显黑色。

3. 甲氧氯普胺

取本品约 5 mg，置于试管中，加硫酸 1 mL，小火加热至溶液显紫黑色，取出数滴加入 5 mL 水中，摇匀，即显绿色荧光；碱化后荧光消失。

4. 奥美拉唑

取本品约 3 mg，加 0.1 mol/L 氢氧化钠溶液 3 mL 溶解后，加硅钨酸试液 1 mL，摇匀，滴加稀盐酸数滴，即产生白色絮状沉淀。

5. 地芬尼多

（1）取本品 1～2 mg，加水 1 mL，加硫酸 0.5 mL，溶液显黄色，摇匀后黄色消失。

（2）取本品约 5 mg，加 1% 枸橼酸的醋酐溶液 1 mL，置于水浴中加热约 3 min，溶液显玫瑰红色。

【注意事项】

（1）西咪替丁与盐酸雷尼替丁结构中含有有机硫，置于试管中后应小火加热，如温度过高可能会造成硫化氢的氧化而实验现象不明显或无现象。

（2）地芬尼多结构中含叔胺，加 1% 枸橼酸的醋酐溶液后应置于水溶液中加热反应，其他加热方式可导致受热不均或温度过高而影响实验结果。

【实训思考】

（1）是否结构中含有硫元素的化合物，均能通过小火加热产生硫化氢气体而使湿润的醋酸铅试纸变黑？

（2）西咪替丁、盐酸雷尼替丁、甲氧氯普胺、奥美拉唑、地芬尼多中，哪些药物可显氯化物的鉴别反应？

（胡　伟）

实训七　化学治疗药的性质

【实训目标】

（1）掌握　常用几种典型药物（磺胺类、喹诺酮类等）的理化性质及其鉴别的原理。

（2）学会　利用药物的理化性质进行化学鉴别和各项操作。

【实训原理】

（1）磺胺类药物结构中具有芳伯氨基和磺酰胺基，在酸性条件下能与亚硝酸钠及碱性 β-萘酚发生重氮化偶联反应，生成红色的偶氮化合物；在碱性条件下能与硫酸铜反应，生成不溶性的铜盐沉淀。

（2）喹诺酮类药物结构中有羧基，与碳酸氢钠或碳酸钠试液发生中和反应，并产生二氧化碳气体，可用于鉴别。

（3）利用异烟肼的还原性，与硝酸银反应生成银镜，可供鉴别。

【实训材料】

1. 试剂

磺胺甲噁唑（SMZ）、磺胺嘧啶（SD）、诺氟沙星、氧氟沙星、异烟肼、甲硝唑、稀盐酸、硝酸、硫酸、0.1 mol/L 亚硝酸钠试液、氢氧化钠、碱性 β-萘酚试液、碳酸（氢）钠试液、硫酸铜试液、10% 香草醛、硝酸银试液、三硝基苯酚、正丁醇、乙醇、乙酸乙酯、氯仿、丙酮等。

2. 仪器

天平、称量纸、药匙、试管、试管夹、乳钵、白瓷板、恒温水浴锅、酒精灯、胶头滴管、三角漏斗、铁架台、烧杯、量筒、滤纸等。

【操作步骤】

1. 磺胺类药物

（1）取两支试管，分别加入供试品（SMZ、SD）约 50 mg，于每支试管中加入稀盐酸 1 mL，振摇溶解，然后加入 0.1 mol/L 亚硝酸钠溶液数滴，充分振摇后，再滴加碱性 β-萘酚数滴，即生成猩红色沉淀。

（2）取两支试管，分别加入供试品（SMZ、SD）约 0.1 g，于每支试管中加入纯化水 2 mL 和 1％氢氧化钠试液数滴，振摇至溶解（碱液切勿过量），过滤（或取上清液），取滤液，加入硫酸铜试液 2 滴，即生成特殊颜色的沉淀。

若磺胺类药物供试品为片剂，应先处理，加氨试液研磨，过滤，蒸发放冷，加醋酸成酸性，析出沉淀，沉淀依法实验。

2. 喹诺酮类药

（1）取碳酸钠或碳酸氢钠试液 5 mL，加诺氟沙星胶囊 2 粒（去外壳），可见气泡。

（2）取碳酸钠或碳酸氢钠试液 5 mL，加氧氟沙星胶囊 2 粒（去外壳），可见气泡。

3. 异烟肼

（1）取本品约 0.1 g，加水 5 mL 溶解后，加 10％香草醛的乙醇溶液 1 mL，摇匀，微热，放冷，即析出黄色结晶。

（2）取本品约 10 mg，置于试管中，加水 2 mL 溶解后，加氨制硝酸银试液 1 mL，即产生气泡与黑色浑浊，并在试管壁上生成银镜。

4. 甲硝唑

（1）取本品约 10 mg，加氢氧化钠试液 2 mL 微温，即得紫红色溶液；滴加稀盐酸使溶液成酸性即变成黄色，再滴加过量氢氧化钠试液则变成橙红色。

（2）取本品约 0.1 g，加硫酸溶液（3→100）4 mL，应能溶解；加三硝基苯酚试液 10 mL，放置后即生成黄色沉淀。

【注意事项】

（1）磺胺类药物的铜盐反应加碱勿过量，过量会有氢氧化铜沉淀产生，影响实验结果。

（2）铂丝在蘸药前，药要用盐酸先处理，否则影响实验结果。

（3）在取硫酸等强腐蚀性酸时，要注意安全。

【实训思考】

芳香第一胺药物鉴别应注意哪些事项？

（方应权）

实训八 抗生素的性质

【实训目的】

（1）掌握 几种常用抗生素的主要理化性质、反应原理和鉴别方法。

（2）熟悉 影响抗生素稳定性的主要因素。

【实训原理】

1. 头孢氨苄

本品为白色至微黄色结晶性粉末，在水中微溶，乙醇或乙醚中不溶。在干燥状态下稳定，遇热、光、强酸、强碱能促使本品降解。

本品具有 β-内酰胺环的共同鉴别反应，在氢氧化钠中水解开环，与硫酸铜溶液可生成橄榄绿色的配合物。

2. 硫酸链霉素

本品干燥品稳定,在碱性条件下能分步水解而失效,其水解产物为链霉胍和链霉糖,链霉糖经脱水重排,产生麦芽酚,在酸性溶液中可与三价铁离子形成紫红色的配合物。此为麦芽酚反应,可用于本品的鉴别。链霉胍可与8-羟基喹啉和次溴酸反应显橙红色。

3. 氯霉素

本品性质稳定,耐热,在干燥状态下可保持抗菌活性 5 年以上,水溶液可冷藏几个月。在中性、弱酸性(pH 4.5~7.5)水溶液中较稳定,但在强碱性(pH 9 以上)或强酸性(pH 2 以下)溶液中,其结构中的酰胺键和二氯键均可水解而失效。

氯霉素本身不含解离性氯的化合物,在氢氧化钾醇溶液中加热,分子中不解离的氯转化为无机氯化物,硝酸银反应可产生白色沉淀。本品分子中硝基经氯化钙和锌粉还原成羟胺衍生物,在醋酸钠存在下与苯甲酰氯反应,生成的酰化物在弱酸性溶液中与 Fe^{3+} 反应可生成紫红色配合物。

4. 红霉素

本品在干燥状态或在中性水溶液(pH 7.0 左右)中稳定,在酸性条件下,其大环内酯结构中的苷键和内酯键易水解断裂,得到有色物质。

【实训材料】

1. 试药

头孢氨苄、硫酸链霉素、氯霉素、红霉素、乙醇、2 mol/L 氢氧化钠溶液、0.5 mol/L 盐酸溶液、0.4%氢氧化钠溶液、0.1% 8-羟基喹啉乙醇液、次溴酸钠试液、硫酸铁铵、0.5 mol/L 的硫酸溶液、氯化钡试液、苯甲酰氯、丙酮、锌粉、氯仿、三氯化铁试液等。

2. 器材

试管、天平、漏斗、薄层色谱板、滤纸、量筒、烧杯、玻璃杯、恒温水浴锅等。

【操作步骤】

1. 头孢氨苄

(1) 取本品约 5 mg,加 1%醋酸溶液 5 滴、1%硫酸铜溶液 2 滴、2 mol/L 氢氧化钠溶液 1 滴,观察溶液颜色变化。

(2) 取本品与头孢氨苄对照品,加 0.5 mol/L 盐酸溶液分别制成每毫升含 5 mg 的溶液,按照薄层色谱法实验,供试品所显示主斑点的颜色和位置应与对照品的主斑点相同。

2. 硫酸链霉素

(1) 取硫酸链霉素约 0.5 g,加水 4 mL 振摇溶解后,加 0.4%氢氧化钠溶液 2.5 mL 与 0.1% 8-羟基喹啉乙醇液 1 mL,放冷至约 15 ℃,加次溴酸钠试液 3 滴,即显橙红色。

(2) 取硫酸链霉素约 20 mg,加 5 mL 水,振摇溶解后加 0.4%氢氧化钠溶液 0.3 mL,置于水浴中加热 5 min,加硫酸铁铵溶液(取硫酸铁铵 0.1 g,加 0.5 mol/L 的硫酸溶液 5 mL,使之溶解即可)0.5 mL,即显紫红色。

(3) 取硫酸链霉素约 0.2 mg,加蒸馏水 2 mL 溶解后,加氯化钡试液,生成白色沉淀;分离,沉淀在盐酸或硝酸中均不溶解。

3. 氯霉素

取本品 10 mg,加稀乙醇 1 mL 溶解,加 1%氯化钙溶液 3 mL 与锌粉 50 mg,置于水浴中加热 10 min,倾取上清液,加苯甲酰氯约 0.1 mL,立即强力振摇 1 min,加三氯化铁试液 0.5 mL 与氯仿 2 mL,振摇,水层显红紫色。如按同一方法不加锌粉实验,应不显紫红色。

4. 红霉素

(1) 取本品约 5 mg,加硫酸 2 mL,缓慢摇匀,即显红棕色。

(2) 取本品约 3 mg,加丙酮 2 mL 溶解后,加盐酸 2 mL 即显橙黄色,渐变为紫红色,再加氯仿 2 mL 振摇,氯仿层应显蓝色。

【注意事项】

(1) 所用试液若为注射剂(液)可直接使用,若为片剂,应先进行处理,并用研钵研细后,取适量细粉使用。

（2）氯霉素的鉴别实验中所用的苯甲酰氯有毒,应在通风橱中操作。

【实训思考】

（1）观察实验现象是否与预期结果一致,分析影响实验结果的因素有哪些。

（2）头孢氨苄、硫酸链霉素、氯霉素、红霉素各属于哪类抗生素? 还有什么类型的抗生素?

（冯　伟）

实训九　内分泌系统药的性质

【实训目的】

（1）掌握　常用激素类药物的主要理化性质及鉴别方法。

（2）学会　利用药物的理化性质进行药物定性鉴别的方法与基本操作。

【实训原理】

（1）雌二醇　本品属于甾体激素类药物,可与强酸发生显色反应;本品分子中具有酚羟基结构,可与三氯化铁发生显色反应。

（2）己烯雌酚　甾体激素与强酸的显色反应,加水稀释后,溶液颜色发生改变。

（3）甲睾酮　甾体激素与强酸的显色反应。

（4）黄体酮　本品含有甲基酮结构,可以与亚硝基铁氰化钠发生显色反应;本品可以与异烟肼发生缩合反应生成异烟腙。

（5）炔雌醇　本品 C_{17} 位上连有乙炔基,该基团具有炔烃的化学性质,可与硝酸银试液反应,生成炔化银的白色沉淀。

（6）醋酸地塞米松　本品分子中具有酯键,在乙醇制氢氧化钾试液的碱性条件下可水解生成地塞米松及醋酸盐。生成的醋酸盐在酸性条件下可与乙醇反应生成乙酸乙酯;本品 C_{17} 位上的 α-醇酮基具有较强还原性,能与强氧化剂如碱性酒石酸铜反应,生成红色沉淀。

【实训材料】

1. 试药

雌二醇、己烯雌酚、甲睾酮、黄体酮、炔雌醇、醋酸地塞米松、硫酸、三氯化铁、乙醇、甲醇、亚硝基铁氰化钠、碳酸钠、醋酸铵、异烟肼、稀盐酸、炔雌醇、硝酸银、酒石酸铜、氢氧化钾。

2. 器材

试管、量筒、小烧杯、恒温水浴锅等。

【操作步骤】

1. 雌二醇

取本品约 2 mg,加硫酸 2 mL 溶解,溶液显黄绿色荧光,加三氯化铁试液 2 滴,即显草绿色,再加水稀释,溶液变为红色。

2. 己烯雌酚

取本品 10 mg,加硫酸 1 mL 溶解后,溶液显橙黄色;加水 10 mL 稀释后,橙黄色即消失。

3. 甲睾酮

取本品 5 mg,加硫酸-乙醇(2:1)试液 1 mL 溶解,即显黄色并带有黄绿色荧光。

4. 黄体酮

（1）取本品约 5 mg,加甲醇 0.2 mL 溶解后,加亚硝基铁氰化钠的细粉约 3 mg、碳酸钠与醋酸铵各约 50 mg,摇匀,放置 10～30 min,应显蓝紫色。

（2）取本品 0.5 mg,加异烟肼约 1 mg 与甲醇 1 mL 溶解后,加稀盐酸 1 滴,即显黄色。

5. 炔雌醇

取试管一支,加炔雌醇 10 mg,加乙醇 1 mL 溶解后,加硝酸银试液 5～6 滴,即生成白色沉淀。

6. 醋酸地塞米松

(1) 取试管一支,加醋酸地塞米松 10 mg,加甲醇 1 mL。置于水浴中微热溶解后,加热的碱性酒石酸铜试液 1 mL,即生成红色沉淀。

(2) 取试管一支,加醋酸地塞米松 50 mg,加乙醇制氢氧化钾试液 2 mL 置于水浴中加热 5 min,放冷,加硫酸溶液 1～2 mL,缓缓煮沸 1 min,即发生乙酸乙酯的香气。

【注意事项】

若药品为普通制剂而非原料药,需先进行处理,然后取与原料药等量的样品,按照上述方法,实验现象应与原料药做比较。

【实训思考】

(1) 醋酸地塞米松,加乙醇制氢氧化钾试液后,再加硫酸溶液,经煮沸为何能产生乙酸乙酯的香气?

(2) 如何区别甲睾酮和黄体酮?

(顾宏霞)

实训十 维生素的性质

【实训目的】

(1) 掌握 运用几种典型维生素的理化性质进行药物鉴别的方法与基本操作。

(2) 理解 几种常用维生素的理化性质及化学反应。

【实训原理】

1. 维生素 A

本品与三氯化锑的氯仿溶液作用显不稳定的蓝色,渐变成紫红色。

2. 维生素 B_1

本品与氢氧化钠、铁氰化钾作用产生硫色素,显蓝绿色荧光;与碘化汞钾反应生成淡黄色沉淀,与碘反应生成红色沉淀。

3. 维生素 B_2

本品遇还原剂如连二亚硫酸钠等被还原成无荧光的二氢核黄素,从水中析出。但在空气中二氢核黄素又可氧化成核黄素,又现荧光。

4. 维生素 B_6

本品与 2,6-二氯对苯醌氯亚胺试液作用,生成蓝色化合物,几分钟后蓝色消失,变为红色;先加硼酸,后加 2,6-二氯对苯醌氯亚胺试液,本品不变色。

5. 维生素 C

本品有连二烯醇结构,具有很强的还原性,加入硝酸银试液产生黑色沉淀;还可使二氯靛酚钠试液褪色。

6. 维生素 E

本品为醋酸酯,含酚羟基,可发生水解、氧化反应。

7. 维生素 K_3

本品水溶液中存在甲萘醌、亚硫酸氢钠间的动态平衡,当遇酸或碱时平衡被破坏,产生甲萘醌沉淀。

【实训材料】

氢氧化钠试液、铁氰化钾试液、正丁醇、稀盐酸、10％氢氧化钠试液、氯化汞试液、碘试液、碘化汞钾试液、硅钨酸试液、稀硝酸、20％醋酸钠溶液、4％硼酸溶液、2,6-二氯对苯醌氯亚胺试液、硝酸银试液、二氯靛酚钠试液、氯仿、25％三氯化锑的氯仿溶液、硝酸、乙醇制氢氧化钾试液、乙醚等。

【操作步骤】

1. 维生素 A

取本品 1 滴,加氯仿 10 mL 振摇使之溶解;取出 2 滴,加氯仿 2 mL 与 25％三氯化锑的氯仿溶液 0.5 mL,显蓝色,渐变成紫红色。

2. 维生素 B_1

(1) 取本品约 5 mg,加 2.5 mL 氢氧化钠试液使之溶解,加 0.5 mL 铁氰化钾试液及 5 mL 正丁醇,充分振摇后,放置使分层,上层显强烈的蓝色荧光;滴加稀盐酸呈酸性,荧光消失;再滴加 10％氢氧化钠试液,使之呈碱性,又出现蓝色荧光。

(2) 取本品约 20 mg,加 1 mL 水溶解,加 2 滴氯化汞试液,产生白色沉淀。

(3) 取本品约 30 mg,加适量水溶解后,分装于两支试管中,一支试管加碘试液两滴,产生有色沉淀;另一支试管加碘化汞钾试液两滴,产生有色沉淀;取本品溶液 1 滴,加入硅钨酸试液、生成白色沉淀。

3. 维生素 B_2

取本品约 1 mg,加水 100 mL 溶解后,溶液在透射光下显淡黄绿色并有强烈的黄绿色荧光;均分三份:第一份加稀硝酸,荧光消失;第二份加 10％的氢氧化钠试液,荧光消失;第三份加连二亚硫酸钠结晶少许,摇匀后,黄色消失,荧光亦消失。

4. 维生素 B_6

取本品约 10 mg,加水 100 mL 溶解后,各取 2 mL 分别放置甲、乙两个试管中,各加 20％醋酸钠溶液 2 mL,甲试管中加水 2 mL,乙试管中加 4％硼酸溶液 1 mL,混匀,各迅速加 2,6-二氯对苯醌氯亚胺试液 2 mL;甲试管中显蓝色,几分钟后消失,并转变为红色,乙试管中不显色。

5. 维生素 C

取本品约 0.2 g,加 10 mL 水溶解后,分别做如下实验。

(1) 取上述溶液 5 mL,加硝酸银试液数滴,产生黑色沉淀。

(2) 取上述溶液 5 mL,加二氯靛酚钠试液 2～3 滴,试液的颜色消失。

6. 维生素 E

(1) 取本品约 30 mg,加无水乙醇 10 mL 溶解后,加硝酸 2 mL,摇匀,在 75 ℃ 加热约 15 min,溶液显橙红色。

(2) 取本品约 10 mg,加乙醇制氢氧化钾试液 2 mL,煮沸 5 min,放冷,加水 4 mL 与乙醚 10 mL,振摇,静置使分层;取乙醚液 2 mL,加 2,2′-联吡啶的乙醇溶液(0.5→100)数滴与氯化铁的乙醇溶液(0.2→100)数滴,显血红色。

7. 维生素 K_3

取本品约 30 mg,加水溶解后均分成两份,一份加入氢氧化钠试液,有黄色沉淀析出;另一份加入稀盐酸,有黄色沉淀析出并释放出二氧化硫气体。

【注意事项】

(1) 所用试药如为注射剂(液)可直接使用,如为片剂,应去除包衣后,用研钵研细,取适量细粉使用。

(2) 做银镜反应的试管,如试管洗不干净,可加硝酸数滴(必要时微热),即可洗净。

【实训思考】

(1) 通过实训,你发现要获得较为准确的实验结果应注意哪些问题?

(2) 醇溶液为什么不能在酒精灯上明火加热,加热须在水浴锅中进行?

（3）维生素 K₃ 中当加入氢氧化钠和稀盐酸时，均有沉淀析出，试分析两者（黄色沉淀）是否为同一物质。

（赵　坤）

实训十一　药物的水解反应

【实训目的】

（1）掌握　外界因素对药物水解反应的影响。认识防止药物发生水解反应的措施和重要性。

（2）熟悉　药物结构与水解变质反应的关系及原理。

【实训原理】

药物结构中易水解的基团有酯类、酰胺及内酰胺类、酰脲类、盐类、苷类等。常见的水解反应类型为酯类和酰胺类水解。影响水解反应的外界因素主要有温度、溶液的酸碱性、水分、金属离子和溶剂类型等。

盐酸普鲁卡因属于酯类药物，在酸性条件下易发生水解反应使酯键断裂，生成对氨基苯甲酸和具有挥发性的碱性物质二乙氨基乙醇，其蒸气使红色石蕊试纸变蓝；在碱性条件下先生成普鲁卡因白色沉淀，继续加热进一步水解为对氨基苯甲酸和具有挥发性的二乙氨基乙醇。

苯巴比妥钠属于酰胺类药物，在常温下不稳定，其水溶液吸收二氧化碳则会析出苯巴比妥，使溶液变浑浊。苯巴比妥钠水解破坏，生成苯基乙基硫脲，继而进一步分解放出氨气，可使红色石蕊试纸变蓝。

青霉素 G 钠属于 β-内酰胺类药物，其干燥品较稳定。青霉素 G 钠的水溶液在酸性、碱性条件下或在室温久置下均可水解失效，在酸性条件下会析出青霉素沉淀。

【实训材料】

盐酸普鲁卡因、苯巴比妥钠、青霉素 G 钠、去离子水、10%氢氧化钠溶液、红色石蕊试纸、稀盐酸。

【操作步骤】

1. 盐酸普鲁卡因的水解反应

（1）取约 0.1 g 盐酸普鲁卡因置于试管中，加 3 mL 水溶解，在试管口覆盖一条湿润的红色石蕊试纸，置于沸水中加热，观察石蕊试纸的颜色变化。

（2）取约 0.1 g 盐酸普鲁卡因置于试管中，加 10%氢氧化钠溶液 1 mL 溶解，在试管口覆盖一条湿润的红色石蕊试纸，置于沸水中加热，观察石蕊试纸的颜色变化。

2. 苯巴比妥钠的水解反应

（1）取苯巴比妥钠约 50 mg，加 2 mL 水溶解，观察是否浑浊，放置 2 h 后再观察溶液有何变化。

（2）取苯巴比妥钠约 50 mg，加 10%氢氧化钠溶液 2 mL 使其溶解，于沸水浴中加热 30 s，有何现象产生，观察试管口红色石蕊试纸有何变化。

3. 青霉素 G 钠的水解反应

（1）取青霉素 G 钠约 0.1 g，加 5 mL 水溶解，观察溶液是否澄清无色，放置 2 h 后，再观察溶液有何变化。

（2）取青霉素 G 钠约 0.1 g，加 5 mL 水溶解，加稀盐酸 2 滴，观察溶液是否产生白色沉淀。

【注意事项】

（1）本实训中的各单项实训应平行操作，实训中要注意观察现象，进行对比。

（2）实训中所加碱液不要滴到试管口，石蕊试纸亦不可伸到试管中，否则所加碱液会迅速使试纸变成蓝色。

【实训思考】

（1）为什么苯巴比妥钠和青霉素 G 钠的水溶液在空气中放置一段时间后，溶液会变浑浊？

（2）试列举几种易发生水解的药物，并分析其水解的原因。

（3）影响药物水解变质的因素有哪些？防止药物水解变质的措施有哪些？

（冯　伟）

实训十二　药物的氧化反应

【实训目的】

（1）掌握　含有碳碳双键、酚类、连二烯醇、吩噻嗪类等结构的药物发生氧化反应变质的原理及影响因素。

（2）熟悉　药物氧化变质的危害性及在药物制备、贮存中采取防止药物氧化变质的措施和重要性。

【实训原理】

含有碳碳双键、酚类、连二烯醇、吩噻嗪类等结构的药物在一定条件下易发生氧化反应而变质。影响氧化反应的因素有氧气、光线、温度、溶液酸碱性、金属离子等。氧化剂、金属离子的存在可加快药物的氧化变质，加入少量的抗氧剂、金属配位剂后可减慢氧化反应的速率或消除氧化反应的发生。

1. 维生素 C

本品含有连二烯醇结构，具有很强的还原性，被氧化生成去氢维生素 C，进一步水解、聚合，颜色变黄。在碱性条件下，维生素 C 能与硝酸银作用产生黑色的金属沉淀。

2. 对氨基水杨酸钠

本品脱羧后生成间氨酚，进一步被氧化后生成红棕色的醌类化合物。

3. 肾上腺素

本品含有邻苯二酚结构，极易被氧化，生成红色至棕色的多聚物。

4. 盐酸氯丙嗪

本品含有吩噻嗪结构，具有还原性，容易被氧化成红棕色的醌类化合物。

5. 维生素 E

本品含有酚羟基结构，有较强的还原性，易发生氧化反应。

【实训材料】

维生素 C、对氨基水杨酸钠、肾上腺素、盐酸氯丙嗪、维生素 E、过氧化氢、硫酸铜、0.05 mol/L 乙二胺四乙酸二钠溶液、亚硫酸氢钠、硝酸等。

【操作步骤】

1. 维生素 C

取维生素 C 约 0.2 g，加水 20 mL 溶解后，将此溶液分为两等份，分别转移到 A、B 两支试管中。在 A 试管中分别加入 2% 亚硫酸钠溶液和 0.05 mol/L 乙二胺四乙酸二钠溶液各 0.5 mL 后，A、B 两试管同时加入硝酸银试液 5 滴，记录两管出现黑色沉淀的时间。

2. 对氨基水杨酸钠

取对氨基水杨酸钠 1.5 g，加入 90 mL 水使其溶解后，将此溶液均分为三份，分别置于 A、B、C 三支试管中。在 A 试管中加入 5 滴过氧化氢试液；在 B 试管中加入 5 滴过氧化氢试液及 2 滴硫酸铜试液；在 C 试管中加入 5 滴过氧化氢试液、2 滴硫酸铜试液及 2 mL 0.05 mol/L 乙二胺四乙酸二钠溶液。各试管用蒸馏水稀释至刻度一致。

将三支试管同时置于 80～90 ℃ 水浴中，记录置入时间，维持此温度，观察并记录各试管中溶液的颜色在 5 min、20 min、60 min 时的变化。

3. 肾上腺素

取本品约 20 mg，加盐酸（9→1000）4 mL 溶解后，分为两等份，分别转移至 A、B 两支试管中。A、B 两支试管同时加入过氧化氢试液 10 滴后，A 煮沸、B 试管室温放置，记录 A 试管溶液出现血红色和此时 B 试管中溶液颜色的变化。

4. 盐酸氯丙嗪

取盐酸氯丙嗪注射液两支，将注射液分别置于 A、B、C 三支小试管中。于 A 试管中加入 5 滴蒸馏水；B 试管中加入 5 滴过氧化氢试液；C 试管中加入 5 滴过氧化氢试液及约 10 mg 亚硫酸氢钠，混匀。将三支试管同时置于水浴中加热 2 min，比较三支试管的颜色变化。

5. 维生素 E

取本品约 60 mg，加无水乙醇 20 mL 使其溶解，加硝酸 2 mL，摇匀，将溶液均分为 3 份，分别置于 A、B、C 三支试管中。将 A 试管置于 75 ℃ 水浴中加热，记录溶液出现橙红色的时间；往 B 试管中加入硫酸铜试液 5 滴，在沸水浴中加热，记录出现橙红色的时间；将 C 试管置于室温条件下，记录当 A 试管出现橙红色时该试管中溶液颜色的变化。

【注意事项】

（1）在实训中各项操作应尽量避免误差，控制好反应的条件和时间等。

（2）所用药品如无原料药则最好选择胶囊剂，直接倾出内容物进行鉴别反应；若为片剂，则视具体鉴别反应决定是否用适当溶剂提取后再进行操作；若为注射剂且鉴别反应用其水溶液，则可直接取用。

【实训思考】

（1）影响药物氧化变质的因素有哪些？为防止药物氧化变质可采取的措施有哪些？

（2）本次实训中 5 种药物氧化变质的原因是什么？

（冯　伟）

实训十三　维生素 C 溶液的稳定性

【实训目的】

（1）掌握　维生素 C 溶液发生氧化还原的原理。

（2）熟悉　维生素 C 注射液相互配伍时发生的化学反应，能分析配伍变化的原因，并找到相应的防范措施。

【实训原理】

药物的自动氧化是指药物在空气中被氧气自发引起的游离基链式反应。能发生自动氧化反应的官能团主要有以下几类。

（1）含有不饱和碳碳双键结构的药物易被氧化。

（2）结构中含有酚羟基的药物均易被氧化，含酚羟基结构的数量越多，越易被氧化。药物在碱性条件下更易被氧化，氧化产物多为有色化合物。

（3）含芳香第一胺结构的药物易被氧化成有色的醌型化合物、偶氮化合物或氧化偶氮化合物。

（4）含有脂肪性或芳香性巯基的药物均有还原性，因硫原子的电负性小于氧，易失去电子，故巯基比酚羟基或醇羟基更易被氧化。

（5）其他醛类药物由于含有醛基，也能在一定条件下被氧化成酸。醇羟基通常情况下还原性较弱，但具有连二烯醇的药物，其还原性增强。此外，吩噻嗪类药物也已被氧化，母核结构被氧化成醌型化合物和亚砜。

影响药物自动氧化的外界因素有以下几种。

（1）氧的影响　氧是药物发生自动氧化的必需条件，故能够发生自动氧化的药物应尽可能避免和氧接触。

（2）光线的影响　　光线能促进药物的自动氧化，其主要原因是光能使氧分子由基态转变为激发态，成为活性氧，促进自由基形成。一般情况下，为了避免药物受光影响，通常将药物贮存于有色玻璃容器中。

（3）金属离子的影响　　金属离子主要来自原料、辅料、容器、溶剂等，它们以微量杂质的形式存在于药物之中。常见的有 Cu^{2+}、Fe^{2+}、Pb^{2+}、Mn^{2+} 等，这些金属离子可以促进药物的自动氧化。

（4）温度的影响　　一般情况下，若温度升高，则化学反应速率加快。因此易发生自动氧化的药物应在生产和贮存过程中选择适当的温度条件，以防止自动氧化反应的发生。

（5）溶液酸碱性的影响　　药物的自动氧化反应受溶液酸碱性的影响，且有些药物的自动氧化反应需要氢离子或氢氧根离子的参与。

【实训材料】

5％葡萄糖注射液、0.9％氯化钠注射液、稀盐酸、1 mol/L 氢氧化钠试液、硫酸铜试液、3％过氧化氢试液、2％亚硫酸钠溶液、0.05 mol/L 乙二胺四乙酸钠溶液。

【操作步骤】

（1）供试液的配制

称取维生素 C 0.25 g 置于 50 mL 锥形瓶中，加 30 mL 水振摇，使其溶解。用移液管分别取 5 mL 于具塞的试管中，并分成五份，将每种药物编号为"1～5"号备用。

（2）将"1"号管管塞打开，在空气中置于日光下照射，观察并记录其颜色变化。

（3）将"2"号管管塞打开，加入 3％过氧化氢试液 1 mL，同时放入沸水浴中加热，观察并分别记录在 5 min、20 min、60 min 时的颜色。

（4）将"3"号管管塞打开，加入 2％亚硫酸钠溶液 2 mL 后，再加入 3％过氧化氢溶液 1 mL，同时放于沸水中加热，观察并记录各药品在 5 min、20 min、60 min 时的颜色变化。

（5）将"4"号管管塞打开，加入硫酸铜试液 2 滴，观察并记录其颜色变化。

（6）将"5"号管管塞打开，加入 0.05 mol/L 乙二胺四乙酸钠溶液 2 mL 后，再加入硫酸铜试液 2 滴，观察并记录其颜色变化。

（7）①取维生素 C 注射液 2 mL 置于一支洁净的试管中，加入 5％葡萄糖注射液 2 mL，摇匀，静置。将上述溶液分为两份，一份加入 1 mol/L NaOH 试液，摇匀；另一份加入苯巴比妥钠 0.05 g，摇匀。分别于 10 min、20 min、30 min 和 60 min 后观察并记录现象。

②取本品 2 mL 置于一支洁净试管中，加入 0.9％氯化钠注射液 2 mL，摇匀，将上述溶液分成两份，一份加入 1 mol/L NaOH 试液 1 mL，摇匀；另一份加入苯巴比妥钠约 0.05 g，摇匀。分别于 10 min、20 min、30 min 和 60 min 后观察并记录现象。

【注意事项】

（1）所用试药如为注射剂（液）可直接使用，如为片剂，应去除包衣后，用研钵研细，取适量细粉使用。

（2）易氧化药物的配伍变化实验中，可以通过与原液对照，有助于观察氧化后的颜色变化。

（3）在实训过程中，一定要仔细观察每一步实验现象，并通过认真仔细的纵向或横向对比，发现问题，分析问题，解决问题。

【实训思考】

（1）维生素 C 注射液配伍时应注意什么问题？

（2）影响药物水解变质的外界因素有哪些？使用这些药物时应注意怎样防范？

（3）作为药师，在临床遇到药物配伍变化时应该如何处置？

（赵　坤）

实训十四　阿司匹林的制备及鉴别

一、阿司匹林的制备

【实训目的】

(1) 掌握　酯化反应的原理和操作技术。

(2) 学会　药物的精制方法和操作。

【实训原理】

阿司匹林制备是将水杨酸与醋酐进行乙酰化反应,使水杨酸分子中酚羟基上的氢原子被乙酰基取代,生成乙酰水杨酸。为了加速反应的进行,通常加入少量的浓硫酸作为催化剂,破坏水杨酸分子中羧基与酚羟基间形成的氢键,从而使乙酰化反应较易进行。

$$\text{(水杨酸)} + (CH_3CO)_2O \xrightarrow[50\sim60\ ℃]{H_2SO_4} \text{(乙酰水杨酸)} + CH_3COOH$$

【实训材料】

水杨酸、醋酐、浓硫酸、活性炭、乙醇等。

【操作步骤】

1. 酯化

称取水杨酸 5 g,置于 250 mL 锥形瓶中,加入醋酐 7 mL,浓硫酸 3 滴,轻轻振摇(注意勿将固体沾附到瓶壁上)至水杨酸溶解,再在 50～60 ℃水浴内振摇 10 min,若已析出结晶,仍在 50～60 ℃水浴内反应 20 min,冷却,待结晶析出后加水 100 mL,用玻璃棒轻轻搅拌,继续冷却直至乙酰水杨酸结晶完全析出。将布氏漏斗安装在抽滤瓶上,在布氏漏斗上铺上大小合适的滤纸,先将滤纸湿润,抽紧滤纸,然后将待滤结晶溶液慢慢倾于漏斗中,抽滤,用 10 mL 水分两次洗涤,洗涤时应先停止抽滤,用刮刀轻轻将滤饼拨松,水浸湿结晶再抽滤,压干,即得粗品。

2. 精制

将制得的粗品置于 250 mL 烧杯中,加入 15 mL 乙醇,在水浴(≤80 ℃)上微热溶解,在搅拌下倾入 35 mL 热水,加少量活性炭脱色,趁热过滤,滤液自然冷至室温,即析出白色结晶。过滤,用 50％乙醇 10 mL 分两次洗涤,压干,放入烘箱中干燥,称量,计算收率。

【注意事项】

(1) 酯化反应所用仪器需干燥后才可以使用。

(2) 反应温度不宜过高,否则将增加副产物的生成。

(3) 20 ℃时,阿司匹林在水中溶解度为 0.33 g、乙醇中的溶解度为 20 g。

(4) 趁热过滤前仪器需预热,防止结晶阻塞。

(5) 干燥时温度不宜超过 60 ℃。

【实训思考】

(1) 本实验中仪器为什么需要干燥?

(2) 反应中加入少量浓硫酸的目的是什么?

(3) 本反应中可能发生哪些副反应?产生哪些副产物?

(4) 重结晶为什么选用乙醇-水为溶剂?在精制过程中为什么滤液要自然冷却?快速冷却会产生什么结果?

二、阿司匹林的鉴别

【实训目的】

(1) 学会阿司匹林的鉴别方法及操作技术。

（2）树立生命至上、质量第一的观念。

【实训原理】

阿司匹林具有羧基和酚酯结构：①在碳酸钠溶液中溶解，同时酯键水解生成水杨酸钠和醋酸钠，加热时水解速率更快，加过量的稀硫酸酸化，即析出水杨酸白色沉淀，并产生醋酸气味；②水溶液煮沸，水解生成水杨酸，加三氯化铁试液，溶液即显紫堇色。

制备过程中反应温度过高可能引入酚类和酯类杂质，不溶于碳酸钠试液。

阿司匹林分子中含有羧基，显弱酸性，可用氢氧化钠滴定，测定含量。

【试药】

阿司匹林、液体石蜡、三氯化铁试液、碳酸钠试液、水杨酸、稀硫酸铁铵溶液、乙醇、酚酞指示液、0.1 mol/L 氢氧化钠滴定液。

【操作步骤】

1. 性状

本品的熔点为 135～140 ℃（测定时，应先将传温液加热至 130 ℃，每分钟上升的温度为 3 ℃±0.5 ℃）。

2. 鉴别

（1）取本品约 0.1 g，加水 10 mL，煮沸，放冷，加三氯化铁试液 1 滴，即显紫堇色。

（2）取本品约 0.5 g，加碳酸钠试液 10 mL，煮沸 2 min 后，放冷，加过量的稀硫酸，即析出白色沉淀，并发生醋酸的臭气。

3. 检查

（1）溶液的澄清度　取本品 0.50 g，加入约 45 ℃的碳酸钠试液 10 mL 溶解后，溶液应澄清。

（2）游离水杨酸　取本品 0.10 g，加乙醇 1 mL 溶解后，加冷水适量定容至 50 mL，立即加新制的稀硫酸铁铵溶液［取盐酸溶液（9→100）1 mL，加硫酸铁铵指示液 2 mL 后，再加水适量使之为 100 mL］1 mL，摇匀；30 s 内如显色，与对照液（精密称取水杨酸 0.1 g，加水溶解后，加冰醋酸 1 mL，摇匀，再加水使之为 1000 mL，摇匀，精密量取 1 mL，加乙醇 1 mL、水 48 mL 与上述新制的稀硫酸铁铵溶液 1 mL，摇匀）比较。

4. 含量测定

取本品约 0.4 g，精密称定，加中性乙醇（对酚酞指示液显中性）20 mL 溶解后，加酚酞指示液 3 滴，用氢氧化钠滴定液（0.1 mol/L）滴定，即得。每 1 mL 的氢氧化钠滴定液（0.1 mol/L）相当于 18.02 mg 的 $C_9H_8O_4$（含 $C_9H_8O_4$ 不得少于 99.5%）。

【注意事项】

（1）测定熔点时，先将传温液加热至接近熔点，后加入样品，目的是避免样品在受热过程中分解。

（2）检查游离水杨酸时，注意乙醇溶解较慢，一定要在溶解后再加水，否则实验结果有误。

（3）含量计算：

$$C_9H_8O_4(\%)=\frac{V \cdot 10C \cdot T}{S}\times100\%$$

式中，T（滴定度）为 18.02 mg/mL；C 为氢氧化钠滴定液的浓度；V 为消耗氢氧化钠滴定液的体积；S 为称量阿司匹林的重量。

【实训思考】

（1）溶液的澄清度检查的是什么杂质？

（2）游离水杨酸是如何引进的？

（孟彦波）

实训十五　对乙酰氨基酚的制备及鉴别

一、对乙酰氨基酚的制备

【实训目的】

（1）掌握　乙酰化反应的基本原理和操作技术。

（2）学会　回流、过滤和重结晶精制的方法和操作。

【实训原理】

对氨基酚与醋酸酐、冰醋酸或乙酰氯直接发生酰化反应，合成对乙酰氨基酚。使用醋酸时，由于该反应为可逆反应，水分的存在会使正反应进行得不完全，因此要蒸除稀醋酸或加入少量醋酸酐。

【实训材料】

对氨基酚、冰醋酸、醋酐、活性炭、亚硫酸氢钠。

【操作步骤】

1. 合成

将 10 g 对氨基酚及 16 mL 冰醋酸依次加入 50 mL 三颈烧瓶中，加热回流 1 h（内温为 120～122 ℃）。改蒸馏装置，蒸除稀醋酸至内温为 150 ℃，然后降温至 80 ℃，加醋酸酐 16 mL，再加热回流至内温为 150 ℃。停止蒸馏，降温至 120 ℃，反应完毕，于反应物中缓慢加水 30 mL，振摇使其溶解后，加入活性炭 1 g，煮沸脱色，趁热过滤，将滤液冷却至 5 ℃，析出结晶，过滤，得粗品。

2. 精制

将粗品移入 100 mL 烧杯中，加水 40 mL，加 10% 亚硫酸氢钠液 0.5 mL。加热，溶解后，加入活性炭 1 g 煮沸，趁热过滤。滤液冷却至 5 ℃，析出结晶，过滤、烘干，即得对乙酰氨基酚。如颜色深可再精制。称量，计算收率。

【注意事项】

（1）反应阶段所用仪器需干燥后才可以使用。

（2）趁热过滤前仪器需先在干燥箱中预热，防止结晶阻塞。

（3）冰醋酸是腐蚀性液体，使用时要注意安全。

【实训思考】

（1）如何选择酰化剂？

（2）重结晶时加入亚硫酸氢钠的目的是什么？

二、对乙酰氨基酚的鉴别

【实训目的】

（1）学会对乙酰氨基酚的鉴别方法及操作技术。

（2）树立生命至上、质量第一的观念。

【实训原理】

对乙酰氨基酚结构中具有酚羟基，遇三氯化铁会显色。结构中含氨基，遇亚硝酸钠和碱性 β-萘酚能显色。

对乙酰氨基酚的酸度和溶液澄清度可作为检查依据，合成过程中可能引入的氯化物和硫酸盐也需依法检查。

对乙酰氨基酚结构中的发色团和助色团使其有紫外吸收,可利用紫外-可见分光光度法进行含量测定。

【试药】

对乙酰氨基酚、乙醇、三氯化铁试液、稀盐酸、亚硝酸钠试液、碱性 β-萘酚试液、标准氯化钠溶液、标准硫酸钾溶液、0.4％氢氧化钠溶液等。

【操作步骤】

1. 性状

本品的熔点为 168～172 ℃,样品粉末装入毛细管中,使用熔点测定仪测定,设定初始温度约为 165 ℃,升温速度不超过 1 ℃/min。

2. 鉴别

(1) 取本品约 0.10 g,加水 10 mL,加三氯化铁试液 1 滴,即显紫堇色。

(2) 取本品约 0.10 g,加稀盐酸 5 mL,置于水浴中加热 40 min,放冷;取 0.5 mL,滴加亚硝酸钠试液 5 滴,摇匀,用 3 mL 水稀释后,加碱性 β-萘酚试液 2 mL,振摇,即显红色。

3. 检查

(1) 酸度　取本品 0.10 g,加水 10 mL 使其溶解,使溶液 pH 为 5.5～6.5。

(2) 澄清度　取本品 1.0 g,加乙醇 10 mL 溶解后,溶液应澄清无色。

(3) 氯化物　取本品 2.0 g,加水 100 mL,加热溶解后,冷却,过滤,取滤液 25 mL,依氯化物检查法测定,与标准氯化钠溶液 5.0 mL 制成的对照液比较,不得更浓(0.01％)。

(4) 硫酸盐　取氯化物检查剩余的滤液 25 mL,依硫酸盐检查法,与标准硫酸钾溶液 1.0 mL 制成的对照液比较,不得更浓(0.02％)。

4. 含量测定

取本品约 40 mg,精密称定,置于 250 mL 容量瓶中,加 0.4％氢氧化钠溶液 50 mL 溶解后,加水至刻度,摇匀,精密量取 5 mL,置于 100 mL 容量瓶中,加 0.4％氢氧化钠溶液 10 mL,加水至刻度,摇匀,照紫外-可见分光光度法,在 257 nm 的波长处测定吸光度,按 $C_8H_9NO_2$ 的吸光系数为 715 计算,即得。按干燥品计算本品含对乙酰氨基酚应为 98.0％～102.0％。

【注意事项】

(1) 使用熔点测定仪测定,注意放置和取出毛细管时避免横向晃动。

(2) 含量计算如下:

$$C_8H_9NO_2(\%) = \frac{\dfrac{A}{751 \times 1} \times \dfrac{1}{100} \times 100 \times \dfrac{250}{5}}{S} \times 100\%$$

式中,A 为样品在 257 nm 处的吸光度;S 为样品的质量,g(按干燥品计);715 为百分吸收系数($E_{1cm}^{1\%}$)。

【实训思考】

(1) 溶液的澄清度检查的是什么杂质?

(2) 游离水杨酸是如何引进的?

(孟彦波)

实训十六　磺胺醋酰钠的制备及鉴定

【实训目的】

(1) 掌握　氨基酰化反应、水解反应、产品纯化过程中的成盐反应等药物合成的简单操作。

(2) 理解　磺胺类药物的一般理化性质。

（3）了解　药物合成中控制 pH、温度等反应条件的重要性。

【实训原理】

【实训材料】

1. 试剂

氢氧化钠、醋酐、浓盐酸、10％盐酸、磺胺。

2. 仪器

搅拌器、电热套、升降台、温度计、球形冷凝管、三颈烧瓶、抽滤瓶及其他必要玻璃仪器。

【操作步骤】

1. 磺胺醋酰的制备

在装有电动搅拌棒、冷凝管及温度计的 100 mL 三颈烧瓶中，依次加入磺胺 17.2 g，22.5％的氢氧化钠溶液 22 mL，开动搅拌，加热，逐渐升温至 50 ℃左右。待磺胺溶解后，加入醋酐 3.6 mL，77％的氢氧化钠溶液 2.5 mL；随后，每间隔 5 min，将剩余的 77％的氢氧化钠溶液和醋酐各 10 mL，以每次各 2 mL 分 5 次交替加入。加料期间反应温度需维持在 50～55 ℃，反应液的 pH 应保持在 12.0～13.0。加料完毕，继续保持此温度搅拌 30 min。反应完毕，停止搅拌，将反应液倾入 200 mL 烧杯中，加水 20 mL 稀释，于冷水浴中用浓盐酸调至 pH 为 7.0，放置 30～60 min，并不时搅拌析出固体，抽滤除去固体。滤液继续用浓盐酸调 pH 为 4.0～5.0，抽滤，得白色粉末，压干。

2. 磺胺醋酰的精制

用 3 倍量（3 mL/g）10％盐酸溶解得到的白色粉末，放置 30 min，不时搅拌，尽量使单乙酰物成盐酸盐溶解，抽滤除去不溶物。滤液加少量活性炭，室温脱色 10 min，抽滤。滤液用 40％的氢氧化钠溶液调节 pH 为 5.0，析出磺胺醋酰，抽滤，压干，干燥，测熔点（熔点 179～184 ℃）。若熔点不合格（如偏低），可用 10 倍量热水（90 ℃）溶解，趁热抽滤，冷却析晶，抽滤，压干，得精制产品。

3. 磺胺醋酰成盐

将磺胺醋酰置于 50 mL 烧杯中，以少量水浸润后，于 90 ℃热水浴中，滴加 20％的氢氧化钠溶液至固体恰好溶解，pH 为 7.0～8.0，趁热抽滤，放冷，析出结晶，必要时可用冰盐浴冷却以使结晶析出完全。抽滤，压干，干燥，计算收率。

4. 磺胺醋酰钠的鉴别

取一支试管，加入供试品约 50 mg，于每支试管中加入稀盐酸 1 mL，振摇溶解，然后加入 0.1 mol/L 亚硝酸钠溶液数滴，充分振摇后，再滴加碱性 β-萘酚数滴，即生成猩红色沉淀。

【注意事项】

（1）在制备中，先将磺胺加氢氧化钠成盐后，再进行乙酰化反应，其目的是更有利于 N-乙酰化反应的进行，提高磺胺醋酰的产量；因此在反应过程中交替加料很重要，应先加入碱液，以使反应液始终保持一定的 pH(pH 保持在 12.0~13.0 为宜)。

(2)酰化反应中碱性过强,其结果是产生磺胺钠盐较多,磺胺醋酰钠盐次之,双乙酰物较少;碱性过弱,其结果是双乙酰物较多,磺胺醋酰钠盐次之,磺胺钠盐较少。

(3)测定熔点前,对磺胺醋酰在 105 ℃ 干燥约 30 min 即可。

(4)按实训步骤严格控制每步反应中的 pH,以利于除去杂质。

(5)将磺胺醋酰制成钠盐时,应严格控制 20% 的 NaOH 溶液的用量,应根据磺胺醋酰的产量按计算量滴加。因磺胺醋酰钠水溶性较大,由磺胺醋酰制备其钠盐时若 20% 的 NaOH 溶液的量多于计算量,则损失很大。必要时可加少量丙酮,以使磺胺醋酰钠析出。

【实训思考】

(1)制备磺胺醋酰的过程中,应交替加入醋酐和氢氧化钠溶液,如不准确控制两者的比例,对制备有何影响?

(2)在产品纯化过程中,主要通过什么方法除去副产物?

(3)在酰化液处理的过程中,pH 为 7.0 时析出的固体是什么? pH 为 5.0 时析出的固体是什么? 10% 盐酸中的不溶物是什么?

(方应权)

主要参考文献

［1］ 国家药典委员会.中华人民共和国药典 2020 年版二部［S］.北京:中国医药科技出版社,2020.

［2］ 尤启冬.药物化学［M］.8 版.北京:人民卫生出版社,2016.

［3］ 唐虹,徐镰,黄剑.药物化学［M］.武汉:华中科技大学出版社,2012.

［4］ 葛淑兰,惠春.药物化学［M］.2 版.北京:人民卫生出版社,2013.

［5］ 杨友田,於学良,邰顺章.药物化学［M］.2 版.北京:化学工业出版社,2016.

［6］ 唐虹,方应权,周振华.药物化学［M］.武汉:华中科技大学出版社,2016.